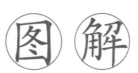

图解
孕产妇全程保健全书

孟斐 编著

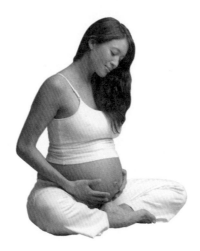

天津出版传媒集团

天津科学技术出版社

图书在版编目（CIP）数据

图解孕产妇全程保健全书 / 孟斐编著 . -- 天津：
天津科学技术出版社，2017.7
　ISBN 978-7-5576-2978-6

　Ⅰ . ①图… Ⅱ . ①孟… Ⅲ . ①孕妇－妇幼保健－图解
②产妇－妇幼保健－图解 Ⅳ . ① R715.3-64

中国版本图书馆 CIP 数据核字（2017）第 121312 号

策划编辑：刘丽燕　张　萍
责任编辑：王朝闻
责任印制：兰　毅

天津出版传媒集团
　天津科学技术出版社　出版

出版人：蔡　颢
天津市西康路 35 号　　　邮编　300051
电话（022）23332490
网址：www.tjkjcbs.com.cn
新华书店经销
北京鑫海达印刷有限公司印刷

开本 720×1 020　1/16　印张 29　字数 610 000
2017 年 7 月第 1 版第 1 次印刷
定价：39.80 元

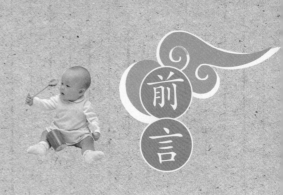

前言

　　女性是生命的缔造者，一个小小的受精卵在母腹中发育成足月胎儿，完全依赖于母体脏腑精血营养。所以说，孕妇的健康状况直接影响胎儿的发育、禀赋及其一生的健康和寿命。要想胎儿健康，首先要保证母亲的身体健康，民间常说"母肥则子壮"不无道理。从优生角度考虑，重视胎孕保健是非常重要的。如若保养不慎，可致胎停育、流产，或使胎儿禀赋异常，往往产生先天性疾患、先天性畸形。清代名医闵纯玺对孕产保健有着非常精辟的论述："每谓妇人胎产所关非小，诚以受胎之后调养有法，临产之际保护有方，既产之时调理有术，稍一弗慎，则存亡判于俄顷，生死关乎两人。"从女性自身健康角度而言，做好孕产期保健工作，对一生的健康也有着重要意义。因为女性在孕产期，会发生巨大的生理变化，分娩过程中身体需要承受难以想象的疼痛，体能消耗非常大，需要良好的身体状态才能应对并保证日后的健康。尤其在产褥期，更要科学坐好"月子"，否则会落下月子病，困扰女性一生。

　　为了给准妈妈及其家人提供一个科学、实用、有效且值得信赖的权威孕产保健读本，我们组织专业人士精心编写了这部《图解孕产妇全程保健全书》，本书大量综合了国内外优生学、遗传学、妇产科学、营养学、新生儿护理、早教等相关领域的研究成果，借鉴了近年来优秀孕产类图书的编写体例，介绍了先进的孕产保健理念、实用的孕产保健知识和科学的孕产保健方法，解答了准妈妈的常见困惑。本书立足于现代生活，从准妈妈的实际需要出发，根据中国女性特有的体质、生活方式、孕产育儿环境等进行编写，更适合中国的准妈妈使用，是中国家庭必备的孕产保健指南。

　　本书旨在为准妈妈及其家人出谋划策，解决孕产过程中的实际问题。凡孕产妇普遍关心和最常见的问题，诸如，怎样缓解早期孕吐，孕期用药安全吗，职场准妈妈如何缓解孕期疲劳、制订产假计划，如何实施胎教最有效，分娩过程中如何与医生配合，产后塑身方法及哺乳，等等，你都可以在书中找到答案。正因为书中所讨论的这些问题都是从各大孕产育儿论坛、问卷调查中得来，是从准妈妈的实际生活中来，所以它非常贴近实际，贴近大众。针对每个问题，书中不仅告诉你要怎么做，而且还告诉你为什么要这么做，如果不这么做会有什么后果。每个问题都有科学的解答，阐述得详细而深入，彻底把孕产保健知识和方法讲清楚了，让准妈妈及家人学起来轻松，用起来放心。

本书涵盖了女性从孕前准备、怀孕到产后整个孕产过程中准父母要掌握和熟知的一些与自身密切相关的保健知识，深入浅出，通俗易懂。共分为十五章，第一章"孕前必须回答的几个问题"中，讲述了基本的优生常识、生殖常识，以及提高怀孕率、孕前夫妻饮食调理、孕前计划、特殊疾病患者的怀孕等问题。第二章到第十一章，逐月讲述了孕期十个月有关孕妇身心变化、胎儿发育过程、胎教、产检、饮食、分娩等相关内容，囊括了孕妇及其家人最关注的各种具体问题，有非常贴心的科学指导，帮助准妈妈正确认识孕期的种种变化和出现的小问题，帮助她们排忧解难，安心度过孕期。第十二章"孕期疾病须知"，讲述了孕期用药注意事项，孕期常见疾病的安全用药等。第十三章"准妈妈变成新手妈妈"，讲述了分娩后的身体状况及易出现的各种症状，新妈妈的产后护理，产后塑身原则和方法，角色转变的心理调适，科学的理念和实用技巧，指导新手妈妈轻松坐月子，迅速复原身体，保证奶水供应，为孩子提供最佳营养。第十四章"新生儿的喂养"，讲述了母乳喂养、人工喂养的基本常识，正确的喂奶姿势，如何下奶等。第十五章"新生儿的护理"，帮助新手父母认识新生儿生理特点，掌握护理新生儿的基本方法和技巧。

最后，衷心希望本书对年轻的准爸爸准妈妈有所帮助，愿每一位育龄女性都能平安快乐地度过孕产期，愿每一对夫妇都能拥有一个聪明健康的孩子。

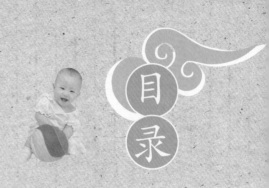

目录

第一章 | 孕前必须回答的几个问题

第二章 | 孕1月：我真的怀孕了吗

第三章｜孕2月：行动一定要小心

第四章｜孕3月：看起来像孕妇了

第五章 | 孕4月：感觉舒服多了

第一节　身心上的可能转变

第二节　孕4月的胎儿什么样

第三节　孕4月如何胎教

第四节　运动，别让胎儿感到摇晃

第六章 | 孕5月：孕味十足

第七章｜孕6月：胎动更加频繁

第八章｜孕7月：感觉像是带球跑

第九章 | 孕8月：进入孕晚期啦

第一节　身心上的可能转变

第二节　孕8月的胎儿什么样

第三节　孕8月如何胎教

第四节　这阶段还须关注的事

第十章 孕9月：迎接分娩到来

第十一章 | 孕10月：怀孕就要结束啦

第六节　充分了解分娩全过程

第七节　这阶段还需关注的事

第十二章 | 孕期疾病须知

第一节　孕期必须了解的用药须知

第二节　怀孕期间常见疾病

第三节　妊娠期调理药膳

第十三章　准妈妈变成新手妈妈

第一节　新妈妈产后护理

第二节　分娩后的身体不适对症护理

第三节　分娩后的健康饮食

第四节　产后的身材恢复

第五节　转换成母亲的角色

第十四章│新生儿的喂养

第一节　必须掌握的哺乳常识

第十五章　新生儿的护理

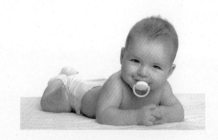

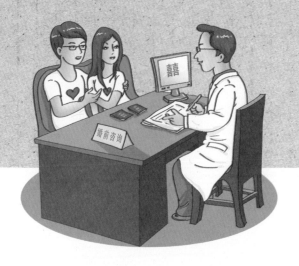

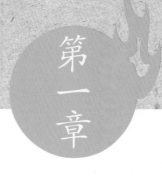

第一章

孕前必须回答的几个问题

●理想的受孕，夫妻双方必须具备健康的身心状态、甜蜜融洽的感情，以及必备的孕育知识。如果能在怀孕前对孕育知识进行了解，准爸妈就能了解影响受孕的各种因素和帮助成功受孕的技巧，在细节上提高成功率，迎接宝宝的到来。

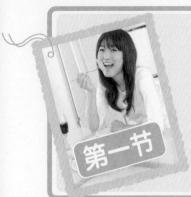

你了解必要的优生常识吗

第一节

保证优生的条件

优生就是让每个家庭都有健康的孩子，每个父母都希望自己的孩子聪明可爱，也都希望孩子胜过自己，但是怎样才能做到"青出于蓝而胜于蓝"呢，为了生育出一个体质健康、脑瓜聪明的宝宝，年轻的父母就要在优生上多做文章。优生涉及了遗传学、营养学、心理学和教育学各方面的知识，如果要一一探究，短时间内恐怕难以做到。

但有一点，是夫妻应该努力保证的，那就是夫妻之间融洽的感情。这不仅是决定优生优育的重要条件之一，更是必不可少的条件。只有在夫妻恩爱、家庭气氛和谐的情况下，受精卵才会"安然舒坦"地在子宫内发育成长，生下的孩子就聪明、健康。

另外，夫妻还可以从以下几个方面入手，努力实践，认真把握，身体力行，确保优生。

保证优生的条件

1.做好婚前咨询和检查，了解配偶病史和体格情况，杜绝遗传病的延续。

2.夫妻双方身体和思想上都要做好迎接未来家庭成员的准备，男女双方在怀孕前半年都要远离烟酒，加强身体锻炼，女性身体过瘦或过于丰满都应加以控制和调节。

3.选择最佳生育年龄、受孕时机和受孕环境，避免因情绪和环境对胎儿造成的不必要的影响。

4.成功受孕后，进行孕期检查，接受早孕指导，以保证胎儿健康。

5.孕妇应加强锻炼和营养，胎儿的一切营养全部来自母体，孕期保健和营养极其重要，但是要把握好一个度。

6.尽量不要接触对胎儿有害的物质和环境。保护小生命，时刻都要多加注意。

7.有人说过，人类的竞争，从娘胎里就开始了，话语虽然不雅，但是道理十足，积极有效的胎教能给予胎儿有益的刺激，有利于胎儿的神经和器官发育。

8.孕妇精神健康、情绪良好，能为胎儿带来安全感和舒适感。

父母能遗传给孩子什么

某家有了新生宝宝，亲朋好友上门祝贺，看过定会点评一番，这个说孩子的眼睛像父亲，那个说嘴巴像妈妈……父母到底会遗传给孩子什么？下面让我们来简单分析一下。

每个孩子都是父精母血的结合体，父母的染色体性质决定了孩子最初拥有的一切。首先，孩子的身高、体形、肤色，眼睛的大小、单双，鼻子的高低、耳朵与牙齿的形状，毛发的密度、智商优劣、生命长短、血型、血压、红细胞数量、一些遗传疾病和抵抗力都与父母的遗传有关。但是这些遗传有的是绝对遗传，有的是相对遗传，比如说，父母皮肤黝黑，子女肤色肯定也是黝黑一团。父亲如果是双眼皮，子女男孩子双眼皮的概率约为100%。先天肥胖的父母，子女也都很胖。但是，如果有一方体形较瘦，这种概率就要大大降低了。在这里，肤色就是绝对遗传，体形就是相对遗传。

就算是同一对父母的儿女，男孩女孩遗传父母特征的概率也是不一样的，有人说男孩的智力全部来源于母亲，所以男孩智力较易偏向两极，因此天才大多是男性，但是女孩的智力却来自父母双方；也有人说男孩的性格受母亲影响较大，而女孩的性格更易受父亲的影响。但是还有人说，对于那些相对遗传的因素，很多是可以经过后天锻炼来进行改变的，这大概就是父母较矮，但是营养丰富、热爱体育的孩子个子长得较高的原因吧。总的来说，随着科学和技术的日益进步，婴儿的遗传在受父母决定的同时，受环境因素的影响也越来越大。

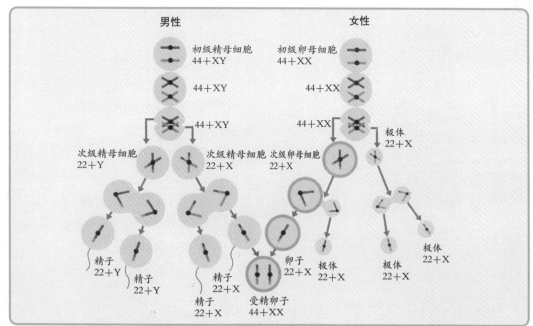

妇女的最佳生育年龄

要想有一个聪明可爱的宝宝，就要选择在最佳生育年龄段进行生育。遗传学研究表明：父亲或母亲年纪过小或过大，都会给孩子发育带来不良影响。女性的生育年龄在25～30岁为最佳时期，男性为30～35岁，其中女性最好不超过三十岁。

女性在25～30岁这个年龄段受孕优势明显：身体发育成熟，生殖器官、骨骼及神经系统发育成熟，卵巢功能最活跃，排出的卵子质量高，生殖能力处于旺盛时期，这时受孕，胚胎质量最好，此时软产道和子宫伸展性、收缩性强，有利于胎儿成长和生育；工作和经济状况稳定，思想、心理和智慧也趋于完善，生活已经步入正轨；25～30岁为女

性身体素质最好的阶段，这个时候的女性在性生活中欲望较强，也能享受到性生活的乐趣，利于优生。

女性直到20岁之前仍处于发育阶段，性腺和生殖器官尚未发育成熟，胎儿与母体争抢营养，对胎儿不利，胎儿易早产，也容易引发高血压、子痫等并发症。女性35岁之后，卵子的成熟过程延长，染色体容易发生畸变，加之卵巢功能衰退，卵子发生异常的可能性增加，胎儿先天畸形、痴呆儿和难产的概率增多，不利于母婴健康。

但是，迫于某种原因年龄很大才怀孕的女性，也不必过于担心，做好产前检查，发现畸形儿及时处理，做好孕期保健定期检查，在分娩时加强照顾和保护，也能确保母子平安。

综上所述，女性生育过早，生殖器官和骨盆还处于发育阶段，会增加难产的机会或造成并发症。而且女性过早生育，胎儿与发育中的母亲争夺营养，对母亲健康和胎儿发育都不好。生育过晚，特别是35岁以后生育，卵巢功能开始衰退，容易造成死胎或畸形，先天愚型的发生率也会增高。在23~30岁是生育的最佳年龄段。这一时期女性全身发育完全成熟，分娩危险小，胎儿生长发育好，早产、畸形儿和痴呆儿的发生率最低。处于此年龄段的夫妻，生活经验较为丰富，精力充沛，有能力抚育好婴幼儿。

◎女性的最佳生育年龄是25～30岁，这段时间女性的身体素质最佳，利于优生。

生育宝宝的最佳月份

女性怀孕和分娩不但要考虑年龄因素，还需要充分考虑时间因素，总的来说，女性怀孕的最佳月份是7~9月份，分娩的最好月份是4~6月份。

7~9月份，秋高气爽，适合胎儿生长发育，也有利于母亲养胎安胎。夏末秋初，白天气候较热，晚上气温回落，较为凉爽，孕妇睡眠质量好，有利于胎儿营养的吸收，对胎儿大脑智力发育有好处。到了怀孕一到两个月的时候，容易出现呕吐、胃口差等妊娠反应。在这个时期怀孕，正好是秋收的季节，水果、蔬菜种类繁多，孕妇可以吃上应季的水果蔬菜，调节胃口，还可保证胎儿的营养需要。秋冬阳光温暖，准妈妈还可以晒晒太阳，补充维生素D和促进钙的吸收，对宝贝的骨骼生长有利。同时，反应明显的孕早期避开了大气污染严重、天气寒冷的冬天，对孕妇和胎儿都十分有利。几个月后，天气转冷之时，厚厚的棉衣可以帮助初次受孕的女性减少因身体变化引起的恐慌，简单的室内活动避免了剧烈运动造成的意外。

等到4~5月份，宝宝与春天同时降临，新鲜丰富的瓜果蔬菜，为新生母亲提供了各种营养，也为孩子提供了充足的奶水。这时的天气不冷不热，孩子不易着凉，也有利于产妇伤口恢复和坐月子，尽快康复身体。这个时候刚刚为人父母者，怀里抱着宝宝看着春暖花开，无疑是人生一大乐事，心情愉快有利于产妇身心健康。盛夏来临，阳光充足，母亲和孩子的抵抗力都已得到加强，婴儿洗澡和护理已经得心应手，可以顺利度过酷暑。当下一个冬天来临，宝宝已经半岁，可以进食母乳以外的食物了，而冬季是肠道传染病的低谷，宝宝会在增强体质的同时也少了疾病干扰。待到另一个春天，你的宝宝就能在春风里摇摆着小脑袋，牙牙学语了。

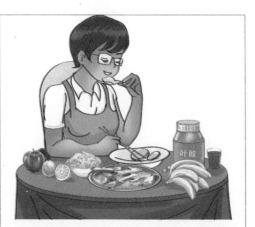

◎怀孕的最佳月份在7~9月，这样胎儿发育的关键期和孕妇的分娩期就处在气候适宜、营养便于调配的晚秋、仲春季节，有益母婴健康。

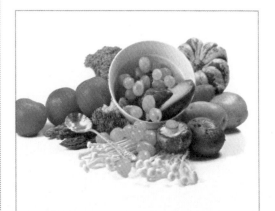

◎分娩的最佳月份在4~6月，这时气候温暖，水果和蔬菜等供应充裕，对产妇恢复健康和增加营养都很有利。同时也便于护理婴儿。

预防"缺陷宝宝"的九大措施

出生缺陷是指婴儿在出生之前,在母体子宫里就发生的发育异常以及存在于身体某些部位的畸形。

我国出生缺陷的发生率比较高,平均每出生1000个婴儿,就有13个是出生缺陷。因此,做好出生缺陷预防,对家庭和社会来说是非常重要的。

❶ 计划受孕前咨询医生

随着优生观念的普及,很多夫妇在计划受孕前都会咨询医生,特别是那些身体素有疾患和有遗传病家族史的夫妇,孕前咨询和检查必不可少。

❷ 服用叶酸

叶酸是一种维生素,它对红细胞分裂、生长和核酸的合成具有重要作用,是人体必需的物质,科学家发现,孕妇服用叶酸,可减少胎儿神经管畸形的概率,还可减少自然流产率。但是服用叶酸最好每天不要超过400毫克。

❸ 戒酒

受孕女性饮酒,不但影响胎儿智力,还有可能导致胎儿残疾,近年来,受胚胎酒精综合征影响的胎儿呈增多趋势,所以,准妈妈应该做到滴酒不沾。

❹ 戒烟

孕妇如果及时戒烟,生出的婴儿体重偏轻降低20%,出现出生缺陷的概率会降低5%,早产降低8%。同时孕妇要激励避免二手烟,因为烟雾弥漫的空气中含有大量的毒素,这会降低胎儿的吸氧量。

❺ 健康饮食

胎儿的一切营养全部来自母体,因此,母亲的营养对胎儿的健康极其重要,医学专家认为:孕妇进食全麦类、豆类和蛋白质类食物,同时多吃富含$\Omega-3$的鱼类。对于胎儿来益处多多。

❻ 避免空气污染

孕妇要避免暴露在含有大量化学物质的环境中,避免在怀孕期间进行房间装修,如果是清洁行业或化学物质生产行业的女性,一定要做好防护和隔离措施。

❼ 减压

女性心情不好或工作压力过大的话,都可能引起早产、流产或不孕不育。因此,女性在怀孕期间要学会自我减压。

❽ 慎用药物

药物治疗和沉淀都会对胎儿的生长发育带来影响,因此,孕妇在服用任何药物前都要征询医生意见。

❾ 定期检查

怀孕期间做好定期检查,可以及时发现和解决胎儿的发育过程中的各种问题,减少母亲和胎儿发生意外的概率。

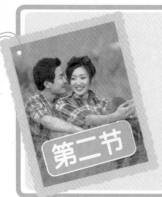

关于怀孕
你知道多少

第二节

女性生殖器官

女性生殖器官简单地可分为外生殖器和内生殖器两大类，外生殖器指暴露在外部，肉眼可见的那部分组织，包括阴阜、阴蒂、大阴唇、小阴唇、尿道口、阴道前庭及处女膜；内生殖器有阴道、子宫、输卵管、卵巢。

① 阴阜

阴阜为耻骨联合前面隆起的外阴部分，呈丘状，由皮肤和肥厚的皮下脂肪组成，其下两侧为大阴唇。青春期开始阴阜皮肤上开始生长阴毛。

② 阴蒂

阴蒂位于两侧大阴唇上部的会合点，是一个圆柱状的小器官。阴蒂分为三部分，前端膨大部分为阴蒂头，中部为阴蒂体，后部分为阴蒂脚。阴蒂是人体内唯一的只与性欲激发和性感受有关的器官，其唯一功能就是激发女性的性欲与快感，阴蒂是最强烈的性快感器官。

③ 大阴唇

大阴唇为靠近内股两侧的一对隆起的纵长而有弹性的皮肤褶皱，前端与阴阜相连，称为唇前结合，后端与会阴相连，称为唇后结合。大阴唇柔软而有弹性，对刺激比较敏感，性兴奋时大阴唇充血膨胀，腺体组织能分泌黏液润滑外阴。

④ 小阴唇

小阴唇位于大阴唇内侧，是一对纵行的光滑、细薄的皮肤皱襞，由血管和结缔组织等组成，富含神经末梢，小阴唇内表面为性敏感区，受到性刺激时小阴唇充血、水肿，可增大3倍左右。

⑤ 尿道口

尿道口位于阴蒂的下方，阴道口的上方，为一不规则的椭圆小孔，小便由此流出。不洁性交，容易把细菌带入尿道，引起感染。

➏ 阴道前庭

阴道前庭是位于左右小阴唇之间的裂隙，由前庭球和前庭大腺组成，前庭球是阴道入口处的球体，由网状组织、外膜和血管组成。前庭大腺又称巴多林腺，位于大阴唇后部，大小如黄豆，被球海绵体肌覆盖，有左右之分。性交时阴道前庭能产生一种透明的有润滑作用的黏液，保证阴道口的润滑。

➐ 处女膜

处女膜为掩盖在阴道口外部的一层薄膜，它位于阴道和阴道前庭的分界处，处女膜表面湿润，呈粉红色。在处女膜的中央，有一小孔，月经就是通过这一小孔排出体外，孔的大小、形态、薄厚都因人而异。处女膜多在初次性交时破裂，破裂时有少量的出血和疼痛感。

➑ 阴道

阴道是由黏膜、肌层、外膜组成的肌性管道，它位于盆腔下部中央，阴道口位于阴道前庭的中央。阴道连接子宫和外生殖器，其分泌物的正常pH值为3.8。阴道有性交、排出经血、娩出胎儿的作用。

➒ 子宫

子宫位于盆骨中央，为梨形的肌肉组织器官，子宫上端为宫颈，与阴道想通，子宫两侧与输卵管相连。子宫有产生月经和孕育胎儿的作用，其内壁内膜的薄厚、松软随着月经周期中激素的变化而变化。

➓ 输卵管

输卵管为细小、中空的的肌性管道，左右各一个，内侧与子宫角相通，外端游离，与卵巢接近。输卵管有捡拾卵子，输送卵子、精子或受精卵，为受精提供场所等功能。

⑪ 卵巢

卵巢位于子宫底的后外侧，与盆腔侧壁相连，是女性的性腺。卵巢左右各一，灰红色，质韧硬，呈扁平的椭圆形，但是右侧已退化，仅左侧发育，卵巢主要有产生、排出卵子及分泌女性激素等功能。

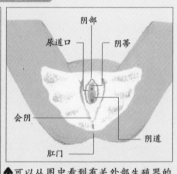

女性生殖器

↑髋骨附属器官（膀胱、子宫、直肠等）在前面的耻骨联合和后面的骶骨（由五个大的脊椎融合成的一个呈四角骨形的腰椎，下方是尾骨，两侧与髋骨连接形成的骶骨的后界线）以及位于其之间的骨盆的内部。胎儿通过产道下来时会呈直角，刚开始时是朝脊椎方向，之后就会逐渐远离脊椎回转。

↑可以从图中看到有关外部生殖器的位置，可是各自的形态以及大小会因人而异。

男性生殖器官

男性生殖器官也包括外生殖器和内生殖器，外生殖器为阴茎、阴囊，内生殖器包括睾丸、附睾、输精管、精囊腺、前列腺。

1 阴茎

阴茎呈圆柱状，垂悬于耻骨联合之下，依靠阔而有力的肌肉附着在盆骨骨架上。阴茎可分为头、体、根三部分，前端膨大的部分为阴茎头，也叫龟头，龟头的尖端有矢状狭窄的尿道外口，阴茎头后面的圆柱形部分为阴茎体，阴茎体主要由两个阴茎海绵体和一个尿道海绵体组成，外面包以筋膜和皮肤，皮肤薄而柔软，富有伸展性。受到刺激时，阴茎海绵体内部充血而使阴茎变得硬直，呈勃起状体，可以完成性交和射精活动。阴茎体后端为阴茎根，藏于阴囊和会阴部皮肤的深面，固定于耻骨下支和坐骨支，为固定部。阴茎外皮是全身最薄的皮肤，厚度还不到1毫米，阴茎皮肤在阴茎自颈部向外反折游离形成筒状的皮肤皱襞，这就是包皮。包皮具有丰富的神经，能产生和传递快感，性发育不成熟的男性包皮比阴茎头长，成年人的阴茎头一般可以显露于包皮之上。

2 阴囊

阴囊是一个松弛的囊带。位于阴茎的后面，内有2个椭圆形的睾丸，但是中间有一隔将阴囊分为左右两室，每个室内有睾丸、附睾、输精管。阴囊表面色素沉着，呈深褐色，表皮薄而柔软，含有丰富的毛囊、皮脂腺、汗腺和阴毛。阴囊表皮上有很多褶皱，伸展性良好，可以调节睾丸周围温度，一般情况下阴囊皮肤处于收缩状态，当温度升高时即呈松弛状态，利于调节囊内的温度。阴囊温度一般比腹腔温度低2~5℃，有利于精子的产生和生长发育。阴囊还有保护睾丸、附睾、精液的作用。

3 睾丸

睾丸是男性生殖系统的主要器官，它位于阴囊之中，左右各一，呈微扁的椭圆形，表面光滑，睾丸前缘游离，后端与输精管、附睾相贴。睾丸表面有2层光滑的膜，膜与膜之间存在少量的液体，这些液体可使睾丸自然滑动。睾丸内有大量弯曲的精曲小管，精曲小管就是产生精子的地方。所以，没有睾丸的男性一般也不会有生育能力和性交能力。此外，年轻男性的睾丸会随着性成熟迅速成长，并产生射精能力，但是，精子的产生也易受生理、药物、温度等多种因素的影响，年老时随着性功能下降，睾丸也会萎缩变小。

4 附睾

附睾是附着于睾丸的管道性组织，位于睾丸的后外侧，紧贴在睾丸上，由一条长4~5厘米的附睾管组成，管的末梢向上延续成为输精管，附睾连接睾丸的输出小管和输精管，是精子通往输精管的通道。睾丸不断产生的精子主要储存在附睾中，附睾除了能储存精子，还能分泌睾液，睾液中含有激素、酶、营养物质，它们有利于精子的成熟和活动，这些分泌物充满时与精子一起进入输精管，然后再输入精囊，射精时，睾液与前列腺分泌的碱性乳液一起通过尿道排出体外。

❺ 输精管

输精管为长约45厘米的管道，左右各一条，前端连接附睾管，后端通向射精管。输精管有节奏地收缩和扩张，将精子从附睾内吸进输精管。在腺素作用下，附睾尾部和输精管、射精管平滑肌发生节律性收缩，输精管内的睾液和精子再被输送到尿道。射精时，通过一系列的反射动作及会阴部肌肉的协调收缩，精液会被排出尿道。

❻ 精囊腺

精囊腺是一对长椭圆形的囊状器官，上宽下窄，表面凸凹不平，精囊腺主要由

排泄管组成，下端的排泄管与输精管末端汇合成射精管。输精管壶腹腔是储存精子的地方，当储存超量时，精囊腺就开始发挥作用，精囊腺的主要功能是分泌一种黏液，这种黏液与精液混合在一起，对精子有稀释和刺激作用，在射出的精液中，70%的成分来自精囊腺。

❼ 前列腺

前列腺位于盆腔内，是男性特有的性腺器官，前列腺上连膀胱，下抵尿生殖膈，中间有尿道穿过。前列腺是人体非常少有的、具有内、外双重分泌功能的性分泌腺。作为内分泌腺，前列腺分泌的激素称为"前列腺素"，作为外分泌腺，前列腺每天分泌约2毫升前列腺液，前列腺液是一种乳白色的稀薄酸性液体，也是构成精液的主要成分，前列腺液中含有特殊的化学物质，就是它使得精液带有一种特殊的气味。

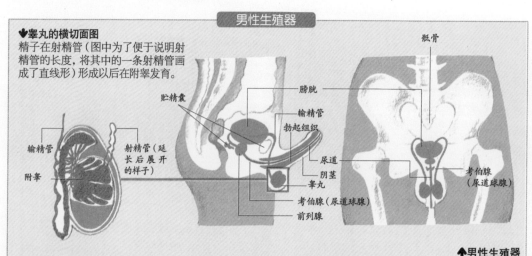

男性生殖器

◆睾丸的横切面图
精子在射精管（图中为了便于说明射精管的长度，将其中的一条射精管画成了直线形）形成以后在附睾发育。

输精管
附睾
射精管（延长后展开的样子）
贮精囊
膀胱
输精管
勃起组织
尿道
阴茎
睾丸
考伯腺（尿道球腺）
前列腺
骶骨
考伯腺（尿道球腺）

↑男性生殖器

睾丸能生产和分泌精子，睾丸中有好几条将精子输送到性器官的通道。精子与贮精囊和前列腺，还有考伯腺的分泌物混合以后形成精液。之后，当产生性欲时精液会随着血液进入到组织，这时性器官就会勃起。

女性排卵和男性射精

怀孕是一个相当复杂的生理过程，在性交过程中，大约有3亿精子进入阴道，但是可能只有一个精子穿过重重障碍，与卵子相遇，受精形成受精卵，并在子宫腔内种植、生长发育而形成胎儿。

① 女性排卵

人类的繁衍，必不可少的要数卵子了。卵子还是人体最大的细胞，也是女性独有的细胞，是产生新生命的母细胞。

卵子是由我们通常所说的女性性腺——卵巢产生的，这个人体最大的细胞，成熟卵泡的直径约为18毫米。卵巢的主要功能除分泌女性必需的性激素外，就是产生卵子。女孩在胚胎时期3～6孕周时即已形成卵巢的雏形。出生前，卵巢中已有数百万个卵母细胞形成，经过儿童期、青春期，到成年也就只剩10万多个卵母细

胞了。卵母细胞包裹在原始卵泡中，在性激素的影响下，每月只有一个原始卵泡成熟，成熟的卵子再从卵巢排出。

卵子在一个充满液体的囊泡中成熟，像一个游离在水中的水母，成熟的卵子直径不过15毫米左右。卵巢排出卵子后，卵子很快就会被输卵管的末端喇叭口"捕获"引导进输卵管。与精子不同的是，卵细胞本身不具备活动能力，其活动完全依靠输卵管上皮的纤毛运动来进行，卵子被输送到输卵管壶腹部，才能遇上等待在那里的精子，与精子结合后才能正式成为受精卵。所以，要想怀孕就需在排卵期性交，使精子和卵子结合时都能处于成熟程度最佳的状态。如果卵子无法与精子结合，即不能受精，卵子自行溶解后会被排出体外或被身体吸收。

一个妇女一生约排出400个卵子，最

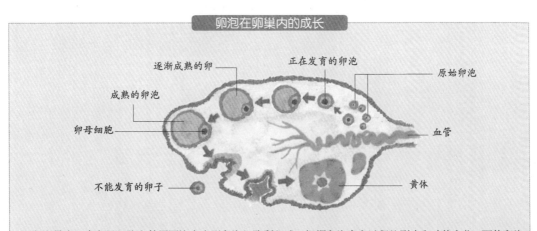

卵泡在卵巢内的成长

逐渐成熟的卵　正在发育的卵泡　原始卵泡

成熟的卵泡

卵母细胞　血管

不能发育的卵子　黄体

◎卵泡是由一个卵母细胞和其周围许多小型卵泡细胞所组成。根据卵泡发育过程的形态和功能变化，可将卵泡分为原始卵泡、生长卵泡和成熟卵泡三个阶段。每一月经周期中只有一个卵泡生成至成熟，成熟的优势卵泡迅速长大并逐渐移行至卵巢表面，准备排卵。

多也不过500个卵子。卵子一般的存活时间为12～24小时，少数比较有生命力的卵子可以存活36小时。卵子作为人体中最大的一种细胞，承担着人类繁衍生命的作用，有时，生活与环境改变、身体状况、心情、性生活等都会成为影响女性正常排卵的因素，考虑受孕时，也要记得把这些因素考虑进去。

❷ 男性射精

男性一般先有勃起才有射精，男性产生性兴奋时神经系统将引发一种无意识的反应，血液会急速流入阴茎，海绵体膨胀后阴茎变得坚硬，为射精做好准备。射精是一个十分复杂的过程，睾丸产生精子，附睾通过收缩将精子和其他液体一起送进输精管和射精管。性高潮时，交感神经释放大量去甲肾上腺素，加速附睾尾部向输精管的精子输送，在

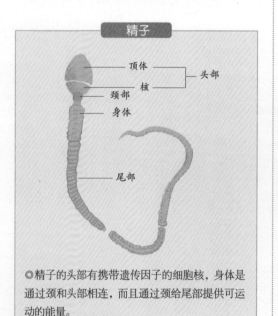

精子

顶体
核 ——— 头部
颈部
身体

尾部

◎精子的头部有携带遗传因子的细胞核，身体是通过颈和头部相连，而且通过颈给尾部提供可运动的能量。

交感神经释放的去甲肾上腺素作用下，附睾尾部和输精管、射精管平滑肌发生协调、节律性强收缩，将附睾尾部和输精管内的液体和精子驱入后尿道，通过一系列的反射动作及会阴部肌肉的协调收缩将精液排出前尿道，注入女性阴道，完成整个射精过程。通常，在性高潮到来之前，阴茎的顶端会有小部分精液出现，这些精液主要是由尿道球腺分泌的，它主要起润滑作用。

有人可以在一次性交中产生几次射精行为，但是，大部分的精子都在第一次性高潮时射出。如果阴茎插入够深，精子在女性阴道里聚集在阴道顶部，其中数亿的精子凭借自身的本领，能穿过狭窄的子宫颈口，到达子宫腔内，这个穿越需要的时间很短，一般在100秒钟左右，当精子进入子宫腔，性交导致的阴道和子宫收缩会造成子宫腔内负压，从而把精子吸入宫腔，精子在子宫腔内停留的时间有限，短者数分钟，长者1小时甚至更长时间。随后精子开始通过细小的子宫和输卵管之间的交界口向输卵管挺进。精子只有到达输卵管的壶腹部才能与卵子结合，完成受精。男性一次射精能排出数亿个精子，但能到达输卵管壶腹部的一般不超过200个。而真正能与卵子结合的精子，只有一个！其余的精子则在24～36小时内先后死亡。有的精子则通过阴道排出体外。

成功受孕的基本条件

成功受孕必须具备有以下条件：卵巢排出正常的卵子；精液正常并含有正常的精子；卵子和精子能够在输卵管内相遇并结合成为受精卵；受精卵顺利地被输送进入子宫腔；子宫内膜已充分准备适合于受精卵着床。

❶ 生殖细胞优良

受孕成功的标志是精子和卵子的完美结合，也就是说，精子和卵子是受孕能否成功的关键所在。只有成熟健康的卵子和强壮且充满活力的精子相结合，才能发育成优良的胚胎，所以说精子和卵子的质量是至关重要的。另外，精子的数量也要充足，足够的精子可以增大与卵子结合的机会，增加受孕成功的概率。这就要求夫妻双方必须保证自己的身心健康，并选择在适当的年龄进行生育。

❷ 精子顺利到达输卵管

通过性交，精液射进阴道后，还不能马上与卵子会合，它必须要经过阴道、子宫颈、子宫以后，才能进入输卵管。这段距离在我们看来可能很短，但是对精子来说，却犹如几万里的长征，而且在这段路途中还有种种障碍在等着它。前面曾介绍过，只有在排卵期，精子才能顺利地到达输卵管，所以要保证受孕成功，就一定要选在排卵期性交。当然，前提是必须要保证男性的生殖器官和女性的生殖器官都是健康的，否则

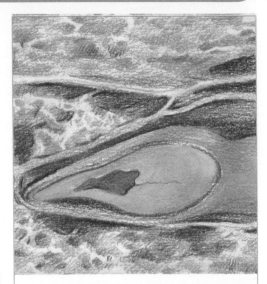

◎在上面的图中用红色标记的精子的头部泛着荧光色，它协助精子穿透卵子的外壳。精子的头部被帽子一样的膜包着，但这个"帽子"会在精子与卵子结合的瞬间通过一定的化学反应被摘掉。

精子也是无法到达输卵管的。

❸ 精子和卵子相会

精子通过宫颈进入子宫腔后，借子宫腔液体的帮助，继续向上游动，经过子宫角，到达输卵管峡部，与卵子相遇。此时许多精子围绕着1个次级卵母细胞，由精子顶部分泌出来的酶活跃起来，溶化了卵子的透明带，其中1个或2个精子成功穿过透明带，进入卵子内。

但如果精子顺利到达输卵管，可是却见不到卵子，那也是无济于事的。没有卵子与它结合，又怎么可能形成受精卵、发育成胚胎呢？前面曾提到过，卵子在每一个月经周期只排出一个，而且只能存活一天到两天，进入子宫的精子则可存活两天

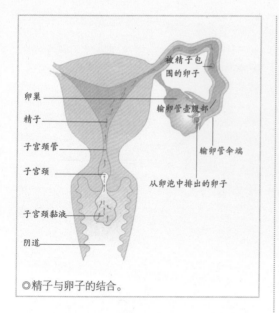

◎精子与卵子的结合。

到三天。所以必须要保证在排卵日的前后两天内性交，才能够受孕成功。也就是说，只有保证精子和卵子同时在输卵管内相遇，才能进一步结合并发展下去。

❹ 子宫内的生长环境优良

子宫是受精卵着床并发育成胚胎的地方，如果没有充足的营养，受精卵就不能顺利着床，也无法发育成胚胎。所以，女性在受孕前期必须保证营养的充足，为受精卵的着床做准备，并使其能够胜任培育胚胎茁壮成长的重任。

总之，要保证受孕成功，就必须同时具备以上四个基本条件，缺一不可。如果是因为自身的生理障碍而无法满足上面的某一条件，那就应该向医生寻求帮助，并通过采取一定的治疗手段来消除障碍。在障碍消除以后，方可考虑妊娠。

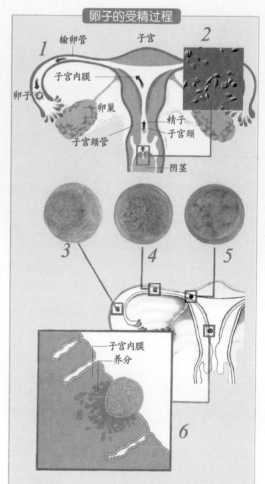

1.男子每次排出约3亿5千万个精子，而其中只有100万个精子能到达子宫，而这100万个精子里也只有3000个精子能进入到输卵管。

2.把精子放大1000倍以后就能用肉眼辨认。

3.图为从排卵结束的时刻开始再经过12小时的卵子。卵子与3000多个精子里的任意一个精子相结合，并受精。精子的细胞核进入到卵子后，将形成一个完整的新细胞——受精卵。在图上可以看见这两个极体。

4.卵子受精后再经过几个小时，受精卵第一次分裂。

5.3~4天后，受精卵到达子宫腔时已发育成为一个具有多个细胞的实体，形状像葚，所以称为桑葚胚。在子宫腔内继续细胞分裂。

6.在受精后的6~8天内，桑葚胚开始侵入子宫内膜，这个过程叫作着床或种植。桑葚胚着床后就在子宫腔里逐渐发育。

不孕不育的主要原因

女性方面的原因

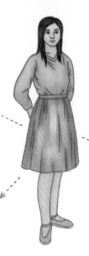

1.一般因素：年龄因素、营养因素、精神因素、免疫因素等。例如，女性45岁以后怀孕能力大大降低

2.排卵障碍：神经因素、内分泌因素、卵巢因素。其中卵巢发育不全和卵巢疾病引起的女性不育最为常见

3.各种身体和机体疾病：子宫颈病变、引导疾病、染色体疾病、输卵管疾病都影响女性生育能力

男性方面的原因

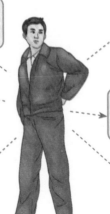

1.生殖器官发育异常：阴茎、睾丸、输精管发育异常，均可导致不育

2.性功能障碍：男性精子是怀孕的根本，精液不能进入阴道，怀孕根本无从谈起

3.内分泌紊乱：包括睾丸分泌功能紊乱、垂体分泌功能紊乱、甲状腺功能紊乱和肾上腺分泌紊乱

4.生殖系统感染：常见症有急性睾丸炎、附睾炎、精囊炎等急性炎症和淋病、梅毒等慢性炎症

5.精索静脉曲张引起的男性不育：在世界卫生组织公布的资料中占男性不育的12.1%；我国的资料中为6%

6.其他因素：免疫因素和个人生活因素，例如，抗精子免疫反应导致的免疫性不育和过度手淫等

男女双方的原因

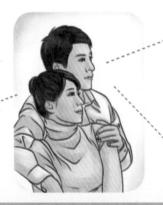

1.免疫因素：男性精液中含有多种蛋白，这些蛋白可以成为抗原，被女性宫颈上皮吸收后会产生抗体，对精子的活动产生影响，从而造成不孕

2.性生活因素：性交方法和时间都能影响受孕和生育

3.精神因素：心情紧张和焦虑也可导致不孕

确定排卵期的方法

要想受孕成功，正确计算排卵日是关键，排卵期的计算方法一般有五种：根据月经周期来估算排卵期，根据基础体温来测量排卵期，等等。

❶ 根据月经周期来确定排卵期

对于月经规律的女性来说，一般在两次月经之间的中间日，就是她的排卵日。比如说月经周期为28天的女性，她的排卵日就是月经周期的第14天。这种推算排卵日的方法非常简单，只要知道自己的月经周期，就可以很快推算出排卵日。但是对于大多数女性来说，月经都没有这样规律，所以这种算法的误差就比较大。

为了减小误差，使排卵日的推算更准确，人们又对这种方法进行了改良。在改良的方法中，并没有准确推算出排卵日是哪一天，而是推算出了一段容易受孕的时间，排卵日就在这段时间内。具体的算法就是利用公式算出易孕期的第一天和最后一天，那么处在易孕期第一天和最后一天之间的这些天，就是所谓的易孕期，而排卵日就在易孕期中。

在用公式计算之前，我们首先应该对自己的月经情况有一个基本的了解，多记录几次自己的月经周期（此次月经来潮的第一天到下一次月经来潮的第一天），以便掌握月经周期的最长天数和最短天数。记录的次数至少要8次，当然，记录的次数越多，计算的结果也就越可靠。在做好记录以后，就可以把它代入公式之中，求

出易孕期的开始时间和结束时间了。

我们可以用下面的公式来计算易孕期的第一天和最后一天：

易孕期的第1天＝最短1次月经周期的天数减去18天；

易孕期的最后1天＝最长1次月经周期的天数减去11天。

举一个例子：如果一位女性的最长月经周期为32天，最短月经周期为28天，那么用上面的公式就可以得知其易孕期的第1天为月经来潮后的第10天，易孕期的最后1天为月经来潮后的第21天。也就是说，在这个女性的月经周期中，从第10天到第21天的这个时间段里，是她的易孕期，排卵日就在这十几天中的一天。如果希望怀孕，就应该选择在这段时间内同房；如果不想怀孕，则要避开这段时间同房。

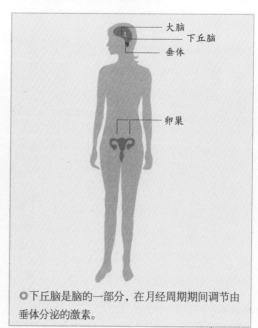

◎下丘脑是脑的一部分，在月经周期间调节由垂体分泌的激素。

月经周期

第1天

下丘脑—

脑垂体—

↑新的月经周期是从脑垂体接收到下丘脑的讯号后随着血液分泌促卵泡激素（FSH）开始的。

第5天

↑FSH在卵巢内作用于未成熟的卵开始发育。通常只有一个卵泡可以发育成熟，其余的都会消失。

第5天～第14天

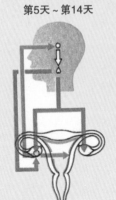

↑雌激素通过对下丘脑的正回馈作用来调节FSH的分泌和促进脑垂体分泌LH（黄体生成素），而且对子宫内膜的增厚也有作用。

➱ 被分泌的激素　➡ 雌激素　➡ 孕激素　— 子宫内膜　➡ 促卵泡激素（FSH）

➡ 黄体生成激素（LH）　➡ 人绒毛膜促性腺激素（HCG）　卵巢　◦ 黄体

第14天～第21天

第21天～第28天

第28天

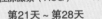

↑在黄体生成素的作用下，排卵后的卵泡形成黄体，并分泌雌激素和孕激素来为着床做准备。

↑当卵子没能完成受精时，黄体就会逐渐衰退。子宫内膜由于雌激素和孕激素的数量的急剧下降而崩溃出血、脱落形成月经来潮。

↑下丘脑再一次对脑垂体发送讯号，促使其引发FSH来开始新一轮的月经周期。

怀孕

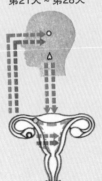

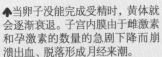

◀ 当卵子形成受精卵时，胎盘的滋养层的细胞会分泌HCG。HCG有维持黄体的作用，而且在帮助子宫内膜发育的同时也会抑制新月经周期的开始，雌激素和孕激素的发育则照常进行。

口服避孕药

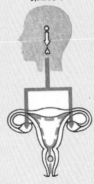

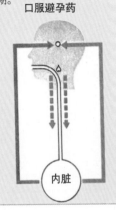

➡口服避孕药中含有雌激素和孕激素，而且可以通过作用于下丘脑来抑制脑垂体分泌FSH和LH。

内脏

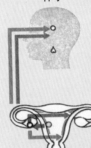

❷ 根据基础体温来确定排卵期

所谓基础体温，指的就是除了运动、进食、精神等因素引起的体温升高以外，人体处在安静状态下所测量的体温。对于成熟健康的女性而言，随着月经周期内所发生的各种生理变化，人体的体温也会发生微妙的变化。一般来说，当月经开始时，体温会缓慢下降；而到排卵结束以后，体温又会急速上升。根据女性在月经周期内基础体温的周期性变化，我们就可以推断出女性的排卵期，这种推断排卵期的方法就叫作基础体温法。

为什么女性的基础体温会呈现出这样的周期性变化呢？这主要与两种女性激素的分泌有关。当月经开始时，卵泡激素的分泌会随之增加，致使体温下降；当排卵结束以后，黄体激素的分泌将会不断增加，取代卵泡激素，使得体温上升，子宫内膜增厚，为受精做准备。如果没有受精，那么黄体激素的分泌又会减少，增厚的内膜则成为月经排出体外，体温又会下

降。通常情况下，女性在排卵前的基础体温在36.6℃以下，而到了排卵以后，则可上升0.3～0.5℃。

由于基础体温的变化只有零点几摄氏度，变化范围非常小，所以使用普通的温度计是很难准确测量的。一般的药房都会卖一种前端为圆形的特殊体温计，叫作妇女体温计，它的特点是在36～37℃，每隔0.05℃就有一个刻度，因此使用这种温度计就可以了解女性基础体温的细微变化，准确推断出女性的排卵日。

在测量体温之前，还应该自制一张基础体温表。当然，如果你觉得自己制表很麻烦，也可以到药店去买，目前市场有为女性专门设计的一种容易填写且容易看出体温变化的基础体温表。如果要自制，方法也非常简单。首先，制作一张表格，横坐标代表日期，格数则以你的月经周期为准，可以比月经周期多出5天到10天；纵坐标代表体温，由下往上依次升温，可以从35.5℃开始，最高到39℃就足够了。然后，从月经第一天开始测量基础体温，并

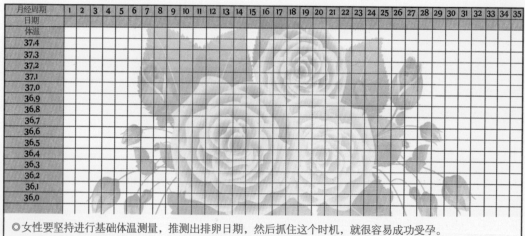

◎女性要坚持进行基础体温测量，推测出排卵日期，然后抓住这个时机，就很容易成功受孕。

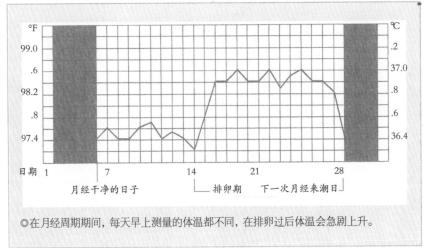

◎在月经周期期间，每天早上测量的体温都不同，在排卵过后体温会急剧上升。

将每天测得的数据添入表格，就可以描绘成体温变化曲线了。

需要注意的是，在横坐标的下面要留出一片空白作为备注，记录下当天发生的对体温有影响的事，比如说饮酒、感冒、熬夜、服药、旅行、情绪变化等。这些因素都会对体温产生一定的影响，如果不加以考虑，将会影响对体温变化曲线的分析。在准确记录以后，就可以进行分析了。总的来说，女性的基础体温在一个月经周期内可分为高温期和低温期两个阶段：从月经第一天开始一直到排卵日为止，属于低温期；从排卵日到下一次月经开始之前为高温期。

低温期和高温期之间的转折就是排卵日，通常这一天的体温要比以往的低温期体温还要低，而到了第二天，温度就会明显上升，因此通过这种方法很容易找到排卵日。基础体温的测量应该至少坚持3~4个月，以便了解自己的生理周期，准确推算出排卵日。当然，前提是你必须掌握正确的测量方法，否则测出的体温就会有误

差，排卵日的推算当然也就不会准确了。

需要注意的是，基础体温必须在早晨醒来后立刻测量。运动、情绪波动等诸多因素都会对体温产生影响，导致体温发生变化，所以要测量基础体温，就必须在早晨醒来后马上进行，不要起床，不要上厕所，最好连动都不动。这就要求我们在前一天晚上睡觉之前就把体温计放在枕头底下，不要等到第二天早上起床的时候再去找它。而且要保证此时心情的平静，前一天晚上如果和人发生过争吵或者心情很激动，都会影响体温的测量。另外，一定要保证睡眠在6小时以上，否则也会影响体温的准确性。

❸ 查看宫颈黏液确定排卵期

宫颈黏液是由子宫颈管的特殊细胞所产生的。在月经周期中，宫颈黏液的分泌量以及其本身的状态也会发生一定的变化。澳大利亚人比林斯认为，根据月经周期中宫颈黏液的变化，就可以推测出女性的排卵期，这就是推算排卵期的又一种方法——宫颈黏液法。

要利用宫颈黏液法推算排卵期，首先应该了解宫颈黏液在月经周期内的变化规律。在月经周期的前半期，宫颈管是不分

泌黏液的，此时的阴道也比较干燥；在过了一段时间以后，宫颈管开始分泌少量的黏稠而且不透明的液体；到了排卵前期，雌激素开始大量分泌，宫颈黏液也会增多而且变得清亮、滑润且富有弹性，不易拉断。当出现这种高弹性黏液的时候，排卵也就随之而来了，大约在前后的24小时内，即可发生一次排卵。

为什么宫颈黏液会发生这样的变化呢？这主要是为了给受孕创造便利的条件。在排卵期，大量的宫颈黏液可以过滤掉异常的精子，并为健康的精子提供营养和通道，使精子能够顺利地通过子宫颈、子宫而进入输卵管，与卵子相结合。而在其他时期，宫颈黏液就会变得黏稠、稀少，甚至没有黏液，这样的环境是非常不利于精子生存的，大多数精子都会在宫颈管附近死去，无法进入子宫。也就是说，只有在排卵期，子宫才会向精子敞开大门，并帮助精子进入输卵管；而在其他时期，精子都是很难进入子宫的。

查看宫颈黏液的方法也很简单，只需要用手指从阴道口取出黏液，再观察黏液的外观、黏稠程度，以及是否能拉成丝等基本状况，自己在家即可进行。但是在查看宫颈黏液之前，一定要把手洗干净，以防细菌进入阴道引起不必要的感染。一般来说，对宫颈黏液的观察，每天需要进行数次，可利用起床后、洗澡前或小便前等机会进行。一旦发现黏液能够拉成一定长度的丝，就说明你很可能就已处在排卵期了。当然，宫颈黏液的变化要受到很多因素的影响，比如说阴道感染、性兴奋、

阴道内的药物等，在查看的时候要注意区分。最好在前一天晚上没有同房的情况下进行观察，这时的观察结果一般都比较准确。

对宫颈黏液的准确观察并不是件简单的事，它需要一定的经验和技巧，通常都要进行2~3个月的实践联系才能判断得比较准确。另外，宫颈黏液法最好与基础体温法结合起来，也就是在测量基础体温的基础上，再观察宫颈黏液的变化。当基础体温到达排卵期的时候，如果宫颈黏液也发生了相应的变化，那么就可以肯定你已经处在排卵期了。

④ 检查尿液确定排卵期

在介绍基础体温法的时候曾提到过，女性体温的升高是由于黄体激素的分泌，而促使黄体激素分泌的就是黄体化激素。通过对尿液的检查，可以测量出尿液中黄体化激素的状态，从而确定这一天是否为排卵日。

可以用排卵测试纸进行尿液检查。检查的方法是将测试剂浸泡在干净的尿液容器中20秒左右，或者是直接将尿液滴在测

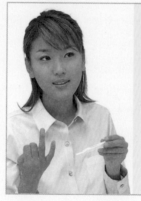

◎将排卵测试纸插入尿液中约3分钟，取出后观察试纸的变化，可帮助确认排卵日期。

试剂上五秒钟，然后观察测试剂上"判定窗"和"终了确认窗"的变化。如果两个窗均出现了深蓝色的线，那么就说明这一天正好是排卵日；如果判定窗比终了确认窗的蓝色淡或者是根本就没有出现蓝色，则说明这一天不是排卵日。

需要注意的是，在进行尿液检查前的至少4小时内，不能排尿，也不能摄取过多的水分，以免影响检查结果的准确性。另外，测试剂虽然可以测试出尿液中黄体化激素的浓度，但是这并不代表进行尿液检查就可以不测量基础体温了。基础体温还是要照常测量，在认为是排卵日的时候，再采取尿液进行检查，以便确认是否为排卵日，这才是最好的使用方法。如果你想要生男孩，那么使用"排卵测试纸"测试剂加上基础体温来确认排卵日，就是一个非常不错的选择。

⑤ 根据中间痛确定排卵期

女性在一个月经周期内，大多会出现一次下腹部疼痛的现象，这就是所谓的中间痛。中间痛是由于卵子从卵巢中排出所产生的疼痛，是排卵的信号。至于疼痛的程度以及具体的感觉，则因人而异。有些女性可以明显地感觉到这种疼痛，有些女性则只是感到腹部有膨胀感，有些女性甚至根本就没有在意。但是从生理的角度上讲，中间痛是普遍存在的，如果能仔细留意，每位女性都应该感受得到。

通常情况下，在排卵的前几个小时，就会出现轻微的钝痛，有些敏感的人甚至在一天以前就出现了征兆。随着排卵的临近，这种钝痛会逐渐加剧，转化为明显的疼痛，并持续0.5～3小时的时间。疼痛的部位以右下腹部最为常见，左右两侧腹部交替的情况也时有发生，有些人的疼痛还出现在耻骨上方。一般来说，中间痛的症状要等到24小时以后，才可完全消失。

由于出现中间痛的部位大多在右下腹部，与阑尾炎的疼痛部位相似，所以常常会被人误认为是阑尾炎。在进行自我感觉的时候应该注意区分，不要把排卵的信号误以为是阑尾炎，当然，也不要把阑尾炎误以为是排卵，耽误了治疗。一般来说，急性阑尾炎的疼痛都是难以忍受的，而且下蹲后会疼得更加厉害，但排卵的中间痛则没有这么严重，而且也不会出现下蹲后疼痛加剧的现象。

由于很多女性的中间痛都不是很明显，所以很容易被忽视。据相关统计资料表明，在100位女性之中，能够感受到中间痛的女性只有15位。这就给排卵日的准确判定带来了麻烦。其实，只要细心留意，每位女性就都可以感受到中间痛。即使疼痛不明显，也总会出现一定的异常现象。当然，如果只是利用中间痛来判断排卵日期，显然还不够精确。所以最好多种方法同时使用，如果多种方法得出的结论都是一致的，那么判断的准确性就会大大增加。比如说在基础体温表的排卵期感受到中间痛，那么这一天就很可能是排卵日。

常见的避孕方法

节育同优生优育一样，已经成为人们的普遍愿望。要想节育，就要了解和掌握一定的避孕知识。下面是一些常见的避孕方法。

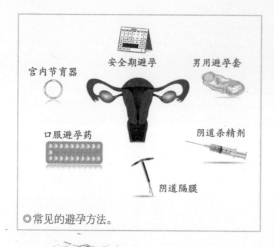

宫内节育器　安全期避孕　男用避孕套

口服避孕药　阴道杀精剂

阴道隔膜

◎常见的避孕方法。

① 安全期避孕

安全期避孕又称自然避孕法，它指在易受孕期避免性交，从而达到避孕的目的。正常育龄妇女每个月都来一次月经，一般从本次月经来潮开始到下次月经来潮第1天，称为1个月经周期。女性的排卵日期一般在下次月经来潮前的第14天左右，卵子自卵巢排出后在输卵管内能存活1～2天左右，男子的精子在女子的生殖道内可维持2～3天受精能力，所以在卵子排出的前后几天里性交容易受孕。

从避孕方面考虑，可以将女性月经周期分为月经期、排卵期和安全期。我们将排卵日的前5天和后4天，连同排卵日在内共10天称为排卵期，排卵期也是易受孕期。避开排卵期和月经期就是安全期，安全期性交怀孕的概率很低。安全期避孕其实就是在排卵期内停止性生活的一种避孕方法。这种避孕方法顺利利用了自然的生理现象，可避免药物、器械避孕带来的不良后果，但是，女性的月经周期易受多种因素的影响，因此，安全期避孕并非绝对可靠，也存在有失败的可能。曾有调查显示，安全期避孕的失败率高达14.4%～47%。所以，这种方法仅对那些月经周期正常、性生活规律、能正确推算安全期的人适用。

安全期的计算方法

女性的排卵日期一般在下次月经来潮前的14天左右。下次月经来潮的第1天算起，倒数14天或减去14天就是排卵日，排卵日及其前5天和后4天加在一起称为排卵期。例如，某女的月经周期为28天，本次月经来潮的第1天在1月1日，那么下次月经来潮是在1月29日（1月1日加28天），再从1月29日减去14天，则1月15日就是排卵日。排卵日及其前5天和后4天，也就是1月10～19日为排卵期。除了月经期和排卵期，其余的时间均为安全期。

② 体外射精

体外射精是指在性生活中，即将发生射精时，将阴茎从阴道中抽出，使精液射在女性体外的一种方式。体外射精作为一种避孕手段，看起来简单易行，但也有许多害处。一方面，这种方面的避孕效理并不佳，另外，还可能会引起男性的心理障碍。所以，不建议夫妇采用体外射精法进行避孕。

③ 男用避孕套

避孕套也称安全套，它是用橡胶或聚亚安酯等制成的一种很薄的鞘状物。它主要是性交时将精液排在避孕套内，通过阻止精子进入阴道，使精子与卵子无法相遇而达到避孕效果的。

避孕套与其他避孕方法相比，安全可靠，使用简便，且没有副作用。曾有调查显示，使用避孕套避孕成功率约为90%，而接受过专门训练的使用者避孕成功率可达99%。正确使用避孕套不但可以避孕，还可以防止性病的传播。避孕套的使用效果很大程度上与它的使用方法有关，所以，使用避孕套时要选用合适的避孕套，还要注意正确的使用方法。

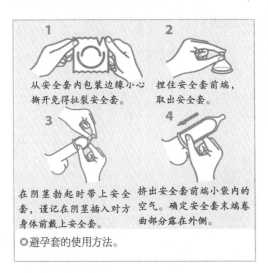

1　从安全套内包装边缘小心撕开免得扯裂安全套。

2　捏住安全套前端，取出安全套。

3　在阴茎勃起时带上安全套，谨记在阴茎插入对方身体前戴上安全套。

4　挤出安全套前端小袋内的空气。确定安全套末端卷曲部分露在外侧。

◎避孕套的使用方法。

④ 阴道隔膜

阴道隔膜是一种女用避孕器，俗称子宫帽，它一般由优质乳胶薄膜制成，富有弹性，隔膜边缘有合金的弹簧圈，外形像一项圆形的帽子。阴道隔膜能盖住子宫口，阻止精子进入子宫。阴道隔膜如能正确使用，避孕成功率可达98%。但是阴道隔膜的使用方法较其他避孕方法来说，相对有点儿复杂。

阴道隔膜也有型号之分，一般要先请医生做妇科检查后，再根据阴道宽松度试着选择合适自己的型号，阴道隔膜放入后以身体活动没有不舒服的感觉为宜。性交前，先排尿并把手洗净，再检查阴道隔膜有无破损现象，如无破损，再往其上涂抹避孕药膏，然后再将其推入阴道，水平放在宫颈上，紧紧地盖住子宫颈口，只有盖住子宫颈口，阴道隔膜才会起到应有的作用，否则是不管用的。阴道隔膜放好后即可放心性交，为了避免隔膜移动，射精后8小时女方不宜过多活动，阴道隔膜性交后8~12小时才能取出，取出过早有导致怀孕的可能，但是最长时间也不宜超过24小时。

⑤ 阴道杀精剂

阴道杀精剂避孕，指在阴道内放入胶囊、膜片、片剂类的杀精药物，体温将杀精药物溶解在体内然后杀死精子的避孕方法。杀精剂可靠性较大，有的杀精剂还可增加阴道润滑，缓解性交不适。那些对杀精剂过敏的人除外，其他人性交时都可放心使用阴道杀精剂。使用杀精药物时候要注意以下几点，首先，一定要将药物放置在子宫附近，药物的溶解性不同，如果药物不能充分溶解，将起不到杀精作用，一般药物溶解需要5分钟。此外，药物的有效时间也各不相同，片剂约30分钟，药膜约为2小时，胶性剂的有效时间约为1小时。使用时一定要掌控好时间，必要时还要追加其他的避孕措施。

❻ 宫内节育器

宫内节育器避孕指在体内放置宫内节育器，通过改变宫腔环境，控制孕激素的分泌，引起子宫内膜无菌性炎症等作用，达到避孕的目的，宫内节育器一次放置能长时间使用，避孕效果长久，并且对性生活及内分泌系统无明显影响，不影响哺乳。而且，避孕器取出后还可能很快恢复生育能力。

内节育器避孕的成功率约在90%，仅次于口服避孕药、绝育术、避孕针、皮下埋植术和避孕套。大多数女性在放置节育器后即可避孕，且可继续使用5～20年以上。但是女性放置节育器后，节育器脱落或节育器大小不合适都会导致怀孕。所以，使用宫内节育器时，要根据自身的具体情况做出选择。

此外，宫内节育器按不同的类型有一定的存放年限，如塑料带铜环为8年，不锈钢金属环为15～20年等。那些适应戴环，月经量正常，身体健康，又愿意长期戴环的女性可以长期使用，还可根据自身情况决定何时取出节育器。

❼ 绝育手术

绝育手术即"结扎术"，是指使用羊肠线等将人体或生物体的某些管道（如血管、输精管、输卵管等）结扎住。结扎术在早期是不可逆的避孕手术，但现代医学已能实施输精管复通术和输卵管复通术。

禁忌绝育手术主要针对以下几种情况：血液病有出血倾向者；疾病急性期（或肝脏器官功能衰竭严重者）；严重心、肺功能低下，不能耐受气腹和头低臀高位卧式者；腹部皮肤感染者，腹腔严重粘连或有较大肿块；子宫体增大者；合并疝气者；凝血障碍及血液病患者；有多次腹部手术史；过度肥胖或过度消瘦者。

❽ 口服避孕药

口服避孕药是主要通过抑制排卵，改变宫颈黏液等来为精子存活、穿越、到达子宫设置障碍。

与其他避孕方式相比，口服避孕药有很多的优点，首先，口服避孕药安全简便，不影响性生活和生育能力；其次，口服避孕药可以减轻孕期综合征，口服避孕药通过释放雌激素和孕激素，阻止卵巢排卵，减少月经量，也可使腹部发胀、乳房刺痛、痛经现象大大减轻，使月经周期变得正常；贫血者服用口服避孕药，可减少月经排出量，减少宫外孕的发生。

虽然科学家们仍在继续完善着口服避孕药的功效，但是口服避孕药的缺点还是不可避免地存在着：短效避孕药必须坚持服用，一次大意就可能导致避孕失败；哺乳期妇女服用口服避孕药减少母乳量，药物一旦随着母乳进入婴儿体内，会对婴儿产生不良影响；有些用药者初次服用避孕药会出现恶心、体重变化、乳房胀痛等不适现象；一旦计算受孕，需停药6个月甚至更长时间才适宜受孕。

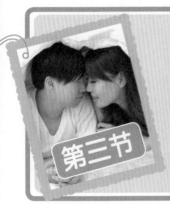

性生活和谐与怀孕有关吗

第三节

性爱和谐与受孕概率

性生活的和谐不仅影响到夫妻之间的感情，而且还关系着下一代的健康。精卵结合如同"千军万马过独木桥"，经过激烈竞争，数千万个精子中通常只有一个强壮而带有优秀遗传基因的精子能够成功与卵子结合。因此，年轻夫妇应注意性生活质量，抓住女性进入性高潮的机会让其受孕。站在优生的角度考虑，性爱美满的夫

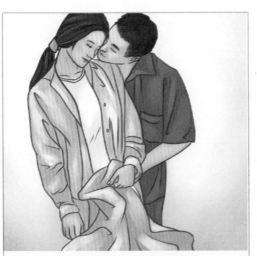

◎为了增加受孕的概率，更为了让将来的孩子更优秀，提升性爱的美满度是十分必要的。

妻在性交的过程中由于都得到了满足，因此身心都是非常愉悦的，在这种情况下受孕显然是非常有利于优生的。如果在性交的过程中双方都得不到满足，就会对情绪造成不良的影响，在此时受孕的胎儿自然也就没有那么聪明健康了。

另外，性爱美满度还与受孕概率密切相关。对于性爱美满的夫妻来说，由于彼此之间的相互爱抚以及刺激使双方都获得了强烈的快感，因此使得女性的促性腺激素大量分泌，为受孕创造了良好的条件。也就是说，性爱美满度高的夫妻，相对于性爱美满度低的夫妻来说，更容易受孕。

要保证性爱和谐，提升受孕概率，可从以下几方面着手。

❶ 夫妻之间要相亲相爱

夫妻之间应该互敬互爱，彼此包容，建立深厚的感情基础。只有深爱对方的两个人，才能够更好地体会到性生活所带给他们的快乐。换句话说，性生活让

原本相爱的两个人更加如胶似漆，这样的夫妻是身心愉悦的。而那些没有情感交流的夫妻，只是把性行为作为一种性欲的发泄，这样是无法获得和谐美满的性生活的。

② 确保男女双方同时达到性高潮

性高潮是夫妻间性生活和谐的标志。国外学者发现，性反应越好的女性在性生活后，子宫颈里的精子数目越多，怀孕概率也就越大。要保证和谐美满的性生活，就必须保证夫妻双方都获得满足，只有一方获得满足的性生活是不能称之为美满的。而保证双方都获得满足的最好方法就是使双方的快感一致，同时达到高潮。这就要求夫妻双方必须密切配合，把握好性交的时间和节奏。

性高潮的重大意义更体现在优生上。美国性科学家通过试验得出的结论：孩子的智商与母亲怀孕时有无高潮有关。原来，女性达到性高潮时，血液中的氨基酸与糖分能渗入生殖道，使进入的精子存活时间延长，运动能力增强。同时，小阴唇充血膨胀致使阴道口变紧，阴道深部皱褶伸展变宽，便于储存精液，子宫颈口也松弛张开，使精子更容易进入。

③ 提高性爱满意度

要想提高性爱满意度，就要重视性前戏和性后戏。性前戏主要是为了充分调动起两个人的性欲，为接下来的性交做准备。只有在性前戏下足功夫，接下来的性

交才会和谐、愉悦，使双方都得到最大的满足。性后戏是在性交之后夫妻之间的甜言蜜语以及相互的爱抚，这样做可以避免女性在生理上产生不适，使女性在生理上和心理上都得到满足，增进夫妻之间的感情。所以说，要提升性爱的美满度，性前戏和性后戏都是不可忽视的。

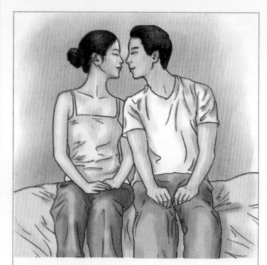

◎重视性前戏和后戏，可以充分调动夫妻双方的性欲，提高性爱的满意度。

④ 在性爱的过程中要充分投入

在性爱的过程中，应该保证精神的高度集中，要完全排除其他的杂念，不可分神。夫妻都应该有做爱的要求，并保证在兴奋、愉悦、舒坦、满足中完成性行为，而不是被动地应付了事，更不可将做爱视为痛苦和负担。在性交过程中，夫妻双方应该相互影响、相互感染，全身心地投入到做爱之中，并同步进入性高潮。只要这样，才能尽情享受性爱所带来的欢欣愉悦，让你们的性生活更美满。

性生活的四个阶段

和谐的性生活能使双方在性交过程中都享受到性爱的美好。要想拥有性生活的和谐美好，就要对性生活的程序和特点有一个大致的了解。性生活一般分为四个阶段：兴奋期、平台期、高潮期、消退期。

① 兴奋期

兴奋主要是由肉体或精神的刺激引起的，有的人很容易就能达到性兴奋，有的人则需要较长的时间，适当的刺激和交流可以提高兴奋度，包括爱的语言、亲吻、触摸、拥抱等动作。这种举动应使双方心情更放松，身体更愉悦，这些刺激也为男性阴茎勃起，女性阴道分泌润滑液提供了良好的条件。双方的躯体内，会不由自主地收缩，甚至出现身体不停地快速抖动。这些生理变化，在没有性经验的女青年往往难于体会这种兴奋的"性"感受，男性的性感受比较明显。

② 平台期

平台期与兴奋期紧密相连，二者没有明显的划分界限，只是在平台期性高潮的强度表现得更为明显，肌肉收缩、神经兴奋均达到更高的地步，这时两性生殖器官充血严重，男性阴茎坚硬异常，女性阴蒂张开，为性高潮做好了准备。

③ 高潮期

这是性交过程中最神奇、美妙的阶段，在这之前形成的肌肉紧张会在几秒钟内通过肌肉痉挛的方式得以释放。男性高潮来临前会有瞬间预感，在高潮时则会产生射精现象，女性高潮时会由阴蒂向全身释放快感，有时阴道还会出现肌肉痉挛和抽搐的现象。

④ 消退期

指高潮过后，身体紧张逐步松弛和消散的过程，这个过程一般需要15分钟左右的时间，男性肌肉坚硬、生殖器官充血的现象高潮后很快就能消退。女性的消退期较长，乳头最先恢复正常，而阴蒂和阴道需要10分钟左右才能恢复正常，而盆腔瘀血则要6小时才能消退。

以上就是性生活的整个反应过程。这里需要说明的一点是，性生活的四个反应周期，并不是每个人每一次性生活都必须经历的，有很多人（主要是女性）往往还没达到性高潮，就直接从性持续期进入性消退期了。

另外，每对夫妇关于和谐的性生活理解也不尽相同。一般认为，和谐的性生活应具备这样的一些特点：男女双方在性交前都有充分的心理准备和生理准备，也都有迫切需要性交的欲望。性交中双方配合默契，相互呼应，双方都能达到性高潮，男女双方都能在性交中得到满足。性生活和谐是家庭幸福、身心健康的关键，为了促使性生活和谐、美满，夫妻双方应经常就有关问题进行交流沟通，以便于相互配合，共享性爱的乐趣。

男女性生理特点

性生活是夫妻生活不可缺少的一方面，健康和谐的性生活有利于身心健康、种族繁衍，有利于学习和工作，也会给家庭带来幸福和愉快。反之，不讲性卫生的性生活，必然导致身心不健康，甚至危及生命。但受中国传统文化的影响，大部分中国人是含蓄而羞涩的，很多夫妇对彼此的性要求、性敏感区、性关注点、性表现等因素却缺乏了解，特别是一些丈夫不知道妻子的"性秘密"，导致夫妻双发产生误解，影响性生活质量，进而对夫妻感情产生不利影响。研究发现，由于男女不同的身体生理结构，决定了男女性生理特点的不同。

男性和女性不同的性生理特点

	男性	女性
激发男女性欲的要素不同	视觉、嗅觉、触觉引起的性幻想都可以激发男性强烈的性欲	女性要想具有最原始的冲动必须得在身体被唤醒之后，否则女性很难享受到性交的乐趣
身体的性敏感区不同	男性最敏感的部位是外生殖器及其附近区域，如龟头、阴茎、睾丸等，而龟头部位由于神经末梢较为集中，所以受到刺激后反应更为明显。此外，抚摸男性的颈部、背部、大腿内侧，亦能给男性以强烈的性刺激	女性的大阴唇、小阴唇、阴道壁、阴蒂、乳头、大腿内侧、臀部等都是女性性敏感强烈的区域，其中，阴蒂是女性最敏感、最重要的性感应区，阴道内的G点是体内的性敏感点（G点位于手指插入阴道2/3处的阴道前壁附近），女性的乳房不但对性刺激极为敏感，还是一种性诱惑物，性爱时，刺激女性乳房能引起男性性兴奋，也能激发女性性高潮
关注点不同	性生活开始不久的男性产生性冲动时会有强烈的性交欲望，他的主要集中点是性器官的交流沟通。到50岁左右男性才会将性欲重心由性器官转移到感官器官的享受	但是性生活开始不久女性的性欲并不集中于性器官，女性不但重视性高潮，还注重夫妻之间的情感交流，琴瑟和鸣才是性爱的最高境界。女性则在30～40时，性反应才会来得更为频繁和激烈
性高潮时的表现不同	男性性高潮时，输精管和尿道的肌肉发生波浪式的收缩而产生压力排出精液，引起射精，刺激从下体开始弥漫全身	女性性高潮时，先是阴道下部的肌肉收缩，紧接着发生子宫的节律性收缩，从子宫底部一直发展到子宫颈，然后向四周扩散，进而蔓延到身体的每一个部位。同时女性身体表现更为明显，面部赤红、乳房竖挺、肌肉痉挛是性高潮时女性的常见表现

把握良好的性爱节奏

这是一个生活节奏越来越快的时代，性爱也不例外。很多人习惯快速上床、迅速进行，性爱也因此变得索然无味。为此，日本"亚当性爱学校"创始人、性高潮研究所专家亚当·德永提出了"缓慢性爱"的理念，他说："性爱不是快餐，而是美酒，需要你静下心来，慢慢进行与品味，才能真正享受到其中的乐趣。"亚当·德永指出，人一生平均会活68万多个

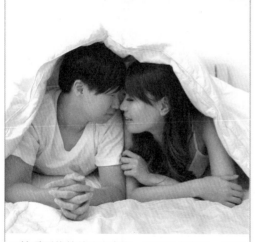

◎性爱不能单纯追求高潮，还要学会享受，把握良好的性爱节奏，性乐趣自然会增加。

小时，但性高潮的时间只有16个小时，平均每天2.02秒。因此，男女在进行性爱时不能单纯追求高潮，而要学会享受整个过程。通过上文我们了解到男女双方的心理和生理特点，下面继续讲述影响性生活节奏的其他因素。

① 月经周期

成年女性每个月都会有一次的月经来潮，月经周期是人体内的生理变化，它会影响人的情绪和心境，同样会影响女性的性欲和性活力，研究认为，女性的性欲通常会在月经前后的三五天内达到高潮。丈夫应当在月经前后对妻子的性需求采取配合、重视的态度，而经期则不能因为自己有性需要就强行性交。

② 身体、情绪、天气、季节、气候等因素

这些因素均会影响人的性欲，人们也应重视这些因素对性生活的影响，夫妻双方要在对对方体贴观察的基础上，相互配合与努力，使双方的性爱节奏保持一致。

③ 性生活频率

性生活究竟多久一次才算好呢？其实很简单，只要双方的心理和身体能接受，第二天没有身体不适和精神疲劳就可。一般而言，新婚过后，性爱次数会随着年龄增加而递减。调查显示：男性在20～25岁期间的做爱次数是41～45岁时的3倍，而女性在30～40岁时性欲最强。新婚期性交比较频繁，可能一天一次甚至一天数次，蜜月过后，渐渐趋于平缓。

夫妻双方可根据双方的身体状况及性欲、性功能的强弱适当对性生活节奏加以调整。性爱没有固定的模式和结构，重在双方的交流沟通，彼此尊敬，共同呵护，是性爱得以完美实现的前提。

学习必要的性技巧

学习必要的性技巧，可以使夫妻双方在性生活中获得足够的快感，让双方的需求均得到满足，促进性生活的和谐。

男女双方产生性冲动的时间不同，因此男性在性交之前采取各种手段来唤起女性的性欲，待双方都处于高度的性兴奋状态时，方可进行性交。唤起女性性欲的方法有很多种，主要分为心理刺激和身体刺激两种。心理刺激主要是借助外界的各种与性相关的图像、声音等，在视觉上或听觉上唤起女性的性欲；身体刺激则是通过触摸女性的乳房、乳头、嘴唇、脸颊、阴蒂、大小阴唇等性敏感区，使女性达到性兴奋的高点。产生性兴奋的时候，往往会表现为阴道的分泌物增多、阴蒂跳动等现象，此时便是进行性交的最好时机。

受传统思想的影响，很多人都认为在性生活的过程中，男性应该占主导地位。很多女性即使有性要求，也不敢表

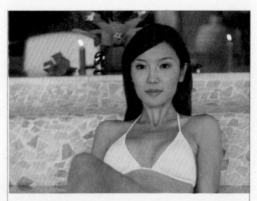

◎在某些情况下，女性也可以通过营造一种温馨浪漫的环境，来唤起男性的性欲，促进性生活的和谐。

达出来。事实上，在某些情况下，男性更希望女性能主动一些。女性也可以采取一些方式来唤起男性的性欲，唤起男性性欲的方法与唤起女性性欲的方法基本相同。比如，注意打扮自己，营造一种温馨浪漫的环境。男性对视觉和嗅觉上的刺激往往反应很敏感，因此穿着性感的衣服或者是喷洒诱人的香水，都很容易让男性产生性冲动。

在性交的过程中，男性应注意控制性交的节奏，以免在女性尚未达到高潮时射精，无法使女性获得满足。至于性交的时间，则因人而异。一般来说，性交时间应持续2~5分钟，但是也有些夫妻可持续10~15分钟。其实，性交持续的时间并不能用来衡量性交的质量，有些人持续的时间很长，可双方却得不到性欲的满足；而有些人持续的时间虽短，但是双方却全都得到了满足。只要双方都在性交的过程中获得了最大的满足，那么就没有必要去计较时间的长短。

通常情况下，男性在射精以后，性欲便已经得到满足，高潮也随之结束，但是女性的性高潮还要持续一段时间，因此男性在射精后不要立即将阴茎抽出，应该稍等一会儿，待女性的性欲趋于平复时，再将阴茎抽出，以满足女性的需求。有些男性在性交后蒙头便睡，根本就不管女性的感受，这样很容易造成女性性冷淡。

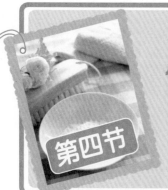

你知道生男生女可以自由选择吗

第四节

做好必要的准备

男孩调皮可爱，女孩甜美乖巧，每一个孩子都是爱的结晶，我们一般不主张特意采取某种方式来达到生男生女的目的。但是了解一些方法，却有助于提高生男宝宝或生女宝宝的成功率。

另外，不管是想生男孩，还是想生女孩，前期的准备工作都是很重要的。除了，做好生理上、心理上的准备，夫妻二人还要互相配合，互相鼓励，共同为实现彼此的愿望而努力。

❶ 调理好身体，培育健康的精子和卵子

夫妻双方应该注意饮食及生活上的调理，增强营养，锻炼身体，尽量避免生病和吃药，保证身体各项生理功能均处于最佳的运转状态。无论想生男孩还是想生女孩，这项准备工作都是必须要做的，因为这一点是有利于优生的。

❷ 认真测量基础体温，并做好记录，以便确定准确的排卵日

排卵日当天是生男孩的最佳时间，所以要想生男孩，就一定要确切地预知排卵日。基础体温的测量至少应坚持3个月以上，同时还可以结合其他确定排卵日的方法，以便能更准确地找出排卵日。

对于想生女孩的夫妻，仅仅知道排卵日还是不够的，因为生女孩的最佳性交时间是在排卵日的前两天，当他们确认排卵日的时候，已经错过了生女孩的最佳时机，当然也就无法实现生女孩的梦想。所以要想生女孩，就一定要确切地预知排卵日，并推算出排卵日的前两天，选择在这一天性交。基础体温的测量至少应坚持3个月以上，同时还可以结合其他确定排卵日的方法，以便能更准确地找出排卵日。

另外，通过观察卵巢的大小，也可以确认排卵日的前两天和排卵日，实现生男

31

生女的愿望。

❸ 在准备期间一定要做到确实避孕

在怀孕前的准备阶段，一定要采取有效的避孕措施，以防止意外受孕。最好使用保险套来避孕，不要用避孕药或避孕环等可能会对身体造成危害的避孕手段。

❹ 了解生男生女的基本知识，为成功受孕做准备

这些知识可以向医生请教，比如说在什么时候性交、性交时应该采用哪种体位以及在性交的过程中需要注意什么，等等。

❺ 夫妻双方要放松心情，保持精神的愉悦

压抑、苦闷等不良情绪会直接影响人

的生理健康，影响精子和卵子的质量，不利于优生。另外，不良情绪还会导致女性的月经失去规律，这样就无法准确推断出女性的排卵日，给自主选择胎儿的性别制造麻烦。所以，夫妻双方一定要注意保持内心的平静，即使遇到了突发事件，也要彼此安慰，互相鼓励，不要钻牛角尖儿。

❻ 要做好受孕失败的心理准备

虽然你所做的一切准备和接下来采取的方法都是为了生男孩或者是生女孩，但是我们一定要有这样的心理准备，就是生男或生女的成功率是达不到100%的。就目前的统计资料来看，生男孩的成功率为81%，生女孩的成功率为80%。也就是说，在10个接受生男生女法的人中，总会出现一个到两个失败的案例。

是儿子还是女儿

人类的基因含有46条染色体，而在其中决定性别的只有X和Y两条性染色体。卵子内只有X染色体，而精子内既有含X染色体的也有含Y染色体的。当卵子与含有X染色体的精子结合时就会生女儿，当与含有Y染色体的精子结合时就会生儿子。

生男生女的全部奥秘取决于与卵子结合的精子是哪一种类型。也就是说，胎儿的性别早在精子与卵子结合为受精卵时就已经决定了。

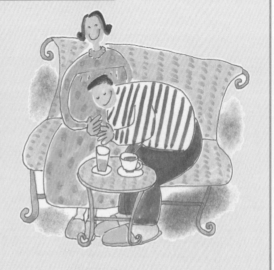

排卵日同房易生男孩

生男生女的关键在于同卵子结合的精子是X精子还是Y精子。如果与卵子结合的精子是Y精子，则会生出男孩。也就是说，如果想生男孩，就必须为Y精子创造便利条件，促使卵子与Y精子结合。

Y精子的寿命比X精子短，抵抗力也比X精子差，尤其是在酸性环境中，Y精子更是损失惨重。但是Y精子也有一定的优势，那就是数量众多，在男性一次射精所射出的精子中，Y精子大约可以达到X精子的两倍。正因为如此，所以在正常情况下，X精子和Y精子与卵子结合的概率是大致相等的。

精子要与卵子结合，必须经过阴道、子宫颈、子宫，然后才能到达输卵管。在精子的必经之路中，只有阴道是酸性的，剩下的则全部都是碱性的。由于在碱性环境中，Y精子比X精子的活力更强，与卵子结合的概率自然也就更高。所以说，只要保证Y精子可以顺利地通过阴道，那么接下来的环境就都是对它有利的，也就更容易生男孩。

在女性的月经周期中，在排卵日当天，阴道内的碱性度是最高的。因此只有在这一天性交，Y精子才能顺利地通过阴道，到达对它更为有利的碱性环境之中。由于Y精子的数量本就比X精子多，再加上阴道的碱性度较高，使得大多数Y精子都顺利通过，所以在最终到达输卵管的精子中，Y精子也要比X精子多。也就是说，在排卵日，Y精子不仅占有环境上的优势，而且还占有数量上的

优势，所以说，在排卵日当天，是生男孩的最好时机。这就要求夫妻双方对排卵日的推断必须是准确无误的，否则就会错过生男孩的最好时机。

在排卵日这一天性交有利于生男孩呢，除了因为阴道的碱性度最大以外，再就是Y精子的寿命很短，如果射精与排卵的时间不吻合，就很难受精。

一般来说，受孕的条件是在排卵日的前后两天内性交。因为卵子在离开卵巢后可存活一天到两天，而精子在进入输卵管后可存活两天到三天，所以只要保证在排卵日的前后两天内性交，精子和卵子便可相遇，受孕的成功率也就比较高。但是Y精子的寿命比X精子短，随着时间的流逝，Y精子会一批一批地逐渐死去，那么接下来的情况显然是有利于X精子的，因为X精子可以存活更长的时间。

也就是说，如果精子在到达输卵管后卵子还没有到来，那么精子就只能在这里等待卵子。而寿命较短的Y精子是禁不起这种等待的，也许还没等到卵子的到来，Y精子就已经死去大部分了。那么在卵子到来时，就会出现X精子比Y精子更多的情况，剩下的Y精子也会因为大限将至而失去了活力。在这种情况下，Y精子显然是争不过X精子的。所以说，精子在输卵管中等待的时间越长，对Y精子就越为不利。最好的性交时机应该是在排卵前后，此时Y精子还很强壮，而且占有数量上的优势，因此很容易与卵子结合生成男胎。

碳酸氢钠冲洗阴道易生男孩

碱性环境更利于Y精子的活动，因此要想生男孩，就应该让阴道保持碱性。就此，有人提出了用溶液冲洗阴道的方法，来改变阴道的酸碱度。能够促使阴道呈碱性的容易当然是碱性溶液，其中含有碱性物质，比如说碳酸氢钠溶液、醋酸溶液、氢氧化钠溶液、氨水等。但是综合各方面因素，还是以碳酸氢钠容易最为合适。这是因为其他的碱性溶液虽然也可以使阴道呈碱性，但是很容易对阴道黏膜造成伤害，因此是不宜用于冲洗的。

用碳酸氢钠容易来冲洗阴道，以达到生男孩的目的，最早是由一位德国的医学博士提出来的。这位德国的医学博士叫作乌答伯加，他为了治疗不孕症患者，建议患者用2%的碳酸氢钠溶液来冲洗阴道。结果这些患者大多痊愈了，而且乌答伯加博士还有了意外的收获。他发现接受治疗的

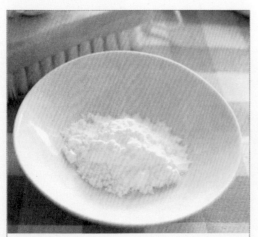

◎阴道内本身是一种弱酸环境，在排卵期内用碳酸氢钠溶液来冲洗阴道，冲走阴道内的酸性物，可将阴道改为碱性，提高生男孩的概率。

患者所生出的婴儿，大多都是男孩，而且在第一年治疗成功的53例病例中，竟然全部都生下了男孩。这一现象引起了博士的注意，并开始进行追踪，尔后的追踪也毫无意外地出现了同样的结果。

由此，乌答伯加博士得出了下面的结论："阴道是碱性时，Y精子能活泼的运动，与卵子结合的机会大增，此乃生男的先决条件；相反的，阴道呈现酸性时，X精子则较为活泼，生女机会自然大增。"这一说法在当时引起了很大的轰动，很多学者也在探究它的正确性，想生男孩的普通百姓更是争相效仿，希望能达成自己生男孩的愿望。所以，用碳酸氢钠溶液来冲洗阴道，就成了催生男孩的经典方法，并一直沿用至今。

碳酸氢钠在医院或药房即可以购买到。在使用时，将一小匙碳酸氢钠放入一个干净的阴道冲洗器中，然后加入约200毫升的温水，充分混合以后，于性交前15分钟，以此溶液来冲洗阴道2~3分钟。或者也可以用脱脂棉蘸取碳酸氢钠的高浓度溶液，塞入阴道2~3分钟。

但是需要注意的是，这个办法虽然有效，但这样对女性的阴道酸性环境其实不太好。女性的阴道环境长期保持酸性状态，才能有效对抗细菌或病毒，使其无法繁殖生长，女性的身体才能维持健康。因此，用碳酸氢钠冲洗阴道，使其变为碱性的这个方法不要长期用，在排卵期内使用即可。

避开排卵日性交易生女孩

月经周期中的排卵日是女性阴道的pH值最高的一天，在这天性交，对Y精子最为有利，因此是有助于生男孩的。所以说，如果想生女孩，就一定要避开排卵日性交，选择对X精子更为有利的时机。事实上，对X精子最有利的性交时间是排卵日的前两日，因此对于想生女孩的夫妻来说，应该选择在排卵日的前两日性交。

在女性的生殖道中，只有阴道是酸性的，是不利于Y精子生存的，所以大部分Y精子都是在阴道死去的。而过了阴道以后，子宫颈、子宫和输卵管都是碱性环境，非常有利于Y精子的运动，而X精子则不太适应这样的碱性环境。因此，在穿过阴道这一大关以后，Y精子就占有绝对的优势，可以迅速向输卵管游去。如果此时正好有卵子等在那里，那么Y精子就会率先与卵子会合，发育成男胎。

由此看来，X精子是非常被动的，等它赶到输卵管的时候，就什么都来不及了。可是，X精子也有它的本领，那就是寿命长。如果在X精子到达以后，卵子还迟迟没有到来，那么接下来的情况就是非常有利于X精子的，而且时间越长，对X精子就越有利。X精子就是利用比Y精子多活的这段时间来等待与卵子的结合的。当然，X精子的寿命也是有限的，如果超过70小时卵子还没有到来，那么X精子就会出现与Y精子同样的下场，在输卵管内被淘汰掉。

因此，选择排卵日前两天进行性交，有助于提高生女孩的成功率。在通过基础体温测定或其他途径确知了排卵日后，往前上推2日，就是生女孩最佳时间，可以安排以受孕为目的的性交。例如，从这个月月经开始后第14天是排卵日，那么排卵日前2日也就是月经后第12天，就是想生女孩的受孕日，也就是性交日。

另外，为了实现生女孩的愿望，在受孕性交之后的1周时间里，应禁欲或者是确实避孕。这是因为卵子的存活时间因人而异，有些卵子甚至可以生存4~5天。如果在排卵日2天前的性交没有受孕成功，那么在接下来一周的时间里，就都有受孕的可能。而在这段时间性交，胎儿的性别可就不好说了，所以最好不要在这段时间性交，如果一定要性交，则应该做到确实避孕。

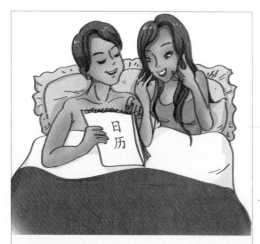

◎选择排卵日前两天进行性交，有助于提高生女孩的成功率。

改变性交体位

在性交的时候，阴茎插入阴道的位置越深，Y精子在酸性环境中停留的时间就越短，也就对其更有利，就越容易生男孩。相反，如果阴茎浅浅地插入阴道，那么Y精子在阴道中的路程就相对加长，在阴道中死去的Y精子也就更多。也就是说，如果想生女孩，在性交的时候就要做到浅插入，使阴茎在较浅的位置射精，增加Y精子在阴道内停留的时间，有效地阻碍Y精子，为X精子创造便利条件。

夫妻采用结合较浅的浅插入性交方式，可降低Y精子的活力，提升生女孩的成功率。要做到浅插入，性交体位的选择是很重要的，总的来说以男上女下的姿势为佳。常见的浅插入性交体位主要有以下几种。

❶ 一般体位

一般体位可以有很多种表现形式，如果女性将双腿弓起，那么弓起的程度越大，阴茎就可以插入得越深，因此是有利于生男孩的；如果女性将双腿放平，且尽量把两腿并拢，那么男性就很难深入阴道，因此是有利于生女孩的。另外，女性也可以将两腿伸直，双腿分开，由男性来控制插入的深度和射精的位置。

❷ 后侧体位

男性和女性面向同一方向侧卧，女

性尽量将两腿并拢，并尽量把腰伸直，男性在女性的背后插入。与基本的后侧位不同，这里要求女性不要将腿弓起，也不要屈膝将臀部凸显出来，因为这些做法都有利于男性生殖器的进入。而生女孩的原则就是要阻止阴茎的深入，所以必须在基础的体位上加以改良，将双腿并拢以及把腰伸直都会增加阴茎深入阴道的难度，使男性无法做到深插入。

❸ 后背体位

这种体位运用比较自如，因为男性在女性的后面，主动权在男性，男性可以自主控制阴茎插入的深浅。想生男孩，男性就可以将阴茎插入得深一些；想生女孩，则可以插入得浅一些。

❹ 坐位

无论是前坐位还是后坐位，都可以用作生女孩的体位。因为女性在男性的上面，可以自己控制插入的深度。在男性射精的时候，女性还可以有意识地将臀部抬起一些，避免射精的位置过深。

有些人可能会觉得，在性交时浅浅地插入实在是很扫兴，但是为了更多地抑制Y精子，减少X精子的竞争对手，实现生女孩的最终目标，也只能这样做了。当然，除了受孕性交以外，在采取避孕措施的情况下，其他时间的性交则不必拘泥于这种形式。

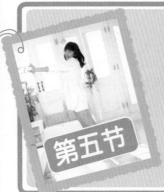

身心都保持在最佳状态了吗

第五节

孕前必须调养好身体

做好孕前调养，把身体调理到最佳状态，才能孕育出优质的宝宝。孕前应该怎样调养身体，你是否心底有数呢？

1 营养均衡

孕前饮食一定要均衡，偏食、挑食、不良饮食都不利于身体健康。父母健康是宝宝健康的基础，因此孕前3个月准爸爸准妈妈就要开始有计划地加强营养。

2 补充维生素

孕前补充维生素，也是孕育优质宝宝不可忽视的。其中位列第一的是叶酸——一种预防胎儿发育过程中神经管畸形的水溶性B族维生素，孕前3个月就要开始补充叶酸。

3 保证摄入充足的无机盐和微量元素

铁、锌、铜等是构造骨骼、制造血液的重要营养元素，不但可以维持体内新陈代谢，还可以提高胎儿智力。孕前就要有

意识地加强补充这些方面的营养，为受孕奠定良好的营养基础。

4 体重要适宜

体重过轻或过重，都不利于怀孕和生育。身材过于丰满或瘦削的女性，应制订相应的节食或运动计划，将体重维持在一个合理的范围内。国际上最简单的标准体重计算公式：体重指数（BMI）=体重（千克）/身高（米）的平方，正常的体重指数在18～25。

5 孕前健身

适当的身体锻炼能提高身体的柔韧性、增强抵抗力，孕前3个月开始健身，可以使你保持健康的生活状态。

6 生活要规律

性生活节制、作息有规律、个人卫生状况良好等是一种高品质的生活格调，自我放纵和封闭的生活方式对优生不利。

做好怀孕的心理准备

计划受孕是年轻夫妇们的一件大事，在受孕之前，要做好充分的心理准备，因为良好的孕前心理状态是女性顺利受孕的一个重要基础。

❶ 正确认识怀孕和生育

怀孕是由夫妻双方共同努力创造爱情结晶的行为，是巩固爱情的纽带。孕前夫妻双方就要对怀孕后的生活变化有足够的认识和充分的思想准备，不能因为怀孕后的诸多不便，而把"爱情的纽带"转化为"战争的导火索"。否则，在等待小生命到来的日子里，爱情的甜蜜也荡然无存。学习一些基础的孕育知识，有利于帮助年轻夫妇树立自信。

❷ 善于调整心理状态

避孕失败或有过失败孕产史的女性，对受孕都会心怀恐惧，这个时候，男性要积极主动地引导对方走出心理阴影，不然，消极思想一旦萌芽，会使女性精神压抑而排斥受孕。在这种条件下即使受孕成功，也会对胎儿产生不良影响，不利于胎教。作为女性，也应及时消除对受孕的排斥、恐惧情绪，建立对怀孕生育的正确认识。孕育、繁衍新生命本身就是生命的延续，是一种伟大的行为，更何况是和你爱的人一起孕育一个小生命呢，所以，你的内心应该充满神圣与幸福才对。同样，如果每个女性都能以一颗感恩的心迎接人生的馈赠，那么对受孕和生育的恐惧根本无

从谈起。

只想要男孩或女孩的偏执愿望，会产生巨大的心理压力，影响正常受孕，一定要改变观念，要知道孩子的性别并不能决定婚姻生活是否幸福美满。工作压力大的人更要注意，压力过大也会影响受孕，而且只有工作的人生是不完整的。

❸ 宽容善待一切

宽容能带来欢乐，欢乐的气氛能使夫妻感情融洽，也利于成功受孕。许多人孕前都不知道，孕期女性身心都会发生一系列的变化，加之工作、学习、生活等诸多因素的影响，她们常常会变得紧张、空虚或焦躁易怒，男性也会因妻子身体和性情的变化而变得不耐烦。孕前夫妻双方都应对即将到来的全新生活有一个清醒的认识，一旦问题发生，只要无关原则，都可本着息事宁人的态度淡而化之，放下不提。

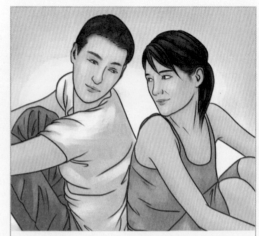

◎怀孕前的心理准备，是对夫妻双方而言的，彼此之间的关心与体谅从孕前就应该开始。

孕前做好经济准备

怀孕不但意味着支出的增加，还可能意味着不久的将来妻子需要停止工作而造成家庭收入的减少。预算家庭收支，巧用储蓄，做好节约，是年轻夫妇们孕前要做好的经济准备。

夫妻双方在孕前做好经济预算，可以为产妇孕前及孕期的饮食营养、各项体检、物质准备等提供有力保障。家庭收入

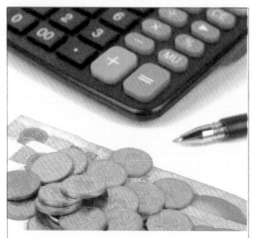

◎预算家庭收支，巧用储蓄，做好节约，是年轻夫妇们孕前要做好的经济准备。

的多少是经济预算的重点，而妻子何时停止工作是家庭收入改变的关键，能否预算准确主要取决于妻子的身体状况及个人意志。做好收支明细记录，可以了解家庭收支是否平衡，也有助于解决怎样保持收支平衡的问题。此外，尽管距离妻子将来停止工作还有很长一段时间，夫妇也尽可以对将来如何重新工作做一些研究。事前研究，有利于在时机来临时做出更加明智的选择。

现代社会，宝宝的孕育、出生、抚养和教育花费永远是准爸妈们最操心的问题。宝宝确实需要爱和关怀，做父母的也都想对宝宝倾其所有。但是，把大量的金钱花费在为宝宝装饰房间、购买玩具上并没有必要。孩子的婴儿车、座椅、床垫等物品确实是必须买新的才让人放心，而为宝宝挑选玩具就可以从更加经济实惠的角度出发。年轻的准爸妈们不妨考虑一下二手玩具市场，那里的很多玩具只是有些过时，并非破旧，购置回来只需做好消毒工作，一样会给宝宝带来毫不打折的快乐。

如果已经准备好了要宝宝，每月基本的开销也已经计算清楚，还根据家庭收入水平制订了可行性强的收支计划。可以先将每月基本的开销清楚地记录下来，就能清楚哪些是需要注意节约的地方。如住房贷款、食品、日常用品、交通费用、医疗和其他一些消费等，这样能够让你更清楚地知道钱都花在什么地方了，从而了解收入和开销是否能够达到平衡。如果妻子平时喜欢疯狂购物，而丈夫喜欢聚会消遣，那两人都要为宝宝做出牺牲、进行调整了。毕竟，今天少一些花销，多一分结余，明天在面临突发事件时，就会少一分担忧，多一分从容。其实，节约并没有想象中的那么困难和痛苦，相反，很多人在养成节约的习惯后，都能发现积少成多的乐趣，也可以享受到金钱无法代替的快乐。

孕前做好物质准备

女性怀孕后，身体会发生一些明显的变化，如腰身变粗、四肢浮肿等，为了避免不便，女性的内衣、外衣、鞋子和床上用品等都要提前准备。

内衣：由于体形发生了变化，内衣的型号要比以前大一些，以吸水性强、弹性好的纯棉制品为佳。还要容易洗涤，以便勤洗勤换。

外衣：可提前到孕妇商店选购一些穿在身上没有束缚感并能巧妙掩盖体形变化的衣物。色彩花样力求淡雅、简单，因为过于鲜艳的色彩或复杂的花样会增加孕妇的臃肿感。

鞋子：孕妇的身体重心发生了变化，这时，一双合适的鞋子极其重要。最好选用平底、防滑、轻便、合脚的鞋子。

床上用品：慵懒嗜睡是妊娠早期的正常生理反应，睡眠充足可增强身体抵抗力。选择舒适的床上用品，无论是从受孕还是从妊娠的角度来说，都很有必要。

床上用品选择时应注意以下几个方面。

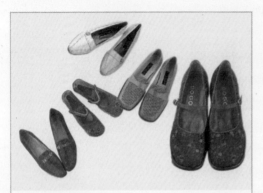

◎孕后，随着胎儿的增大，孕妇的身体重心发生了改变，为防止跌倒，孕妇最好准备一双合适的鞋子。

床铺：床铺过软，容易造成脊柱弯曲变形；过硬，舒适度会大大降低，从而影响睡眠质量。所以，孕妇适宜睡木板床，但

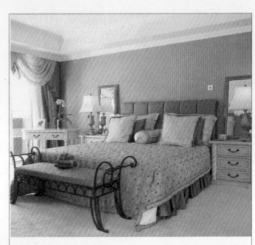

◎孕后，孕妇会变得嗜睡，这就需要为孕妇准备好合适的床上用品。

是，一定要铺上厚度适宜的褥子。

枕头：高度以8厘米为宜。过高会导致颈部前屈，压迫颈动脉，极易引起脑缺氧。

被子：化纤混纺织物做成的被罩和床单，透气性差，易产生静电，还易引发过敏和湿疹。因此，被褥应该选用纯棉制品。

蚊帐：蚊帐不但可以防止蚊虫叮咬，还可以吸附空气中的尘埃和杂质。

其他物质准备：

主要有两类，具有很大的随机性，视各自情况而定。一是营养品。例如，叶酸。另一是胎教用品。例如，胎教音乐和书籍等。

营造良好的环境

人生活在自然之中，必然要受到自然环境的影响，传统中医学强调夫妻行房时要天人合一，只有天时、地利、人和相协调，才能提高性生活的质量，利于优生。

现代心理学也认为环境可以对人的行为和心理产生巨大的影响，环境心理学家认为："我们都无法避免环境的各种影响。即使是一位居住在深山幽谷里的隐士，如变动一下环境，也会使他日常生活的行为和心理发生变化。"

一般说来，天气过冷或过热都会影响精子和卵子的质量；雷电交加则会放射出对人体有害的射线，易使精子或卵子的染色体发生畸变；沙尘弥漫会为有害物质进入人体创造便利条件，此时受孕必然也会危害胎儿的健康，等等。所以说，如果你希望将来的宝宝健康聪明，那么就不要忽视这些受孕过程中的细节问题，尽量选择在风和日丽、温度宜人、空气清新的天气受孕。

除了天气条件，室内环境也不容忽视。理想的受孕环境应空气清新，温度适宜，能够让人精神振奋，同时还能保持充沛的精力。室内应该保持整洁，并保证空气流通。床上用品要勤洗勤晒，使其散发出一种清新舒适的味道；室内物品也要尽量摆放整齐，井然有序。另外，一定要注意保持室内环境安静，不受外界打扰，嘈杂的环境只会败坏双方的兴致。营造温馨、浪漫的居室环境，往往能起到很好的暗示作用，有利于激起双方内心的波澜，在最佳状态下播种爱情的种子。

另外，夫妻双方要善于营造缠绵、炽热的情感氛围。浓情蜜意不仅有利于提高性生活的质量，而且也为精子和卵子的结合创造了良好的条件。但应尽量避免在旅行过程中怀孕，因为旅途的劳累、环境的陌生以及饮食习惯的差异都不利于受孕。即便受孕，也很容易导致流产和胎儿畸形。所以说，最好的受孕环境应该是家里，熟悉的环境可以让夫妻双方的精神得到完全的放松，利于优生。

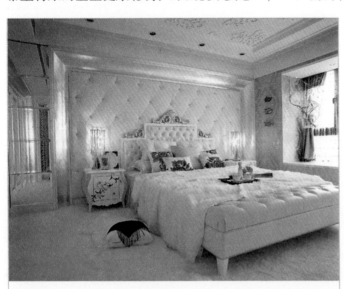

◎气温舒适、整洁卫生、温馨浪漫的环境，可帮助夫妻放松心情，愉悦性爱，增加怀孕的成功率。

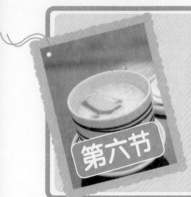

你知道要提前 3个月调理饮食吗

第六节

孕前3个月开始补充叶酸

那些已经制订好怀孕计划的夫妇，请注意：为了使未来的宝宝更健康，需要提前补充叶酸。

叶酸是一种预防胎儿发育过程中神经管畸形的水溶性B族维生素，最早是由米切尔（H. K. Mitchell, 1941）从菠菜叶中提取并纯化的，米切尔将它命名为叶酸。人体叶酸含量如果低于正常标准，可引起巨红细胞性贫血以及白细胞减少症。

叶酸对计划受孕的女性和孕妇来说极其重要，它能促进胎儿骨髓中幼细胞的成熟和神经管的发育。孕妇如果缺乏叶酸，可能会增加胎儿神经管畸形（如无脑儿、脊柱裂、腭裂等）的风险，还有可能造成孕妇妊娠高血压、自发性流产和胎儿宫内发育迟缓、早产以及胎儿体重过轻等。因此，为了避免产生叶酸不足的缺陷，准妈妈孕前3个月就要开始补充叶酸。同食准爸爸补充叶酸可以提高精子质量，提高受孕成功率，也有益于宝宝健康。

但是人体不能自行生成叶酸，只能从日常饮食中摄取。富含叶酸的食物非常多，如莴苣、菠菜、西红柿、胡萝卜等。但是叶酸遇光、遇热容易氧化，丧失活性，盐水浸泡和烹饪等都会导致食物中叶酸的流失。如：蔬菜贮藏2~3天后叶酸损失50%~70%；煲汤等烹饪方法会使食物中的叶酸损失50%~95%；盐水浸泡过的蔬菜，叶酸的成分也会损失很大。因此，应该调整烹饪方法和饮食习惯尽量减少叶酸流失，还要加强富含叶酸食物的摄入。由于人体真正从食物中摄取的叶酸并不多，很难满足准妈妈们的需求。因此，必须考虑服用叶酸制剂、叶酸片、多维元素片等加以补充。合成的叶酸性质稳定，易被人体吸收利用，而且还可针对缺铁性贫血，在补充叶酸的同时补铁。

但是叶酸也不可过量服用，每天摄入400微克已经足够。因为叶酸过量会导致孕妇体内缺少维生素B_{12}和锌等微量元素，不利于胎儿发育。所以，服用叶酸最好能在医生的指导下进行。

准妈妈孕前饮食指导

营养均衡的饮食是人类的生存之本，也是健康之源。要想生个健康聪明的宝宝，就需要在饮食上特别注意。科学地选择食物不仅有利于备孕女性的身体健康，更有益于胎儿的生长发育，因此，备孕女性一定要提高对饮食的管制，加强对食物的认知。

备孕女性对于饮食要求比较高，因为孕前的饮食不仅关系到妊娠期孕妇的自身健康问题，还关系到胎儿的正常发育问题。

很多孕妇都习惯于在知道怀孕后再补充营养，其实宝宝的健康与智力，尤其是先天性体质往往在成为受精卵的那一刻起就已经决定了。换句话说，为了保证母婴健康，凡计划怀孕的男性、女性，必须根据个人体质，从计划受孕时就开始调整自己的营养结构，加强精子与卵子的质量，以确保胎儿的健康。如等怀孕后再注意，就有点晚了。下面我们给备孕女性介绍一下关于孕前饮食的几个技巧。

❶ 孕前营养摄取要均衡

每位女性因为存在个体差异，在孕前营养补充和饮食调理何时开始、如何进行等问题上必须因人而异，我们不可能特别有针对性地指出具体某个人该如何进行孕前饮食调整。所以，这里只说一下一般人群必须遵循的优生饮食原则——平衡膳食，保证每日摄入充足的营养元素，如优质蛋白、维生素、矿物质、微量元素和适量脂肪等。

所谓的膳食平衡，就是指膳食中所含的营养素必须做到种类齐全，数量充足，比例适当，既不滥补又不缺少，要达到平衡，满足身体生理需要，保证机体充满生机，确保健康。

❷ 孕前少食多餐很重要

对于孕前准妈妈，我们的建议是，少食多餐。因为腹胀是大多数孕妈咪常见的困扰，从怀孕初期到后期都可能发生，因此，孕妈咪不妨掌握少量多餐的进食原则，每天分4~6餐进食，每餐维持五到六分饱，避免一次吃进大量食物，不仅可以减轻腹部饱胀的不适感，也有助于孕前体重的控制。

❸ 孕前饮食卫生很关键

日常生活中的饮食卫生很重要。而对

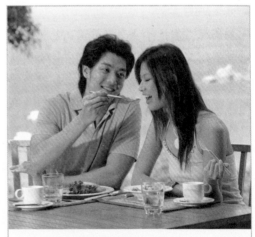

◎如果备孕女性和丈夫都坚持膳食平衡，就能提高女性的受孕和孕育健康宝宝的机会。

孕前膳食指南

1997年4月，卫生部委托中国营养学会组织专家，制订了《中国居民膳食指南》。其中"一般人群膳食指南"包括十条：

1.食物多样，谷类为主，粗细搭配。

2.多吃蔬菜、水果和薯类。

3.每天吃奶类、大豆或其制品。

4.常吃适量的鱼、禽、蛋和瘦肉。

5.减少烹调油用量，吃清淡少盐膳食。

6.食不过量，天天运动，保持健康体重。

7.三餐分配要合理，零食要适当。

8.每天足量饮水，合理选择饮料。

9.如饮酒应限量。

10.吃新鲜卫生的食物。

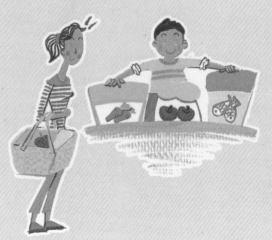

孕前期女性只要在这个指南的基础上，合理参照"孕前期妇女膳食指南"去做很容易就能达到膳食平衡了。

"孕前期妇女膳食指南"包括四条：

1.多摄入富含叶酸的食物或补充叶酸。

2.常吃含铁丰富的食物。

3.保证摄入加碘食盐，适当增加海产品的摄入。

4.戒烟、禁酒。

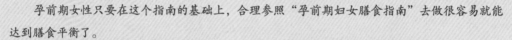

于孕前的准妈妈来说，饮食卫生更是重点。为了避免病从口入，影响自身及胎儿的健康，准妈妈对于饮食卫生必须格外注意，尽量食用已处理过或彻底煮熟的食物，确认食物或食材的保存期限，烹调食物或用餐前要先洗手，确实做好食物的保鲜工作等，都是一般常见的基本原则。

❹ 孕前饮食宜多样化

由于妊娠反应孕前很多孕妈咪胃口不佳，我们建议孕妈咪们坚持食物烹饪多样化来增强食欲。怀孕期间由于激素的变化，许多孕妈咪会出现饮食习惯改变的情况，而有些孕妈咪则在孕前就有偏食问题。值得提醒的是，饮食更换的前提在于营养均衡，然而六大类食物所提供的营养素不同，因此，同一类的食物才能自由替换，不同类型的食物无法任意取代。

对于孕前准妈妈的饮食问题，我们还要提醒准妈妈的是，除了掌握一定的技巧外，还要注意饮食的安全性。另外，准妈妈们一定要注意自己对一些食物是否过敏，对于过敏食物一定要避免食用。

准爸爸孕前饮食指导

到目前为止，孕妇饮食与胎儿生长发育的关系这方面的研究已经数不胜数，但是对男性饮食影响未来孩子的健康的研究却鲜有所闻。最近，美国加州大学洛杉矶分校（UniversityofCalifornia, LosAngeles）人类营养学中心（HNRCA）的一项研究表明：男性饮食与生殖系统健康有着密切联系。摄取优质蛋白、高维生素、矿物质和必需的微量元素、充足的能量是提高男性生殖能力的关键。所以，为了孕育更加健康的下一代，准爸爸在孕前应做到合理膳食，注意补充以下营养。

优质蛋白质：充足的优质蛋白质可以提高精子的数量和质量。肉类、蛋类、奶制品和海产品中，除含有大量优质蛋白外，还含有多种能够促进大脑发育、增强体质的营养元素；有些富含蛋白质的食物中还含有人体自身不能合成但必需的脂肪酸。因此，准爸爸要多食用这类食物。

维生素：蔬菜和粗粮中含有丰富的维生素，有利于提高精子成活率，也是维持男性生殖生理活动所必需的。如维生素A和维生素E不但能延缓衰老、减慢性功能衰退，还能提高精子的数量和活性。男性缺乏维生素，会影响精子和性腺发育。

矿物质和微量元素：矿物质和微量元素同样影响男性的生育能力。例如锌、硒等元素，参与了男性睾酮的合成和运载的活动，同时有助于提高精子活性，这些元素虽然人体需求量不高，但是一旦缺乏，对受孕极其不利。男性体内缺锌，会导致精子数量减少、质量下降，还会影响性功能和生殖功能，严重缺锌甚至会造成不育；缺硒则会导致生殖能力下降。因此，准爸爸应多食用富含矿物质和微量元素的食物，如含锌较多的动物内脏、海产品、芝麻，含硒较多的海带、墨鱼、紫菜等。

充足的能量：碳水化合物是人体能量的主要来源。当体内缺少碳水化合物，能量不足时，会影响身体对蛋白质的吸收，造成蛋白质的浪费，还会使体内组织蛋白质和脂肪加快分解，以转化为能量供应身体所需。因此，准爸爸在日常生活中要注意合理饮食，保证营养全面。

此外，准爸爸还要严格禁烟、禁酒，只有这样，才能保证宝宝更加健康。

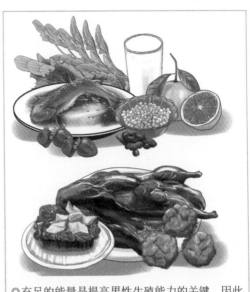

◎充足的能量是提高男性生殖能力的关键，因此准爸爸在孕前应做到合理膳食。

通过食补远离贫血

贫血按发病原因主要分为缺铁性贫血、出血性贫血、溶血性贫血、巨幼红细胞性贫血、再生障碍性贫血几种。按程度又可将贫血分为两级：重度贫血和轻度贫血。计划怀孕的女性一定要使用科学的手段查明自己是否贫血，以及贫血原因和贫血程度。一般来说，女性人群最常见的是缺铁性贫血。轻度贫血不属于病理范畴，不必担心。但是孕前女性如果长期重度贫血，不但会增加胎儿发育不良、早产、宫内窘迫的发病率，还容易引起如感染、贫血性心力衰竭等母体妊娠期并发症，危及母婴安全。孕前女性要根据自身情况，从多方面做起，远离贫血。改善贫血症状的方法很多，而食补是最安全有效的。

贫血食补应从以下两方面加以注意。

首先，调整膳食结构。日常生活中应多吃含铁量丰富的动物肝脏、肾脏、瘦肉、豆类、木耳、鱼虾、芹菜、油菜、黄花菜、番茄等。烹饪时最好用铁锅炒菜，可以增加食物中的铁含量。很多水果也可助补血，如荔枝、葡萄、龙眼等，但是阴虚火旺的准妈妈不宜过多食用。另外还要注意食用含有维生素C的水果和蔬菜，以促进铁的吸收。贫血者最好不要饮茶，因为茶中含有的鞣酸易与铁发生反应，形成的不溶性鞣酸铁难以被人体吸收。而牛奶及一些治疗胃酸过多的药物也会阻碍铁的吸收，所以尽量不要在补铁时同时食用。菠菜、蛋黄等虽然含铁丰富，但是其中大部分都不能被人体吸收，因此，要认识到并不是含铁量丰富的食物就是最佳选择，人体容易吸收才是补铁的关键。

其次，营养均衡的膳食。孕前女性要避免食物单一和偏食，忌食辛辣、生冷、不易消化的食物，饮食应节制、有规律，杜绝暴饮暴食。例如，动物肝脏虽然铁含量丰富，但是肝脏里面含有大量的维生素A和胆固醇，过量食用对身体不好。值得一提的是，豆制品不但蛋白质和铁含量丰富，而且经济实惠，提倡多吃。

下面是几个简单的补血食谱。

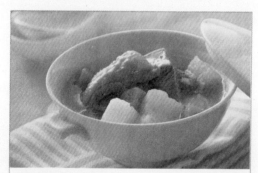

山药炖鸡汤

材料　山药250克，胡萝卜1根，鸡腿1只，盐1小匙。

做法　①山药削皮，冲净，切块；胡萝卜洗净，削皮，切块；鸡腿剁块，放入沸水中汆烫，捞起，冲洗。②鸡腿、胡萝卜先下锅，加水至盖过材料，以大火煮开后转小火炖15分钟。③续下山药大火煮沸，改用小火续煮10分钟，加盐调味即可。

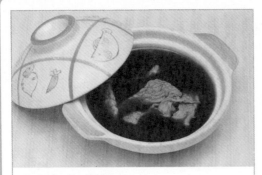

阿胶牛肉汤

材料 阿胶15克，生姜10克，牛肉100克，米酒20毫升，盐适量。

做法 ①将牛肉去筋，汆水，切片备用；生姜洗净，切小片。②将切好的牛肉片与生姜、米酒一起放入砂锅，加入适量的水，先用大火煮沸，再转用小火煮30分钟。③加入洗净的阿胶以及盐，待溶解后，搅拌均匀即可。

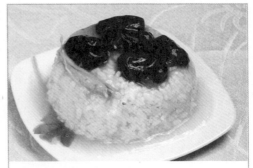

参枣甜糯米

材料 红枣30克，党参10克，糯米250克，白糖50克。

做法 ①将党参、红枣放在锅内，加水泡发后煎煮30分钟，取药液备用；捞出党参、红枣，党参切段备用。②将糯米洗净，放在大瓷碗中，加适量水，蒸熟后，扣在盘中。③将党参、红枣摆在糯米饭上，药液加白糖煎成浓汁后浇在枣饭上即可。

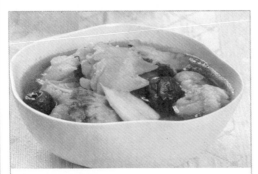

当归猪蹄汤

材料 红枣5颗，当归5克，黄芪3克，八角1个，猪蹄200克，黄豆、花生米各10克，盐5克，白糖2克。

做法 ①做法：将猪蹄洗净、切块，汆水；红枣、黄豆、花生米、当归、黄芪洗净浸泡备用。②汤锅上火倒入水，下入猪蹄、红枣、黄豆、花生米、当归、黄芪、八角煲至成熟。③最后调入盐、白糖即可。

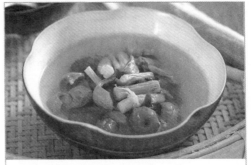

桂枝红枣猪心汤

材料 桂枝5克，党参10克，红枣6颗，猪心半个，盐适量。

做法 ①将猪心挤去血水，放入沸水中汆烫，捞出冲洗净，切片。②桂枝、党参、红枣分别洗净放入锅中，加3碗水，以大火煮开，转小火续煮30分钟。③再转中火让汤沸腾，放入猪心片，待水再开，加盐调味即可。

孕前3个月戒除烟酒

大量科学研究和临床实践证明，吸烟不仅容易引起咽喉炎、气管炎、肺炎甚至肺癌等呼吸道疾病，而且吸烟对性功能和男女生育能力也都有着重要影响。

牛津计划生育学会在生育研究中发现，生育力随抽烟量的增加而呈持续明显下降。该研究对17 000位育龄妇女进行了十一年半的研究后得出如下结论：大量抽烟会使生育力受损，天天抽10支烟以上的妇女，在停止采用避孕措施后，不育率为10.7%，而不抽烟者的不育率只为5.4%。已戒烟的妇女和从不抽烟的妇女的生育力大致相同。

抽烟还可引起精子异常，调查发现，长期吸烟者、精子数目低于正常的，比不吸烟者要少17%，精子活动力下降至二分之一，精子的畸形率也比不吸烟者明显增多。抽烟还会引起染色体异常，美国卡伦诺博士在对不同抽烟组人群进行了染色体观察，结果发现，在正常人46个染色体中一般只有7～10个异常，而抽烟者可高达20个左右染色体发生姐妹单体互换。同时，还发现抽烟史越长，抽烟量越大，其染色体异常率也越高；抽烟带来的影响即使在停止抽烟3个月后也仍旧存在。另外，发生染色体异常的细胞比例，抽烟者为70%，不抽烟者仅约15%。

所以，夫妻双方在怀孕前都要戒烟。对男性来说，至少要提早3个月到半年开始戒烟。因为精子的生成需要3个月，所以男人备孕就需要孕前3个月开始戒烟。女人的

卵子每个月都会生成新的，所以备孕可以提前1个月戒烟就好了的。但为了确保身体健康，还是戒烟时间长些更保险。

同样，品质再好的酒都含有大量的酒精，酒精是一种性腺毒素，进入人体被肠、胃吸收后，会随血液全身循环，会增加肝脏工作量，损害其他身体器官，尤其会影响人体生殖系统健康。因此，我国自古就有"酒后不入室"一说。酒后同房，血液中酒精浓度过高，会对精子卵子造成损害，引起染色体畸变或基因突变。一旦受孕，就会直接导致受精卵发育畸形，影响胎儿脑细胞分裂及组织细胞的发育，造成胎儿发育迟缓、智力低下、先天畸形。

此外，生殖细胞受损，一般需3个月甚至更长时间才能恢复。因而，很难在短时间内立即产生健康的精子和卵子。因此，那些常年饮酒的人，为了未来宝宝的健康，孕前3个月一定要停止饮酒。

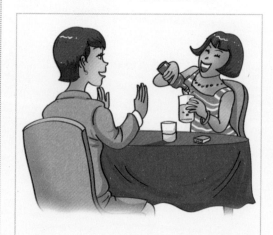

◎酗酒会造成机体酒精中毒，影响生殖系统，因此，备孕夫妻还是少碰酒为好。

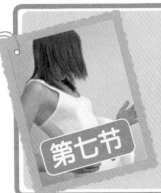

你有一份周全的孕前计划了吗

第七节

制订孕前计划

年轻夫妇婚后面临的首要问题就是确定是否要孩子。如果因为工作、住房、身体等原因，在是否要孩子的事情上摇摆不定，这就需要通过夫妻双方的交流沟通，向家人或医生征求意见后再做出决定。如确定要孩子，就要充分考虑夫妻双方健康、年龄、家庭和工作生活条件等因素，选择最佳时机受孕。

有人说过：无论未来医学如何发达，也无法减轻女性自然分娩的痛苦。是啊，孕育生命的过程充满凶险，稍有不慎就有可能让人悔恨终身。因此，在迎接一个小生命加入家庭之前，制订一个周密的孕前计划是很有必要的。

❶ 调整生活方式

准爸妈要戒烟禁酒，酒精及尼古丁对精子、卵子、受精卵的危害已经在前面的章节做了详细介绍；要控制含咖啡因食物和饮料的摄入量，咖啡因会伤害精子，影响男性生育能力，或者通过进入胎盘被胎儿吸收，影响胎儿发育，最好能够彻底戒除此类食物及饮料；此外要保持干净卫生的生活习惯，勤剪指甲勤洗澡，否则毛发或体表吸附的灰尘或污染物可能会进入体内，影响生殖细胞生存的内环境，不卫生的环境还会滋生细菌，引发疾病，并在夫妻亲密接触时互相传播，影响身体健康。

❷ 提前停用避孕药

尽管医学越来越发达，口服避孕药对母体和胎儿的危害都已经降到最低了。但

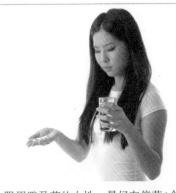

◎服用避孕药的女性，最好在停药6个月后再受孕，让体内残留的避孕药完全排出体外。

49

是，避孕药包含的激素成分带来的危害短时间内还不会完全消失。那些经常服用避孕药的女性，如果决定受孕，为了避免避孕药给胎儿带来不良影响，建议在受孕前6个月就停止使用避孕药，采用其他方式避孕，将体内残留的药物成分完全排出后再受孕。

③ 做好孕前咨询和体检

孕前咨询和体检，是维护女性生殖健康、孕育健康宝宝的前提。孕前咨询专业人士，听取他们的建议，了解应该注意的事项，学习一些基础的妊娠知识，避免因知识匮乏造成不必要的紧张和恐慌，从科学的角度为孕育优生宝宝做好知识储备。孕前体检除了可以为宝宝提供一个放心的"居住环境"，让自己吃一颗定心丸外，还有可能发现自身的某些潜在疾病，以便结合自己计划受孕的愿望尽早医治，医生也可以为你提供安全用药保障，规避服用不利于优生的药物的危险。比如可以在医生指导下，妥善把握时间，提前进行风疹疫苗的预防注射。

④ 合理膳食，补充营养

人体必需的营养大部分来自饮食，不同的食物中所含的营养成分和含量都不同。合理的膳食结构，全面、均衡的营养搭配，多样、新鲜的食物种类，烹饪考究，是健康饮食的根本。一日三餐规律的前提下，要尽量做到不偏食，不挑食，还要多摄入富含维生素、蛋白质等营养元素的食物。

⑤ 远离不健康因素

在工作和生活中，要尽量远离有毒化学物质和电磁波辐射，在计划受孕前，要妥善保护好自己。准妈妈要在天气适宜，温度宜人，湿度合适的时候多去户外呼吸新鲜空气。尽量把宠物寄养或送人，否则必须时常对宠物进行体检，检测一下弓形虫病抗体，确保万无一失。

⑥ 测体温、验精液，精算排卵日

科学测量女性基础体温，观察宫颈黏液分泌状况，确定"易孕期"受孕。男性进行精液分析，可以得知精子的健康情况及活动能力，判断是否适合受孕。准确记录月经周期，积累数据，可以检测排卵的稳定程度，并推算出排卵日期，提高受孕质量。

⑦ 适当运动

运动可改善体质，提高免疫力。运动还是有效的减压方式。压力大的男性、女性更可以考虑每天运动30～45分钟，但锻炼强度要适中，不建议进行剧烈的运动，如马拉松和长距离的骑车。运动还有助于调整体重，将体重控制在标准范围内，从而提高精子与卵子的质量。研究表明，男性身体过度肥胖，会导致腹股沟处的温度升高，损害精子的成长，从而导致不育。女性身体过度肥胖，会极大降低女性的生育能力，而且还会增大流产率。适合孕前的运动项目主要有慢跑、瑜伽、散步等。

孕前优生咨询

优生咨询是由咨询师或专业的医学人员对前来咨询的服务对象提出的有关优生的问题及遗传性疾病的发生等问题进行解答，并就相关问题提出相应的建议和指导。通过咨询，夫妻可以提前预知可能导致出生缺陷等不良妊娠结局的风险因素，有助于夫妇了解双方的健康状况，得到较为全面的健康指导，使计划怀孕夫妇在良好的心理、生理状态下受孕。

孕期优生咨询应从早孕期开始，贯穿孕期全过程，这对预防妊娠合并症、并发症，保障母婴健康具有重要意义。

有人认为只有那些有生育经历或生育障碍的人才需要进行孕前咨询，其实

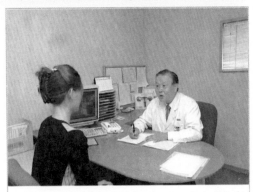

◎孕期进行优生咨询，有助于规避遗传疾病的发生，保证生出一个健康的宝宝。

不然，所有育龄青年，只要以对自己和未来宝宝的健康负责为目的，都需要进行优生咨询。完整的优生咨询一般从孕前开始并贯穿孕期全过程。

孕前优生咨询的主要内容

1.提倡适龄生育

人类生殖学研究表明，过早生育（20岁之前），胎儿流产、早产、畸形发生率较高；过晚生育（35岁之后），胎儿先天愚型发生率较高。女性最佳生育年龄为25~30岁。

2.选择最佳受孕时机

气候、环境、精卵质量对受孕都有影响，女性排卵日当天或前两天受孕，有助于提高受孕成功率。选择蔬菜、水果充足、日照条件好的季节受孕，有利于母体健康和胎儿发育。

3.指出成功受孕的条件，做好孕前准备

包括身体、心理准备，养成良好的饮食起居习惯，避开不利的受孕时机等。

4.指出某些疾病不宜受孕的情况

如夫妻中有患急性传染病或高热性疾病者，女方患过心、肝、肾等器官疾病，器官功能尚未回复正常者，长期服用药物或由于职业原因接触过某些有害化学物质者，女方患有某些良性肿瘤者，孕前饮酒与吸烟者。

此外，有遗传病史或具有某些不利因素接触史的对象还应到遗传优生咨询门诊进行遗传咨询。孕前咨询必须严肃、认真、诚恳，只有让医生充分了解咨询者的情况，他们才能做出正确的诊断，为你和未来的宝宝把好第一道关。

孕前常规检查

孕前检查是指夫妻计划怀孕之前到医院进行的身体检查，很多人对孕前检查都持不以为然的态度，他们认为：上学时、工作后年年都有例行体检，身体没有什么异常，有必要多此一举做什么孕前检查吗？

其实这种想法是错误的，婚前检查是幸福婚姻的一道门槛，孕前却是优生优育的一个不可或缺的环节。学校、单位组织的一般体检并不能代替孕前检查，一般体检的内容主要有血常规、肝功能、肾功能、尿常规、妇科等，它以最基本的身体检查为主，不涉及生殖器官以及与之相关的免疫系统、遗传病的检查。孕前检查可

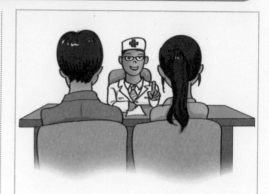

◎备孕夫妇在孕前应做一个全面的检查，以确保夫妻双方是在身体最健康的情形下孕育下一代。

以及时发现不利于孕育的各种身体因素，便于及时治疗。所以，那些因各种原因错过婚前检查的夫妻，一定要认真对待孕前检查。

男性孕前检查的主要项目

男性检查相对就简单了许多，除去体格检查、血常规检查、尿常规检查等，还有以下检查项目。

1.精液检查

通过精液检查，可以了解男性精子密度、畸形率、存活率等，是孕前最基本，最必要的检查项目。男性做此项检查前3~7天禁止房事为好。

2.泌尿生殖系统检查

男性泌尿生殖系统对下一代的健康影响极大，因此这项检查必不可少。如果觉得自己的生殖发育有问题，可以向父母了解，自己小时候是否有过隐睾、睾丸外伤、睾丸疼痛等情况，将这些信息提供给医生，有助于医生做出正确的诊断。

3.传染病检查

对于那些长时间没有进行过身体检查的人来说，这一点尤其重要。否则，携带传染病的精子会影响胎儿的生长发育。

4.遗传病检查

家族有精神病、遗传病史的人更应向医生做好咨询，必要时还要做染色体、血型检查等，确保不良因素不会遗传到下一代。

女性孕前常规检查项目

1.血常规检查

通过血常规检查可以发现是否有血色素异常的情况。例如贫血或凝血异常。重度贫血可以待症状消除后再怀孕；凝血异常者，也可以提前治疗以避免生产时出现大出血。还可以了解血型，便于发生意外时可及时输血。

2.肝功能检查

通过肝功能检查可以了解肝功能的各项指标，诊断有无肝脏疾病、患病程度等，便于发现疾病，及早制定治疗方案。还可检查是否患有病毒性肝炎，以免受孕后，病毒通过母体传播，导致胎儿早产或早夭。

3.尿常规检查

通过尿常规检查，可以了解肾脏各项功能是否健全。女性妊娠期身体代谢发生巨大变化，会极大地加重肾脏的负担。还可检查尿糖含量和红白细胞是否异常，判断是否患有糖尿病、阴道炎、尿道感染等疾病及患病程度。此项检查利于及早发现肾脏问题，以便医生就是否适合受孕做出判断。否则盲目受孕，对母婴健康都有很大伤害。

4.妇科常规检查

主要是通过对内分泌系统及生殖系统的检查，判断是否存在怀孕或分娩的不利因素。例如，检查卵巢内是否有肿瘤，生殖器发育是否正常等。

5.白带常规检查

白带常规检查主要是检查生殖道是否受到真菌、滴虫、淋病奈瑟菌等致病微生物感染及受感染程度。滴虫性阴道炎、霉菌性阴道炎、慢性宫颈炎、子宫内膜炎等生殖道炎症会影响胎儿正常发育。一旦查出，应及早治疗，治愈后再考虑受孕。

6.胸部透视检查

胸部透视检查有助于了解是否患有结核病等肺部疾病以及患病程度，否则，一旦受孕后，考虑到胎儿，母体用药会受到限制；另外，结核病毒还会传染给宝宝，影响胎儿健康。

7.口腔常规检查

通过口腔常规检查，可以诊断是否患有龋齿。否则女性妊娠期口腔环境恶化，会严重影响母体与胎儿的健康。

8.大便常规检查

通过大便常规检查，可以及早诊断是否患有消化系统疾病，以及体内是否有寄生虫。防止寄生虫感染造成流产或胎儿畸形。

孕前特殊检查

对于情况特殊的人来说，例如，有家族遗传病史的人，有特殊生活经历和特殊工作环境的人，为了受孕顺利和宝宝的安全，还有必要进行孕前特殊检查。

孕前特殊检查项目

针对更加特殊的人群，特殊检查还有多样性，常见的特殊检查项目有以下几项。

1.性激素六项检查

性激素六项检查主要针对月经不调的女性和精液异常、阳痿的男性，主要内容包括卵泡生成素、黄体生成素、雌激素和黄体酮、泌乳素、雄激素等六项。通过检查了解女性月经不调或男性精液异常的原因，确认女性是否患有多囊卵巢综合征、卵子能否正常排出，男性睾丸及输精管发育是否畸形。

2.致畸五项（即TORCH）的检查

这项检查主要针对致畸病毒感染。它主要包括弓形虫、风疹病毒、巨细胞病毒、单纯疱疹病毒及B19微小病毒检查等五项。妊娠初期，感染这些病毒容易导致胎儿畸形、流产；妊娠晚期则会影响胎儿器官功能的发育。所以，对于那些家有宠物、从事过动物养殖的人、进行过器官移植的人、经常生食动物肉类的人来说，进行检查排除这些病毒及原虫的感染，发现感染后进行有效的治疗是很有必要的。

3.染色体检查

这是针对遗传性疾病进行的检查。染色体异常会影响生育能力和生育质量，孕前进行染色体检查，既可了解夫妻双方的基因类型，也可以预测生育染色体病后代的风险。在此基础上采取积极有效的干预措施，可以达到优生的目的，因此，如果有家族遗传病史，异常孕产史（如胎儿先天性畸形、严重智力低下或反复自然流产、死胎等）的准爸妈，应做相应的染色体检查。

4.ABO溶血检查

若女性有不明原因的流产史或其血型为O型，而丈夫血型为A型、B型时，还应进行ABO溶血检查，以避免发生新生儿溶血症。新生儿溶血症是因为胎儿与母体的血型不合导致的，它的主要症状是黄疸，此外还可能有贫血和肝脾肿大等表现，严重者会出现胆红素脑病，影响宝宝的智力，更严重的可能引发新生儿心力衰竭。常见的有ABO血型系统不合和Rh血型系统不合。ABO溶血检查包括血型和抗A、抗B抗体滴度的检测。

真正的胎教从孕前开始

所有的胎教只有一个目的，即通过正确合理的外部信息刺激，引导和促进宝宝身心的健康发育，也是提前开启宝宝认知世界窗口的钥匙。父母对宝宝充满信心、爱心和耐心，就会获得意想不到的胎教成绩。但是，很多人都不知道，真正的胎教在生命形成之前就应该开始，一般来说，孕前2～3个月开始最好。

精子和卵子结合形成受精卵，标志着一个新生命的开始。但是精子在曲细精管内发育成熟一般需要64～72天，而卵子从原始卵泡发育为一个成熟的卵泡到排卵，需要约80天。只有精子和卵子发育正常，才能结合成高质量的受精卵，为受孕和胎儿创造良好基础。因此，从精子和卵子开始发育的那一刻起，也就是孕前2～3个月，胎教就要正式开始了。孕前胎教的关键是准爸妈们要对受孕做好身体和心理准备。

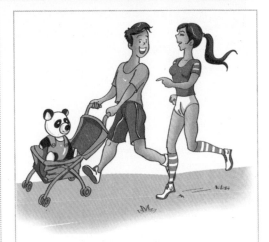

◎孩子是爱情的结晶，胎教首先源于爱。因此，在准备怀孕前，备孕夫妇一定要做好心理准备，用充满爱的心灵去孕育胎儿。

① 身体准备

优化饮食结构，增加营养，加强体育锻炼，调整生活作息规律（按时休息，不熬夜）等，这样才能为受孕提供高质量的精子和卵子。

② 心理准备

父母良好的心态和稳定的情绪，可以为胎儿创造一个健康成长与智能发育的良好环境。对受孕心怀渴望，期盼新生命来临的心理，也是孕前胎教的重要内容。调查研究发现：孕前或妊娠期父母对受孕和生育的态度，会影响未来胎儿的性格及身体发育。对新生命怀有勉强心理的父母所生的孩子，往往性格孤僻且身体羸弱。

③ 积极参加胎教学校

孕前系统学习孕产妇保健知识和胎教知识，是非常必要的，也有助于将来做一对称职的父母。例如，通过学习，准爸妈可以了解一些孕前期及孕期常识，学习基础的妊娠知识，学会合理调养心情，选择合适的胎胎方法。

此外，孕前胎教不只是妻子的责任，丈夫的积极参与会带来非同一般的效果。例如，夫妻共同聆听和哼唱胎教歌曲，不但可以增进夫妻感情，还能为受孕创造一个美好、舒适的心理环境和家庭环境。

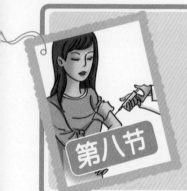

哪些情况不宜受孕

第八节

不宜受孕的五种情况

从优生学的角度来看，选择合适的受孕时机，确保夫妻双方状态良好很有必要。因而，如果夫妻双方中任何一方出现下列情况都不宜受孕。

① 过度劳累

当夫妻双方或其中一方刚进行过强度较大的体力劳动或脑力劳动，且身体和精神状态还未恢复之前，是不宜怀孕的。因为过度劳累会使人体免疫力降低，易受疾病侵袭。会影响精子和卵子的质量，也无法为受精卵创造良好的发育环境。因此，刚进行过剧烈的体育锻炼、结束长期的旅行或繁忙的脑力工作时，都不宜马上怀孕，而应该休养一段时间，等身体完全恢复了，再做怀孕的打算。

② 长期患病

久卧病床的人是不宜怀孕的。因为虚弱的身体没有抵抗病毒感染的能力，无法提供健康的精子与卵子，也无法满足胎儿的营养需求，不利于胎儿的生长发育。所以，长期患病的人，应先把病治好，再考虑妊娠。对于一时难以治愈的慢性疾病，则要与医生充分沟通，在医生的指导下妊娠。

③ 生活不规律

有些人黑白颠倒，烟酒无度，生活毫无规律，这样会打乱生物钟，对健康造成危害。由于生物钟混乱，总是休息不好，浑身乏力，精神状态也总是不佳，这样显然不利于优生的。所以，应该首先调节好自己的生物钟，养成良好的生活习惯，待自己达到最佳状态的时候再考虑受孕。

④ 不良环境

环境也是影响优生的重要因素之一。不良的环境对人的生理功能会产生不良的影响，而一些有害物质还会损伤精子、卵子，不利于受精卵生长发育，即便怀孕也很容易造成流产。所以，那些长期处在不良环境中的人，不宜怀孕。应该尽早在孕前脱离那些有害的物质，以免对胎儿造成伤害。

⑤ 性生活过度

这是新婚夫妻比较容易犯的一个大忌，由于对性生活和优生优育缺乏科学认识，所以新婚夫妻常常难以把握性生活的"度"，造成性生活频繁，岂不知这对双方的健康和生育都十分不利。性生活频繁会导致精子还没有完全成熟就被排放出来，降低受孕成功率；而且频繁的性生活体力消耗非常大，双方身体时常陷入疲劳却来不及恢复，这样就难免会产生质量差的精子和卵子，影响优生。因此，新婚夫妻性生活一定要有节制，等调养好身体后，再行受孕。

避孕失败不宜继续妊娠

不管出于什么原因，如果婚后不打算要孩子，夫妻就会在性生活中采取相应的避孕措施。但是，在避孕过程中，任何一个环节出问题都可能导致避孕失败，面对意外怀孕，很多人都会手足无措，并且不知道避孕失败后，应该立即终止妊娠。

失败后不宜继续妊娠的避孕方法包括以下几种：口服避孕药，放置宫内节育器，外用避孕药膜。

口服避孕药是一种激素药，通过干扰女性激素分泌达到避孕效果，长期服用会影响卵子质量。避孕失败后怀孕，易导致胎儿先天畸形，或造成胎儿体重过轻、发育迟缓等。因此，女性在口服避孕药避孕失败或停药不足6个月怀孕，都应立即终止妊娠，以免发生意外。

宫内放置节育器通过铜离子杀伤精子和受精卵，干扰受孕。避孕失败，主要是由宫内节育器移位或脱落造成的。铜离子的杀伤作用，使避孕失败后流产、早产、死产及胎儿发育异常的概率都较正常妊娠大。因此，节育器避孕失败，应立即终止妊娠。

外用避孕药膜的主要成分烷苯醇醚和壬苯醇醚，能强力杀灭精子。如果使用不当，导致怀孕，考虑到药物对精子的强杀伤力，受精卵的生长发育必然受到影响，因此外用避孕药膜避孕失败，应及早做人工流产，不要心存侥幸继续妊娠。

从优生的角度考虑，避孕失败而继续妊娠，就像在条件恶劣土地上进行播种，对胎儿的生长发育极其不利。需要等女性身体各方面恢复正常再受孕，才能保证胎儿身体健康。

◎采用口服避孕药、放置宫内节育器和外用避孕药膜三种避孕方法失败的，不宜继续妊娠。

新婚不宜马上怀孕

许多新婚夫妇在组建小家庭后，都选择马上怀孕，毕竟一个可爱的宝宝能为刚刚组建的小家庭增添许多乐趣。但是从优生学的角度来说，婚后马上怀孕并不可取。

首先，从古至今，婚姻都是人生的大事。现代婚姻在仪式和流程上虽然较过去有很大改进，但是，结婚仍是一个漫长而耗费体力和心神的过程；如果一切从简，二人选择旅行结婚，奔波跋涉更容易使人产生疲劳；新婚伊始，充满激情的小夫妻，性生活都很频繁，体力消耗过多；再加上大量的应酬难免会有烟酒接触，这些因素都会影响精子和卵子质量，如果此时怀孕，必然会影响胎儿发育。

其次，新婚女性对性生活还不完全适应，性生活中还不能完全放松，更谈不上享受其中的乐趣，这些都会影响体内雌激素分泌，从长远来说，不利于优生。

再次，夫妻生活刚刚拉开序幕，彼此之间还需要一个磨合适应的过程。另外，现代社会的生活节奏快、各方面压力都很大，年轻夫妻在心理和经济上都缺乏迎接新生命到来的准备。仓促受孕，对夫妻生活、家庭和谐以及胎教势必会造成一定的影响。因此，新婚应采取安全的避孕措施，等适应生活、身心恢复稳定后再考虑怀孕。

晚婚尤其是女性年龄较大，生育时间不宜再向后推迟，可以在婚前充分准备的基础上，在婚后3个月左右受孕。因为，经过一段时间的调节、磨合和休息，双方对性生活已经适应，新婚的疲劳也基本消失，这时，就可以考虑要一个宝宝了。

适合新婚的避孕方法首推避孕套。结婚后，夫妇一般都会有生育计划，而选择避孕套避孕可以不必担心会对妇女妊娠产生副作用。其方法简便，容易掌握，不需要进行专门指导且避孕效果可靠，只要能正确地坚持使用，成功率非常高。

婚后，最不安全的避孕方法就是安全期避孕法。这是因为新婚期间性生活频繁，易达到性高潮，女性的排卵期很可能不定时。所以，单纯的安全期避孕在新婚期间是不可靠的。应利用安全期加上避孕套则效果较好。

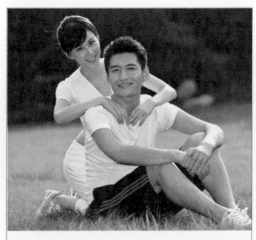

◎新婚夫妇操办婚事奔波、忙碌，十分疲劳，是十分不适合怀孕的，最好在生活稳定、身体恢复后再考虑怀孕。

哪些疾病患者不宜受孕

从生殖学的角度来看，在长达40周的妊娠期，为了适应胎儿发育，母体会产生一系列复杂的生理变化，从外内都会有所反应。例如，乳房变大、腹部胀大、子宫变软、膈肌抬高、心脏移位、心率加快，肾脏负担加重等。如果想受孕和生产成功，母亲的身体需要有强大的调节和应对能力，否则后果相当严重。因此，体内任何器官患有严重疾病均不宜受孕。

（1）血液病患者。例如，白血病、再生性障碍性贫血等。

（2）病毒性肝炎、肝功能异常、肝硬化患者。

（3）心脏病。活动时伴有心慌、心悸，或心功能在Ⅲ级及以上的患者。

（4）肾炎，伴有高血压、蛋白尿的患者及肾功能不全者。

（5）严重的甲状腺功能亢进、糖尿病伴有动脉硬化、高血压伴有血管病变者。

（6）肺结核活动期患者。

（7）类风湿活动期患者、哮喘病患者、遗传性疾病患者（例如先天愚型、精神分裂）及某些变态反应性疾病患者。

以上疾病患者一旦受孕，不但生理负担加重不利于治疗，而且犯病风险也比普通病患大，会威胁孕妇生命，而且母体抵抗力下降和药物治疗还会给胎儿带来不可估量的危害。

此外，男女双方或任何一方患有急性传染病，如急性肝炎、风疹、流感等，在治愈前，也不宜受孕。

早产或流产后不宜立即再孕

妊娠全程为40周。早产是指怀孕满28周至37周之间的分娩。流产是指成功受孕后，妊娠行为于28周之内终止，胎儿不满1000克的妊娠。

早产与孕妇的年龄、营养状况或某些疾病有关。流产最常见的原因是受精卵本身不健康、女性生育器官发育不正常或疾病，外部创伤等。经历过早产及流产的妇女，身体受到极大损伤，机体器官极易出现功能紊乱，生育器官很难在短时间内恢复正常。因此，早产或流产后不久就怀孕，不利于妇女身体和元气的恢复，对胎儿也十分不利，再次发生流产或早产的概率会显著升高。

因此，医生建议，女性流产或早产后，应在医生帮助下找出流产或早产的原因，积极避免再次怀孕时重蹈覆辙。随后要调养身体，并坚持科学避孕，至少半年最好一年后再受孕。因为只有体力、生殖器官的功能都恢复正常了，成功受孕、母婴健康才有可能。而且，两次妊娠相隔的时间越长，再次发生异常情况的概率也就越小。

预防"缺陷宝宝"的八大措施

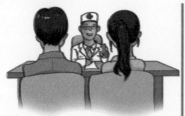

1. 计划受孕前咨询医生。随着优生观念的普及，很多夫妇在计划受孕前都会咨询医生，特别是那些身体素有疾患和有遗传病家族史的夫妇，孕前咨询和检查必不可少

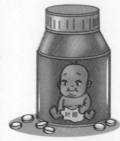

2. 服用叶酸。叶酸是一种维生素，它对红细胞分裂、生长和核酸的合成具有重要作用，是人体必需的物质。科学家发现，孕妇服用叶酸，可降低胎儿神经管畸形的概率，还可降低自然流产率，减轻妊娠反应。服用叶酸还可纠正孕妇贫血、促进胎儿发育。但是，服用叶酸最好每天不要超过400毫克

3. 健康饮食。胎儿的一切营养全部来自母体，因此，母亲的营养对胎儿的健康极其重要，医学专家认为：孕妇进食全麦类、豆类和蛋白质类食物，同时多吃富含Ω3的鱼类，对于胎儿益处多多

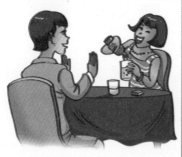

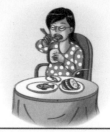

4. 避免空气污染。孕妇要避免暴露在含有大量化学物质的环境中，避免在怀孕期间进行房间装修。如果是清洁行业或化学物质生产行业的女性，一定要做好防护和隔离措施

5. 戒酒和戒烟。随着社会进步，社交场所中女性的比例逐渐增大。受孕女性饮酒，酒精不但影响胎儿智力，还有可能导致胎儿残疾。近年来，受胚胎酒精综合征影响的胎儿呈增多趋势，所以，准妈妈应该做到滴酒不沾。一个烟民妈妈如果及时戒烟，生出的婴儿体重偏轻概率降低20%，出现出生缺陷的概率会降低5%，早产率降低8%。孕妇要避免吸二手烟，因为烟雾弥漫的空气中含有大量的毒素，这会降低胎儿的吸氧量

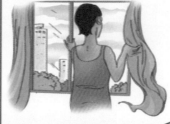

6. 减压。女性心情或工作压力过大，都可能引起早产、流产或不孕不育。因此，女性在怀孕期间要学会自我减压，在条件许可的情况下，通过简单运动或娱乐使自己放松

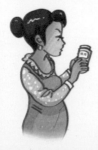

7. 慎用药物。药物治疗和沉淀都会对胎儿的生长发育带来影响，因此，孕妇在服用任何药物前都要征询医生意见

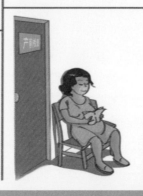

8. 定期检查。怀孕期间做好定期检查，可以及时发现和解决胎儿的发育过程中的各种问题，降低母亲和胎儿发生意外的概率

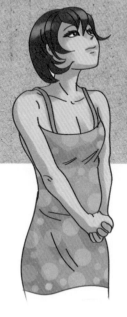

第二章

孕1月：我真的怀孕了吗

● 孕1月是指最后1次月经的第1天以后的4周。前半月并未受孕；后半月，受精卵着床。在孕1月，胎宝宝刚刚形成，还只是个小小的胚芽，孕妈咪的身体状况跟孕前相比也没有发生明显的变化，一般不会有太大的反应，很多孕妈妈甚至没有意识到自己怀孕啦。这个月需要进行检查，以确认怀孕和排除宫外孕。

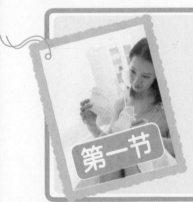

如何确定是否怀孕了

第一节

可能怀孕的身体征兆

女性在怀孕以后，身体内部会发生一系列的变化，这些变化屡屡被用来作为判断是否怀孕的依据，几种依据综合考虑准确率相当高，可以作为判断自己是否怀孕的要素。希望能在第一时间确定自己是否受孕，尽早为胎儿的健康成长做准备的准爸妈们，应该特别注意以下问题。

① 月经停止

如果你的月经一向很准时，很有规律，可是这月却迟迟没来，如果已超出既定日期10天以上，那么你很有可能已经怀孕了。当然，月经周期会受到很多因素的影响，比如说过度疲劳、压力过大、营养不良或服用某些激素类药物而内分泌失调等因素都可能造成月经推迟或停经，所以即使当月月经没有来，也并不能确定就是怀孕了。

② 恶心、呕吐

恶心、呕吐是多数怀孕早期女性的主要症状之一，常常发生在清晨或空腹时候，如果不是消化器官疾病，这也是判断是否怀孕的一项依据。

③ 乳房变化

女性怀孕早期，乳房在卵巢激素和孕激素的刺激下，会变得丰满、有胀痛感，乳头刺痛、乳头及其周围的乳晕颜色加深，小颗粒状的腺体变得更加明显。乳房的变化是最早出现的，但是难以区别于月经前乳房胀痛，因此并不是十分可靠。

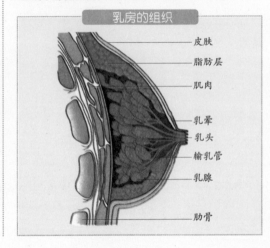

乳房的组织

- 皮肤
- 脂肪层
- 肌肉
- 乳晕
- 乳头
- 输乳管
- 乳腺
- 肋骨

④ 小腹发胀及尿频

怀孕后由于子宫的增大，所以常常会有小腹发胀的感觉。另外，子宫增大会压迫膀胱，使人不断产生尿意。如果不是喝水过多、没有泌尿系统疾病，那么怀孕的可能性很大。

⑤ 皮肤色素沉着

怀孕后，受到雌性激素和孕激素的影响，皮肤下能够产生黑色素的黑色体细胞活化的个数会大量增加，使孕期妇女面部常会出现棕色的斑纹，小腹也会出现一条条棕色的直纹线，这就是所谓的妊娠斑和妊娠线。

⑥ 胃口变化

怀孕的女性一般都会发生胃口的变化，比如说原来喜欢吃的东西现在却不想吃了；以前从来不吃的东西现在迫不及待地想吃；饮食上出现某种偏执的癖好，比如嗜酸、嗜辣等；也有人什么都不想吃，什么都吃不进，出现了厌食的症状。如果胃口忽然间发生了某些改变，就应该考虑是否怀孕了。

⑦ 心情烦躁

怀孕后受到体内激素的影响，女性常常表现出烦躁不安、情绪波动大，做什么事都无法集中精力，对什么事都不感兴趣等现象。当然，导致心情烦躁的原因有很多，所以只能作为判断是否怀孕的一个辅助症状。

⑧ 疲倦嗜睡

怀孕早期，受精卵在子宫内发育，需要消耗母体大量能量，所以早孕期女性经常会感到无法调整的疲倦。这与以前工作或学习累了之类的疲倦大不相同，他无法通过休息调养得到恢复。如果你睡觉的时间越来越长、间隔越来越短，而且即便这样还是觉得精神不济，那么你很有可能已经怀孕了。

以上的几种自觉症状应该综合考虑，如果只出现其中一种或两种，则不一定是怀孕的表现，有可能是其他原因引起的。如果出现了以上多种症状，就应该引起注意了，最好再进一步确认一下。比如说有测量基础体温习惯的女性，如果发现高温期已经持续了两周以上，前面的几种自觉症状又有多个吻合，那么怀孕可能性就更大了。如果还是不敢确定，那就干脆借助妇科检查、B超检查以及妊娠测试等手段，确定是否怀孕。

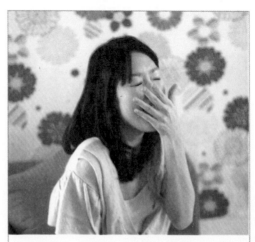

◎怀孕早期，受精卵的发育会消耗母体大量能量，使孕妇出现嗜睡、尿频等症状。

验孕方法

有了怀孕征兆的女性，为了进一步确定是否怀孕，最好能运用医学手段。去医院验孕不但可以将判断的准确率提高到100%，如果怀孕，还可以了解胚胎的发育情况。现在，产科医生常用的验孕方法如下。

❶ B超检查

B超实时显像是确定早期妊娠最准确快速的方法。

❷ 妊娠尿检法

尿检实际上是根据尿液中所含的HCG（人类绒毛膜促性腺激素）抗原与含有HCG抗体的试剂相遇呈现的反应判定是否怀孕。受精后7～10天进行尿检，准确率几乎达到100%。血检法和尿检法原理一样，都是利用HCG的特殊性质帮助确定是否怀孕。灵活易用的验孕棒及各种验孕试纸就是利用这个原理制成的，自己操作验孕虽然没有医院里得出的判断保险，但是误差也很低。

❸ 黄体酮试验

月经迟迟不来的女性，每日肌肉注射黄体酮10～20毫克，连用3～5天，如停止注射后7天内未来月经，怀孕的可能性很大。也可口服甲羟孕酮（安宫黄体酮）确认是否怀孕。

若以上方法仍不能确定是否怀孕，隔1～2周应重复检查。

在家就能做的超简便的测孕

下面将介绍一种即使不去妇产科也能快速确认怀孕的方法，那就是测孕试剂法。这是一种只需将测孕试剂浸入尿液，就能知道怀孕结果的简便的方法。但是，如果是在月经来潮之前进行检测，以早晨的第一次尿液为最佳，而如果是在月经预期日之后，任何时间内的尿液均可用于检测。还有，检测在月经预期日的4～5天前就能进行。

请参照以下方法使用： ①取出测孕棒，打开盖子。②吸尿孔朝下地捏住测孕棒，用尿液将吸收孔完全浸湿3

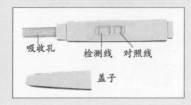

秒钟以上。在操作时一定要注意，千万不能让尿液滴到观察窗。③将吸收孔朝下或者把测孕棒放平以后观察3分钟。

测试结果：

如果对照线和检测线都呈现紫红色，就表示已经怀孕（阳性）。

如果只出现一条对照线，就表示没有怀孕（阴性）。

观察窗里出现的线条的粗细不会影响结果，但是如果两条线都不出现，就说明检测方法错误或测孕棒已坏，就要重新再做一次检测。

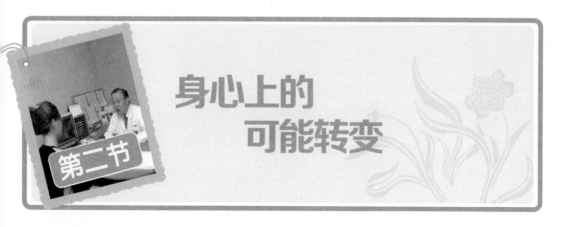

身心上的
可能转变

第二节

极容易疲倦

怀孕后身体还会分泌一种黄体激素，这种激素的作用就是使子宫肌肉变得柔软，预防流产，但是，它本身还具有的麻醉作用，可导致人体反应迟钝，行动变得迟缓，因此孕期女性总是嗜睡。另外，女性怀孕后，新陈代谢加快，内分泌系统也因胎儿的存在而发生了改变，体内营养物质要优先供应胎儿生长发育，因而造成体内能量消耗快，血糖量下降，因此，女性怀孕初期会感到浑身乏力，极易疲惫，这是一种正常的生理现象。

但是很多没有经验的女性都把怀孕早期的疲倦当成了一种身体病态的症状，有的人还会以为自己患了感冒。其实，等到妊娠第14～15周胎盘完全形成后，这种现象就会慢慢好转，无须治疗。

此外，还可以通过以下几种方法对这种情况进行调节。养成正常的作息习惯或者白天找些有意思的事情做以转移注意力也能减轻嗜睡现象，例如逛街、去公园散步等。但是，如果真是身体不胜负荷，就不要勉强。疲惫也是身体发出的一种讯号，提醒你该休息的时候就休息。

补充营养和能量也能在一定程度上保持精力充沛，怀孕期间维持良好的营养状况不但可以为母体补充能量，还可以为胎儿提供生长所需要的营养成分。如果孕妇是因为营养摄入不足而引起疲惫，那就要注意在饮食上下功夫了。孕妇最好"少食多餐"，在感到需要补充体能的时候，应该可以随时可以吃到营养丰富的食品。孕妇是没有必要"忍饥挨饿"的，想吃的时候就吃。

家庭环境温馨舒适能为心情平和创造一个良好的外部环境，而平和的心情能够让孕妇放松，精神饱满，同样达到身体休息的目的。

但是，无论怎样调节，请记住，孕妇是需要充分休息的，如果无法控制嗜睡的情况也不必刻意勉强自己，更不需进行治疗。毕竟，充足的睡眠对孕妇健康和宝宝的生长发育都有很大帮助。

出现了害喜反应

害喜，是指怀孕初期孕妇所产生的恶心、呕吐、食欲差等现象。清晨起床时，一夜的睡眠，使胃中充满胃酸，害喜症状比较严重，因而又称为"晨吐"。

害喜是由以下几个方面的原因引起的。

（1）女性怀孕后，体内多种激素（人类绒毛膜促性腺激素、肾上腺皮质激素、甲状腺素）的分泌都会增加，与原来的差异会造成机体的不适应，因而引发恶心、呕吐等反应。

（2）在怀孕期间，孕妇体内会分泌大量的黄体素来降低子宫兴奋度，减少子宫平滑肌的收缩，但同时也会对胃肠道平滑肌的蠕动产生影响，造成消化不良，因此容易引起恶心、呕吐、反胃等现象。

（3）受中枢神经对呕吐控制机制的影响。怀孕后，中枢神经对呕吐控制的机制改变，导致孕妇会对某些特殊气味及食物较敏感。

（4）怀孕后，糖类代谢速率改变，

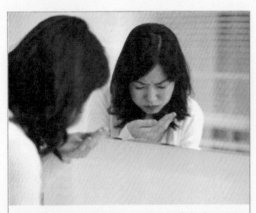

◎怀孕后，除了停经外，孕妈咪还常伴有恶心呕吐、食欲差等害喜反应。

血糖过高或过低容易都会想吐，因而过饱或过饿时，容易害喜。

（5）除了生理状况之外，心理因素也会加重女性害喜。有些妇女在怀孕初期，对害喜心存恐惧，无形中形成一个"我会害喜"的心理暗示；过度担心害喜会对胎儿的生长发育产生影响，而导致情绪焦虑，这些心理压力会在身体上表现出来，造成恶心、呕吐的现象。

并不是所有的孕妇都会害喜，根据孕妇体质、精神状况不同，害喜程度有轻有重，也有妊娠期间没有害喜的孕妇。一般说来，体质较差、情绪容易受波动的孕妇，害喜比较严重。害喜现象通常会持续到妊娠期第16周，过了第16周之后，恶心、呕吐等症状就会慢慢缓解。有些孕妇在害喜期间，会出现体重减轻的状况，但因为宝宝在初期所需要的养分有限，只要减轻的体重未超过怀孕前体重的百分之五，仍属于可接受的范围，并不需要太过担心。

由于害喜是怀孕期间的暂时性生理现象，并不是疾病，因此孕妇也不需要过分紧张或焦虑。对于害喜症状，一般不需要治疗，可通过饮食与日常生活作息的调整，就可改善孕妇的这一不适。

为了能使自己过得轻松一点儿，你可以选择那些自己喜欢而且食用后令你感觉舒服的食物。这样可以提高你饮食时的心理愉悦感，减轻害喜的程度。但是很多女性会担心，只吃自己喜欢的食物会导致营养失调，其实这种担心是没有必要的，含有同样营养元素的饮食种类非常丰富，让我们可以有多种选择。比如你感觉西红柿虽然维生素C含量高，但是它让你觉得恶心，你大可以选择其他水果来补充维生素C，例如，橙子、奇异果等。

吃饭时的心情也会会严重影响食欲，如果在用餐时放些轻松的音乐，或者夫妻相互讲些最近的趣事，可能会让你在吃饭时保持轻松愉快的心情。

把你不喜欢的食物换个方式烹饪。假如你不喜欢吃胡萝卜制作的菜肴，你可以把它做成馅料，做成馅饼或包子，不知不觉间你就有可能吃下去。

进行适当的运动，能量消耗后的饥饿感有助于提高食欲。

试着想想宝宝无法获取到足够营养的后沟，母亲的责任感可以给孕妇进食带来很大动力。

食欲不好的时候不要强迫自己进食，心情舒畅的时候要及时补充饮食。

但是如果害喜严重乃至出现持续呕吐、脱水、意识不清、24小时无法进食或进水、体重大幅下降等现象时，都应该及时去医院医治。

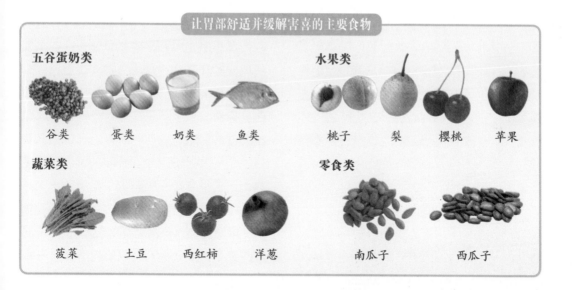

让胃部舒适并缓解害喜的主要食物

五谷蛋奶类
谷类　蛋类　奶类　鱼类

水果类
桃子　梨　樱桃　苹果

蔬菜类
菠菜　土豆　西红柿　洋葱

零食类
南瓜子　西瓜子

有点儿兴奋，有点儿快乐

对那些长久以来渴望要一个宝宝的女性来说，怀孕无疑是一件令人兴奋的事，用美梦成真这样的词形容也毫不为过。

一个的小生命孕育在你的体内，与你血肉相连，对准妈妈们来说，是人生中最神奇的体验。这个小生命与如此接近，他无条件地爱着你、依赖着你，这是多么神圣的责任啊！

快乐而郑重地迎接这个小生命的到来吧，他将使你的人生更加完美，将填补你生命中的许多空白，这是上苍为了使你的人生没有缺憾，对你的恩赐。因此，肚子里的小生命不论模样、性情如何，都是你和爱人甜蜜爱情的结晶，有了他的存在，你们的人生才更加完美，你们的生命也因此而得到了延续。这是上天最美好的恩赐，而你如此幸运，和大家一起分享你的快乐和幸福吧。

内心充满了矛盾

对于准妈妈来说"母亲"这个称呼是个神圣而耀眼的光环，既充满诱惑又充满压力。怀孕不是准妈妈一个人的事情，它还牵涉到家庭、家族，甚至社会关系。很多时候准妈妈需要在宝宝和其他的事情之间做出艰难抉择，这使得很多女性觉得兴奋、骄傲和激动之余，内心充满了矛盾。

首先，身份的转变常常会导致准妈妈们面临自我认同的危机，一方面他们迫不及待地想要赶紧进入"母亲"这个角色，大显身手；另一方面很多女性在短时间内还难以接受"成为某个人的妈妈"这个角色转变，她们会想：我还在母亲怀里撒娇呢，怎么一下子就也要当妈妈了呢？她们会怀疑自己能否成功完成"小孩子"到"母亲"转变，能否担当起抚育宝宝这一重要责任。

其次，你在怀孕前都这样想过：怀孕后我不做家庭妇女，不能让孩子成为我的负累，我要做一个工作和宝宝两不误的"新女性"。但是怀孕后，宝宝和工作压起了跷跷板，你很难在二者之间找到平衡点，你或许渴望专注于工作但是又害怕冷落了宝宝，又或许想关注宝宝但是又怕失去工作。他们让你的生活充满矛盾，乱成一团。但是，也有很多女性走出了这种困境，因为带有母性的光芒，在工作中更能让人感觉到力量的强大。

还有，得知自己怀孕了，你一方面因为怀孕散发出你的女性魅力而自豪，恨不得马上穿上孕妇装，和所有人一起分享这种快乐，但是你又担心身材走形，担心自己突起的腹部和庞大的粗大的腰身，会让自己在丈夫和其他人眼中会变得丑陋。

这种矛盾心理是人生发生重大转变时的正常心理反应，准妈妈们要正视这一心理，并善于从积极的角度开导自己，这样才能更好地体验怀孕的喜悦与乐趣。

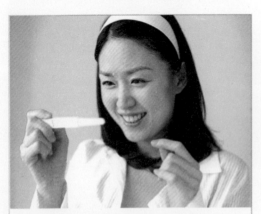

◎初次怀孕后，孕妈妈可能有点儿不敢相信这个事实，心里又惊又喜。

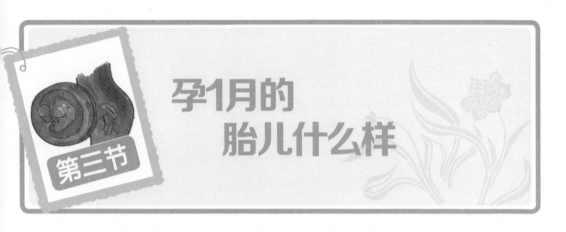

孕1月的胎儿什么样

第三节

第1周

女性排卵期会排出一个成熟的卵子，而男性一次性交射出的精子就能达到数亿。但是，这数亿个精子中，最后能突破重重阻碍到达输卵管，与卵子结合的精子只有一两个。

精子与卵子相遇，精子头部的化学物质会溶解覆盖在卵子上的物质，等精子头部钻入卵子，尾部消失后，卵子表面会形成抵挡其他精子进入的保护膜，这个过程就叫作受精，结合的精子和卵子就称为"受精卵"。直径只有0.2毫米的受精卵，具备精子和卵子携带的基因，在受精完成时，胎儿的性别和一些主要遗传特征就被决定了，比如直发或卷发、单眼皮或双眼皮等。

当两个卵子与两个精子分别结合，形成两个受精卵时，就会形成我们所说的异卵双胞胎。一个卵子和两个精子结合之后，再分裂成两个受精卵，就会形成长相性格十分相像的同卵双胞胎，但是这两种情况都非常少见。

受精卵形成后，就会经由输卵管向子宫移动，这个过程需要3~4天的时间。在这几天内，细胞会按照几何级数不停地分裂，总共分裂43次，才会形成一个完整的受精卵细胞，这时的受精卵就叫作胚囊或胚胎。

第2周

在激素的作用下，子宫内膜已经做好了欢迎胚胎到来安家的准备。胚胎进入子宫腔后，在子宫内漂浮7~10天后才有力量附着在子宫内膜上，也就是"着床"。胚胎着床的位置通常在子宫上部的1/3处，或是接近子宫顶端。着床后，子宫就为受精卵继续生长发育提供了温床。子宫为了适应胚胎的存在，开始发育胎盘。通过胎盘，胎儿可以吸收母体血液中的营养。同时，胎儿产生的废物也可以通过胎盘排除

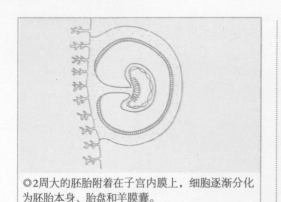

◎2周大的胚胎附着在子宫内膜上，细胞逐渐分化为胚胎本身、胎盘和羊膜囊。

出去。

胎盘在形成的过程中会产生HCG，借助雌激素和黄体酮的作用，能刺激胎盘发育。HCG会在胎盘形成过程中，进入母亲血液，这就是为什么怀孕2周后，孕妇的尿液或血液中就可以检测出HCG的原因。

第3周

怀孕三周是，母体激素会随着子宫与胚胎的成长增加。这一变化会刺激卵巢不再排卵，卵巢收到刺激信息后，就会刺激脑下垂体，使月经不再到来。这就是为什么一向月经很准时很规律的女性，一旦月经没来，可能就会怀疑自己怀孕的原因。

从受孕到现在的3周时间里，单细胞的受精卵通过分裂已经变成几百万个细胞。这些细胞在不久的将来会发育成胎儿的神经系统、皮肤与毛发，胃肠道消化系统，循环系统、生殖系统与肌肉骨骼系统。这时，整个胚胎长度不到1厘米，体重不超过1克，像一条小鱼儿一样。这时，他的心脏已经开始跳动，血液循环也开始了。

这个星期胚胎在母亲的子宫里迅速地成长，夺取了准妈妈的大量营养，使得孕妇开始变得慵懒，在白天也感到睡意十足。其实，这一切都是激素变化的结果。

第4周

怀孕第四周，胎儿的大小和形状就像一棵弯曲的豆芽菜，长约1厘米，体重约为3克。此时，连接胎儿与胎盘的脐带中还会同时出现3条不同的血管。身体的各个部分也都初具形态，例如脊椎和四肢等。

心脏开始分出心室和心房，血管也已形成，心脏已经开始运作，向血管中输送血液了。头部也开始出现面部器官的轮廓，这时头部已经出现一些浅窝，可以看出双眼、双耳和鼻子的部位。一些重要身体器官，如胃、肝脏、肾、膀胱等已经发育成形，最让人惊奇的是，这些器官已经开始发挥作用了。

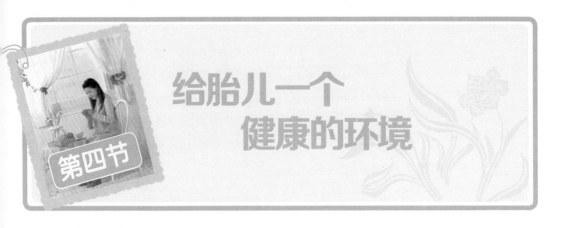

给胎儿一个健康的环境

第四节

孕妇务必戒烟戒酒

1 成功戒烟

前文我们已经讲过抽烟对男女生育力的影响，事实上，烟雾中的有毒成分对胎儿的毒害作用更大。由于香烟烟雾中的有害成分多，对胎儿的损伤作用也是多方面的。妊娠期女性吸烟可引起胎儿宫内发育迟缓，降低胎儿体重，自然流产，早产率上升，围产期新生儿的死亡率增加，先天畸形的发生率增加。此外，妊娠期女性吸烟(主动或被动吸烟)还可引起儿童体格和智力发育受损，儿童肿瘤的发生率增加。妊娠期女性吸烟的害处很多，并且会影响后代的健康，应主动放弃香烟，远离香烟中的有害物质。

（1）用科学事实说服自己相信吸烟的危害，并在你心理上反复建立对香烟的排斥感。以母爱的伟大帮助自己树立戒除烟瘾的信心，并不断让腹内的宝宝为自己加油打气。

（2）戒烟是一个循序渐进的过程，给自己一个缓冲的时间，不要戒得太突然。很多女性发现，为了宝宝放弃吸烟烟或许并不是很难，但是突然戒烟，会使她们在心理上和生理上都非常焦虑，这种焦虑会导致她们难以将戒烟行为坚持下去。其实，烟瘾就是一种病。俗话说"病去如

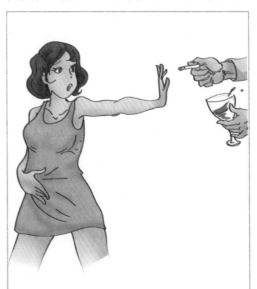

◎妊娠期女性吸烟等于胎儿和你一起吸烟，胎儿会通过胎盘吸收香烟中的有害物质，影响健康发育。因此，孕妇一定要戒烟。

抽丝"，逐步戒除烟瘾才是可行的方案。例如，为自己设定一个目标，逐渐减少吸烟量或拉长吸烟时间间隔，当目标实现，可以用戒烟省下来的钱犒劳一下自己，这样，你的戒烟过程就不会那么痛苦，反而充满了战胜自己的乐趣。

（3）如果你是一个"老牌"烟民，那么不管采取什么方法，你戒除烟瘾都要更加困难。你可以选择一个危害较小的香烟品牌，或许你会觉得口感不那么有劲儿，但是想想吧，你可是为了宝宝和自己在戒烟呢。就这样，慢慢减少对高浓度尼古丁的依赖，总有一天会戒掉烟瘾的。

（4）多方面做起，让吸烟变得不方便。家里不要存放多余的烟，而且不要把烟放在触手可及的地方。出门时不要带烟，戒烟期间不要带多余的钱，不要让买烟的念头有可乘之机。

（5）深入分析吸烟的原因，从根本上扼杀想吸烟的念头。很多人因压力或受环境影响而吸烟，要想戒烟，必须转移注意力，消除吸烟的诱因。例如，有的人和吸烟的人在一起或处于吸烟环境时就会想吸烟，这种情况下，就要避免或减少与这些诱因接触。另外，想吸烟时，为自己找点儿事做，例如画画、看电影等，转移自己的注意力，或者干脆用一些自己喜欢的零食，例如口香糖、瓜子等，在想吸烟的时候占住自己的嘴巴。

（6）把吸烟与不愉快的事情联系起来。想象一下如果不吸烟，一年可以省下多少钱。再想一下，如果一直吸烟，或许将来的宝宝会有智力障碍。经常这样提醒

自己，有助于对香烟产生厌恶感或恐惧感，这种心理力量可以缩短你戒烟的时间，提高戒烟效果。

最后，如果无论如何都无法戒烟成功，出于对腹中宝宝的考虑，你需要寻求专业的帮助，医生可以为你提供更加专业、更加科学的戒烟方法。

❷ 科学戒酒

饮酒造成的危害，日常生活中随处可见。例如酒后驾车引发交通事故，酒精致使胎儿畸形等。这些我们一带而过，重点说一下戒酒。那些认为戒酒很难做到的人，有的是对酒精造成的危害认识不够，有的人因为各种原因无法远离烟酒。所以，那些想要戒酒的人就要摸清自己的情况，对症下药。

和戒烟一样，戒酒也是一个循序渐进的过程，尤其是那些身心都对酒精产生强烈依赖的饮酒者来说，制订一个合理的解救计划是非常必要的事。

（1）要正确认识酒给身体和生活造

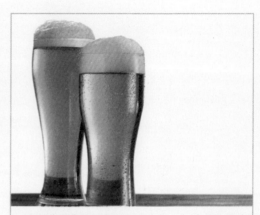

◎在整个孕期饮酒都是不安全的，可造成胎儿畸形，孕妈咪最好在孕期远离酒精。

成的危害，尤其是孕期女性更要从酒精会毒害胎儿的角度说服自己，这样戒酒就不是那么艰难的事情了。

（2）远离必须接触酒精的不良环境。良好的外部环境，可以减少有酒瘾者接触酒精的机会；良好的家庭环境，可以减少酒瘾患者的心理症结，家庭成员的监督、约束与支持，也有助于达到戒酒的目的。如果因工作关系无法避免喝酒，一定要尽量少喝一点儿，将对身体的危害降到最低。

（3）如果你把饮酒最为一种享受，在孕前及妊娠期你也要放弃这种享受，寻找其他积极的替代方式，例如，用牛奶、果蔬饮料等代替酒精饮料，想喝酒时，用阅读或练习瑜伽转移注意力等。

（4）戒除酒瘾的关键在于消除患者的心理障碍和生理依赖，可借助专业治疗，或其他辅助手法可以提高戒酒成功率。很多在医院接受过戒酒治疗的人，都能做到一次性戒酒。

疫苗接种要谨慎

从优生优育的原则上来说，任何药物（营养类药物除外）在整个妊娠期间都是不宜使用的，尤其是妊娠的前3个月内，宝宝的重要器官都是在这个时期形成的，药物致畸的可能性就更大。除了一般的药物外，为避免患上传染病而接种的疫苗，对孕妈咪来说也是不适宜的。疫苗是为预防和控制传染病的发生、传播，而用于人体的生物制剂。目前，疫苗主要分为以下几种：减毒活疫苗、死疫苗和基因重组疫苗。

孕妇不可接种减毒活疫苗。虽然在临床上，还没有发现孕妇因接种减毒活疫苗而对胎儿产生不利影响的病例，但是，从疫苗免疫原理来看，这类疫苗存在导致胎儿畸形的可能性。因而，如果需要注射疫苗的话，最好在孕前3个月，以防疫苗对胎儿产生危害。这也是为什么计划怀孕的女性要在受孕前3个月注射风疹疫苗的原因。再如，没有感染过乙肝病毒的女性注

射乙肝疫苗后最少9个月后才可再受孕。死疫苗和基因重组疫苗接种后不会影响胎儿发育，因此孕妇可以接种这两类疫苗。

对于正在发育阶段的胎儿来说，来自母体的任何不利因素都有可能给他们带来致命的伤害。因此，准妈妈接种疫苗前应该详细向医生说明自身情况、病因、病史、是否有过敏史等，由医生决定是否可以接种。

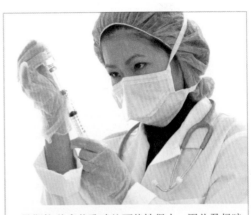

◎孕期接种疫苗致畸的可能性很大，因此孕妈咪服用药物也应在医生的指导下使用。

西药可导致胎儿畸形

怀孕期间服用西药，对胎儿有一定的影响，可使染色体畸变、基因突变，或使细胞分裂、蛋白质合成受到干扰，营养代谢失常等，导致胎儿畸形，具体情况因人而异。因此，孕期应注意避免使用西药，如情况危急必须用药，也应在医生指导下进行。而且，一旦病情稳定，应迅速减药或停药。

怀孕期间服用药物后，如果想保留胎儿，这种情况需要严格做好孕期的检查，在孕14～19周做唐氏筛查，孕22～26周做四维彩超产前排畸，若是有必要还应在16～20周做羊水穿刺及脐血分析，以明确宝宝在宫内的发育情况。

易导致胎儿畸形的西药种类

1.抗生素类药物。 常见的有土霉素、链霉素、庆大霉素、新霉素等。其中，四环素、土霉素可造成胎儿短肢畸形、先天性白内障，还会影响胎儿出生后的牙齿发育；新霉素可导致胎儿骈指、肾肺小动脉狭窄、先天性白内障，智力障碍；链霉素、庆大霉素类药物可导致胎儿先天性耳聋，还损害其肾脏功能。氯霉素可致胎儿骨骼功能抑制，致使新生儿肺出血。

2.治疗糖尿病类的药物。 如达麦康、糖斯平，可致胎儿畸形、死胎等。

3.抗疟药物。 像奎宁，可致胎儿多发畸形，如耳聋，四肢缺损，脑积水等。

4.激素类药物。 可导致胎儿器官、肢体及生殖器官畸形等问题。如最为常见的性激素己烯雌酚可使女婴男性化、男婴女性化，使性器官发育异常；黄体酮、睾酮之类的激素可使女婴男性化。肾上腺皮质激素也可引起胎儿各种畸形。

5.抗癌类药物。 如环磷酰胺、噻替哌等，可致无脑儿、脑积水、腭裂、兔唇、肾及输尿管缺损、眼畸形等。

6.维生素及其他。 大量的维生素A、维生素C、维生素B会致畸，氯苯那敏或苯海拉明能造成肢体缺损。

7.巴比妥类及其他镇静催眠药物。 如苯妥英钠、扑痫酮、安宁等，可致肢体、面部及脑发育畸形，如四肢短缺、外耳缺损、腭裂、唇裂、脑积水、脑膜膨出等。

8.抗凝血药物。 如阿司匹林、水杨酸等，不但可以致畸，还可诱发出血性疾病。

9.解热镇静痛药。 这类药物也是比较常用的，如果滥用，常常致使胎儿软骨发育不全、脑积水、畸形足和先天性心脏病、智商和注意力较同龄人低，使胎儿的神经系统和肾脏也受到影响。这类药物包括阿司匹林、安乃近、非那西丁、感冒通等，以及含有此类成分的复方制剂。

10.减肥药。 已有许多案例显示，由于孕妇不知已怀孕而使用减肥药，造成胎儿畸形及无脑壳等严重的后遗症。所以服用肥药之前，一定要确认处于未怀孕状态及注意医疗行为的合法性，以免造成身体伤害。

中药也有副作用

很多孕妇总感觉中药不像西药那样是从化学物质中提取的，是绿色无害的，因此就大胆的服用。但近几年的优生学研究证实，部分中药对孕妇及胎儿也会有不良影响，尤其是怀孕的最初3个月内，不但要慎用西药，中药也要慎用。

中药疗法是利用那些植物、动物、矿物质的药性或毒性来杀灭人体内的病毒细胞。因此，有的中药本身就带有很强的毒性，例如乌头、川椒、蜈蚣、雄黄等，它们含有的各种生物碱和化学成分十分复杂，孕妇一旦服用，胎儿难免会受到直接或间接影响。再如，雄黄可导致胎儿发育畸形；朱砂中含有的汞盐，可导致新生儿耳聋、头部畸形、智力低下等。

中药的主要副作用是加重人体器官代谢的负担，其中对肝、肾的损伤最大。女性孕期肝、肾负担已经加重，这时一旦受损，器官功能就很难恢复了

中草药中的红花、枳实、蒲黄、麝香、当归等，具有兴奋子宫的作用，易导致宫内胎儿缺血缺氧，致使胎儿发育不良和畸形，甚至引起流产、早产和死胎。

孕妇如果服用对肠胃刺激严重的大黄、芒硝、大戟、商陆、巴豆、芫花、牵牛子、甘遂等中草药，可通过刺激肠道，反射性引起子宫强烈收缩，导致流产、早产。

另外，怀孕后含有中药成分的补药也要少吃。有人认为，怀孕后吃补药，母体和胎儿都能得到营养的补充，真是一举两得。然而事实不是这样的，孕妇吃补药是一种不可取的做法。对于一个不缺乏营养的人补得太过，会影响孕妇正常饮食的摄取和吸收。补药过量还会引起整个体内分泌系统出血。另外，有许多激素含量较多的补药，如果滥用，会影响胚胎正常的发育成熟，干扰胎儿生理发育进程，从而会给胎儿出生后带来不良的影响，严重的情况还会危及生命。

中医认为，如果孕妇滥服人参、桂圆、黄芪等甘温补品，甘温极易助火，动胎动血，对有阴虚内热的孕妇来说，无异于火上加油，火盛则灼伤阻血，血热则妄行，上下气机失调，则很可能造成漏红、小腹坠胀等先兆流产或是早产，若气盛耗阴，扰动胎儿，还可危及生命。

所以孕妇要慎用中药。需引起孕妇重视的是，许多有毒副作用的中草药，常以配方形式出现在中成药之中。

所以，对含中草药的中成药和补药，孕妇都须警惕，对注明孕妇禁用、慎用的中成药，应避免服用。如在医生指导下服用时，也应对药物种类和用药剂量有一个详细的了解。当然，孕妇患病也应及时治疗，不能讳疾忌医。更何况在数千种中草药中，有不良作用的毕竟是极少数。但在就诊时应向医生说明自己已怀孕，请医生权衡利弊，尽量选择安全无副作用的药物。

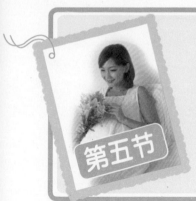

孕1月 如何胎教

第五节

做好孕期胎教计划

准爸妈在孕前就要为即将到来的宝宝制订一份周密的孕期胎教计划，伴随着宝宝成长的不同阶段，科学开展"早期"教育，培养出一个健康、聪明的宝宝。

准妈妈的身体，尤其是子宫，是胎儿生长的小环境。只要有利于胎儿成长的事都可列入胎教的范畴。所以，准妈妈的健康、情绪、饮食也都属于胎教的内容。

夫妻双方都应读一读关于怀孕知识、生育知识和胎教方法的书籍，常去社区中心、医院和幼教中心听一听相关的讲座，或者通过互联网阅读别人的育儿日记、生产日记和胎教经验谈……这些对你都会有所帮助。

如果能为将要到来的孩子提前进行学习，准父母们就能体会到胎教的极其重要性、胎教可以以什么方式进行，以及怎样做好生产准备。夫妻一起学习还能加深两人之间的感情，这种情感将自然而然地延续到即将出生的孩子身上。

此外，还要根据胎儿不同阶段的发育

情况，科学地提供听觉、触觉等方面的刺激，使胎儿的身体神经和器官功能得到合理的开发和训练，最大限度地发掘胎儿的智力和潜能。计划制订好了，需要准爸妈怀着满腔的热情与耐心去认真执行。

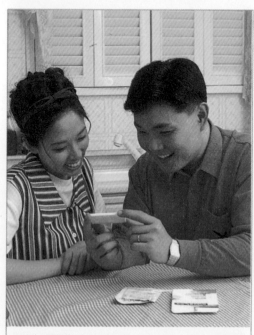

◎了解孕期每个阶段的特点，并随之做好胎教计划，对提升胎教功效有十分重要的意义。

尽管传统观念认为胎教只需妻子一个人就可以。但孩子是否健康仍然会受到父亲所做努力的影响，正确的胎教将是从怀孕到生产的每一个环节，都给夫妻二人带来快乐。

孕1月胎教方案

所谓胎教，是指孕妈咪在怀孕期间的一切心理、生理状态对胎儿将来的身心、智力发展上产生的一切影响。我们认为母亲和胎儿是"一心同体"的，如果孕妈咪在准备做胎教之前，能详细地了解孕期每个阶段的特点，并随之做好胎教计划，对提升胎教功效有十分重要的意义。

孕1月，受精卵在子宫着床发育，胚胎处于器官分化与形成的活动高峰期，尽管此时胎儿的形状不过像拖着小尾巴的小鱼，但胎儿的神经系统和循环系统已经开始发育。此时，需要准妈妈为胚胎提供丰富的营养和安静的生长环境。充足而均衡的营养，才能满足孕妇在妊娠期各个阶段的身体需求，促进胎儿的大脑发育，是积极开展胎教的物质基础。

同时，准妈妈保持轻松愉快的心情有助于胎儿身心健康发育。例如，改善家居环境，用适宜的花草点缀庭院，用精致的饰物装扮房间，或者更换一个颜色更为柔和的窗帘，都能给准妈妈的心情带来愉悦，有利于小宝宝的成长。

此外，为了强健体质，准妈妈还要适时开展胎教体操，它也是早期进行间接胎教的手段之一。妊娠第一个月的锻炼方法，主要有以下三种：散步、孕妇体操和孕妇气功。准妈妈们可以根据自身条件进行选择。但是，运动的时候要多喝水、衣着宽松舒适、注意休息。

孕1月胎教重点

孕1月是受精卵着床、胎盘形成的阶段，这一时期的胎教重点是提供一个合适的生活环境，为胎儿生长创造积极因素。胎儿的生活环境包括母体小环境、准爸妈生活的大环境。准爸妈最好在怀孕之前就着手准备，为宝宝创造一个良好的生活环境，以便宝宝成长发育。例如，远离烟酒、咖啡因等不利于优生的不良因素，尽量把小家庭布置得浪漫温馨，营造一个和谐轻快的氛围，养成良好的饮食习惯和作息规律，为胎儿提供一个安全可靠的无污染，无噪声，无不良刺激的生长环境。针对这种情况，最适合孕1月的胎教方式就是运动胎教、饮食胎教和怡情胎教。

① 运动胎教

运动胎教是通过母亲适宜的体育锻炼，促进胎儿身体器官和脑细胞发育。散步是最适宜孕妇的运动。清晨在绿色植物覆盖率高的环境中慢走，空气清新，可改善和调节大脑皮层及中枢神经系统的功能，增加抵抗力，利于胎儿健康发育。

② 怡情胎教

准妈妈的情绪可以通过神经影响血液，再传达给胎儿。怡情胎教是指孕妇通过调整身体的内外环境，避免自己的情绪发生异常波动，免除不良刺激对胎儿的影响。这一时期，准妈妈可以通过哼唱一些活泼有趣的童谣来放松自己的心情，培养自己对未来宝宝的爱；还可以欣赏图片、散文、童话等文学艺术作品，陶冶情操，这不但增加准妈妈的文化气质，也对腹中胎儿的生长起着潜移默化的作用，从而达到母子同乐的效果。

③ 饮食胎教

就是在孕妇怀孕早期通过饮食促进受精卵着床，以及胎儿健康发育。一个新生命从受精卵开始，每一个阶段都有其独特

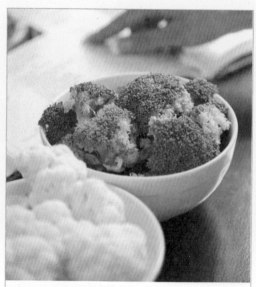

◎科学的营养胎教可以培养起宝宝健康的饮食习惯，让宝宝从小就拥有强健体魄。

的健康与智力价值，而营养又是胎儿整体价值及质量的基础和保障。坚持孕期饮食多样、适量的原则，粗细搭配，保证摄入充足的蛋白质、脂肪、碳水化合物、维生素、矿物质、纤维等营养物质。

总之，准爸妈要在怀孕初期尽一切可能为胎儿营造良好的生存空间，让宝宝的发育有一个良好的开端。

在想象和憧憬中开展胎教

孕1月虽然准妈妈在外表上没有什么大的变化，但在准妈妈的身体内却在进行着一场变革。从现在开始，准爸妈的生命中就多了一份爱和责任。

准妈妈的情绪可以通过神经影响血液，再传达给胎儿。因此，准妈妈必须保持轻松愉快的精神状态。而对未来生活的

美好想象，可以给准妈妈带来愉快，促进宝宝神经系统的发育，同时宝宝在意识里还感受到：爸爸妈妈很欢迎我。因此，准爸妈可以把对未来小家庭的美好憧憬和想象作为最初的胎教，这种胎教方式跟其他方式比起来简单而有效。

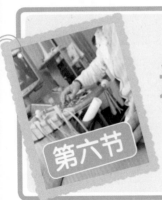

这阶段还须关注的事

第六节

做好怀孕日记

很多孕妇从知道怀孕的那一刻起，就开始写怀孕日记，把自己在妊娠期间发生的重要事情记录下来。它可以为医生提供有价值的参考资料，帮助诊断，有助胎儿顺利分娩。怀孕日记应记录以下重要事件。

1 末次月经日期

月经正常的女性，停经是最早的怀孕信号。通过末次月经日期，可以推断出预产期。从而方便孕妇在预产期前后1~2周为分娩做好充分的准备。

2 妊娠反应的开始日期

怀孕第6周，由于激素的作用，孕妇会出现常见的恶心、呕吐等妊娠反应。妊娠3个月后会逐渐减轻并消失。怀孕日记中除了要记下妊娠反应开始的日期，并记录下反应程度、何时消失等基本情况。

3 首次胎动日期

首次胎动一般发生在孕5月，经产妇感觉到胎动时间会早于初产妇。正常的胎动是胎儿健康成长的标志，正常情况下平均每小时4~5次，如果胎动次数减少或胎动停止，应及时到医院检查。胎动计数一般1日3次，可在每天早、中、晚分别进行，并将胎动次数及时记录下来。

4 每次产检的情况

每次的产检结果孕妇都要做详细记录，如自己的体重、血压、胎位、胎心跳等，必要时为医生诊断提供有效的证据。

5 患病情况

某些疾病特别是一些病毒性感染疾病，如流感、风疹等，有导致胎儿畸形的风险，应认真记录患病名称、感染时间、治愈时间，让医生准确全面地掌握情况，及时采取补救措施。

当然，除了以上内容，孕妇也可以随性记录，或是自己的心情，或是释放压力，或是与准爸爸一起对胎儿的希望等。

预产期

预产期，即孕妇预计分娩的日期。对于孕妇和产科医生来说，推算出正确的预产期是非常重要的。它不仅可以让准爸妈心中有数，制订孕期阶段性计划，还便于医生管理整个怀孕过程，根据推算出的预产期结合孕妇产检得到的胎儿成长情况，判断妊娠过程是否顺利，及时调整管理措施，或采取有效的应对手段。

① 预产期的计算方法

（1）根据末次月经计算：末次月经第一天的日期，月份加9，即为预产期月份；天数加7，即为预产期日。比如：最后一次月经是2007年1月1日，月份1+9=10，日期1+7=8，得出预产期就是1995年10月8日。

而且，月经周期越规律，预产期推算就越准确。一般女性月经周期为28天，但是也有超过28天或不足28天的，但是只要每次月经都遵循这一周期，即为月经周期规律。如果月经周期规律，月经周期越长，孕妇就越有可能超出计算出的预产期分娩；月经周期越短，孕妇就越有可能在计算出的预产期之前分娩。

预产期换算表

	月	1	2	3	4	5	6	7	8	9	10	11	12	13	14	15	16	17	18	19	20	21	22	23	24	25	26	27	28	29	30	31	月
末次月经日	1月	1	2	3	4	5	6	7	8	9	10	11	12	13	14	15	16	17	18	19	20	21	22	23	24	25	26	27	28	29	30	31	1月
预产期	10月	8	9	10	11	12	13	14	15	16	17	18	19	20	21	22	23	24	25	26	27	28	29	30	31	1	2	3	4	5	6	7	11月
末次月经日	2月	1	2	3	4	5	6	7	8	9	10	11	12	13	14	15	16	17	18	19	20	21	22	23	24	25	26	27	28	-	-	-	2月
预产期	11月	8	9	10	11	12	13	14	15	16	17	18	19	20	21	22	23	24	25	26	27	28	29	30	1	2	3	4	5	-	-	-	12月
末次月经日	3月	1	2	3	4	5	6	7	8	9	10	11	12	13	14	15	16	17	18	19	20	21	22	23	24	25	26	27	28	29	30	31	3月
预产期	12月	6	7	8	9	10	11	12	13	14	15	16	17	18	19	20	21	22	23	24	25	26	27	28	29	30	31	1	2	3	4	5	1月
末次月经日	4月	1	2	3	4	5	6	7	8	9	10	11	12	13	14	15	16	17	18	19	20	21	22	23	24	25	26	27	28	29	30	-	4月
预产期	1月	6	7	8	9	10	11	12	13	14	15	16	17	18	19	20	21	22	23	24	25	26	27	28	29	30	31	1	2	3	4	5	2月
末次月经日	5月	1	2	3	4	5	6	7	8	9	10	11	12	13	14	15	16	17	18	19	20	21	22	23	24	25	26	27	28	29	30	31	5月
预产期	2月	5	6	7	8	9	10	11	12	13	14	15	16	17	18	19	20	21	22	23	24	25	26	27	28	1	2	3	4	5	6	7	3月
末次月经日	6月	1	2	3	4	5	6	7	8	9	10	11	12	13	14	15	16	17	18	19	20	21	22	23	24	25	26	27	28	29	30	-	6月
预产期	3月	8	9	10	11	12	13	14	15	16	17	18	19	20	21	22	23	24	25	26	27	28	29	30	31	1	2	3	4	5	6	-	4月
末次月经日	7月	1	2	3	4	5	6	7	8	9	10	11	12	13	14	15	16	17	18	19	20	21	22	23	24	25	26	27	28	29	30	31	7月
预产期	4月	7	8	9	10	11	12	13	14	15	16	17	18	19	20	21	22	23	24	25	26	27	28	29	30	1	2	3	4	5	6	7	5月
末次月经日	8月	1	2	3	4	5	6	7	8	9	10	11	12	13	14	15	16	17	18	19	20	21	22	23	24	25	26	27	28	29	30	31	8月
预产期	5月	8	9	10	11	12	13	14	15	16	17	18	19	20	21	22	23	24	25	26	27	28	29	30	31	1	2	3	4	5	6	7	6月
末次月经日	9月	1	2	3	4	5	6	7	8	9	10	11	12	13	14	15	16	17	18	19	20	21	22	23	24	25	26	27	28	29	30	-	9月
预产期	6月	8	9	10	11	12	13	14	15	16	17	18	19	20	21	22	23	24	25	26	27	28	29	30	1	2	3	4	5	6	7	-	7月
末次月经日	10月	1	2	3	4	5	6	7	8	9	10	11	12	13	14	15	16	17	18	19	20	21	22	23	24	25	26	27	28	29	30	31	10月
预产期	7月	8	9	10	11	12	13	14	15	16	17	18	19	20	21	22	23	24	25	26	27	28	29	30	31	1	2	3	4	5	6	7	8月
末次月经日	11月	1	2	3	4	5	6	7	8	9	10	11	12	13	14	15	16	17	18	19	20	21	22	23	24	25	26	27	28	29	30	-	11月
预产期	8月	8	9	10	11	12	13	14	15	16	17	18	19	20	21	22	23	24	25	26	27	28	29	30	1	2	3	4	5	6	-	-	9月
末次月经日	12月	1	2	3	4	5	6	7	8	9	10	11	12	13	14	15	16	17	18	19	20	21	22	23	24	25	26	27	28	29	30	31	12月
预产期	9月	7	8	9	10	11	12	13	14	15	16	17	18	19	20	21	22	23	24	25	26	27	28	29	30	1	2	3	4	5	6	7	10月

（2）**根据基础体温曲线计算**：有测量并记录基础体温习惯的孕妇，可以根据基础体温推算预产期。将基础体温曲线低温段的最后一天作为排卵日，从排卵日日期向后推38周，得出的日期就是预产期。

（3）**根据胎动日期计算**：如果孕妇记不清最后一次月经日期，或月经周期不规律，可以根据胎动日期来推算。一般孕妇第一次胎动出现于怀孕后第18周左右。如果你是初产妇，预产期就是胎动日期向后推20周，如果你是经产妇，预产期就是胎动日期向后推22周。这一办法更适用于经产妇，因为初产妇往往因为没有孕育经验，难以分辨胎动与胃肠蠕动的不同。

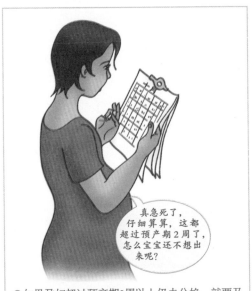

◎如果孕妇超过预产期2周以上仍未分娩，就要及时看医生，由医生决定，及时采取措施终止妊娠。

（4）**根据B超检查推算**：医生通过B超，可以测出胎头双顶间径、头臀长度及股骨长度，并根据这些估算出胎龄，从而推算出预产期。

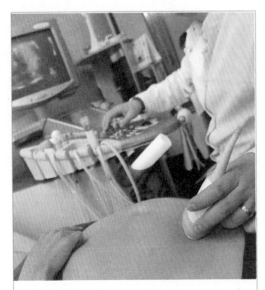

◎通过B超，医生也可以测出胎头的成长数据，并根据这些估算出胎龄，从而推算出预产期。

（5）**从害喜开始的时间推算**：孕妇害喜一般出现在停经6周左右，如果准确记得开始害喜的日期，由此向后推280天即为预产期。但是，引发呕吐的因素有很多，并不能够确定，某次呕吐就是害喜症状。因此，依据害喜日期推算预产期的方法有很大局限性，只可作为辅助方法，伴随其他方法一起使用。

（6）**测量子宫底高度，大致估计预产期**：每次产检，医生都会测量子宫底高度，大致估计预产期。一般来说，怀孕16周，子宫底高度在肚脐与耻骨当中；怀孕20周，子宫底在肚脐下2横指处；怀孕24周，子宫底和肚脐大概等高；怀孕28周，子宫底在肚脐上3横指处；怀孕32周，子宫底在剑突与肚脐正中；怀孕36周，子宫底在剑突下2横指处；妊娠40周，子宫底又恢复到32周时的高度，但腹围增大了很多。

预产期可以提醒你安全分娩的时间范

围，但不要把预产期看得那么绝对。因为，孕期女性复杂的生理变化加上胎儿成长状况各异，预产期也是可以变化的。虽然，目前预测预产期的准确性也大大提高了，但依然只有53%左右的孕妇在推算出的预产期当天分娩。因此，不管什么方法推算出的预产期，都只能作为一种参考。

② 快到预产期时的准备

（1）密切注意胎动，如果宝宝不动或很少动，你就要常活动，或轻轻拍拍肚皮多与宝宝交流，如果宝宝还是不动就要尽快就医。

（2）如果决定自然分娩，就要多注意加强锻炼，增强体力。散步，爬楼梯，饭后去绿地或公园走走，都是不错的选择。

（3）如果发现破水或间隔3～5分钟的规则阵痛，就是临产的征兆，需要马上就医待产。

（4）需要为分娩做好准备：产垫、特大号卫生巾、洗漱用品、挤奶器和防溢

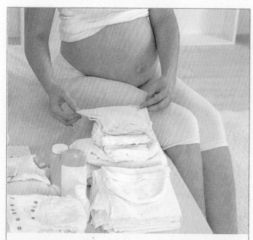

◎进入怀孕37周后，准妈妈应随时做好分娩前的准备，如收拾好宝宝的衣物、用具等。

乳垫，宝宝的纱布衣、包巾、奶粉等，将这些东西专门装在一个包里，一旦孕妇有分娩迹象，可以随时带去医院。

怀孕37周，准妈妈应随时做好分娩前的准备，但是如果宝宝没有在推算时间内出生，也不要过于焦虑，因为在预产期前后两周内分娩，都属正常情况。但是，如果超出预产期2周，还没有分娩征兆出现，就不能过于大意了，要及时住院观察或适时引产。

③ 过了预产期怎么办

医学上把怀孕28周37周之间分娩叫作早产（早期产）。比预产期推后2周以上分娩，称为逾期产（过期产）。如果孕妇已经过了预产期，还没出现分娩征兆，必须注意以下几点。

（1）不要紧张，如果一切正常，预产期后两周内分娩，对母婴影响不大。但要过了预产期，孕妇要密切关注胎动情况，一旦胎动减弱或胎动减少，就需马上进行检查，医生会根据情况决定分娩时机。

（2）进行产检。准妈妈应向医生出示妊娠期各阶段的检查（如B超、妊娠试验等）结果，让医生再次核对孕周，遵照医生吩咐做好产检。

（3）加强产前检查，加大检查频率，密切监控宫内胎动情况。

如果预产期推迟超过14天，由于部分孕妇的胎盘会出现老化，导致胎儿缺氧窒息、自吞排泄物等情况，对孕妇和孩子的危害都较大。这时，应及时到医院就医，由医院决定催生或剖宫产。

宫外孕

宫外孕简单地说，就是受精卵在子宫外着床，医学上又称异位妊娠。正常情况下，受精卵在输卵管形成后，要移至子宫，在子宫内膜着床，慢慢发育而成胎儿。一旦受精卵没有到达子宫，在子宫之外的其他地方着床发育，这时，受精卵不但发育不成胎儿，还会给孕妇造成极大危险。虽然有人轻松地说："宫外孕就是受精卵迷了路。"但是，对于女性来说，宫外孕就像身体里埋下的一枚定时炸弹，可能带来生命危险。

90%以上的宫外孕发生在输卵管，所以宫外孕也叫输卵管怀孕，也有少数宫外孕发生在腹腔、卵巢或子宫颈。由于输卵管管壁薄，受精卵发育到一定阶段会导致输卵管妊娠流产或输卵管妊娠破裂，引发内出血。轻则引起孕妇呕吐、面色苍白，出冷汗，四肢发冷，不规则阴道出血，重则导致孕妇晕厥、休克，甚至威胁生育能力和生命安全。

① 宫外孕的原因

不论是输卵管还是子宫，任何一方出现问题，都有可能导致受精卵无法正常着床，产生宫外孕，以下就是造成宫外孕的常见危险因素。

（1）盆腔炎

慢性盆腔炎，是导致宫外孕的一个重要因素。盆腔炎感染使输卵管管腔变得狭窄，阻碍了受精卵进入子宫，只好在输卵管或卵巢停留下来。因此任何育龄妇女都应注意经期、孕期生殖器官卫生，避免不洁性交，积极治疗阴道炎、子宫颈炎等生殖系统疾病，减少盆腔炎发病概率，从而降低宫外孕发生率。

（2）宫内节育器引发的感染

安装了宫内节育器的女性，仍然有3%左右怀孕的概率，但是节育器阻碍了受精卵进入子宫，有导致宫外孕的可能。因此，育龄女性严重腹泻和腹痛时要考虑宫外孕的可能。

（3）输卵管感染、发育异常和输卵管手术

输卵管感染或发育异常，比如，输卵管过长、管腔狭窄、黏膜纤毛受损等，以及输卵管手术留下的瘢痕都会影响输卵管的畅通，妨碍受精卵进入子宫，引发宫外孕。

（4）受精卵游走

精子和卵子在一侧卵巢相遇受精，受精后没有直接经输卵管到达子宫，却经过宫腔或腹腔游走到对侧输卵管，这称作受精卵的游走。受精卵在游走过程中逐渐分裂变大，大到不能通过输卵管继续前行时，就停下来在输卵管壁着床，产生宫外孕。

（5）频繁人流

避孕失败后采取人工流产终止妊娠，对女性身体是一个极大的伤害，而且，如果经常人流，会增加宫外孕发生概率。频繁人流会导致子宫内膜受创，使受精卵难以在子宫内膜着床，就会转

移到别的地方发育，引发宫外孕。如果没有计划要孩子，应做好避孕工作，反复人流不仅使身体受到重创，难以恢复，还增加了宫外孕的发生概率。

（6）宫外孕史

有过宫外孕史的女性，有10%～15%的女性在下一胎怀孕时会再次发生宫外孕。

❷ 宫外孕的症状

一般情况下，宫外孕症状在怀孕后第6～8周时就会出现，症状发生时，体内输卵管破裂导致的内出血等会给孕妇带来很大痛苦，处理不当可能危及孕妇生命。以下是宫外孕的主要症状，如果孕妇出现其中几种或全部症状，可以确定是宫外孕，要及时就医。

（1）疼痛

盆腔检查时，移动如果有疼痛，输卵管附近轻微到剧烈不同程度的疼痛，这是宫外孕输卵管尚未破裂时的一般表现。无论是一侧疼痛还是两侧疼痛，无论是下腹疼痛还是伴随的肩膀疼痛。如果疼痛无缘无故来得非常厉害，很有可能是宫外孕的症状。因为，几乎95%的宫外孕输卵管破裂的征兆都是无端剧痛。

（2）出血

出血并不是宫外孕的特征，对于很多自然分娩的孕妇来说，出血也是必然的。但是，宫外孕发生的出血与其他出血状况不同，它常在闭经后伴随疼痛发生。输卵管破裂之前，通常只是少量的出血，血色呈暗红或咖啡色，但是淋漓不断，粗心的孕妇还会以为是月经，其实是宫外孕

造成的出血。

（3）恶心、呕吐

下腹持续疼痛，并伴有恶心、呕吐、肛门下坠等不适，有可能是宫外孕在作怪。

（4）晕厥与休克

输卵管破裂会导致腹腔内出血及剧烈腹痛，导致孕妇晕厥，甚至休克。

很多孕妇感觉流产和宫外孕有很多相似之处，分辨起来相当困难。其实，流产时的疼痛部位在腹部中央，子宫所在的位置，产生的疼痛也并不是很严重，但是出血较为严重，血中还会有大量血块；而宫外孕的疼痛部位一般偏向下腹部一侧，卵巢所在的位置，而且疼得无法忍受，出血也较少，血色暗沉。

如果孕妇有经常性腹痛，要及早到医院检查，及早发现或排除宫外孕。对于宫外孕患者来说，越早诊断治疗就越有利，一旦输卵管破裂，出现大规模出血，治疗和恢复都很困难。

❸ 宫外孕的预防

既然宫外孕如此危险，为了减少宫外孕发生的概率，在日常生活中做好宫外孕的预防工作非常重要。

（1）注意生理卫生，杜绝不洁性生活，减少盆腔炎的发生。

（2）积极防治输卵管炎。一旦发现输卵管疾病，应及时彻底地治疗。

（3）发现宫外孕一定要遵从医嘱，及早治疗。

孕1月的运动

怀孕早期，准妈妈的身体虽然外表没有什么变化，但是体内却已经和以前大不一样了。这时，快跑、踢毽、跳绳、网球等需要奔跑、快速位移、大量出汗的运动已经不适合准妈妈了。这时，准妈妈们可以选择散步、慢走、游泳、慢舞及伸展操等运动，既可避免剧烈运动造成的严重后果，也同样可以起到强身健体的作用。

此外，要注意的是，准妈妈运动时，不但要注意安全，避开炎热、闷热天气。还要注意，掌握好运动强度，不宜过度运动，运动时间也不宜过长。运动前后及时补充水分，避免脱水和体温变化过大。

❶ 后背伸展运动

舒适地坐在地板上，然后在胸前交叉双手，并向前伸直双臂。挺直后背，然后向上举起双臂。吸气的同时用力向上推双臂，在用嘴呼气的同时慢慢地放下双臂。此项运动能强化后背肌肉，而且能放松紧张的肩部肌肉。

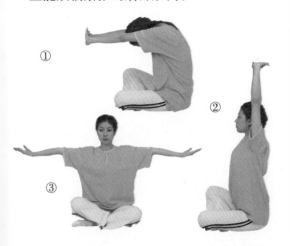

❷ 颈部运动

慢慢地向右旋转颈部，并看向右侧方，然后再向左侧旋转，并看向左侧方。抬头看上方，然后慢慢地低下头。接下来，从右向左旋转颈部，然后再从左向右旋转。颈部运动能防止肌肉硬化，同时能放松紧张的肌肉。

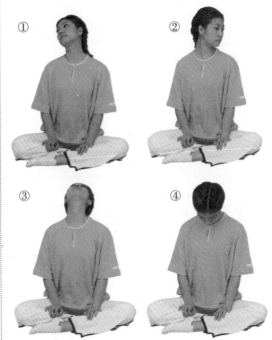

❸ 深呼吸

双手放在腹部上方，慢慢地用鼻子吸气，腹部向前鼓起。慢慢地用嘴呼气，腹部向内收。深呼吸动作能缓解妊娠反应，而且能稳定情绪。

孕1月美食推荐

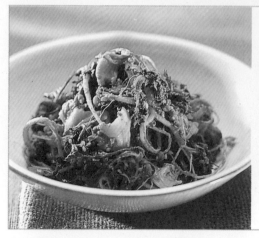

味噌拌荠菜贝肉

材料 荠菜200克，贝肉100克，料酒少许，味噌、剁碎的大葱各1大匙，蒜蓉1小匙，盐、香油各少许。

做法 ①荠菜洗净，用加盐的开水汆烫熟，再用凉水冲洗；贝肉反复冲洗干净后，沥干水分备用。②在锅内倒入少量的水，等水煮沸后放入料酒，并烫熟洗净的贝肉。③将贝肉和荠菜沥干水分，再加入味噌、大葱末、蒜蓉、盐、享有等搅拌均匀，即成。

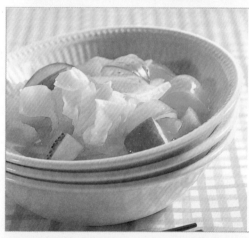

蔬菜水果醋沙拉

材料 高丽菜5张，红洋葱、苹果各1/4个，橘子、奇异果各1/2个，盐少许，水1/2杯，食用醋、白糖各1/4杯，盐1大匙。

做法 ①高丽菜洗净，切块，再用开水烫熟。②红洋葱洗净，切块，用开水烫熟。③把带皮的苹果洗净，切成小块；橘子取果肉；奇异果洗净，切小块。④用密封容器盛放步骤1和步骤2的材料，用小火煮成适量的甜醋水，倒入罐中。两天后只倒出甜醋水，并适当地加热，再放入冰箱内冷藏；在食用之前，跟步骤3的水果一起拌匀。

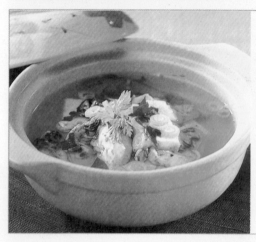

牡蛎豆腐汤

材料 豆腐1/4块，牡蛎1/2杯，牛肉汤3杯，虾酱1大匙，蒜泥1/2大匙，干红椒1/2个，香油、盐、胡椒粉、生姜汁、大葱丝、艾草各少许。

做法 ①把豆腐洗净，切成长2厘米、厚0.7厘米的薄片，再用盐水清洗牡蛎。②去掉干红椒子，洗净，然后均匀地剁碎。③把豆腐放入牛肉汤内，然后添加虾酱，并用小火加热。④待豆腐变软，就放入蒜泥、生姜汁和牡蛎，然后继续煮。⑤待牡蛎鼓胀，就用盐和胡椒粉调味，再放入干红椒和香油；在豆腐牡蛎汤上面撒上葱丝和艾草。

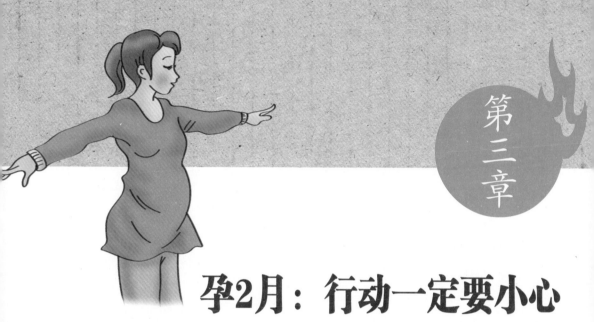

第三章

孕2月：行动一定要小心

●进入孕2月，大部分孕妇已经知道自己怀孕了。头晕、乏力、嗜睡、流涎、恶心、呕吐、喜食酸性食物等早孕反应表现明显。这时期，孕妇子宫增大，大小如鹅蛋，小腹部尚看不出有什么变化。但此时孕妇行动要更小心，以免不慎跌倒，引起出血流产等意外。

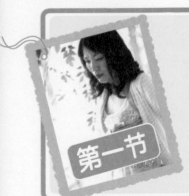

身心上的可能转变

第一节

害喜更厉害

胃灼热是女性孕期的常见症状之一，很多孕妇在用餐后不久腹部或胸口会有灼烧感，有时还伴有胃酸、呕吐、打嗝等现象。与便秘一样，胃灼热也是孕期激素分泌惹的祸，女性孕期黄体酮分泌增多，黄体酮会降低消化道肌肉张力、减轻消化道蠕动力度，导致胃酸在胃里长时间滞留。同时，孕激素也会影响胃入口的保护性肌肉，使它变得松弛，当胃收缩时，很容易将食物和胃酸挤出，反流至食道，让人产生胃灼热、打嗝等不适感。随着妊娠月份的增加，子宫底变大上移，对胃部的压迫也会越来越大，这种情况会更明显。下面几种方法可以缓解孕妇胃灼热症状。

❶ 衣着宽松，饮食合理

孕妇衣着宽松可以减轻腹部压力，少食多餐有利于减轻胃部负担，避免食用辛辣、油腻等不易消化的食物，还要注意进食不宜过饱，特别是晚餐，饭后就睡会造成消化不良。

❷ 身体保持正确舒服的姿势

饭后不宜马上平躺，应站立或走动至少半个小时，帮助肠胃消化；采用右侧睡姿，双手抱膝，可以减轻子宫对胃部的压迫，让食物顺利通过胃部；休息的时候可让床头略高于床脚，即垫高床头，是整个床铺呈缓斜坡状，避免胃酸倒流，但是孕妇睡觉不宜垫高枕头，因为枕头只能抬高头部，反而使食管和胃之间曲折加剧，影响食物顺利进入胃部，加重胃灼热。

❸ 饭前饭后应注意

很多孕妇都是在起床时和饭前胃灼热最严重，这是胃部没有食物，积累胃酸过多的原因。饭前喝乳制品或吃低脂冰激凌可以在胃壁上形成一层保护膜，减轻胃酸的烧灼感。饭后服用含有钙的低盐制酸剂，可以中和胃酸，有效预防胃灼热。

如采取上述方法仍未能缓解胃灼热症状，孕妇可在医生的指导下，服用一些药物。

排尿频繁

孕2月时，腹部会因子宫变大而隆起，这是与孕1月准妈妈外表还看不出怀孕时的大区别。子宫的不断生长扩张，压迫膀胱，使得孕妇排尿频繁。因此，女性怀孕后不但经常口渴，如厕频繁，有时排尿的时间也比怀孕前长了许多。很多人会怀疑自己得了糖尿病或者是膀胱炎。其实，这些都是怀孕后的正常现象。

排尿频繁的状况会从怀孕早期一直持续到怀孕第3个月左右。对于这一问题，孕妇不要过于担心，也不须特别治疗，只要妊娠12周以后，子宫逐渐胀大升高，一直到子宫位置高出盆腔，对膀胱压迫减弱后，频尿的症状自然消失。这不是一种病，不需医治，只要多休息，多注意生理卫生，有尿意的时候及时如厕就可以了。

但是如果不是只有频尿症状，如果排尿时还伴有尿急和尿痛，甚至还伴有灼烧感的准妈妈们就要注意了，这可能是有泌尿道感染。为了你的身体健康，你需要及时去或泌尿外科进行相关检查。同时，饮食上不宜食用羊肉、虾、蟹、咸鱼、黑鱼、草鱼等发物，以及忌食辣椒、麻椒、生葱、生蒜、白酒等刺激性食物及饮料。

容易便秘

便秘是孕妇怀孕早期最常见的烦恼之一，很多女性在怀孕时都有过便秘的痛苦经历。为什么孕妇更容易便秘呢？

怀孕后，体内分泌大量的孕激素，引起胃肠道肌张力减弱、蠕动减慢，食物消化不良。不断增大的子宫压迫胃肠道，导致排便通道不畅。此外，很多女性怀孕后，大量摄食高蛋白、高脂肪的食物，或者饮食过于精细，都不利于排便。有的女性怀孕后因为行动不便，懒于运动，导致消化力能力下降。

对于孕妇来说，孕期便秘比平时便秘更让人痛苦，便秘带来的排便困难不但破坏心情，还可导致孕妇腹痛、腹胀。严重者可导致肠梗阻，并发早产，危及母婴安危。要避免或减轻便秘带来的痛苦，孕妇在孕期要注意以下几个方面。

❶ 注意合理饮食

日常生活中，多食用含膳食纤维丰富的蔬菜和富含水分的水果，例如芹菜、

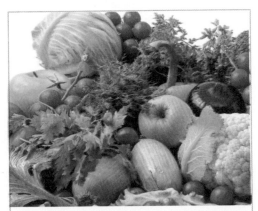

◎准妈妈应多食用含膳食纤维丰富的蔬菜和富含水分的水果，如芹菜、西红柿等，以调节胃肠功能，预防孕期便秘。

苦瓜、香蕉、菠萝、桃子、韭菜、南瓜等；多喝水，果汁、蔬菜汁更好，每天至少补充2000毫升水；少吃精粮和不易消化的食物，多食用粗粮；吃饭时先喝汤再吃主食，有利于肠胃畅通。

② 合适的运动

全身动一动，让你的肠胃也跟着加快蠕动。适量的运动可以增强孕妇的腹肌收缩力，预防或减轻便秘。因此，即使身体笨重，孕妇也应在体力范围内做一些简单的运动，如散步、慢舞等，以增强消化系统的动力。

③ 养成定时排便的习惯

起床后先空腹饮一杯温开水或蜂蜜水，可疏通肠道，再加上直立反射，可促进排便；想上厕所的时候要马上去，控制便意有害身体健康；排便的时候，最好使用坐式马桶，可以缓解下腹部血液瘀滞。

④ 便秘严重时及时就医

一般情况下，孕期便秘时暂时现象，通过饮食调理即可很快消除。但是，一旦便秘比较严重，如1~2周都未能排便，孕妇应及时就医，遵医嘱服用通便药物。

无法坦然接受别人的帮助

很多精明干练的女性在怀孕后，很长一段时间内，都无法坦然接受别人的帮助。因为她们认为，自己有手有脚，却处处被照顾，被呵护，她们会对自己的能力产生怀疑，会因为给别人带来了麻烦而内疚。其实，这种看法是不对的，孕妇应该积极寻求别人的帮助，不用为自己对丈夫和亲人的过分依赖而感到不安。要迅速完成角色转变，现在你不再是那个精明能干的女人了，你只是个怀了宝宝的孕妇。

只有当你全身心地投入扮演准妈妈这个角色时，别人才能感觉到妊娠对你来说多么重要。但是，只有大家感觉自己能对你有所帮助时，才会去帮助你，这就需要你去相信并依赖他们。对家人及朋友的依赖，不仅让你的生活更加轻松，还会使自己和家人朋友间的关系更加融洽，大家都会因参与了你的妊娠过程、为宝宝贡献了一分力量而感到骄傲。

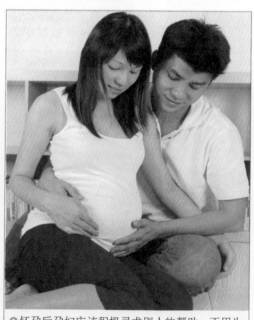

◎怀孕后孕妇应该积极寻求别人的帮助，不用为自己对丈夫和亲人的过分依赖而感到不安。

孕1月常见症状解决方法

胃灼热

衣着宽松，饮食合理

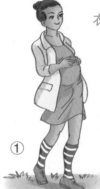

孕妇衣着宽松可以减轻腹部压力，少食多餐有利于减轻胃部负担。要避免用辛辣、油腻的不易消化的食物，还要注意进食不宜过饱，特别是晚餐，饭后就睡会造成消化不良

①

身体保持正确舒服的姿势

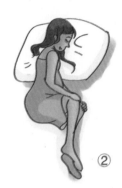

饭后不宜马上平躺，应站立或走动至少半个小时，帮助肠胃消化；采用右侧睡姿，双手抱膝，可以将子宫暂时拉离胃部，减轻子宫对胃部的压迫，让食物顺利通过胃部；休息的时候可让床头略高于床脚，即垫高床头，使整个床铺呈缓斜坡状，避免胃酸倒流，但是孕妇睡觉不宜垫高枕头，因为枕头只能抬高头部，反而会使食管和胃之间曲折加剧，影响食物顺利进入胃部，加重胃灼热

②

饭前饭后应注意

很多孕妇都是在起床时和饭前胃灼热最严重，这是胃部没有食物，积累胃酸过多造成的。饭前喝乳制品或吃低脂冰激凌可以在胃壁上形成一层保护膜，减轻胃酸造成的烧灼感。饭后服用含有钙的低盐制酸剂，可以中和胃酸，有效预防胃灼热

③

皮肤干痒

洗澡时用泡澡来代替淋浴，减少热水冲刷皮肤产生的刺激，减轻干痒状况

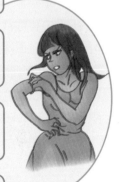

洗完澡后，用橄榄油或柔肤露涂抹皮肤，顺便按摩还可以预防妊娠纹

多饮用白开水，多食用新鲜蔬菜和水果也可以预防皮肤干燥，还可减轻便秘症状

做一些简单的运动，可促进血液循环，增快皮肤代谢

腰围变粗

腰围变粗的原因、心理状态及解决方法

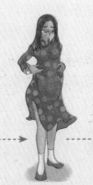

原因

腰围变粗是适应胎儿发育、子宫增大的需要

也有孕期肠道胀气和体重增加方面的原因

心理状态

有的孕妇会为腰围变粗，身材走形而忧心忡忡，产生一定的心理压力

解决方法

分娩之后，通过饮食调整和运动，女性身材还可以恢复到孕前的苗条状态

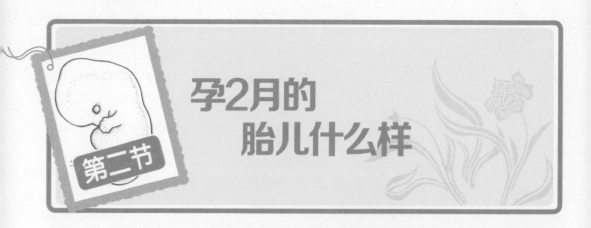

第二节 孕2月的胎儿什么样

第5周、第6周

到第5周末，宝宝大概长到1厘米左右，像一颗黄豆粒那么大。这时，宝宝的尾巴已经基本消失，虽然有一个与身体不成比例的大头，但是看起来已经有点儿像人形了。手和脚已经从躯干上伸出来，像小芽儿一样。细胞迅速分裂，形成了原始的神经管，各个胚层仍然继续分化，主要的器官如肾脏和肝脏开始生长。尽管这

时还听不到胎心音，但左右心房、支气管的雏形已出现，心脏开始有规律地跳动及开始供血。接下来，宝宝将以每分钟复制100万个以上细胞的惊人速度不断成长。

第6周，胎儿的身长约为1.5厘米，看上去像颗蚕豆。胎儿心跳速度约为每分钟150次，大概是母亲心跳速度的2倍，只是这时还不能听到胎儿的心跳。这时，胚胎

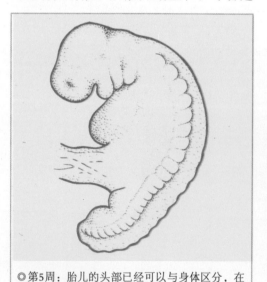

◎第5周：胎儿的头部已经可以与身体区分，在"背部"已经长出脊状的突起。

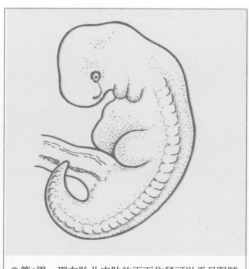

◎第6周：现在胎儿皮肤的下面依稀可以看见眼睛的痕迹，并出现双臂和腿的雏形。

的面部有小的黑色的小点，那将来是宝宝的眼睛；小的空洞是鼻孔，深凹下去的地方，将来会发育成宝宝的耳朵。正在发育中的四肢生长得都非常迅速，手臂明显比上周长了许多，肘部关节也开始出现。这时脚部也从腿芽中分离出来，脚趾也隐隐可见，看上去像划船的桨。胎儿隆起的头部也比上周大了一些，眼睛部分的分化也更加细致，眼睑、角膜、视网膜等都已经形成，还可以清楚看到鼻子、耳朵生长的位置。

第7周、第8周

第7周，胎儿长到2厘米左右，形状仍然像一颗蚕豆，只不过比上周大一些。头部依然显得过大，但是变得更挺直。脑部神经细胞已经向外延伸，呈辐射状，形成基本的神经通路，小脑叶也清晰可见。外耳郭已很明显，眼睑发育完成，覆盖在眼睛上，鼻子已经成形。胎儿的肘关节、膝关节、腕关节都已很明显。脚趾已经长出来，手指也长的更长了。

第8周，胎儿先前佝偻的身体和向前弯曲的头部在这一周逐渐挺直，周身通常约为3.6厘米，体重约有15克。此周以后宝宝从胚胎变成胎儿，进入所谓的"胎儿期"。

胎儿内脏器官逐渐成形，肺、胃和肠道正在腹部发育，肾脏已经迁移至上腹部，心脏也已发育完全，分化为4个心室。四肢完全成形，五官也更加清晰，眼睛的所有结构也已形成，耳垂也出现了。此时胎儿的外生殖器雏形初现，但是，还无法分辨胎儿性别。

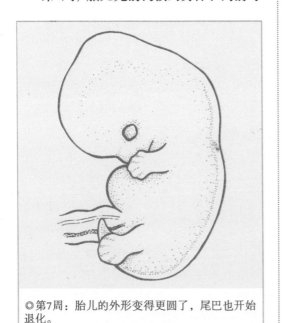

◎第7周：胎儿的外形变得更圆了，尾巴也开始退化。

◎第8周：现在，胎儿带蹼的手指和脚趾已经清晰可辨，胳膊也长出肘关节。

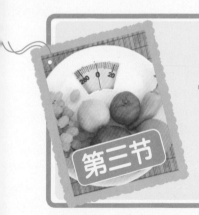

一人进食，两人营养

第三节

应具备的营养常识

怀孕后，准妈妈一定要形成认识，自己不是一个人了，而且胎儿所需要的营养是通过你的嘴巴摄入的。营养对于各位准妈妈来讲，是至关重要的，各位准妈妈一定要掌握相应的营养常识。

从饮食中获得营养是最可靠的，准妈妈只要养成合理的饮食习惯，另外在注意

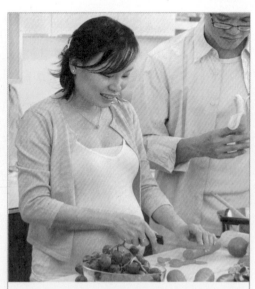

◎胎儿生长需要很多的营养物质，因此在怀孕期间的饮食中，孕妇一定要注意营养的合理摄入。

碳水化合物、蛋白质、脂肪、维生素、微量元素（钙、铁、锌、店等）这五大类营养元素均衡摄取。再补充一下营养素，就可以放心地渡过孕期营养难关了。

要做到营养全面其实并不复杂，一日三餐只要稍加注意，准妈妈就可以轻轻松松地为宝宝成长提供足够的能量。

另外，合理膳食并不是一个不容更改的铁框，准妈妈只要保证每天能够摄取300～600千卡（1千卡=4.186千焦）的热量，25克蛋白质；800毫克钙，400微克叶酸，40毫克铁，就不会被营养不良困扰。某种营养物质通过什么食物摄取并不重要，只要营养物质的总量不缺乏，孕期营养又保证，我们的目的就达到了。

很多孕妇在怀孕期间，要吃什么变得很模糊，或者根本就不知道吃什么好，专家建议孕妇在怀孕期间推荐食物主要有：含蛋白质丰富的肉类、蛋类、奶类、新鲜的蔬菜水果、含叶酸丰富的绿叶蔬菜、深黄色的水果、豆类、坚果等。

中国居民平衡膳食宝塔

中国营养学会与中国预防医学科学院营养与食品卫生研究所组成了《中国居民膳食指南》专家委员会，对中国营养学会于1989年建议的《我国的膳食指南》进行了修改，制定了《中国居民膳食指南》及其说明，并于1997年4月由中国营养学会常务理事会通过，正式公布。《指南》提出了健康饮食的建议，并将膳食指南的内容具体化为"平衡膳食宝塔"，指导人们如何做到合理膳食。"膳食宝塔"以宝塔的形状将食物分为5部分，下面的食物是基础，需要的也较多，上面的食物，每天需要的量很少，但是营养丰富。

在宝塔中，谷类、蔬菜和水果列在下面两层，而肉类、蛋类，乳制品和豆类则分布在金字塔的三四两层，塔尖是油脂类。下面我们就分别讲述这几类食物的营养功能。

（1）谷类

稻类、麦类和薯类都属于谷类，谷类是人类最理想、最经济的能量来源，其中所含的纤维素、半纤维素不仅易被人体消化吸收，还能吸水，增加肠道内容物体积，刺激肠道蠕动，利于清理肠道废物，减少有害物质在肠道的停留时间，帮助排便，可预防或减少肠道疾病。因此，为了健康，尽可能食用全谷物食物。"膳食宝塔"建议成人每天食用300～500克谷类食品为宜。

（2）蔬菜、水果

蔬菜和水果中含有多种维生素、矿物质和植物化学物质，人体必需的维生素大多是从蔬菜和水果中摄取的。此外，蔬菜和水果中的营养素可以有效预防各种疾病。"膳食宝塔"建议成人每天食用200～300克水果或蔬菜。

（3）豆类、乳制品

乳制品中含有丰富的钙质，不但有安神静心的作用，还有助于排除体内毒素。成人每天至少应摄入200～250克豆类产品和乳制品。

（4）肉类、蛋类

家禽、鱼类、蛋类每天应摄入125～150克为宜。

食物金字塔适用于所有的健康成人，当然孕妇也在其中。此外，你还可以根据自身健康情况与日常活动量适当调整。一般来说，孕妇除了第四、五层的高营养食物需要多吃一些，其他食物也要适当调整比例，选用较大的分量。

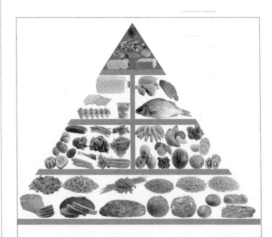

◎对于如何才能做到健康饮食，我们可以从居民膳食"金字塔"中得到指导。

远离危险食物

我们将不适合孕妇食用的危险食物分为高危险食物和不宜用的食物。高危险食物主要有过敏食物和霉变食物等。

如果孕妇对某些食物过敏，不但会直接损害某些身体器官，还可能会导致流产、胎儿发育异常或畸形。如果孕妇在怀孕前对某些食物有过敏现象，在孕期应禁食这类食物。虾、蟹及辛辣刺激性食物也容易导致过敏，准妈妈应尽量避开这些食物。

霉变食物中的霉菌素对人体危害很大，不但能引起急性或慢性食物中毒，还可能导致胎儿畸形，影响胎儿发育，严重的还可能导致母婴致癌。所以，准妈妈应讲究卫生，不吃霉变的玉米、花生、红薯、土豆及腐烂的水果等。

孕妇不宜用的食物有：油炸食品、未经高温消毒的高蛋白质食品、高糖、高热量食品和腌制食品。

油炸食品不单营养在高温中大量损失，还难以消化，因其中含较多的铝及含苯环的芳香族化合物，而且在油炸过程中会产生亚硝酸盐或某些致癌物质；三文鱼、鳕鱼、生鱼片、牛排、生鸡蛋及未煮熟的鱼、肉、蛋等高蛋白食物，不仅含有大量的细菌和寄生虫，营养还不宜吸收；奶油、肥肉、糕点、糖果、巧克力等高糖、高热量食品，孕妇如果多吃，不单会导致脂肪蓄积、体重上升，还容易引发糖尿病、高血压等孕期并发症；咸菜、大酱、香肠、腌肉、熏肉等腌制食品中，含有大量可致癌和致畸的亚硝酸盐。这些食物都是在怀孕期间应该尽量避免食用的。

另外，山楂可促使子宫收缩加速，孕妇食用后易造成流产；桂圆性虚热，孕妇食用后，内热增加，血流加速，易导致胎动频繁、腹痛甚至流产；木瓜会干扰女性的内分泌，不利于女性分娩；热性作料，如八角、花椒等，会加重便秘或肠道堵塞，影响孕妇和胎儿健康；久存的土豆生物碱含量高，会影响胎儿正常生长发育。

因此，为了宝宝和自身健康，准妈妈在饮食中要避开以上危险食物。

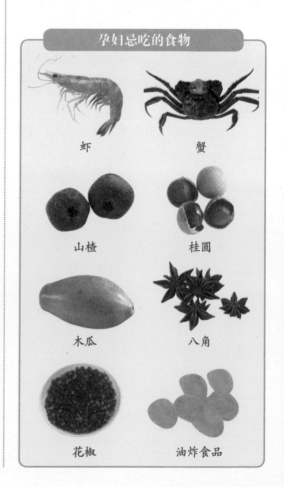

孕妇忌吃的食物

虾　　　　　蟹

山楂　　　　桂圆

木瓜　　　　八角

花椒　　　　油炸食品

忌食食物的危害

油炸食品 油炸食品不单营养在高温中大量损失，还难以消化，因为其中含较多的铝及苯环等芳香族化合物，而且在油炸过程中会产生亚硝酸盐或某些致癌物质

腌制食品 腌制食品中，有大量可致癌或致畸的亚硝酸盐

高糖、高热量食品 高糖、高热量食品孕妇如果多吃，不单会导致脂肪蓄积、体重上升，还容易引发糖尿病、高血压等孕期并发症

高蛋白食物 高蛋白食物不仅含有大量的细菌和寄生虫，营养还不易吸收

木瓜 木瓜会干扰女性的内分泌，不利于女性分娩

桂圆 桂圆性虚热，孕妇食用后，内热增加，血流加速，易导致胎动频繁、腹痛甚至流产

山楂 山楂可促使子宫收缩加速，孕妇食用后易出现流产

热性作料 热性作料，如八角、花椒等，会加重便秘或肠道堵塞，影响孕妇和胎儿健康

久存的土豆 久存的土豆生物碱含量高，会影响胎儿正常生长发育

孕妇吃什么对胎儿皮肤好

俗话说"一白遮百丑"，每个孕妇都希望自己的宝宝皮肤白嫩光滑。一般来说，孩子的皮肤多半来自父母的遗传，但是孕妇的孕期饮食对胎儿的皮肤状况也有影响，怀孕期间究竟吃什么才能让宝宝的皮肤更好，越来越多的准妈妈开始关心这个问题。以下是有助美化宝宝肌肤饮食建议。

❶ 让宝宝皮肤更白些

多吃富含维生素C的新鲜水果和蔬菜，如苹果、猕猴桃、西红柿、柠檬等。维生素C对皮肤黑色素的生成有干扰作用，从而可以减少黑色素沉积，孕妇经常食用维生素C含量丰富的食物，宝宝出生后皮肤也会白嫩细腻。

另外，多吃豆制品和牛奶也能使宝宝皮肤更白，这是因为大豆中含有丰富的维生素E，可破坏自由基、防止色素沉着。而牛奶能改善皮肤细胞的活性。

❷ 让宝宝皮肤更嫩些

如果准爸妈皮肤粗糙，孕妇应经常食用富含维生素A的食物，因为维生素A能保护皮肤表皮细胞，宝宝出生后皮肤就会细腻有光泽。富含维生素A的食物有动物肝脏、蛋黄、牛奶、胡萝卜、新鲜蔬菜和水果等。但是，孕妇不要为了让宝宝有个好皮肤就无节制地吃水果，食用过量对胎儿也会有害。

让宝宝皮肤更白皙的食物

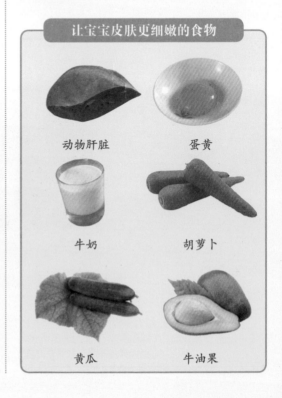

苹果	猕猴桃
西红柿	柠檬
牛奶	豆制品

让宝宝皮肤更细嫩的食物

动物肝脏	蛋黄
牛奶	胡萝卜
黄瓜	牛油果

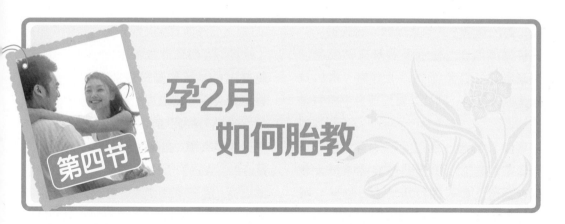

孕2月 如何胎教

第四节

和谐的夫妻关系有助于胎教

孕妈咪的情绪如何，既关系到自身的健康，也关系到下一代的生长发育。孕妈咪过度不安，肾上腺素分泌增加，可能发生滞产或产后大出血、难产率增高等情况。夫妻恩爱，温馨和睦的家庭生活，可使准妈妈情绪稳定，精神放松，也可增强准妈妈胎教的信心，激起对未来美好生活的向往。怀孕不是妻子一个人的事情，准爸爸也应该积极参与到宝宝的成长过程中来。

准妈妈要保持心情愉快，少不了准爸爸的关心和支持。一个充满爱意的眼神，一杯热气腾腾的牛奶，都会让准妈妈感到幸福和满足。所以，为了亲爱的妻子和她肚子里的宝宝，准爸爸对妻子一定要比平时更加关爱，主动承担洗衣做饭等家务劳动，经常陪同妻子散步、逛街，都是准爸爸对妻子体谅的表现。准妈妈心情愉快，对宝宝只有好处没有害处。

而且，准爸爸参与胎教能让孕妈咪感觉受到重视与疼爱，胎儿也能感受到愉快的心情，日后成为一个快乐的孩子，因此

准爸爸在胎教中所扮演的角色非常重要。准爸爸摸着孕妈咪的肚子和宝宝打招呼，说故事并唱歌给他听，教他简单的知识及常识等，这样对胎儿脑部的发育会有很大的帮助，胎儿也能感受到爸爸的关怀与用心。在充满爱与温馨的环境中降生的宝宝，心理都更加健康。

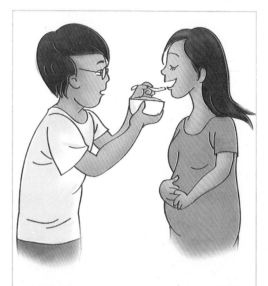

◎夫妻感情直接影响着胎教，夫妻关系恶劣容易导致胎儿心身缺陷，危害胎儿健康。

孕2月胎教方案

孕2月反复无常的害喜，会给准妈妈带来很多不适。因此，准妈妈要多做自己喜欢的事情，分散对害喜的注意力。准妈妈可以通过散步、听音乐、合理饮食等调节情绪，缓解疲劳。怡情胎教和营养胎教是孕2月胎教的重点。

孕早期是宝宝神经和大脑发育的关键时期，一个安静、平和的母体环境是宝宝最需要的。这就要求准妈妈既要避免情绪有太大波动，又要保持心情平和愉悦。但是，害喜带来的恶心、呕吐使准妈妈很难保持愉快的心情。所以，这就需要亲人，尤其是准爸爸的理解和支持，帮准妈妈渡过难关。准爸爸不但要学会准备可口的饭菜，在饮食上帮妻子缓解早孕反应，尽可能多地补充营养物质，还要勇于承担为妻子打扫呕吐物的重任。

不管是妊娠早期还是妊娠晚期，营养胎教都是必须伴随始终的。孕2月，各种的害喜反应让你吃不下东西时，准妈妈不要忧心忡忡。呕吐过后，只要想吃东西，随时可以吃，面包、水果、零食等，只要觉得舒服，准妈妈都可以随时食用。这样照样可以保证宝宝能够摄取到充足的营养物质。

这一时期，准妈妈可以尝试一种胎教体操，加强与腹中宝宝的互动。虽然这时的胎儿才有蚕豆那么大，各种感觉器官也尚未发育完全，但是，已经能够感受到外界刺激了。从另一方面说，就算胎儿尚不能感知，这种亲子互动的尝试，也会增强母婴之间的感情，增加准妈妈的幸福感。准妈妈可以利用起床前或临睡前的时间，采取平躺姿势，深吸一口气，缓缓吐出，如此反复几次，让全身放松。然后搓热手掌，轻轻按压腹部后拿起，让胎儿感受母亲的抚摸，多反复几次，持续5～10分钟即可。需要注意的是，按压腹部的力道一定要尽量轻柔，持续时间不要超过10分钟，不可急于求成，要循序渐进。另外，早期宫缩者不宜进行触摸运动。

积极的意念可以通过准妈妈的想象传达给宝宝，准妈妈在备受早孕反应折磨的时候，尝试一下意念胎教也是很不错的。

不论何种形式的胎教，态度积极，情绪稳定，才是胎教的最佳状态，这样不但能促进准妈妈体内的良性激素分泌，也可促进宝宝健康发育。

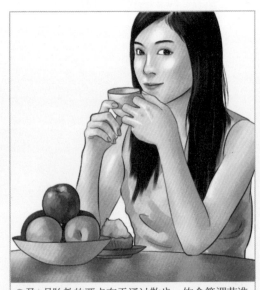

◎孕2月胎教的要点在于通过散步、饮食等调节准妈妈情绪，以保证胎宝宝健康快乐地发育。

这阶段还须关注的事

第五节

自然流产

自然流产也可称为自发性堕胎，指胎儿在怀孕不足28周，因某些原因造成胎儿自然流失的现象。发生在怀孕第12周以前的流产，称为早期流产。发生在妊娠第12周到20周的流产，称为中期流产。发生在怀孕第20周之后，28周之前的流产称为晚期流产或早产，这时，如果具备良好的生理条件和好的护理条件，胎儿娩出后仍有可能存活。下面是关于流产的几个问题。

① 为什么会流产

造成流产的原因有很多，比如细菌感染、激素缺乏、激烈碰撞和胎儿染色体异常等。此外，抽烟、喝酒、吸毒、环境污染、噪声等也可造成胎儿流产。值得注意的是，在早期流产中，超过半数的是由胎儿染色体异常引起的。晚期流产与胎儿基因没有多大关联，多半是由母体子宫异常引起的。不过，对孕妇来说，子宫异常的发生率还不到1%。此外，子宫肌瘤、胎盘位置异常、子宫颈口松弛及感染等因素，

也可能会导致流产。虽然造成流产的因素很多，但是准妈妈也不必过于忧虑，日常生活中的正常活动、工作和压力，一般不会轻易造成流产。

② 流产发生的时间和概率

流产的发生率占全部妊娠的15%左右，且多数为早期流产，大部分流产发生在怀孕前8周。怀孕的时间越长，子宫就越能适应怀孕的环境，胎儿的发育就越全面，抵抗力也就越强。相对来说，流产的概率也就越小。

③ 如何感知快要流产或已经流产

流产前兆和已经发生的征兆主要有：阴道出血和痉挛性下腹疼痛。阴道出血时血液颜色会因流产时间的不同有鲜红、暗红之分，部分准妈妈在怀孕早期也会有一两次正常的阴道出血。但是，正常的阴道出血血量少、时间短。如果你发现阴道出

血量与月经量差不多甚至更多，而且出血时间长，就有可能是流产的征兆。痉挛性下腹疼痛通常还伴有下背部疼痛，区别于普通月经腹痛。阴道出血时间越长，伴随的腹痛越明显，流产的可能性就越大。晚期流产，出血时不但会有血块排出，子宫还会产生强烈收缩，将胎儿组织排出体外。但是，并不是有了流产的征兆就一定会流产，如果医生检查后，发现激素水平正常，胎儿组织没有从子宫颈口脱出。那么，仍然可以继续妊娠。

④ 怀疑自己流产了怎么办

有流产征兆的孕妇，应尽快到医院就诊。如果医生检查后，确定你没有流产，你可以继续妊娠、静养安胎，有的可能还要在医生指导下采取保胎措施，比如服用保胎药。如果确定已经流产，怀孕2个月内的流产一般是完全流产，这时只能回家调养身体，为再次受孕做好准备。如果医

生检查后发现是不完全流产（指还有部分胎儿组织留在子宫内），为了清除子宫内残留的胎儿组织，还要接受刮宫手术。医生还会借此机会，采集胎儿的组织样本进行分析，并检查子宫的结构是否异常。

⑤ 如何降低流产发生的概率

除了基因、染色体突变等自然因素造成的流产无法控制外，大多数情况下，准妈妈可以通过自身努力，减少流产发生的概率。孕前和孕期远离烟酒、毒品等有害因素，尽可能避免暴露或生活在有害环境里。孕妇要在医生指导下服药，不要自行用药。怀孕前期是流产高峰期，不仅要节制性生活，还要格外注意免受碰撞、颠簸等外界刺激。现代医学已经可以有效地处理很多导致流产发生的因素，如果发现子宫结构异常，孕前或孕期都可以通过手术矫正；如果激素缺乏，可以通过注射激素来补充。以上这些措施都可以有效降低流

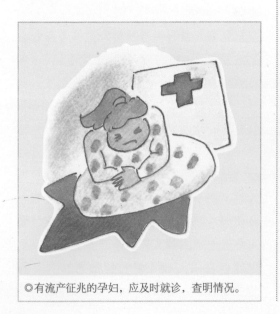

◎有流产征兆的孕妇，应及时就诊，查明情况。

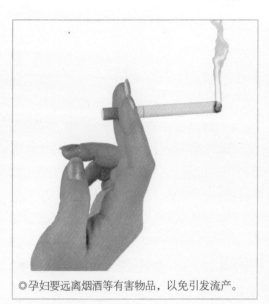

◎孕妇要远离烟酒等有害物品，以免引发流产。

产发生的概率。

❻ 如何改善害怕流产及流产后的消极情绪

害怕流产对准妈妈来说是非常正常的，对宝宝的爱使她害怕失去，这是人类最真实的情感。但是，从医学观点来说，除非有疾病或受到重大刺激，才有可能导致流产。流产很多时候并不会对女性的生殖能力造成破坏。所以，准妈妈不必因为害怕流产而整天胆战心惊，要知道，心情放松才更有利于健康。如果整天提心吊胆，流产的概率反而会更大。

除非亲身经历过流产，否则无人可以想象流产给女性带来的巨大痛苦和压力。很多女性流产后，需要很长一段时间悲伤的心情才能恢复，也需要很大的勇气才敢再次受孕。虽然痛苦很难忘记，但是，生活还是要正常进行。准妈妈在流产后要及时做好心理调节，好好休息，同时注意补充营养，以求尽快恢复心理和身体健康。同时，还要经常与医生沟通，查找导致流产的原因，及时补救或纠正，待到身心恢复健康后，再次受孕。

❼ 流产后应注意什么

流产后注意调养身体是很有必要的。女性流产后身体较为虚弱，身心都承受了很大的压力。流产后应多吃些鸡肉、猪瘦肉、蛋类、奶类和豆制品等，补充身体营养，帮助身体快速恢复。流产后忌食刺激性食品，如辣椒、酒、醋、胡椒、姜等，

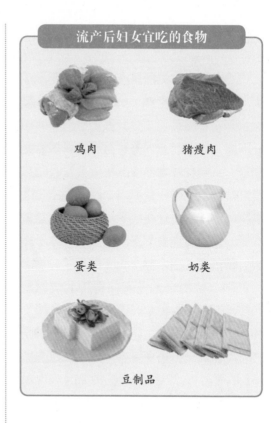

流产后妇女宜吃的食物

鸡肉　　　　猪瘦肉

蛋类　　　　奶类

豆制品

以免刺激生殖器官充血，增加出血量。同时，忌食螃蟹、田螺、河蚌等寒性食物。

流产后两周内要注意休息，每天至少保证8小时的睡眠。呼吸新鲜空气，适当运动，保持愉快的心情。

流产后一个月内禁止性生活，一个月后性生活应采取避孕措施，防止身体未恢复前再怀孕，再次受孕最好在半年以后。注意保持个人卫生，以免感染妇科疾病。

流产后阴道出血一般会持续7～10天，但是最长不会超过15天，如果出现出血时间过长，出血量大于平时月经量或伴有腹痛现象，这是感染或流产不全的症状，建议到医院检查。

人工流产

人工流产又称堕胎，指人为中止妊娠，取出胚胎导致胎儿死亡的行为，是很多人在避孕失败后采取的终止妊娠的一种补救措施。在国外，特别是西方国家，人工流产一直都备受争议。在中国，堕胎也经常引发一些生命及伦理方面的讨论。近些年来，随着医疗水平的提高和人们性意识的解放，人工流产也呈现普遍化、年轻化的趋势。下面我们简单介绍一下人工流产的有关知识。

❶ 人工流产的方法

人工流产主要有两种：手术流产和药物流产。

最常见的流产手术有负压吸宫术和刮宫术。负压吸宫术就是用负压将子宫内的胚胎吸出以终止妊娠。这种手术一般在怀孕10个月之内进行，操作简便，价格不高，且手术时间短，效果也不错。但是，手术过程中有较强的疼痛感，吸管进入子宫无论是牵拉还是扩张都会给人带来不适。很多女性在手术中还会出现血压下降、出汗、面色苍白、呕吐等现象，术后可能引发子宫过度屈曲和宫腔积血。近几年来，采用这种方法流产的人越来越少。

刮宫术是通过手术刮除及收集子宫内膜组织，多在怀孕14周内进行。这种手术危险性低，正常情况下，一旦病人感觉良好（通常在同一天），即可恢复正常活动。术后会有持续数天的阴道出血、下腹疼痛及腰痛，可服止痛药止痛。术后数周

内不提倡使用内置式月经棉条，一周内不主张性生活。

各种疾病的急性阶段，生殖器炎症，如阴道炎、急性或恶性宫颈炎、盆腔炎等，应治愈后再手术；身体虚弱，不能胜任手术者，身体恢复后，才可考虑进行手术；术前两次体温在37℃以上者应暂缓手术。

药物流产是在药物的作用下，终止妊娠，将孕囊排出。流产药物的引进和使用，避免了手术器械对女性生殖系统的损害，而且痛苦小、副作用轻、后遗症少，服药者心理压力也不大，易于接受。但是，药物流产一般价格不菲，还要求严格控制怀孕天数，孕期越短，效果越好。有时候，还容易导致流产不彻底，需要接受进一步手术。

无论是人工流产还是药物流产，都是要打破人体正常的生殖生理规律，都对健康有一定的损害。

❷ 人工流产后遗症

人工流产可能会造成生殖系统感染、大量出血及生殖疾病，影响生育，严重的还可能要切除子宫，造成不育。人工流产还可能给女性心理造成巨大创伤，在短时间内很难恢复，例如流产后，女性经常会产生强烈的负罪感；对性生活缺乏兴趣；对生活失去自信心；对配偶产生厌恶、敌对心理等。这些心理状态，如果不及早调治，会对今后的生活造成消极影响。

③ 谨慎人工流产

鉴于人工流产对女性身体和精神的伤害，女性一定要谨慎做好受孕计划，严格采取避孕措施。意外怀孕后，如果要做人工流产也应咨询医生。初次怀孕的女性尤其要慎重对待人工流产，原因如下。

（1）没有生育过的女性，子宫颈口较紧，手术时容易造成宫颈口损伤，影响子宫健康。

（2）除了可视流产，其他人工流产均是医生凭借经验和感觉进行，任何一方准备不足，都会对身体造成损害。一旦手术不彻底或者药物流产不彻底，不但要遭受刮宫手术带来的更大痛苦，还有可能影响生育能力。

此外，值得注意的是，人工流产与自然流产一样，都需要在流产后，调养好身体和心理，保持生理卫生，做好复查。

④ 流产保健食谱

❀ 本草食疗方 ❀

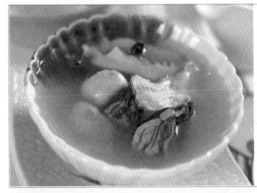

归芪板栗鸡汤

材料 当归10克，黄芪15克，板栗200克，乌鸡400克，盐2小匙。

做法 ①板栗放入沸水中约煮5分钟，捞起剥膜、冲净。②鸡肉剁块，放入沸水中氽烫，捞起冲净。③将鸡肉、板栗、当归、黄芪盛入煲内，加水盖过材料，以大火煮开，转小火炖煮30分钟，再加盐调味即可。

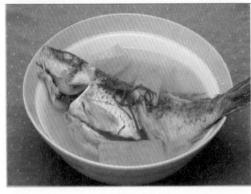

黄芪山药鲫鱼汤

材料 鲫鱼1条，黄芪2克，山药30克，盐、味精、姜片各适量。

做法 ①将鲫鱼去除鳞、内脏，洗净；姜洗净、切片；葱洗净，切丝。②将黄芪、山药放入锅中，加水煮沸，然后再转为小火熬煮大约15分钟，再转中火，放入姜和鲫鱼煮8~10分钟。③鱼熟后加入盐、米酒，并撒上葱丝即可。

关于保胎

想要一个宝宝的孕妇，有流产征兆时千方百计地采取保胎措施，这种心情可以理解。而且当流产先兆出现时，积极保胎确实可以起到挽救或避免情况进一步恶化的作用。但是，很多时候，盲目保胎会造成更严重的后果。针对流产的情况不同，准妈妈及其亲人应采取不同的保胎措施。

有阴道出血或下腹坠胀的流产先兆，孕妇若能及时使用一些保胎药或注射黄体酮，口服维生素E，很有可能保住胎儿。在怀孕早期切除卵巢发生流产的，及怀孕3个月缺少孕激素导致黄体和胎盘功能障碍而发生的流产，都可采用孕激素制剂来作为保胎药。先兆早产的孕妇，酌情使用镇静剂，可以抑制子宫收缩，起到保胎作用。

如果胚胎发育正常，就是出现先兆流产的症状，多数患者也可以自愈。但是，如果夫妻双方的精子或卵子有缺陷，与对方的生殖细胞结合后会形成异常孕卵，这种异常孕卵绝大多数在早期就会自然流产，无法在子宫内发育成熟。此种流产无法保胎，而且也没有必要保胎。近年来，从事优生学和遗传研究的学者们提出，流产是一种非常重要的自然选择功能。95%的染色体异常胎儿在怀孕28周以前就会被自然淘汰，这大大降低了异常胎儿的出生率，保证了优生。这对人类整体遗传素质来说，并非是坏事。

如果是由于孕妇无法为胎儿生长发育提供良好的环境导致的流产，如生殖器官疾病（子宫内膜下肌瘤）和子宫严重畸形等，流产也难以避免，即使采取保胎措施也收效甚微。

此外，还有一部分人的流产是妊娠期疾病引起的，如流感、肝炎、肺炎、心脏病、严重贫血等。针对此种情况，应根据孕妇病情的恢复程度来决定是否应该保胎。若孕妇病情较重，且在治疗过程中使用了大量对胎儿有不良影响的药物，也不应盲目保胎。

怀孕后多次阴道出血意味着子宫内的绒毛蜕膜分离，导致血窦（血管）开放而出血或胚胎死亡，这种情况下也是不宜保胎的。

准妈妈日常生活应尽量避免不良因素影响引发流产，一旦有流产先兆时不要盲目保胎，要及时就医，寻求专业帮助。很多时候，流产是自然淘汰的结果，如果实在无法避免，也不必过于惋惜。

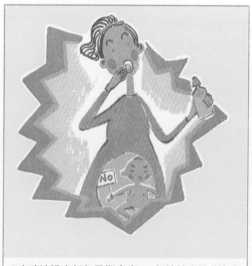

◎在确认没有任何孕期疾病，B超波检查胎儿发育情况良好的情况下，方可考虑安胎治疗。

孕2月如何运动

孕2月是胎儿主要身体器官开始发育的关键时刻，准妈妈如果身体健康，没有妊娠合并症，应当每天坚持运动半个小时甚至更长时间。适当运动，不但能增强准妈妈身体消化系统的功能，还可以刺激胎儿的身体发育，有助于胎教。

❶ 运动要缓慢

孕早期，胚胎处于发育的初级阶段，胎盘和子宫壁的连接还不是很牢固，一旦子宫受到剧烈震动，会造成胎盘脱落，导致流产。孕2月，准妈妈要避免剧烈运动，尽量选择一些动作舒缓的运动，例如散步，孕妇体操等。

孕2月，胎儿还很小，这就为准妈妈运动提供了很多方便。准妈妈运动，要选择合适的环境和天气，运动时应慢慢开始，动作缓慢，运动量要适可而止。同时，还要注意多喝水。一旦身体疲劳或不适，要立即停下休息。

❷ 适合孕2月的运动

（1）孕妇体操

孕妇体操不但可以增强母婴体质，还是一种胎教方法。适时开始练习孕妇体操是很有必要的，孕2月的孕妇体操包括简单的脚部运动和坐姿练习，适应后再慢慢增加体操种类和难度。

（2）散步

散步是最适合孕妇的安全运动。孕妇散步的地点最好选择在空气清新、绿树成荫的绿地或花草茂盛的公园。避开拥挤的人群，多呼吸新鲜空气，不但可以缓解孕妇紧张的神经系统，还可改善孕妇的心肺功能，促进新陈代谢，增强肌肉活动能力，促进全身血液循环。这些，对孕妇和胎儿来说，都是极其有益的。

（3）孕妇瑜伽

孕妇瑜伽不注重身体条件的改善和心灵的提升，只是让准妈妈做一些伸展锻炼，因此，孕妇瑜伽比普通瑜伽节奏和动作都更舒缓。

孕妇练习瑜伽可以增强体力和身体平衡感，增强肌肉的张力、柔韧性和灵活度。练习孕妇瑜伽，还可以刺激体内激素分泌，促进血液循环。那些睡眠质量不好的准妈妈练习孕妇瑜伽，还有助于提高睡眠质量，缓解失眠和神经衰弱的征兆。

❸ 孕2月不宜做的运动

准妈妈在怀孕早期不要做背部锻炼。因为背部的屈伸锻炼会让给胎儿供血的血管承受过大的压力，影响给胎儿供血。此外，背部锻炼一旦不当，很容易造成背部肌肉拉伤和疼痛。准妈妈只要保持正确、舒适的坐姿、站姿和走路姿势，背部状况就会得到相应的改善。所以，准妈妈不宜做背部锻炼。另外，准妈妈还要避免那些可能撞击到背部及腹部的运动，如跆拳道、足球、篮球和曲棍球等。

孕2月美食推荐

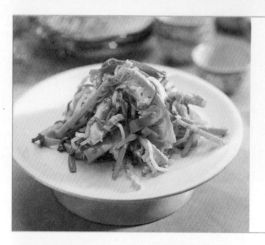

凉拌竹笋

材料 竹笋丝200克，牛肉、水芹各100克，粉丝50克。调味料：酱油1大匙，白糖1/2大匙，剁碎的大葱、盐各2小匙，蒜蓉、香油各1小匙，胡椒少许。酱料：酱油、盐、蒜蓉各1大匙，香油、剁碎的大葱各1/2大匙。

做法 ①竹笋丝洗净，用炒锅炒熟。②把牛肉洗净切丝，再用调味料调味，最后用炒锅炒熟。③把水芹洗净切成小块，用煮沸的盐水烫熟；粉丝用开水烫熟。④将酱料调配好，然后凉拌炒熟的竹笋、牛肉、水芹和粉丝。

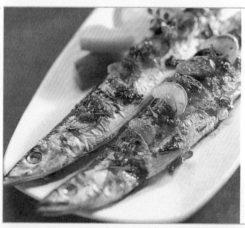

烤秋刀鱼

材料 秋刀鱼2条，XO酱1大匙，大蒜、盐、柠檬汁各少许。

做法 ①收拾干净秋刀鱼，然后撒上盐。②用水清洗腌好的秋刀鱼，并沥干水分；在秋刀鱼身上划几刀，再用XO酱腌渍20～30分钟。③均匀地剁碎洗净的大蒜。④在秋刀鱼的刀痕之间放入大蒜，然后淋上柠檬汁，最后用小火烤熟。

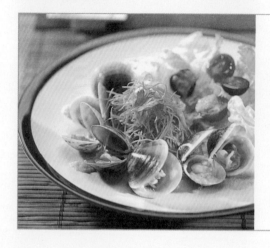

海瓜子沙拉

材料 海瓜子2杯，紫生菜4杯，胡萝卜、高丽菜少许，白葡萄酒1/3杯，小西红柿8个；色拉酱所用食材：洋葱1/2个，胡萝卜1/4个，酱油、柠檬汁各4大匙，食用醋2大匙，白糖1大匙，盐、胡椒各少许。

做法 ①让海瓜子吐沙，再放入开水内煮熟。②把胡萝卜和高丽菜洗净切丝，紫生菜洗净切小，洋葱、胡萝卜洗净。③然后把沙拉酱材料全部放入搅拌机内拌匀。④把小西红柿洗净，用盘子盛海瓜子和蔬菜，然后淋上沙拉酱。

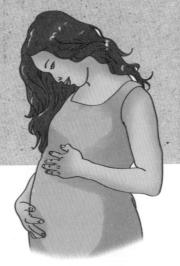

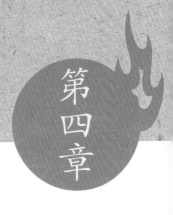

第四章

孕3月：看起来像孕妇了

●孕3月，从外观上看,孕妇的下腹部还未明显隆起,但体内的子宫却在3个孕月末时,已长如握拳大小，孕妇的腹部也开始隆起。因为孕3月是流产危险相对比较大的时候，同时也是胎儿致畸的敏感期，所以孕妇要特别引起注意。

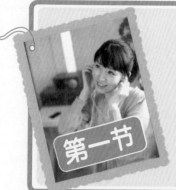

身心上的可能转变

第一节

子宫和乳房变化更加明显

孕3月，生理上的变化还在继续，但是，已经与以前有了很大不同，生理变化带来的影响已经无处不在。随着胎儿的发育，子宫开始慢慢扩张，子宫附近的支持韧带随着子宫的扩张而拉长。准妈妈睡觉或运动的时候变换姿势，有时就会带来腰际刺痛和腹部胀痛。这个时候，就需要准妈妈在变换姿势时放慢速度、减轻力量。

子宫在妊娠中有供受精卵着床、容纳发育中的胎儿以及妊娠期满娩出婴儿的功能。孕3月，准妈妈更能感受到子宫的变化，用手抚摸肚子，可以感觉到球状的子宫似乎已经上升到耻骨的上缘。平躺在床

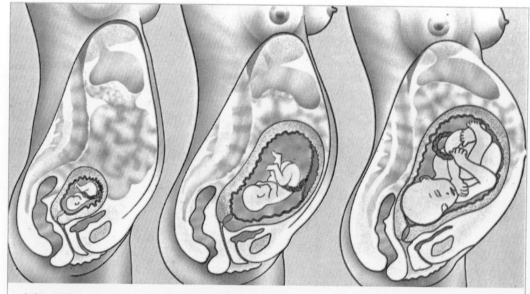

◎妊娠12周以后，子宫会增大到几乎占据整个骨盆的程度，到了20周就会增大至内脏器官变形的程度，而到了36周就会几乎占据整个下腹部。因此，内脏被挤压后会压迫横膈膜，而且还会压迫肠胃，跟着就会出现相应的症状。

上，放松腹部肌肉，可以感受到子宫大约在盆腔中央的位置。这些感觉不同孕妇会有些微差别，但是大多数情况下都可以感受到。对子宫里的宝宝感受加深，使很多准妈妈不知不觉养成了抚摸肚子的习惯。

一直对怀孕反应比较敏感的乳房在这段时间里变化更加明显。乳头隆起、变大、变色，乳晕范围扩大、颜色变深。有的准妈妈还能感觉到胀痛，偶尔还会摸到肿块，这是乳腺发达以及体内激素分泌增加的缘故，准妈妈不必太紧张。乳房的这些变化，为日后分泌乳汁、哺育宝宝做好了充分的准备。当然，准妈妈看起来也更有女人味，这个时候，准妈妈还要注意选用合适的胸罩。

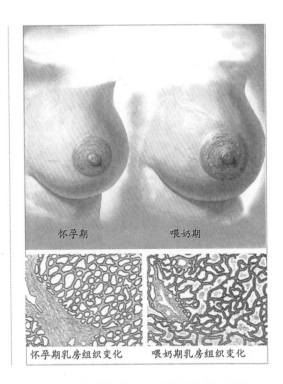

怀孕期　　　　喂奶期

怀孕期乳房组织变化　　喂奶期乳房组织变化

过去的衣服已经不能上身了

对于那些因为怀孕而放弃漂亮衣服的准妈妈来说，这时在衣服的挑选、搭配上更加为难。过去的衣服，现在已经穿不上了，或者就算穿上了，也束得肚子难受。但是腹部隆起还不明显，精心挑选的孕妇装，此时还撑不起来，显得松松垮垮的。这时，准妈妈要调整好心态，不要为无法穿着显示身材的服装而苦恼，要积极寻找适合自己的宽松的衣服。

调整心态容易，毕竟已经怀孕2个月了，很多准妈妈已经完全融入孕妇这个角色里去了。要选择适合自己的衣服很容易，首先，孕妇的衣服穿脱一定要方便，要便于运动，因此要相对宽松一点儿；其次，孕妇的新陈代谢旺盛，衣服要具有良好的透气性和吸湿性；再次，因为孕妇的皮肤更加敏感，建议准妈妈最好挑选一些材质是棉质的衣服，也可以是麻或真丝等天然面料。款式适宜简洁柔和，色调明快一些，这样不但可以掩盖隆起的腹部和变粗的腰身，还可以使准妈妈看起来美丽亲切，又有活力，让自己又不啰嗦。另外，如果有亲戚朋友闲置的孕妇装，也可以淘换一些。

孕期本来就会有这样那样的不舒服的感觉，自己打扮的利落精神了，会让自己心情好很多，也会让周围的人，包括老公家人呢和同事都看着赏心悦目，替孕妇觉得高兴。

心态平和起来

虽然同怀孕的前2个月一样，准妈妈的心情依然是忐忑不安，但是对于准妈妈来说，最值得高兴的事就是孕妇体内的促性腺激素的分泌会在这个月达到顶峰，也就是说，怀孕引起的种种不适，在这个月或者这个月之后就会稳定下降，可以说，准妈妈即将迎来怀孕期间最安稳的一段日子。

怀孕的前2个月，胎儿特别脆弱，特别容易受到外界影响，是流产的高峰期。进入孕3月，准妈妈对流产的恐惧已经随着时间的推移逐渐减弱。经过前2个月的准备与适应，很多准妈妈都已经习惯了怀孕带来的种种不便，并已琢磨出种种方法来应对怀孕带来的麻烦。因此，对怀孕的自信也开始建立。树立自信心有利于准妈妈更加明确做母亲的责任，并可使她们以一种平和的心态来面对未来妊娠期中的更多变化。

独处是思考的内在需求，准妈妈在第3个月会有强烈的渴望独处的念头，在公共场合或有其他人在场时，无论高兴、哭泣、焦躁还是无助都会使准妈妈感到窘迫，独处可以让准妈妈放慢脚步，放松神经，重新思考怀孕带给自己的一切，也有利于准妈妈正视和适应怀孕带来的改变。通常，独处可以让准妈妈对自己的力量和感受有一个正确的认识，帮助准妈妈忘掉烦恼和忧郁，真正享受怀孕带来的难忘时光。

妊娠期间激素的变化

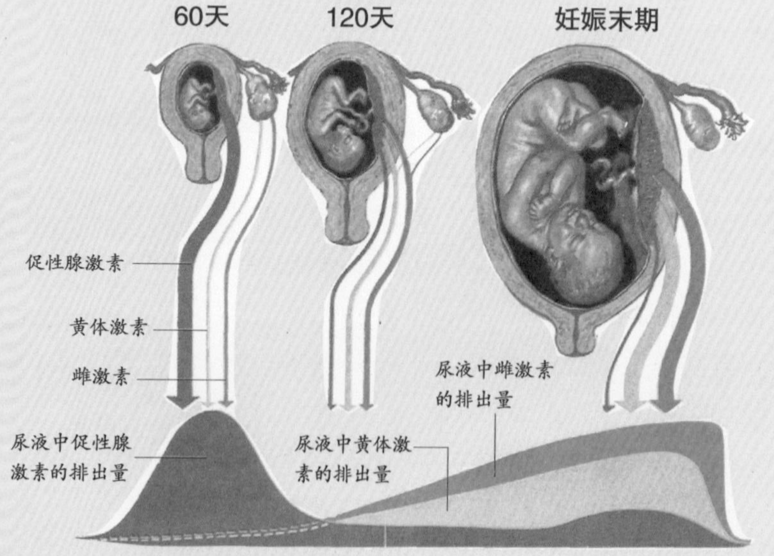

60天 120天 妊娠末期

促性腺激素

黄体激素

雌激素

尿液中雌激素的排出量

尿液中促性腺激素的排出量

尿液中黄体激素的排出量

◎在妊娠初期，主要由卵巢负责分泌黄体激素和雌激素，而胎盘分泌促性腺激素。但从妊娠4个月后开始，胎盘会分泌大部分的激素。胎盘在妊娠期间生产的激素量远远超出了一个女性在一生当中所生产的激素量。胎盘会随着分娩被排出体外，因此这些激素的含量也会急剧减少。上图表示在整个妊娠期间被排泄到尿液当中的激素代谢物的含量，而且这些激素的排泄量与孕妇血液内激素的浓度成比例。

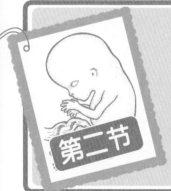

孕3月的
胎儿什么样

第二节

第9周

第9周，胎儿的主要身体器官肝、肾、肠、胃等已经完全成形并开始工作，心脏已经开始为内部器官供血。头部的发育也拉开了序幕，脑已经形成，但覆盖着的眼皮可以为正在发育的虹膜提供更多的保护，使它免受光线的伤害。这周，胎儿从头部到臀部长45~65毫米，重约8克。虽然现在仍然处于怀孕早期，但胎儿已经度过了发育的关键时期，自身发育也日渐

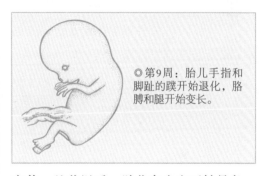

◎第9周：胎儿手指和脚趾的蹼开始退化，胳膊和腿开始变长。

完善。从此以后，胎儿自身也开始具备一些抗击感染的能力。

第10周

第10周，胎儿看起来更像一个真正的人形了。这时，宝宝从头到脚全面发育：脑部发育仍在进行，手指与脚趾之间的蹼状薄膜开始分离，骨骼开始钙化，脑垂体开始产生激素，生殖器官也呈现出了性别特征，消化系统开始吸收糖分，胎盘在为胎儿提供营养的同时也开始清除其在成长过程中排出的废物。这一阶段，通过仪器可以看出，宝宝已

经相当淘气了，他不但会舞动脚手，还会像个大人一样地微笑，皱眉。

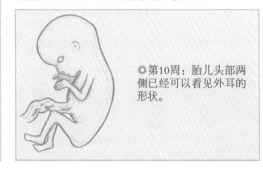

◎第10周：胎儿头部两侧已经可以看见外耳的形状。

第11周

第11周，宝宝从头部到臀部长72毫米左右，重约16克。由于他的内部器官，特别是肺还没有发育成熟，这时的宝宝尽管看起来已经完全成形，但是还不能在子宫外生存。宝宝的生殖器官继续生长，肝脏开始分泌胆汁，胰腺也开始产生胰岛素。胎儿头部依然占身体的大部分，脖子已经可以支撑头部运动了，眼睛和耳朵都开始向正常位置移动。尽管在怀孕第24周左右听觉器官才能发育完全，但是，这时通过皮肤震动，宝宝已经可以感受到声音了。

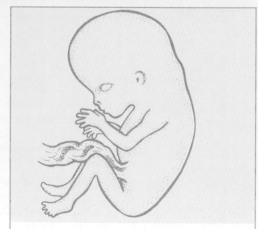

◎第11周：此时，虽然胎儿的头仍然比较大，与身体不成比例，但是脸和身体轮廓已经完全具备人的特点。

第12周

第12周，宝宝的生长速度随着内部器官的成熟而加快。胎盘开始分泌激素，眼睛、脚、手等继续发育，牙龈下会长出20个牙苞，指（趾）甲和体表毛发也清晰可见。子宫内充满了羊水，宝宝通过脐带和胎盘获得氧气。虽然宝宝不必呼吸，但是，为了将来的生活，他已经开始练习吸气和呼气，学会了打哈欠。四肢也已经能伸张自如了，开始在你的子宫里踢腿、舒展身体，整体动作看起来还挺像回事。这周，胎儿从头部到臀部长约65毫米，重约18克。虽然现在仍然处于怀孕早期，但胎儿已经初具人形，自身发育也日渐完善。

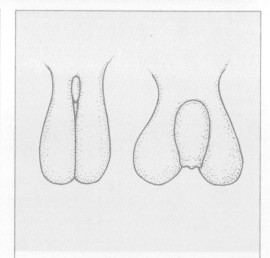

◎第12周：在怀孕第12周之前，男女胎儿看上去很相似。自12周后，胎儿就很容易辨别男女——女胎长出细长的、起保护作用的阴唇和小阴蒂（左图），男胎长出圆圆的阴囊和阴茎（右图）。

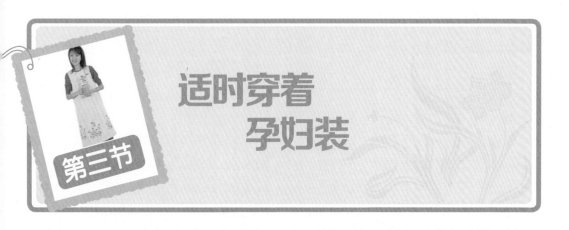

挑选孕妇装

孕妇装有休闲孕妇装、职业孕妇装（正装）和孕妇礼服三个种类，如果是平时以居家为主的孕妇，那么可以选择休闲类孕妇装比较舒适；如果是需要上班的职业女性，那么根据需要就要购买职业孕妇装会显得比较专业；如果是需要出席高级晚宴或者大型公关活动等场合，就需要配备一套孕妇礼服了。

如果你感觉现在买一套孕妇装，几个月后就不能再穿了，实在可惜；或者你想省下钱来为宝宝买衣服；或者你觉得现在身体还没有庞大到足以撑起孕妇装，想过一段时间再买。那么，建议你去生过孩子的朋友或亲友那里看一下，说不定就会有意想不到的收获。循环利用，既节约资源，又拉近了人与人之间的感情。

如果你实在借不到，那就去二手成衣市场看看吧。很多孕妇分娩后，实在无法处理孕妇装，就把孕妇装卖了。如果你运气好的话，可能很快就能淘到一套经济实惠的孕妇装。但是，别忘了，淘来的孕妇装穿之前要好好清洗，认真消毒。

很多有创意的准妈妈还会自己设计孕妇装。如果你喜欢棉质布料或者有中意的款式，你也可以买来布料，请裁缝制作。量体裁衣，比直接购买成衣要更合身，而且布料和款式都是你喜欢的，穿起来也更加舒心、更加舒服。还有一点，价格也会稍微便宜一点呢。

挑选孕妇装不但要以舒适为前提，还要选择合适的布料和颜色。准妈妈爱出汗，皮肤也比较敏感，棉质布料吸汗透气，穿起来也会更舒服一些。挑选适宜的颜色，可以避免给神经带来更多的刺激。

由于准妈妈的身体进入孕3月之后变化得特别快，所以准妈妈最好选择大一码的孕妇装，以免过一段时间就穿不上了。孕妇装的可穿时间也就半年左右，多买了只能浪费，所以准妈妈在挑选的时候应将时间、身体变化等要素都考虑在内。一般说来，每季孕妇装有两套换洗就足够了。

内衣裤要透气

准妈妈皮肤对刺激极其敏感，因此内衣不单要质地柔软，还要透气吸湿。最好不要穿化纤内衣，因为化纤织物透气性差，影响排汗，容易引起皮肤瘙痒。而且细小化纤纤维宜堵塞乳腺导管，可能会导致产后乳汁不足。

选择棉质透气的内衣裤，耐穿耐洗，也更适合准妈妈敏感的皮肤。棉质内衣质地轻薄，便于洗涤，也有利于生理卫生。内裤颜色最好选用浅色，因为准妈妈内分泌旺盛，一旦下体分泌物出现异常，穿浅颜色的内裤更容易发现。内裤要选择有弹性的，裤边不可过紧，更不可勒在大腿根部，这样会导致下半身血流不畅，加重下身浮肿状况。孕妇最好选择宽松的平角内裤，既不会勒大腿根，也不会束缚大腿，保持血液畅通。

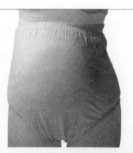

◎选择内裤时，要注意看下腰部是否有松紧带，这样可以根据肚子的大小来进行调整。另外，相比怀孕之前穿的小内裤，这时最好穿可以完全盖住腹部的专为孕妇设计的内裤。

乳房的迅速变化，准妈妈不得不频繁更换胸罩。一般来说，在怀孕第4个月，很多准妈妈就不得不选用孕妇专用胸罩了。

下面是挑选胸罩的几个注意事项。

（1）舒适：选择罩杯可调整及肩带弹性好的胸罩，乳房与胸罩可以紧密贴合，并不会产生压迫感。在试穿胸罩的时候，要以扣上最紧的钩扣合适为宜。这样，以后胸部增大时，还有向外调整的余地。

（2）材料：有的胸罩看起来样式俏丽，但是穿着时可能会引发皮肤过敏，普通的天然纤维胸罩是最安全的选择；胸罩内其承托作用的金属圈有很多种，钢圈虽然支撑力强，但是材质较硬，可能会影响乳房血液循环，压迫乳房敏感组织。因此，准妈妈最好不要选用这种胸罩或者选择尺寸大一点儿的，穿戴时一旦有疼痛感，要及时更换胸罩。

（3）看好细节：胸罩一般由系扣、肩带、调节扣环、胸罩下部的金属圈、填塞物等组成，准妈妈选择胸罩的时候，要注意这些细节。系扣排扣越多，可调节的余地也就越大，对准妈妈来说也就越合适；乳房增大时，过细的肩带会勒入肩膀，准妈妈应选用较宽的肩带。

（4）选择合适自己的类型：现在市场胸罩种类繁多，束胸、夜间性胸罩、哺乳型胸罩、无肩带胸罩等，准妈妈要选择最适合自己的。孕妇不宜束胸，因为束胸会压迫乳房，影响乳腺发育，引起产后乳汁分泌不足。很多准妈妈都选用夜间性胸罩和哺乳型胸罩，这两类胸罩对孕妇来说都可以缓解身体不适。此外，担心产后乳房下垂的准妈妈，还可以选用调整型胸罩，这样就可以重塑你的胸部曲线。

防辐射服的选择和洗护

为了防止电磁辐射对宝宝的侵害，好多准妈妈都会购买防辐射服。以下是关于防辐射服的选择与洗护的几点注意事项。

① 根据自身需要选购

市场上防辐射服的款式有背心、长裙、背带裤、肚兜、围裙等，准妈妈要根据自身情况，选择合适的防护服。如果准妈妈所处的环境辐射严重，就应选择能将前胸后背都遮盖住的裙衫式防辐射服；如果所处环境辐射较弱，肚兜型防辐射服已经足以保护胎儿健康了。

② 一定要注重质量

买防辐射服，主要是为了防止电磁辐射，所以，质量是要优先考虑的要素，防辐射服的质量是由它的制作面料决定的。目前，市场上出售的防辐射服主要有三种，金属纤维和纯棉纤维混纺防辐射服，镀膜防辐射服，喷漆防辐射服。其中混纺就是将防辐射金属丝夹在面料中形成网状结构来屏蔽与隔离电磁辐射，特点是透气性好，经久耐穿，最适合准妈妈使用。

③ 使用合理的洗护方法

一件防辐射服准妈妈要穿10个月左右，正确的洗护方法可延长防辐射服的使用寿命。防辐射服面料特殊，洗护起来也颇有讲究。在购买时，准妈妈应听从销售人员介绍，严格按照洗护标准进行洗护。

鞋子很重要

随着妊娠期的推移，准妈妈体重明显增加，身体的重心也随着腹部的隆起发生改变，常常需要改变身体姿势才能保持身体平衡，所以准妈妈穿鞋首先要考虑安全。

如果你以前习惯穿的鞋子让你感觉不舒服，就到了买新鞋子的时候了。高跟鞋虽然能使你看起来更加高挑、苗条，但是，经常穿高跟鞋会使腰部和后背肌肉长期紧张，容易导致背部疼痛和疲劳。还有，一旦重心不稳摔倒在地，后果会更加严重。

穿皮鞋看起来更利索，但是准妈妈体内保存了较多的水分，脚面往往会有浮肿现象，而皮鞋质硬、不透气，不适合准妈妈穿着。准妈妈应该首选平底鞋，但是许多平底鞋，鞋底过薄，走路时缺乏缓冲，力量直接作用于脚掌，不便于行走，还会造成腿痛、背痛。系带鞋或易于脱落的鞋子，对身体笨重的准妈妈来说同样不方便。因此，准妈妈在选择鞋子的时候，要避开高跟鞋、皮鞋、鞋底过薄的平底鞋、系带鞋或易于脱落的鞋子。

准妈妈买鞋的时候可以考虑鞋底较厚、弹性大的平底鞋、坡跟鞋等，鞋子的材质一定要柔软，这样的鞋子穿起来更安全，也更舒服。

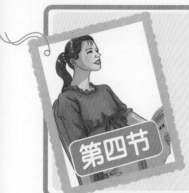

孕3月
如何胎教

第四节

宝宝大脑发育过程

大脑是神经中枢所在地，人的智商高低与大脑的发育程度密切相关。而人的脑部物质的形成时期正是胎儿时期，约1000亿个脑神经细胞会在受精之后的280天里，慢慢地形成。胎儿的大脑每时每刻都在发生着变化。根据胎儿大脑的发育情况，从胎儿期开始进行系统科学的胎教是不可或缺的。以下以月份增长为顺序，来解读腹中胎儿大脑的变化。

怀孕1个月时，是受精卵旺盛重复分裂的时期，胎儿大脑原基因在受孕后第20天左右开始形成。

怀孕2～3个月时，脑的各部分，如大脑、延髓等器官逐渐分明，脑的分化也开始进行。孕2月，大脑沟回轮廓逐渐清晰；孕3月，宝宝开始进入大脑发育的第一个黄金阶段，胎儿脑细胞数量以平均每分钟25万个的速度急剧增加。

怀孕4～5个月时，脑部迅速发育，脑部形成，最初的记忆痕迹此时也开始

出现，但脑的表面尚未产生皱褶。

怀孕6～7个月时，脑细胞分化逐渐形成，胎儿大脑表面出现清晰的沟回，大脑皮层结构也基本定型，接近成人的脑部构造。孕6月，胎儿大脑中已经具有140亿个脑细胞，也就是说胎儿的大脑基本具备了一生中所有的脑细胞数量。至此，胎儿大脑发育的第一个黄金阶段结束；孕7月是胎儿脑细胞数量最后一次增加的时期，不仅表现在数量上，还表现在体积上，脑细胞的质量在这个阶段也已确定，对孩子的智商影响最大。

怀孕8～9个月时，胎儿的脑部发育完成，皱褶基本成形，脑细胞数量几乎与成人相同。

怀孕10个月，也就是胎儿出生时，脑的重量约400克，脑的神经细胞约有1000亿个。此后，神经细胞数量不会再增加。为了传达信息，开始髓鞘化，神经胶质细胞开始增加，脑部逐渐发达。

孕3月胎教方案

孕3月是宝宝脑细胞增长发育的关键时期，宝宝将来的智力水平与这个时段准妈妈的营养供给有很大的关系。因此，营养胎教是这个时段胎教的重点，准妈妈日常生活中要保证摄入足够的蛋白质、糖类、钙、磷等各种营养元素。

孕3月，胎儿的活动频繁，准妈妈要在身体舒适的前提下，通过运动、抚摸等方式给胎儿以良性刺激。雌激素的大量分泌，胎儿的成长会给准妈妈带来身体上的各种变化，腹部隆起，体态臃肿，色素沉着，妊娠斑出现等，用心打扮自己，不仅可以使准妈妈拥有漂亮的仪表，同样还有助于胎教。

❶ 保持良好的情绪

胎儿在孕妇体内的3~6个月期间，脑细胞开始长出触须，脑细胞高速增长发育。为保证胎儿脑细胞的正常发育，准妈妈的良好情绪非常重要，平和的心态使子宫内供氧充足。因此，当准妈妈心烦意乱时，可以读书、听音乐、和朋友聊天，让自己心情平静，遇事不要急着发脾气，时刻提醒自己，为了腹中的小宝宝，你也要快乐、宁静。

❷ 适量运动

准妈妈通过适量运动可以消除疲劳、振奋精神，控制体重。准妈妈在身体状况许可的条件下，可以尝试一些适合孕期的运动方式，例如散步、体操、游泳等。

室外运动时要选择合适的天气和理想的运动地点，天气太热、太冷都不适宜运动。进行室内运动，要保持空气流通。运动时衣着宽松舒适，鞋子以合脚的平底鞋为宜。

❸ 摄取足够的营养

孕3月是宝宝脑细胞增长发育的关键时期，宝宝将来的智力水平与这个时段准妈妈的营养供给有很大的关系。因此，营养胎教是这个时段胎教的重点，准妈妈日常生活中要保证摄入足够的蛋白质、糖类、钙、磷等各种营养元素。

摄取足够的营养，不但能为胎儿生长提供营养保证，也可以使准妈妈显得更加健康，充满自然美。准妈妈可以经常吃一些新鲜水果和蔬菜，这些食物更能补充体内水分，使皮肤充满活力。

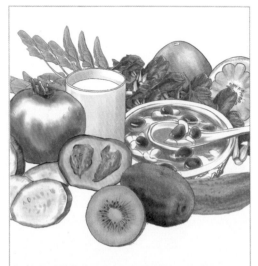

◎怀孕后准妈妈宜多吃一些新鲜水果和蔬菜，以增强食欲，改善准妈妈的皮肤。

适当的物理刺激

宝宝的神经系统在胚胎发育的第4周已经开始建立，准妈妈适时给予宝宝适当的物理刺激，可提高胎儿对外界刺激的反应灵敏度，有助于宝宝的大脑发育。

怀孕8~11周时，胎儿对压触觉已有反应。准妈妈轻轻拍打、抚摸腹部，这种触摸刺激可通过腹壁、子宫壁刺激胎儿的感知觉器官发育。虽然听力尚未发育完全，但是也能感受到妈妈温柔的说话声和歌声，可以说孕3期是准妈妈进行胎教的关键时期。

医学研究表明，此时胎儿体内绝大部分细胞已具有接受信息的能力，并且通过触觉神经来感受体外的刺激，而且反应渐渐灵敏。父母可以通过适当地对胎儿进行爱抚和拍打等动作刺激，配合声音与子宫中的胎儿沟通信息。这样做可以使胎儿有一种安全感，又能激发胎儿运动积极性，促进胎儿健康成长。另外，通过对胎儿的抚摸，既沟通了母儿之间的信息，同时也交流了彼此的感情。

到怀孕第三个月，孕妈咪身体已渐渐能适应怀孕后带来的种种变化，心理上也慢慢接受怀孕的事实。这时，胎儿也在母亲日臻成熟的身心教育中一天天长大。从受精卵到现在，胎儿的人类特征越来越明显，脑、胃、肠、肺、肝、肾脏等重要器官已经开始活动，因此现在的胎儿已能算是一个"人"了。

怀孕3个月时，胎儿已具人形，对外界的压、触动作可以感应到，准爸爸和准妈妈可用轻柔的手法按摩下腹部，或在摇椅中轻轻摇动身体，通过羊水的震荡给予胎儿压、触的刺激，会促进胎儿神经系统的发育。但注意切勿使用暴力或过于强烈的刺激。

有一种说法认为，胎儿大部分时间都是在睡眠中度过的，就连大小便也可以闭着眼完成。而且胎儿动的时候可能只是伸个懒腰或换个睡姿，如果妈妈这时拍打胎儿，则可能导致胎儿烦躁不安，并不能起到胎教作用。但医学研究和B超等检查却发现，胎儿踢踢打打的时候是清醒的，因此这时如果妈妈给些回应，如轻轻抚摸、轻拍腹部，是可以达到和胎儿交流，使其得到愉悦的感觉这种目的的，这就像婴幼儿都喜欢受到大人的抚摸一样。

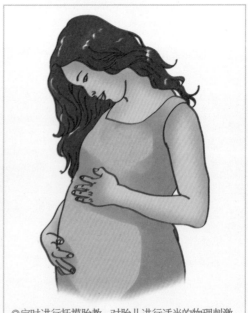

◎定时进行抚摸胎教，对胎儿进行适当的物理刺激，有利于胎儿感觉系统、神经系统的发育。

准爸妈如何共同进行胎教

胎教，虽然主要是由孕妇来进行，但不仅仅是孕妇个人的事，丈夫也好应该积极参加，主动配合，才能做好胎教。那么，丈夫应该如何配合妻子做好胎教呢？丈夫除了对妻子从心理上体贴、精神上抚慰、生活上翔、工作上支持和学习上帮助之外，还应该做好以下配合工作。

（1）严格节制性生活。在孕期最好禁止性交，至少也应在怀孕最初3个月和最后2个月禁止性交。即使在妊娠中期几个月也应减少性交次数，更应注意性交前后的生殖器官的清洁卫生。由于在怀孕期间性交，很容易造成出血、胎儿脑缺氧，以及引起流产等。因此，在孕期丈夫要控制自己的性欲，不性交，只过非性交的性生活，如抚摸、亲昵、接吻等。

（2）提供富有营养的食物。丈夫应该经常主动地为怀孕的妻子提供富有营养并适合妻子口味的食物。如鲜鱼、鲜蛋、鲜牛奶、新鲜蔬菜和水果、猪肝、瘦肉、五谷杂粮、胡桃仁、芝麻、黄花菜、南瓜子等。以保证妻子摄入足量的蛋白质、碳水化合物、维生素，适量的有饱和脂肪酸、碘和锌等。

（3）搞好家庭清洁卫生。在妻子怀孕期间，丈夫应戒烟忌酒，防止烟酒的气味对胎儿的影响。否则，会导致胎儿缺氧和中毒，甚至会促使胎儿畸形。同时搞好家庭清洁卫生，消除家里的一切污染，保持室内空气清新，防止妻子感染疾病，不主张妻子乱服药。

（4）主动承担家务。当妻子怀孕后，丈夫应该多承担一些家务劳动，以减少妻子对日常家务琐事的操劳，使她在体力上和精神上减少消耗，能够集中精力作好胎教。

（5）不让妻子受精神刺激。在妻子怀孕之后，丈夫要时刻注意控制自己的情绪，并保持情绪稳定，即使遇到任何不愉快的事情，都不要发脾气。处处避免妻子受到不良的精神刺激。

（6）确立"双爱"。这是要求丈夫在思想上明确地树立爱妻子、爱胎儿的观点。做到全心全意，不辞辛苦，任劳任怨，全力保护，努力为妻子和胎儿服务。

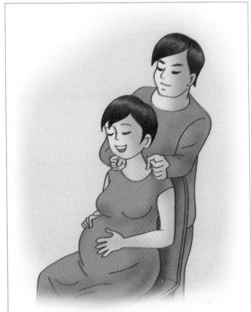

◎孕后受激素的影响，准妈妈的心情可能变得很糟糕，因此丈夫一定更要多多体贴关爱妻子，用爱意滋润妻子和胎儿的心灵。

这阶段须关注的事

第五节

荒诞不经的梦

孕期激素分泌旺盛不但使准妈妈白天呕吐不止、昏昏欲睡，就是夜里也会使准妈妈不得安生。许多孕妇都有过胎梦，尽管不少人都表示那只是个梦，不能当真，但也有不少人承认，清晰的梦境的确给了自己不少心理暗示，既有好也有坏。

不要把胎梦看得过于神秘，迷信胎梦的内容反而会对孕妇的心理产生不好的影响。怀孕阶段做的梦，很多都与你在怀孕阶段的心理有关，所谓"日有所思，夜有所梦"。怀孕早期，一个小生命在母体子宫内安家，慢慢生长发育，这就是很多准妈妈在孕早期梦到种子、水、果实等有生命象征意义的东西的原因。有的准妈妈由于过于担心流产，常常会梦到自己没有怀孕或者宝宝走失。怀孕晚期，很多担心宝宝健康的准妈妈会经常做与宝宝和身边的亲人有关的噩梦。这些准妈妈心里无法消除的顾虑往往会在梦中得以体现，这也是孕期做梦

与平时做梦内容相差太大的原因。

梦境鲜活逼真则与睡眠质量有关。怀孕后，害喜严重与排尿频繁使准妈妈很难进入深度睡眠，睡眠时间也得不到保障。很多时候她们无法安然入睡，睡着的时候由于激素的捣乱，神经也处于高度紧张的状态，这就导致她们不但做梦频繁，梦境也更荒诞，夜里常醒，因而对梦境记忆深刻，造成逼真的假象。白天的任何风吹草动都可能在梦里出现，还可能会无限夸张、放大。

对此我们可以一笑置之，梦境毕竟不是现实，准妈妈千万不要让不愉快的梦境影响自己的情绪、饮食和休息。要知道，孕期做梦是潜意识情绪的一种反映，根本不必放在心上。同时，准妈妈还可以通过运动、饮食和心理咨询等来调节自己的精神状态，提高睡眠质量。

此外，准爸爸也要对准妈妈多加鼓励和支持，不但要照顾好准妈妈，当她出现心理困惑时要及时给予开导。

出生缺陷筛查

每个妈妈都喜欢聪明健康的宝宝，但是，缺陷宝宝一直以一定的比例存在也是不争的事实。为了了解自己的宝宝是否患有某种缺陷，准爸妈可以在宝宝出生前用高科技产检技术，预先得知宝宝是否健康。如果宝宝不幸有缺陷，还可得知导致缺陷的原因及缺陷程度，以便准爸妈在取舍上做出选择。下面介绍几种最常见的缺陷筛查。

❶ 甲型胎儿蛋白检查

甲型胎儿蛋白检查又称AFP检查，AFP是胎儿肝脏分泌的一种蛋白质，通过血液循环它会流入孕妇血液中。如果孕妇血液中AFP含量过高，就表示原本应该流入胎儿脊髓的AFP，有许多都从胎儿开放的脊柱流失，那么，就说明胎儿就可能有神经管缺陷，具体包括脊柱裂(脊髓没有被封在脊柱内，可能导致胎儿下半身瘫痪)、无脑畸形(胎儿脑部严重发育不良或根本没有发育)等病变。如果孕妇血液中AFP含量过低，胎儿则可能患有唐氏综合征或其他染色体缺陷。

AFP检查一般在怀孕第16～18周进行，检查时只需从孕妇手臂上抽取少量的血液，不会给母体和胎儿造成任何危害。

但是，对于怀双胞胎和多胞胎的准妈妈来说，这项检测结果就没有任何意义了。此外，检查结果还有可能出现误差，多次复查后可能会排除胎儿缺陷的可能，这对于孕妇及其家庭来说，无疑是一场精

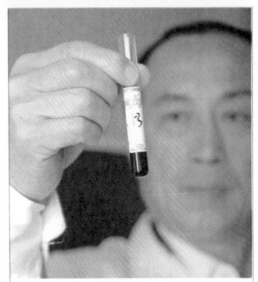

◎甲型胎儿蛋白检通常在怀孕第16～18周进行，检查时只需从孕妇手臂上抽取少量的血液，不会给母体和胎儿造成任何危害。

神上的折磨。但是，对于那些有家族遗传病史或者生育过缺陷宝宝的准妈妈来说，这项检查还是很有必要的。

❷ 羊膜穿刺术

羊膜穿刺术通过羊膜穿刺取样，获得大量有关胎儿基因、染色体状况及胎儿是否异常的信息。但是，羊膜穿刺术被很多人归类为高风险检查的一种。因为，这项检查必须采集一定量的羊水，医生先将腹部皮肤消毒，麻醉，再用超声波寻找，确定羊水囊的位置，避开胎儿和胎盘，将采样针经腹部刺入子宫抽取羊水，进行检查分析。整个手术虽然只需要5～10分钟，孕妇也很少会感到疼痛。但是，手术可能有5‰的概率导致流产。此外，虽然误刺

的风险在很大程度上已经降低，但是，伤及胎儿器官、胎盘与脐带的现象仍然存在，而此项手术的风险系数很大程度上也与医生的临床经验有关。所以，在决定进行羊膜穿刺术之前，要事先打听医生的技术、口碑，仔细权衡利弊，再做决定。

羊膜穿刺术一般在妊娠第16~18周进行，因为这时羊膜已经发育完整，还有足够的羊水可供取样。若未提前考虑，医生则会在怀孕的最后8周内进行羊膜穿刺术。一般来说，有关染色体和胎儿性别方面的结果，手术后1~2周会出来，而新陈代谢疾病方面的结果仅需24小时就可以得知。

❸ 绒毛膜采样

羊膜穿刺术必须在妊娠第16周后才能实施，检查结果也要等1~2周后才可以出

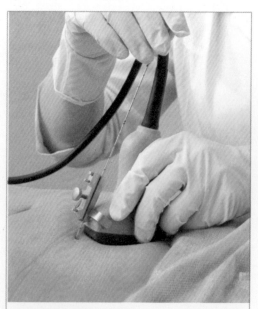

◎通过羊膜穿刺术检查胎儿，可以排除唐氏综合征和其他严重的遗传性疾病，避免出生缺陷儿。

来，万一胎儿异常需要终止妊娠，孕妇必须住院接受引产手术。但是，此时胎儿已经五个月了，引产手术会给孕妇身心都造成极大的伤害。如果想早日获得胎儿的基因信息，就需要做胎儿绒毛膜采样检查。

胎儿绒毛膜采样检查，是用一根很细的针穿刺到胎盘的组织中去，取适量的绒毛组织出来，进行分析检查，可进行一些胎儿细胞或遗传方面的检查。

目前，绒毛膜采样检查大致包括腹部穿刺法和子宫颈穿刺法两种。腹部穿刺法与羊膜穿刺术类似，是在超声波引导下，将采样针从腹部刺入子宫，从绒毛膜中采集少量环绕在胎儿四周的组织，进行分析。子宫颈穿刺法是在超声波引导下，将导管经阴道、子宫颈口插入子宫胎盘形成处，采集部分组织进行分析。初步分析结果48小时就可得知，但是大概需要一周才会有确定结果。

绒毛膜采样可以在怀孕第8~12周做，还可以获得更准确的胎儿基因信息。但是，绒毛膜采样导致流产的可能性约为3%，采样时有时还会造成孕妇阴道出血和痉挛。很多孕妇采样后需要花费一天甚至更长的时间身体才能恢复正常。较高的流产率加上采样结果不可避免的误差，越来越多的医生不再建议孕妇进行这项检查，而倾向于再多等几个星期做羊膜穿刺术。

但是夫妻双方任一方患有血友病、肌肉萎缩症、贫血等疾病时，胎儿遗传的概率也较高，这种情况下，孕妇做绒毛采样检查显然是一个不错的选择。

孕3月的运动

① 孕3月运动注意事项

怀孕第3个月，准妈妈已经过了妊娠反应最强烈的时期，身体各方面机能也都逐渐恢复正常。准妈妈此时可在专家指导下进行一些安全、舒缓的运动，例如太极拳、散步等，如果感觉身体不太好，准妈妈也不要勉强运动，运动的时候还要注意以下有关事项。

准妈妈室外运动时要选择合适的天气和理想的运动地点，天气太热、太冷都不适宜运动，运动时尽可能去草木茂盛、安静、空气清新的绿地和公园。早上人群拥挤，下午4~7点是大气污染相对严重的阶段，准妈妈要避免在这段时间内外出锻炼。

准妈妈在运动时要采用正确的运动方法和姿势，运动过程中一旦有不适感，应立即停止锻炼。很多准妈妈运动时都会有气短、疲劳、心悸等症状，这些症状一般稍事休息，就可以缓解。但是，一旦准妈妈出现破水、出血、眩晕、后背疼痛等症状，应立即就医。

准妈妈运动时要注意循序渐进，不要过度运动和长时间运动，以免感觉疲劳，不利于胎儿发育，严重的还可能导致流产。准妈妈每天运动30~60分钟为宜。

运动后沐浴既可缓解疲劳，又有利于保持良好的生理卫生。但是，沐浴时应注意保暖，避免着凉，但是水温亦不可太高，采用淋浴的方式最好。

② 孕3月运动推荐

从怀孕12周开始进入稳定期，但还是要多加小心，最好避免具有强烈振动的运动或猛烈地活动身体的运动。怀孕12周时，腹部会明显地变大，此时主要做消除腰部疼痛的腹部、后背的肌肉运动。

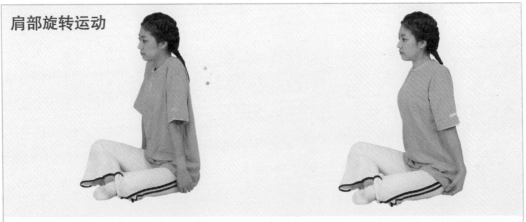

肩部旋转运动

◎坐在地板上采取舒适的姿势，然后从前往后，再从后往前地旋转肩部。通过此项运动，能柔和肩部关节，而且能防止紧张。

孕3月美食推荐

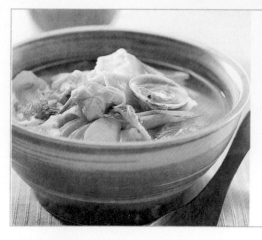

鲜贝面疙瘩汤

材料 鲜贝1杯,土豆1个,小鱼汤5杯,小葱4根,夏南瓜1/2个,胡萝卜20克,娃娃菜80克,酱油、盐、胡椒各少许,面粉2杯。

做法 ①揉面团。②把夏南瓜、土豆和胡萝卜洗净,切块;小葱洗净切小段,娃娃菜洗净撕成小块。③用小鱼汤煮收拾干净的鲜贝,贝壳开了就捞出来。④在步骤3内放入贝肉、土豆和胡萝卜,用小火加热;待汤汁开后,把面团揪成小块放入锅内。⑤加入夏南瓜、小葱和娃娃菜,再用酱油、盐、胡椒调味。

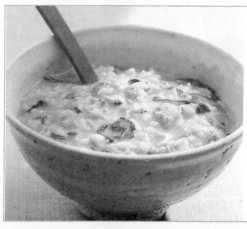

菠菜蛤蜊粥

材料 菠菜300克,蛤蜊150克,浸泡的米1杯,香油1大匙,大葱30克,味噌、辣酱各1/2大匙,水5杯,生姜汁1/2小匙,蒜蓉2小匙。

做法 ①菠菜洗净,用煮沸的盐水烫熟、剁碎,再用凉水冲洗并沥干。②蛤蜊清洗后沥干水分。③白米洗净,用清水浸泡,把大葱洗净切丝。④在炒锅内倒入香油,并炒熟蛤蜊,然后跟浸泡的白米一起炒。⑤在步骤4内倒入一定量的酱汤,并熬成粥,然后添加菠菜略煮,撒上葱丝即可。

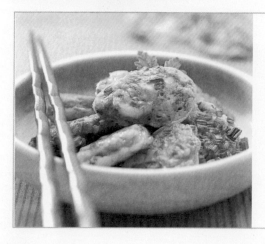

牡蛎西芹饼

材料 牡蛎1杯,西芹100克,盐、胡椒、生姜汁、面粉、鸡蛋、食用油各少许。

做法 ①用盐水清洗两次牡蛎,然后沥干水分。②去掉西芹叶,并清洗干净,然后只把较嫩的部位切成0.5厘米长的小块。③用盐、胡椒和生姜汁给去水的牡蛎调味,然后均匀地蘸面粉。④在搅拌的鸡蛋里放入西芹,然后蘸上步骤3的材料。⑤平底锅内倒入食用油,然后油煎牡蛎西芹饼。

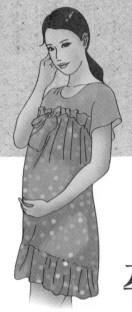

第五章

孕4月：感觉舒服多了

●孕4月开始进入平稳的孕中期，孕妈咪的腹部开始逐渐隆起。因为胎盘已形成，所以流产的可能性明显减少。现在孕妈咪的腹部开始变大，胎动也出现了，拥有一个宝宝的梦想似乎近在咫尺。但孕妈咪仍要细心注意生活中的种种变化，准爸爸也要多多关心，做好孕期保健工作。

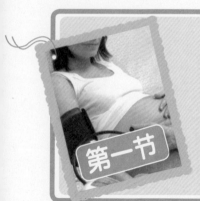

身心上的可能转变

第一节

腹部会日益凸出

孕4月时，随着胎儿的茁壮成长，孕妇的腹部会日益突出，这肯定会引起周围人的关注，有经验的人还会根据孕妇腹部的形状来猜测是男孩还是女孩。孕妇不用害羞，也无法隐瞒，这时应该大方地向大家公布怀孕这个喜讯。

由于体形变化，此时孕妇进入了穿衣尴尬期。平常的衣服穿在身上会比较紧，更加暴露出隆起的腹部，但买孕妇装又显得有些早，松松垮垮的不合身。这时每个孕妇的必经阶段，你不用为此烦恼，更不必感到尴尬。

从怀孕4个月起，胎儿逐渐长大，孕妈咪的肚子开始有下坠感，脊椎骨也容易不舒服，这时就可以开始穿着托腹带，给腹壁一个外在的支撑。

孕妈咪托腹带能为那些感觉肚子比较大、比较重，走路都需要用手托着肚子的孕妈咪提供帮助，它能并托住腹中胎儿，保护胎位。托腹带还可减轻腹部对腰部及脊椎造成的负担，保持臀部的美丽曲线，

尤其是对连接骨盆的各条韧带发生松弛性疼痛的孕妈咪，托腹带可以对背部起到支撑作用。

在使用托腹带的时候，为了不影响胎儿发育，托腹带不可包得过紧，晚上睡觉时应脱掉。托腹带的伸缩弹性应该比较强，可以从下腹部托起增大的腹部，从而阻止子宫下垂，保护胎位，减轻腰部的压力。除睡眠时间外，其余活动时皆可穿着托腹带。

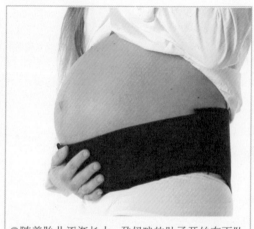

◎随着胎儿逐渐长大，孕妈咪的肚子开始有下坠感，这时穿着托腹带，可以增强对腹部的支撑力。

体能增强，精神状况转好

孕4月时，孕妇差不多已经适应了怀孕这个生理过程，早孕反应这时已经基本消失，孕妇也已经适应了胎儿的存在。食欲和胃口都回来了，大部分孕妇会觉得自己的生理和心理状态正逐渐恢复正常，体能渐渐恢复并有所增强，充满了活力。饭量可能比以前还要大，消化很好，经常会有饥饿感。你的身体就像一辆脱了轨的列车，又重新驶上了正确的轨道。甚至还有不少的孕妇觉得自己的体能好像比没有怀孕时还要好。其实，这可能是因为前3个月，孕妇被强烈的早孕反应折磨，吃了不少苦，体能消耗也相当大。此时略有好转，孕妇很容易就会在心理上产生体能大增，精神百倍的错觉。

对大多数孕妇来说，体能和精神状况恢复到怀孕前的水平，并不是一朝一夕的事情。所以孕妇不要认为自己还和以前一样甚至比以前还要强壮，就不顾事实，做起能力之外的事情来。这一时期，孕妇做事一定要量力而行，凡事尽力就好，不可争强好胜，毕竟腹中还有一个3个多月大的宝宝呢。有关的医学研究表明，孕妇所吸收的营养，在本能上遵从胎儿优先的原则。即便你的身体充满了能量，也要首先为胎儿消耗做好充足准备，再考虑消耗剩余的体力做些力所能及的活。

需要注意的是，虽然孕4月胎盘已形成，进入了平稳的孕中期。但也还有一部分准妈妈遭受着较大的精神压力。它不仅对孕妇的身心健康构成相当大的威胁，同时也会秧及胎儿。因此，这一部分准妈妈一定要学会调适身心，让自己保持良好的精神状态。

精神压力与胎儿窘迫症

除了孕妇外，精神压力对普通人会带来哪些身体变化呢？一般来说，人们如果受到沉重的打击，或者遇到伤心的事情，就会出现颈部抽筋、头痛、心跳等现象。这是由于身体各部位的血管收缩、血压上升、呼吸加快、体温升高引起的症状。

如果长期承受精神压力，血液就会变成酸性。血液的酸性化会影响得到血液的所有组织。孕妇会通过胎盘直接影响胎儿，因此如果孕妇出现这种症状，就会给胎儿带来致命的一击。这种现象又称为"胎儿窘迫"（fetal distress），即指胎儿在子宫内有呼吸困难现象，会给新生儿带来各种障碍，尤其会严重地影响胎儿的大脑发育。另外，患有胎儿窘迫症的胎儿剖宫产的概率很高，因此要关怀、谦让周围的孕妇。

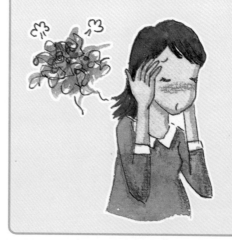

性欲开始觉醒

孕4月时，胎盘已经完全形成，妊娠较稳定。这时胎儿的器官也已基本成形，羊水也比较丰富，胎儿在充足的羊水中可以自由自在地活动。这时已经进入妊娠稳定期，流产的概率比初期小了很多。当强烈的早孕反应逐渐消失，体力得到恢复，工作效率重新得到提高，一切都恢复正常时，孕妇压抑许久的性欲或许已经开始觉醒了，这时的性生活肯定会有久旱逢甘霖般的快乐。如果是准妈妈采取主动，准爸爸会觉得充满新鲜感，再加上此时完全不用顾虑意外怀孕，享受到的兴奋和快感比怀孕之前要强烈得多。

国内外的研究都表明，孕期夫妻感情和睦恩爱，性生活和谐，孕妈咪心情愉悦，能有效促进胎儿的生长和发育，生下来的孩子反应敏捷，而且身体健康。但性生活也不是多多益善，须合理安排，对性交姿势与频率也要加以注意，避免对胎儿产生不良影响，怀孕中期性生活需要注意以下几个方面。

❶ 采用合适的性交体位

孕中期，孕妇腹部日益隆起，如果采用传统的男上女下的性交方式会有所不便，可以选用面对背式的侧卧位，以免压到孕妇的肚子，对胎儿造成不良影响。另外，也可以采用前侧位、前坐位、上坐位和后背位等性交体位。要特别注意的是，动作不要过分激烈。

❷ 避免流产

孕中期适度的性生活可以使夫妻双方精神和躯体得到放松，要注意的是，方式不要过于激烈甚至剧烈，要有节制，动作要轻柔。

由于性高潮容易引起孕妇子宫收缩，有可能会导致流产，因此准爸妈在性生活时一定要注意自我节制。不要刺激乳房等敏感部位，避免引起宫缩。性生活前，丈夫要清洗外生殖器，去除包皮垢，以免引发孕妇阴道炎症，更要避免子宫内感染，造成难以挽回的后果。孕妈咪也要注意自我调节，不要过度兴奋，以免诱发流产。

孕中期性生活以每周1~2次为宜，性交时可采取夫妻双方习惯和舒适的姿势，但要注意不要压迫腹部，体位可采用前侧体位、侧卧体位、前坐体位或后背体位。

怀孕期间适当的性生活不仅可以增进夫妻感情，也有利于孕妇放松心情。但是这也要依孕妇身体和心理状态的调整状况而定。准爸妈还可以请教医生，听取专业的建议，不可盲目解放性生活，以免造成不良后果。性生活不仅只包括性交，还包括拥抱、亲吻等方式。怀孕期间，应鼓励非插入式性生活，不仅可以保护孕妇，同时也有利于胎儿在子宫内生长和发育。

皮肤变化

怀孕后，受激素的影响，孕妈咪更易出现妊娠斑、妊娠纹等肌肤烦恼，更需要孕妈咪对皮肤进行呵护与保养，以提升自己的美丽指数。

① 皮肤细腻红润有光泽

到了怀孕中期，熬过了严重的孕吐和情绪起伏之后，好多孕妇发现自己的皮肤变得细腻光泽有弹性，脸色也更红润了。甚至有好多孕妇表示在少女时代皮肤也没这么好，整个人看起来容光焕发。这主要是因为怀孕时血流量增加，再加皮肤表层的腺体也会分泌较多的油脂，所以好多的孕妇的脸都是红润润的，就像心跳加速造成的脸红一样。但是因为每个孕妇的激素分泌不同，也有一些孕妇皮肤会变得粗糙，肤色暗淡。或者受刺激性食物或干燥天气影响，皮肤也会变差，这两种情况都是怀孕期间正常的生理反应。

孕期要加强肌肤护理，首先是面部清洁，孕妇洗脸一定要选用不含皂基洁面乳，因为这种洁面乳中含有大量碱性物质，不仅会伤害面部娇嫩的皮肤，也不容易去除面部油脂和污垢。

清洁之后还可以经常进行面部按摩，既可加快皮肤的血液循环，又能预防皮肤病，使皮肤的功能在产后早日恢复。按摩的具体方法是：洁面后，在脸上均匀地涂上一层具有保湿效果的按摩膏，然后用中指和无名指从脸中间向外画圈；按摩后，拧一条热毛巾（略高于体温）擦拭，还可

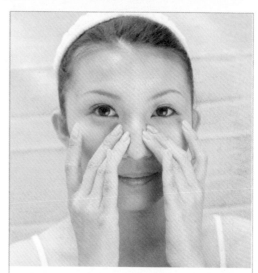

◎对面部进行清洁滋润后，宜再进行面部按摩，先在脸上涂上一层按摩膏，再对脸部由内而外进行按摩。

以闭上眼睛，热敷几分钟。

此外，孕妇还应该保持心情开朗，养成均衡饮食的好习惯，避免油炸、辛辣等刺激性的食物，多吃蔬菜水果，多喝水。

② 迎来"第二青春期"

青春痘并不只是青少年的"专利"，孕妇由于体内激素水平发生了变化，再加上孕期精神紧张、饮食、睡眠习惯被打破等等，导致一些孕妇可能会迎来"第二次青春期"。长了青春痘，但是考虑到腹中胎儿的安全，又不能随意使用药物，很多孕妇都感到很苦恼。如何消除孕期青春痘带来的困扰呢？

首先要保持脸部清洁。参照上节内容正确洗脸，洗脸时，轻轻按摩患处，加快血液流通，以利毛孔畅通，减轻肿痛。不

要挤捏青春痘，以免手上的细菌造成二次感染，留下永久的痘疤。

其次，孕妇不要为了掩饰脸上的青春痘，擦厚厚的粉底或遮瑕膏。这么做，只会让毛孔堵塞更严重，让青春痘更加恶化。

再次，要保持心情愉快、睡眠充足。越紧张，越烦恼，青春痘就长得越多。

最后，饮食要多加注意，多吃蔬菜、水果，少吃油炸、高热量及辛辣食物。其中需要特别注意的是：多吃含锌、含钙量高的食物。因为锌可以增强身体抵抗力，加速蛋白质合成，促进细胞再生，有助于伤口愈合。钙能起到安抚神经，缓解青春痘刺痛感的作用。

长了青春痘的孕妇不要过分担心，这时的痘痘不会像青春期时那么严重。并且，只要多加注意，不会对面部带来太大影响。分娩后，这种青春痘就会不治自愈。

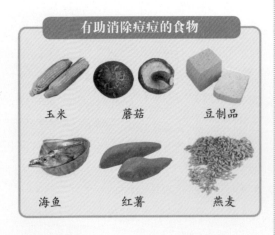

有助消除痘痘的食物

玉米　　　　蘑菇　　　　豆制品

海鱼　　　　红薯　　　　燕麦

③ 妊娠斑

怀孕时，内分泌发生变化，黑色素大量沉淀，绝大多数孕妇在怀孕4个月后，

脸上会出现茶褐色斑块，分布于鼻梁两侧、双颊及前额，呈蝴蝶状，这就是妊娠斑，又叫蝴蝶斑。妊娠斑是孕期正常生理现象，分娩后不需治疗就会自然淡化消失，孕妇不必过于紧张。

④ 妊娠纹

怀孕期间，子宫膨胀造成的腹部隆起，使皮肤受到外力牵拉，弹性形变到达一定限度，弹力纤维与胶原纤维会有不同程度的损伤或断裂，腹壁皮肤变薄。再加上孕激素的大量分泌，导致黑色素沉积，就会出现一些不规则的粉红色或暗红色波浪状条纹，这就是妊娠纹。和妊娠斑一样，分娩后妊娠纹也会逐渐淡化，但是会留下白色或银白色瘢痕。70%的孕妇都会出现妊娠纹，它不仅影响美观，也使孕妇腹部皮肤弹性变差，不利于产后子宫复位，还会引起腹痛、小便失禁等症状。而且妊娠纹瘢痕一旦形成很难消除，给爱美的女性平添了许多烦恼。

⑤ 黑线

女性小腹自肚脐至耻骨有一条淡淡的黑线，不太明显。怀孕后，尤其是到怀孕中期，这条细线随着胎儿的发育，腹部隆起，腹部肌肉拉伸并稍稍分离来容纳胎儿，宽度能达到1厘米左右，有时还会超过肚脐，向上延伸。加上孕激素分泌导致的色素沉着，这条原本不太明显的黑线会变得又黑又宽。不过，这条黑线会在分娩后几星期慢慢褪色，恢复成孕前不易分辨的淡黑色线。

⑥ 黑的部位更黑

怀孕后由于雌激素和孕激素的影响，黑色素细胞大量增加，致使黑色素沉淀，原来黑的部位可能看起来更黑，比如痣、胎记、雀斑等。黑色素细胞并不是只受到激素影响，紫外线等外界的刺激也会使黑色素细胞数量增加。一般来说，分娩后沉着的色素都会逐渐淡化并消失，但是也有部分色素沉着即便淡化也不会完全消失。

为了降低黑色素细胞活性，减少色素沉着，孕妇应尽量避免紫外线照射。外出时，注意采取防晒措施。适当补充维生素，对保护肌肤也非常重要。

❧ 预防黑色素沉着的食谱 ❧

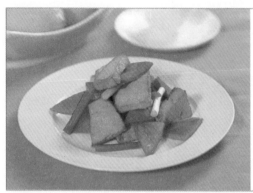

西红柿炒豆腐

材料 嫩豆腐500克，西红柿150克，葱段10克，盐5克，胡椒粉1克，生粉15克，味精1克，熟菜油150克，白糖3克。

做法 ①豆腐切厚块过水；西红柿去籽切块。炒锅用武火加热，入油烧至七成热，入西红柿块略炒，加盐、白糖炒匀，将西红柿盛起。②锅内倒入鲜汤、白糖、盐和胡椒粉拌匀，将豆腐倒入锅中烧沸，用生粉勾芡，加西红柿和油，用武火略收汤，撒上味精、葱段即可。

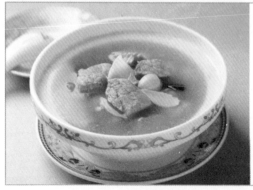

莲子百合瘦肉汤

材料 莲子50克，瘦肉60克，百合10克，黑豆300克，鲜椰汁适量，冰糖300克。

做法 ①莲子用沸水浸半小时，再用水把莲子煲煮15分钟，熄火焖片刻，倒出冲洗。②百合泡浸，冲净，黑豆泡浸，再用沸水泡浸1小时以上。③水烧开，下黑豆，用大火煲半小时，撇去浮出的豆壳，下猪肉、莲子、百合，用中火煲45分钟，若水少可添加开水。④改用慢火煲1小时，下冰糖，待溶，加入椰汁即成。

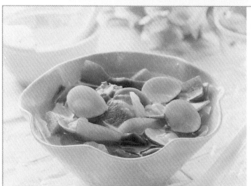

海带蛤蜊排骨汤

材料 海带结200克，蛤蜊300克，排骨250克，胡萝卜半根，姜1块，盐5克。

做法 ①蛤蜊泡在盐水中，待其吐沙后，洗净，沥干。②排骨汆烫去血水，捞出冲净，海带结洗净，胡萝卜削皮，洗净切块。③姜洗净，切片。将排骨、姜、胡萝卜先入锅中，加8碗水煮沸，转小火炖约30分钟，再下海带继续炖15分钟。④待排骨熟烂，转大火，倒入蛤蜊，待蛤蜊开口，酌加盐调味即可。

变了个人一样

进入孕4月，就等于安全跨入了怀孕中期。大部分孕妇已经逐渐适应了正常的妊娠反应，感觉良好，心理状态也比前3个月稳定了许多。通常，家人会发现孕妇开始变得热情、友善、宽容，而且对未来充满希望和信心，整个人都显得精神焕发。

怀孕第4个月，大部分孕妇都觉得可以舒一口气了。因为在前3个月里，严重的早孕反应让很多孕妇倍受折磨，寝食难安。身体上的不适，导致孕妇心情烦躁，常发无名火，还会产生极度的郁闷。

孕4月，强烈的害喜现象已经基本消失，恶心、呕吐、疲乏、烦躁已经不复

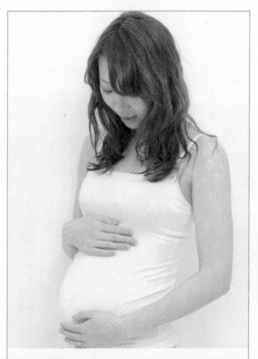

◎孕4月开始进入平稳的孕中期，孕妈咪的腹部开始逐渐隆起，跟怀孕前开始有了明显区别。

存在了。更重要的是，此时已度过了流产高峰期。每个孕妇都难以克服对流产的恐惧，她们会因此不敢随便吃东西，不敢随意走动，也会因此苦恼不已。此时胎儿的胎盘已经完全形成，与母体的联系也日益紧密，流产的概率也就大大降低了。孕妇少了担心与焦虑，心情自然逐渐开始放松，情绪也慢慢稳定。即使有些孕妇的早孕反应仍未消失，通常在程度上也会有所减弱。食欲增加，饭量加大，睡眠质量也逐渐提高。一旦孕妇的心情得到放松，其他各方面不适都渐渐恢复正常。

怀孕到了第13周，孕妇的腹部隆起就比较明显了。尽管有些孕妇由于工作的原因，并不希望别人知道自己已经怀孕了，但是，此时即使是宽松的服装也不能掩盖怀孕的事实了。

另外，孕4月进入了怀孕稳定期，好多孕妇心情有所放松，情绪逐渐稳定，也开始准备将怀孕的消息逐渐告诉家人和朋友。其实，怀孕是多么令人骄傲的一件事，想到天天盼孙子的公公婆婆得知这个消息后的欣喜，准妈妈就会抛却之前不太想让家人和朋友提前知道的想法，迫不及待地要和大家一起分享这个好消息。

此时日渐突出的腹部也引起周围人们的注意，开始与孕妇讨论体态、心情等变化。无论是当面或是私底下，出现这样的谈论，是孕妇大大方方向大家公布怀孕事实的好时机。

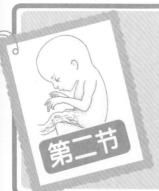

孕4月的胎儿什么样

第二节

第13周

第13周，胎儿的面部更加清晰，五官明显，双眼已向脸部中央靠近，额部更加突出。嘴唇能够张合，脖子已经发育得足以支撑头部了，这时的胎儿看上去更像成人了。身体比上周有明显的增长，体重也有所增加。胎儿微型的、独特的指纹也已经显现出来。胎儿的肝脏开始制造胆汁，肾脏开始向膀胱分泌尿液，并把尿液排到羊水中。

此时，胎儿的神经元迅速地增多，条件反射能力加强，神经突触形成。手指与手掌开始能够握紧，脚趾与脚掌也可以弯曲，眼睑仍然紧紧地闭合。这时，如果按压腹部，胎儿就会蠕动起来，当碰到他的手掌时，他的手指会弯曲；碰他的脚底，

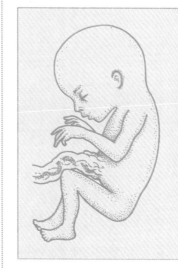

◎胎儿的肠最早是在脐带中开始发育的，并会形成一个突起。到了第13周左右，随着胎儿的肠收回到腹腔内，早期在脐带中的突起部分开始退化。

脚趾也会向下弯曲。如果轻轻碰触他的眼睑，他的眼部肌肉会出现收缩的现象。但是这时准妈妈还感觉不到胎儿的动作。

第14周

第14周，是孕期的一个重要里程碑，标志着胎儿的关键发育时期的结束。这时胎儿身体的所有基本构造——包括内部的和外部的——都已经形成了，尽管它们仍然非常微小，但是已经像一架精密的机器开始运行了。胎儿身长有10厘米左右，

像一个大橙子，重约40克。这一周，孕妇虽然还是不能感觉到宝宝的运动，但是他的手和脚更加灵活。这时轻轻碰触腹部，如果胎儿感觉到了就会做出用鼻子寻找东西的动作，就像婴儿在寻找乳头要吃奶似的。因为大脑的刺激，此时胎儿的面部肌肉也开始得到锻炼，能够斜眼、皱眉和做鬼脸了。手指可以抓握，甚至已经会吸吮自己的手指头了。

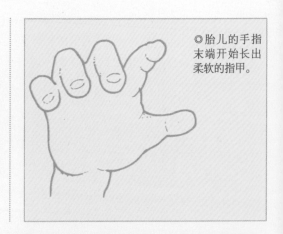

◎胎儿的手指末端开始长出柔软的指甲。

第15周

第15周，胎儿身长大概12厘米，重约70克。他吸入和呼出羊水，帮助肺部气囊发育。四肢非常灵活，胎儿的汗腺也正在形成。虽然眼睑还是闭合着的，但是已经可以感觉到光了。如果用光源对着肚子，他很可能会本能地躲开光源呢。本周胎儿的味蕾开始形成，研究指出怀孕女性进食的味道会影响羊水的味道，胎儿这一时期可能会对味道有所感知。此时，母亲的饮食偏好可能会影响宝宝未来对食品的偏好。

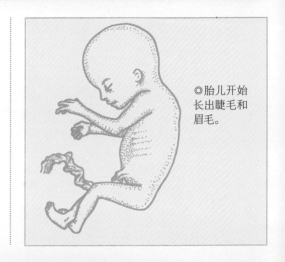

◎胎儿开始长出睫毛和眉毛。

第16周

第16周，胎儿身长不到15厘米，体重几乎达到150克。四肢发育更加成熟，五官也在面部各就各位。胎儿开始在子宫中打嗝，这是胎儿开始呼吸的前兆。令准妈妈惊喜的是，胎儿的生殖器官已经形成，可以通过B超来分辨性别了。而且这一时期，孕妇现在可以感到明显的胎动，更加真切地感受到腹中宝宝的存在。

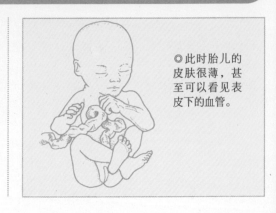

◎此时胎儿的皮肤很薄，甚至可以看见表皮下的血管。

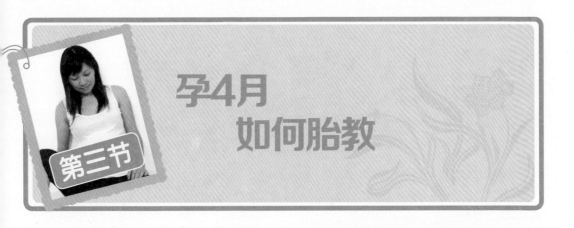

孕4月 如何胎教

第三节

孕4月是胎教的最佳时期

孕4月，妊娠反应消失，孕妇情绪逐渐好转，胎盘已形成，流产的可能性减少，母体、胎儿都已进入安全期。此时胎儿逐渐长大，头发也已经长出，脊柱形成，肝、肾及其他的消化腺已开始发挥作用。胎儿活动的幅度与力量越来越大，此时孕妇已经可以感觉到明显的胎动，这说明此时胎儿的中枢神经系统分化已经完成，而且这一时期的胎儿的听觉、视觉器官发育很快，胎儿已有感觉和知觉，对外界的刺激也会做出相应的反应，因而这时是进行胎教的最佳时期。

此时，胎儿对来自外界的声音、光线、触碰等刺激反应比较敏感。准爸妈可以对胎儿的感觉器官进行适时、适量的良性刺激，促使胎儿更好地发育，为出生后的早期教育打下坚实的基础。

❶ 音乐胎教

音乐的神奇之处就是能引发各种生理、心理效应，每个人听到自己喜欢的音乐时都能激起幻想，使心灵获得慰藉和愉悦，胎儿也一样。音乐胎教，不仅使孕妇感到心旷神怡，还可以通过音波刺激神经系统，产生神经介质，并随血液循环进入胎盘，传送至胎儿大脑的相应部位，促进胎儿大脑良性发育。

孕妇可以选择音乐内容丰富的胎教教材给胎儿听，当然要选择具有镇静和舒心作用的优美舒缓的音乐，不要听那些节奏快、动感强的现代音乐，这类音乐会导致胎

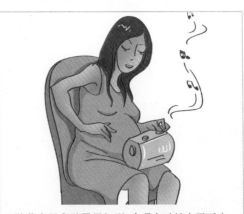

◎胎儿在母亲肚子里长到4个月大时就有了听力，这时开展音乐胎教，能刺激胎儿的听觉器官成长。

儿不安，易引起神经系统和消化系统的不良反应。准妈妈最好听一些节奏缓慢的巴洛克风格的音乐，因为这类音乐的节奏最接近胎儿从子宫内感知到的母体平静状态下心跳的节奏，优美动听的中国古典音乐也适合做胎教音乐，例如《二泉映月》《平沙落雁》《春江花月夜》等。准妈妈还要注意，音乐胎教不要躺着进行，那样容易睡着，音乐一旦成了准妈妈的催眠曲，那可就失去了音乐胎教的意义了。听音乐时，孕妇可以轻抚腹部，并把音乐描述的场景讲给胎宝宝听。

② 触觉胎教

由于胎儿神经系统发育迅速，对触摸与力量都很敏感，此时准爸妈应该开始对胎儿进行一些触觉训练，如轻轻拍打和按压孕妇腹部，刺激胎儿对此做出反射性的回应动作，每天定时触摸或按摩孕妇腹部，还可以在子宫外建立与胎儿的联系，促进胎儿大脑功能的协调发育，有助于加强胎儿将来的动作灵活性与协调性。

③ 语言胎教

如果准爸妈经常轻声给宝宝唱些儿歌或者温柔地与宝宝对话，或是在翻看漂亮的婴儿画报时讲些故事给宝宝，可以激发宝宝支配语言能力的大脑分区，促进胎儿语言能力发展。

④ 情绪胎教

情绪良好的孕妇可以使胎宝宝获得足够的安全感，分娩比较顺利，宝宝比较健康；而情感冷漠、情绪反常的孕妇产下的胎儿总是焦躁不安。因此，孕妇在妊娠期一定要学会控制情绪，保持良好的心情。

⑤ 运动胎教

孕4月，孕妇可适当增加运动量，如游泳、孕期瑜伽、散步都是不错的选择。大量研究表明，怀孕时，进行过有规律的运动的孕妇，胎儿出生后，运动神经发育明显比一般孩子好，身体素质好，抵抗力强，协调能力好，四肢更灵活。

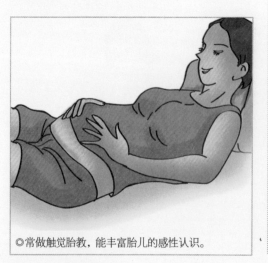

◎常做触觉胎教，能丰富胎儿的感性认识。

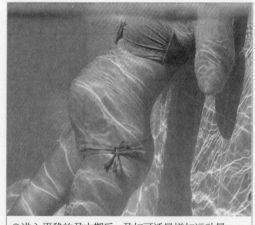

◎进入平稳的孕中期后，孕妇可适量增加运动量。

带宝宝到大自然中去

孕妈咪在这个阶段也要适度走动，可到环境优美、空气质量较好的大自然中去欣赏大自然的美景。欣赏大自然不仅是一种放松的方法，还是一种有效胎教方法。大自然中有飞流直下的瀑布、波涛汹涌的海浪、幽静的峡谷、叮咚的泉水，这些怡人的美景可以使孕妇心情舒畅。母亲愉悦的情绪还会感染胎儿，让他也得到大自然的陶冶，这也是一种有助于开发智力的胎教方式。

欣赏大自然的过程也是孕妈咪对自然美的体会过程，此时孕妇尽可能地多到风景优美的公园及郊外领略大自然的美，把内心的感受描述给腹内的胎儿，如：深蓝色的白云、翩翩起舞的蝴蝶、歌声悦耳的小鸟，以及沁人肺腑的花香等。孕妇通过欣赏美丽的景色从而产生出美好的情怀，再通过神经传导，将自己的美的感受输送给胎儿，让胎儿也得到美的感受，它们能促使人们美好情怀的涌动，有利于胎儿大脑细胞和神经的发育。

进入怀孕中期，由于成长速度加快，胎儿需要更多的氧气，而大自然恰好给胎儿提供了充足清新的空气，这对促进胎儿大脑发育有很大的帮助。一方面，大自然中新鲜的空气中负离子丰富，通过孕妇的嗅觉传递给胎儿，能促进多种神经传达物质的合成，有益于大脑的发育。另一方面，温暖的阳光还可以促进血液循环，杀灭麻疹、流脑、猩红热等传染病的细菌，还能促进母体钙质吸收，促进胎儿骨骼生长发育。曾有人在动物身上做过这样的实验，把怀孕的老鼠和兔子分别放在空气不畅的箱子里，结果，这两种受试动物所生的幼崽出现无脑畸形的比例非常高，这说明大脑发育需要充足的氧气，而大自然则是最好的供氧场所。

早晨的空气是最清新的，每一位准妈妈都应该克服自己的懒惰情绪，争取每日

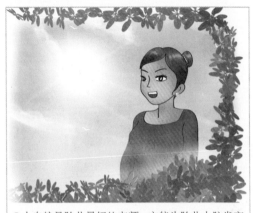

◎大自然是胎儿最好的老师，它能为胎儿大脑发育提供充足的氧气，还能起到美的熏陶。

早些起床，去有树林或者草地的地方去做些伸展操或散步，呼吸清新空气。此外，绿化好的地方，尘土和噪声相对也少。

假日里还可以和亲朋好友一起去郊游，这也是放松身心、陶冶情操的好方式。在欣赏秀丽的自然景色的同时，未出世的宝宝也会从中受益。含氧丰富的血液会使胎儿像喝足水的庄稼一样，有时还会在母腹中手舞足蹈。

总之，大自然是无限美好的，它使人大开眼界，增长知识，陶冶情操，有利于孕妇和胎儿的身心健康。

准爸爸是胎教的主力军

在传统观念中，总以为胎教是孕妈咪一个人的事，胎儿在母体中，胎教自然是做母亲的进行。因此，很多时候，只有准妈妈一个人和宝宝说话，给宝宝念书，陪宝宝听音乐。这种观念是错误的，千万不要认为胎教只是孕妇一个人的事，准爸爸积极参与胎教，不仅能让准妈妈感受到被重视与被疼爱的感觉，让胎儿感受到妈妈的好心情，还可以密切准爸爸与胎儿之间的感情，有助于胎儿智力发育和情绪稳定，这样更容易使得胎儿日后成为一个健康快乐的宝宝。因此，准爸爸在胎教中扮演着非常重要的角色。

根据一项研究报告指出，胎儿对男生低频率的声音比对女生高频率的声音还敏感。胎儿对高亢、尖细的女音并不特别喜欢，而男性特有的低沉、宽厚、有磁性的嗓音更适应胎儿的听觉系统。胎儿对准爸爸的声音总是积极响应，这一点是准妈妈无法取代的。怀孕时期准爸爸摸着孕妈咪的肚子和宝宝打招呼，说故事并唱歌给他听，教他简单的知识及常识等，这样可以刺激胎儿的听觉发育，也可以增进胎儿的舒适和安定感，对胎儿脑部的发育会有很大的帮助。胎儿还特别喜欢和享受爸爸的歌声与抚摸，婴儿出生后哭闹时，妈妈的安慰往往不能快速奏效，但是爸爸却可以通过唱歌和抚摸使他尽快安静下来。所以一些育儿专家提出一项极为有益的建议，准爸爸积极参与胎教，为与胎儿建立深厚的感情奠定基础。

在日常生活中，准爸爸最容易参与的胎教就是经常呼唤胎儿，每天抽空跟胎儿说说话，讲一些童话故事。胎儿是有记忆的，经常呼唤他的名字或昵称，出生之后，胎儿仍然可以辨识这种声音。刚开始和宝宝说话，语调要平稳，随着对话内容的展开再逐渐提高声音，一开始就发出高音，会让宝宝受到惊吓。

而且，准爸爸参与胎教能让孕妈咪感觉受到重视与疼爱，胎儿也能感受到愉快的心情，日后成为一个快乐的孩子，因此准爸爸在胎教中所扮演的角色非常重要。既然准爸爸如此重要，那么在胎教中，准爸爸不仅不能缺席，还要担当起主力军。每天抽些时间，和准妈妈一起参与胎教，让宝宝在感受母亲温柔慈爱的同时，也体会到父爱的深沉与伟大。

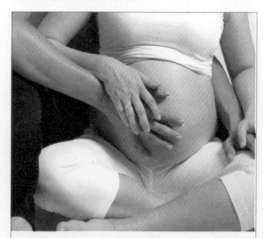

◎准爸爸应和妻子一起进行胎教，密切准爸爸与胎儿之间的感情。

胎教要适度

尽管胎教对于准妈妈的健康和胎儿的成长都是非常有益的，但是，胎教也是要适度的，如果方法不当的话，有可能会引发不良的后果。

适时胎教不仅可以帮助宝宝开发智力，促进身体器官功能的发育，同时也可以增强准爸妈与胎儿之间的感情。"望子成龙"是每个父母最大的心愿，都不想让自己的宝宝输在起跑线上，都想把胎儿培育得更出色、更优秀，这种心情是可以理解的，但凡事都有个度，一旦过度，不仅达不到预期的目的，反而会导致不良后果。胎教一定要适度，不可累坏了宝宝。

有些准爸妈在实施胎教时，过于急切，比如在进行语言胎教时，长时间将耳机放在腹部，造成胎儿心情烦躁。出生后，变得十分神经质，爱哭、爱发脾气，以至对语言学习产生了一种逆反心理。在音乐胎教时，也不能没完没了地听，如果连准妈妈本人都感到疲惫不堪，那胎儿的感觉也绝对好不到哪里去。同样，还有运动胎教，准爸妈的抚摸动作一定要轻柔，要有规律，尤其是准爸爸，要轻轻地"抱"宝宝，抚摸宝宝，切不可用力过猛，否则有可能会伤害宝宝，甚至导致胎儿肢体残疾。

各种胎教都使胎儿受益，但如果实施不当，恐怕胎儿不但不能获益，还会受害。例如给胎儿听的音乐，其声波组成成分中，不应有声压很大(声音很响)的高频声音。应主要是中、低频的声音为主要成分。如果把音乐音量开得过大，其中声压较大的高频声波对胎儿内耳产生不良刺激，反而有害胎儿发育。

因此，准爸妈必须认真学习胎教方法，正确实施胎教，不可贪心，不可太急切，让宝宝受累。

胎教要适量，要有规律，准爸妈和胎儿要有情感"交融"。例如给胎儿进行音乐胎教的时间不应过长，每次不超过12分钟。因胎儿大脑活动属抑制状态占优势，适量胎教有利于节省能量利于生长。不然，时间长了会疲劳及消耗营养物质。

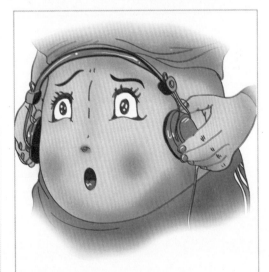

◎胎教的每项内容都会使胎儿受益，但是，如果不能适度地实施，恐怕胎儿不但不能获益，反而会受害。

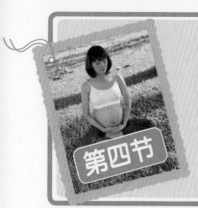

第四节

运动，别让胎儿感到摇晃

向医生寻求运动方面的建议

怀孕前3个月，孕妇要特别控制运动量和运动强度。到了第4个月，胎盘已经形成，与母体的联系日益密切，流产概率降低，如果孕妇身体没有不适，适当做些运动也是有益的。

很多女性，知道自己怀孕之后，马上进入"一级戒备"状态，推掉工作、娱乐和一切体力活动，在家卧床静养，等待宝宝出生。其实，怀孕正是进行运动的最好时机。一方面可以消耗孕妇体内多余的脂肪，增强孕妇的体能，为日后的分娩积蓄力量，另一方面适当运动可以使大脑释放出如多巴胺、内啡肽的化学物质，帮助孕妇减少情绪波动和怀孕带来的精神压力，让孕妇保持乐观向上的良好心态。但是，在运动之前应该先向医生咨询，确定符合自身状况的锻炼项目、时间和强度。

向医生咨询前，孕妇首先要了解自己的运动状况，怀孕前是否经常运动，怀孕后是否持续运动，目前的运动量是否能承受。孕妇可以先将这些具体信息告诉医生，便于医生制订或调整运动计划。

如果你是下面列举到的特殊孕妇，那么运动前的咨询就更加重要了。高血压、糖尿病、心血管疾病、贫血、哮喘或慢性肺病、癫痫、肌肉或关节损伤、有自然流产或早产的经历、胎盘异常。医生可能会在运动量及运动强度上给你中肯的建议。

除了这些，医生还会建议你注意运动时的衣着。孕4月，腹部的隆起更加明显，平时的着装就要以宽松舒适为主。运动时更要选择宽松有弹性的服装，一方面，宽松的衣服容易穿脱，良好的弹性还可以随着孕妇动作而伸长，不会束缚身体。另一方面，弹性大的衣服更容易排汗，可以很快降低体表温度，孕妇也会因此感觉更舒适。内衣更要选择宽松一些的，不仅舒服，还会降低内衬对乳头皮肤的刺激。宽松的平底鞋也是孕妇运动的必要装备，穿起来不会压迫肿胀的脚面，感觉很舒服，平稳的鞋底也让你更加脚踏实地，不用担心会跌倒。

动作舒缓的运动最合适

由于胎儿有母体羊水的保护，一般来说，母亲的运动不会对其造成太大的影响。但是，如果孕妇的肢体动作幅度过大、动作过于剧烈、姿势急剧变化、动作突然停止、突然改变方向，还是会使胎儿感到摇晃、不舒服。所以要尽量避免这些情况的发生，不要在坚硬的地面上做运动，坚硬的地面缺乏缓冲，运动产生的力量，直接作用于脚掌，并通过腿部骨骼，传送至腹部，引起子宫震荡。孕妇要减少跑步之类的垂直运动，减少运动伤害和对胎儿心跳的影响。

对于孕4月女性来说，打太极、孕妇瑜伽等动作舒缓的运动依然非常适合。人的双脚上有无数的神经末梢与大脑紧密相连，并与体内各个器官相连接。此外，踝关节以下有60多个穴位，经常散步就会刺激这些穴位，增强血脉，调理五脏六腑，疏通全身经络，从而改善身体各个器官的功能。散步不仅有助于孕妇健身，还可以促进睡眠，改善消化系统，促进新陈代谢。游泳也是相对比较安全的运动，对孕妇有很多好处。水的浮力可增大肺活量，有助于分娩时用力，还可避免孕妇患心脑血管方面的疾病。同时，游泳还可调节情绪、振奋精神、缓解腰痛和痔疮等不适，还有助于调整胎位。

这一时期，孕妇要避免强烈的腹部运动，如仰卧起坐，这很有可能会压到腹部，伤害胎儿；也要避免做爆发性强或有身体碰撞危险的运动，如羽毛球、篮球、网球等球类运动，更要避免跳跃和震荡性的运动，这类运动容易使孕妇重心不稳，若是滑倒或碰撞到物体，都容易撞击胎儿产生宫缩或破水，导致流产或早产。

随着时间的推移，许多孕妇会发现自己越来越动不了了。这是因为胎儿需要更多的血液供应，孕妇的血液补充就有点儿跟不上了，即使休息时，孕妇的心率也会比平常快些，运动自然有些力不从心。另外，此时孕妇不仅体重持续增加，关节韧带松弛，还会出现双脚肿胀的现象。所以，如果孕妇做运动时感到有些吃力，无论哪种项目，都应该开始降低运动的强度，以免受到伤害。

对孕妇有害的运动和危险信号

怀孕期间做适当的运动会促进血液循环，还可以培养忍受阵痛和分晚时所需的力量和耐力。但是，撞击腹部或使关节过于负重的运动对孕妇对胎儿都是有害的，应尽量避免。不适合孕妇做的运动有潜水、滑雪、骑马、激烈的跑步等。还有，运动中如果出血、晕眩、腰部或腹部疼痛等现象，严重时应立即停止运动，并去医院检查。

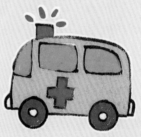

确定运动量和运动强度

孕妇要根据自己的体能状况确定运动量和运动强度。如果运动量超过了身体的承受能力，会导致心跳加速，呼吸急促，不但孕妇感到难受，腹中的胎儿也会觉得不舒服。因此，孕妇运动一定要适度。通常来说，可以通过以下三种方法判断运动量与运动强度是否合适。

① 脉搏

运动后，将手指轻轻按在手腕或颈部动脉处，数出1分钟脉搏的跳动次数，这就是心率。研究指出，母亲运动时心率达到每分钟150次以上，才会使胎儿的心率出现明显上升，对胎儿产生不利影响。因此，专家建议孕妇在运动时最好将心率控制在每分钟140次以下。

当然，不同年龄、不同体能的孕妇运动时的心率都会有所不同。但是有一点不容置疑，如果心率升高到每分钟140次以上，不仅会影响胎儿的正常生长，也会对孕妇的健康带来伤害。所以孕妇在运动时，可以通过自测脉搏，来检测自己运动是否适度，及时调整运动强度，以免适得其反。

② 说话速度

孕妇还可以通过说话的速度了解自己的体能极限，判断运动量是否合适。如果孕妇运动时，没有气喘吁吁，还可以保持正常的说话速度，这表明心率正常，运动适度。如果孕妇运动时一说话就上气不接下气，就说明孕妇运动过量，应该减少

运动量，降低运动强度，直到恢复正常语速，再重新开始运动。

③ 身体反应

如果孕妇运动时，出现头痛、心慌气短、呼吸困难、头晕目眩，甚至出现阴道出血、破水，再或者是身体的某个部位剧烈疼痛的现象，应该立刻停止运动，不要勉强自己。这是身体的自我保护功能在发挥作用，如果你继续运动，可能会造成身体某些部位的损伤，甚至祸及腹中胎儿。

孕妇运动时不要贪多求量，不要与人比较，就像吃饭一样，饭量小的人的身体不一定比饭量大的人的健康状况差，做些适合自己的体能的运动就可以。有关专家指出，刚开始锻炼的前几周每次运动应控制在15分钟以内。如果心率正常，每次运动延长2分钟，绝大部分孕妇的锻炼时间可以达到每天30分钟。

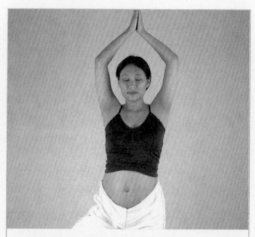

◎孕妇运动一定要适度，否则会造成不必要的身体负担，影响母婴健康。

会阴收缩运动

会阴收缩运动能增强孕妇的盆底肌肉及阴道肌肉的弹性，使分娩更加顺利，还有助减轻分娩疼痛。会阴收缩运动有好几种不同形式，但都是通过收缩和放松两个动作，增强盆底肌肉的弹性。

会阴收缩运动有以下几个阶段。

第一阶段：一个人在任何时间任何地点都可以做。像憋尿一样用力收紧肛门，夹紧臀部，保持5秒钟，然后放松。重复这个动作20次以上。运动过程中保持正常呼吸频率，身体其他的部位要放松。你可以用手感觉一下腹部肌肉，如果腹部变硬，肌肉紧缩，那么就是运动方式错误。

第二阶段：在适应了第一阶段的练习后，每天抽一些时间提高效率，强化锻炼。平躺曲膝，收缩盆底肌肉100下；两腿伸直或放松，收缩盆底肌肉100下；然后站姿，借助支撑物，收缩盆底肌肉的同时踮起脚尖100次。

第三阶段：在适应的基础上，适当延长前两个阶段的练习时间，收缩盆底肌肉时至少保持10秒钟。这样有助于巩固前两个阶段的练习结果，使盆底肌肉弹性更好，有利于适应分娩时的大幅度拉伸。

简单的孕妇体操

脚部运动

腰部、肩部运动

以肩宽分开双脚，并用双手叉腰，然后向左右拧身体。用同样的方法，左右交替地练习20次左右。该运动能锻炼肩部肌肉，而且能促进腰部周围的血液循环。

1.锻炼脚踝和腿部肌肉的运动。坐在椅子上，然后把脚底贴在地板上面。
2.脚后跟贴地，然后反复地抬起或放松脚尖。用同样的方法，重复练习10～20次。
3～4.在椅子上面跷二郎腿，然后反复地弯曲或伸直脚踝。用同样的方法，每天重复练习10～20次。

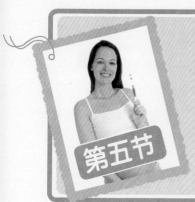

这阶段还须关注的事

第五节

注意健康

孕4月，虽然已经安全度过了流产高峰期，而且严重的害喜现象也逐渐消失了，孕妇逐渐恢复了体力，情绪也比较稳定。但是，不管是对胎儿还是自己，仍然不能掉以轻心，以免发生意外，前功尽弃。

这个月孕妇有可能出现妊娠贫血症、高血压、静脉曲张、坐骨神经痛、宫外孕破裂等疾病，而且这个月身体容易出汗，阴道分泌物增多，容易受细菌感染，引发阴道炎症，孕妇应该特别的注意健康问题，积极预防妊娠疾病。

孕妇应该对怀孕、分娩的相关知识有一定的了解，可以买些相关书籍有针对性地学习一下，或是参加孕妇课程，及时为自己补充知识，对自己身体的变化有一定了解，既可以消除怀孕期间的不安及恐惧，也能有助于日后顺利分娩。现在，各种成套的孕妇手册都很容易获得，可以及时购买阅读。

为了减少怀孕期间的身体变化引发的一些不适，孕妇可适当增加妊娠期活动，避免过久站立、久坐少动，以帮助缓解压力，放松心情，同时也使日后分娩更加顺利。最好开始做些简单的伸展操，但要根据自己的身体状况，量力而行，不可过分勉强自己。

由于此时阴道分泌的"白带"会增多，孕妇应该注意卫生，养成良好的生活习惯，勤洗澡，勤换内衣裤，让身体保持清洁干爽。这种分泌物是阴道和宫颈的分泌物，是非常自然的现象。正常的分泌物应是白色、稀薄、无异味的，如果分泌物量多而且颜色、性状有异常，应请医生检查。

此时，由于增大的子宫开始压迫位于前方及后方的膀胱和直肠，膀胱容量减少，因此出现了排尿间隔缩短，排尿次数增加，总有排不净尿的情况，导致孕妈咪总想如厕。但孕妈咪千万不要刻意不喝水或憋尿，免得造成尿路感染。而且这个月的尿频情况慢慢会有所减少。

这时很多孕妈咪开始出现便秘，建议多喝水，多吃粗粮、酸奶和蜂蜜等润肠通便的食物。

注意饮食

进入孕4月，胎儿开始迅速成长和发育，每天都需要摄入大量营养，加上孕妇此时心情放松，食欲大增。因此，这个月应该尽量地满足孕妇和胎儿的营养需求，避免缺乏营养或营养不良。但是补充营养也要讲究科学，要合理搭配，粗细均匀，既要满足需要，又要避免摄入过多的高蛋白和脂肪，防止孕妇患高血压。

这个月，孕妇食欲增大，为弥补前3个月害喜身体损失的营养成分，每天应增加主食量，多吃面食，既可摄入足够的碳水化合物，维持正常生理功能，又避免摄入过多脂肪，造成消化不良。早餐一定要吃，可以用些全麦面包搭牛奶，还可以再吃一个水果，营养丰富，搭配合理。孕妇这个月可以多吃些肉，因为肉类食品所提供的优质蛋白是胎儿生长和孕妇身体活动的物质基础。此外，可适当选食豆制品以满足机体需要，为身体补充营养。

这个月准妈妈需要增加锌的摄入量。因为如果孕妇缺锌，会影响胎儿心脑等重要器官发育。同时，缺锌会造成孕妇味觉、嗅觉异常，食欲减退，消化和吸收功能不良，免疫力下降，这样肯定会影响胎儿的正常生长。富含锌的食物有瘦肉、牡蛎、猪肝、鱼类、芝麻、蛋黄等，还有花生、大豆、小米、大白菜等。补锌也要适量，孕妇每天摄取的锌不宜超过45毫克。

对胎儿的血液、肌肉、骨骼的生成和发育起着关键作用的钙、铁等成分，这个月的需求量也会比平常多。因此，孕妇至少每天要多摄入1000毫克钙，铁的需求量也增至25～35毫克。此外，如碘、锌、镁、硒等营养元素也要适量摄取。

无论什么时候，水都是最重要的。孕妇应该时刻为身体补充水分，每天至少保持饮用2000毫升水。果汁最好不要超过两杯，因为果汁含糖量太高，不利于胎儿骨骼的生长，可用纯净水稀释后再饮用。

多吃水果和蔬菜，补充各种维生素。维生素D可以促进钙质吸收，维生素C可以促进铁的吸收。因此孕妇应多吃些新鲜的蔬菜和水果，如番茄、白菜、苹果、葡萄和橙子等。

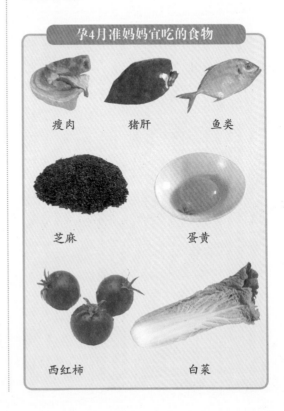

孕4月准妈妈宜吃的食物

瘦肉　　　猪肝　　　鱼类

芝麻　　　　　蛋黄

西红柿　　　　白菜

保证高质量的睡眠

怀孕期间，如果准妈妈睡眠质量好，熟睡时脑下垂体会分泌生长激素，不过这不是帮助母亲成长的，而是为促进胎儿成长发育的。此外，熟睡过程中释放出生长激素，改变了身体内部的激素环境，可以帮助孕妇迅速消除疲劳。因为生长激素是在深度睡眠中才会分泌，为了给胎儿提供良好的发育条件，孕妇一定要保证高质量的睡眠。孕妇的睡眠时间一般比正常人长，每晚最少8~9小时，白天至少也要保证1~2小时的睡眠。

但是，睡眠时间长并不代表睡眠质量高。好多孕妇怀孕后，不仅有害喜现象的困扰，怀孕后内分泌的变化、兴奋、焦虑、尿频、胎儿在肚子里动来动去、腿抽筋、睡姿不正确等原因都会干扰孕妇的睡眠。这时虽然疲惫让孕妇的睡眠时间延长了，但是睡眠质量却降低了。孕妇应该怎样排除这些困扰，保证高质量的睡眠呢？

❶ 要选择舒适的床铺

床板软硬适中，能够贴合人体曲线，承托脊柱不变形。最简易的检测方式就是不管平躺还是侧躺，看颈部、腰部、臀部、腿部有无空隙，是否与床垫自然贴合。枕头不宜太高，8~9厘米为宜。

❷ 养成良好的生活习惯

养成良好的作息规律，避免白天睡太多，晚上睡得不好或太少。不要有晚上睡不足，白天来"补觉"的习惯。否则会形成恶性循环，昼夜颠倒。建议孕妇从根本做起，调整生物钟，晚上尽量10点前睡觉，早上准时起床。

多晒太阳。如果条件允许，可以把床或椅子挪到窗户旁边，享受温暖的阳光。阳光会让孕妇更有精神，还有助于调整孕妇的生物钟。

制订一套白天的活动计划表，并坚持下去。让自己每一分钟都有事做，不该睡觉的时候不要睡，坚持下去，很快就能养成规律，扭转生物钟紊乱的局面。

睡前做运动不要太激烈。睡觉前适当运动，确实会使自己感到疲劳，加快入睡。但是，睡觉前的剧烈运动只能让孕妇心跳加快，神经兴奋，根本无法进入睡眠状态。建议孕妇睡前3~4小时不要做剧烈运动，运动尽量在白天进行。

改善睡眠环境。如果卧室太冷、太热、太吵或是太亮时，都会影响睡眠质量，还有些孕妇"认床"，换了环境就无法入睡。因此，准爸爸要为准妈妈营造一个温暖舒适的睡眠环境，这样孕妇才能睡得更香，胎儿才会长得更壮。

睡觉前孕妇不宜看情节刺激的电视节目。电视中的紧张情节和惊险场面，会使孕妇心情紧张，脑细胞激动，不利于入睡。而且看电视太久，会减少孕妇睡眠和休息时间，对孕妇和胎儿都不利。

必要的产前检查

到了怀孕中期，孕妇应该在医生的建议下，定期进行产前检查，并且要建立产前检查档案，定期复查，以便医生清楚地掌握孕妇身体及胎儿发育情况，引导整个妊娠过程正常进行。

① 妇科B超

孕4月，孕妇最好进行一次妇科B超检查，看胎儿发育是否正常，有无脑积水、脊柱裂、先天性心脏病等畸形症状，如发现异常，可以及早终止妊娠，以免畸形儿降生给孕妇造成更大心灵创伤。

② 胎儿异常检查

孕4月，是能够发现较为罕见的葡萄胎的时期。如果孕妇发现内裤上沾有深褐色的碎血块，有时还有鲜血流出，应立刻去医院检查，这很可能是葡萄胎自然流产的现象。

③ 检查宫高、腹围、胎位与胎心

妊娠中期，医生会定期为孕妇测量宫高、腹围、监测胎位、听胎心音，通过这些检查，确定胎儿是否发育正常。

④ 测量血压和体重

在产前检查中，医生还会定期为孕妇测量血压和体重，密切关注血压和体重的变化情况，判断是否出现水肿、贫血、高血压、阴道流血等异常状况，以便及时发现妊娠并发症和一些潜在性疾病，早发现，早治疗，避免意外的发生。

孕期定期检查的日程安排

0~16周

感到疑惑时，就到妇科进行检查

- 问诊（末次来月经的时间、月经周期、怀孕的经历、其他经历的症状等）。
- 尿液检查（检查妊娠反应）
- 测量身高、体重以及血压
- 梅毒血清检查
- HBs抗原检查
- 风疹、血常规检查
- 之后的定期检查为每四周一次
- 测量体重和血压
- 尿液检查
- 根据需要进行超声波和阴道内的细菌检查

16~28周

每四周进行一次定期检查

- 测量体重、血压
- 胎儿的呻吟
- 尿液检查
- 子宫颈以及腹部周围的检查
- 检查有无浮肿
- 中期进行一次贫血的检查

28~36周

每两周进行一次定期检查

- 测量体重、血压
- 尿液检查
- 胎儿的呻吟
- 子宫颈以及腹部周围的检查
- 检查有无浮肿
- 后期进行一次贫血的检查

36~40周

一周一次定期检查，而且要随时做好临产的准备

- 测量体重
- 测量血压
- 尿液检查
- 胎儿的呻吟
- 子宫颈以及腹部周围的检查
- 检查有无浮肿
- 内诊

孕4月美食推荐

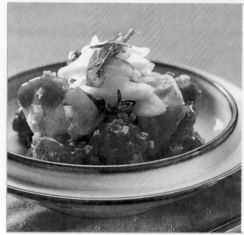

人参拌鸡肉

材料 人参1根，鸡1/2只，土豆2个，生姜汁1/2大匙，蒜蓉1大匙，红枣丝、糯米粉、盐、胡椒各少许，辣酱、酱油、白糖、料酒各1大匙，小鲽鱼汤2大匙。

做法 ①把土豆洗净，切成果子大小，并用开水烫一下，然后油炸。②把鸡洗净，切成跟土豆块一样大小，再用盐、胡椒、生姜汁调味，并放入蒸笼内蒸熟。③用糯米粉搅拌步骤2的材料，再用170℃的食用油炸熟。④用冰水清洗切成片的人参。⑤用炒锅爆香蒜蓉，然后添加拌料；等汤汁略微黏稠后加入步骤1和步骤3的材料，并用盘子盛放，然后撒上人参和红枣丝。

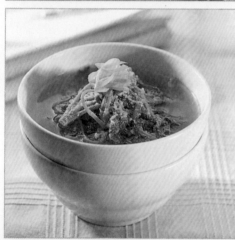

艾蒿味噌汤

材料 艾蒿200克，生豆粉1大匙，味噌2大匙，海带汤5杯，大葱1根，盐少许。

做法 ①准备较嫩的艾蒿，然后清洗干净；大葱洗净，切丝。②拌匀生豆粉和艾蒿。③把海带汤和味噌放入锅内，再用小火慢慢地加热。④待步骤3的味噌汤煮沸，就加入步骤2的材料和大葱丝，并继续加热一段时间，再用盐调味。

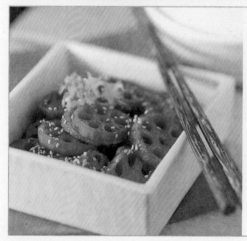

麦芽糖汁拌莲藕

材料 莲藕500克，食用油2大匙，酱油4大匙，水3杯，麦芽糖汁、白糖各2大匙，香油1大匙，盐1/3小匙，芝麻1小匙。

做法 ①把去皮的莲藕洗净，切成0.5厘米厚的薄片，然后煮10分钟左右。②把食用油、酱油、麦芽糖汁、水和白糖倒入锅内，然后添加煮熟的莲藕，并用大火加热一段时间。③等步骤2的汤汁减少一半后，用小火慢慢地加热；待莲藕入味后，就用香油和盐调味。④用盘子盛装莲藕，然后撒上芝麻。

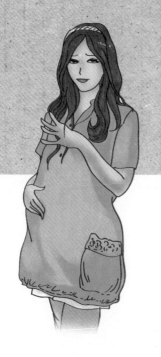

第六章

孕5月：孕味十足

●孕5月，孕妈妈的腹部已经显现出来了，身心都进入稳定期，可以开始旅行计划啦。休息时也可以做些和缓的运动，如孕妇瑜伽、孕妇健身操等，或者做些伸展运动。在生活上，除了保证充足的营养，还应坚持有规律地数胎动，时间最好固定在晚上的8点到9点。

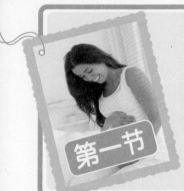

第一节

身心上的可能转变

肚子大得更明显了

从孕4月起，孕妇的新陈代谢开始加快，食欲增加，对营养的需求量也比平时多，所以体重会明显上升，皮下脂肪的堆积会使孕妇看起来胖了很多，尤其是大肚子也更加明显了。准妈妈要做好孕期的记录工作，详细记录孕期的变化情况。

专家指出，孕妇什么时候腹部隆起比较明显以及腹部隆起多高，也是因人而异的，如孕妇的体形、怀孕后增加的体重、怀胎的个数、胎儿大小以及子宫的位置等都是重要的决定性因素。高挑偏瘦的孕妇腹部隆起比较晚，胎儿的位置也较高；身材矮胖的孕妇腹部隆起较早，胎儿位置也比较低。腰长或胯宽的孕妇，由于可以为子宫提供较大的变形空间，因而腹部隆起的时间也比较晚。但无论何种体形的孕妇，过了孕5月，肚子都会比较明显地大起来，这时孕妇再也不用为别人的猜疑而感到尴尬了，因为这时绝对不会有人再误认为你最近发福了。

腹部明显隆起已经是事实，可有些孕妇却仍然不想穿着孕妇装，仍想把自己塞进怀孕前穿的衣服里，这种做法是徒劳的也是愚蠢的。你不仅难以穿上以前的衣服，即便穿上了，也会束手束脚，非常难受。所以，还是像大多数准妈妈们一样，适时换上宽松舒适的孕妇装吧，以免影响胎儿的生长和发育。

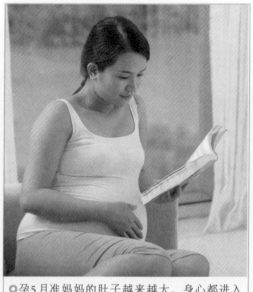

◎孕5月准妈妈的肚子越来越大，身心都进入了稳定期。

感受到了宝宝的"第一脚"

第一次胎动是准妈妈朝思暮想的事情，甚至在确定自己怀孕后就开始默默关注自己的肚子。至于什么时候才能享受宝宝的"第一脚"，胎动到底是一种什么样的感觉，每个准妈妈的情况是不同的。

① 胎动开始

孕5月，大概是怀孕第18周，小宝宝就开始在子宫里做"伸展体操"了，这个时候，许多孕妇才初次感受到胎儿的存在，这就是所谓的"胎动初觉"。有些孕妇还可能会早在第18周之前就提前感受到胎动，但也有的孕妇会推迟到第20周之后才可以感受到。一般来说，经产妇由于更有经验，通常会提早感受到胎动。身材较瘦的孕妇也会比较胖的孕妇更早感受胎动，而且胎动也会更明显一些。根据第一次胎动的时间，医生会重新评估准妈妈的预产期。

② 妈妈的感觉

有些孕妇由于过于期待宝宝的第一次胎动，往往会把肠胃蠕动误认为胎动，而到真正胎动发生的时候，反而察觉不到。事实上，宝宝的第一"脚"并不像准爸妈们想象的那样"剧烈"，毕竟此时胎儿只有200多克重，身长也只有15～17厘米，还没有足够的力气让准妈妈有较强的感觉。因此，有些孕妇感受到的"第一次胎动"，很有可能只是心理作用而已。但是，第一次胎动后不久，准妈妈就会频繁体验宝宝的"拳脚功夫"了，这是种前所未有、奇妙无比的感觉，是无法用言语来表达的。

③ 胎动频率

胎动的频率及强弱，表示胎儿的健康状况。由于个体差异，胎动频率也不是一定的。一般情况下，明显胎动1小时不少于3～5次，24小时明显胎动次数平均在200次左右，都是正常的。另外，有时多些，有时少些，但是只要胎动有规律，有节奏，变化不大，胎儿发育也是正常的。当孕妇发现胎动过少，比如12小时少于20次，或每小时少于3次，则有可能预示着胎儿缺氧，生命安全受到威胁，这时应及时咨询医生，尽早扭转局面。

④ 胎动位置

孕5～6月，胎儿体形比较小，子宫内仍有足够的空间让宝宝自由"玩耍"，因此，准妈妈下腹部任何一处都有可能感觉到宝宝的动作。孕6月时，准妈妈甚至可以看到宝宝在子宫内移动时，手肘或某个身体部位将肚皮顶起的弧线。到了妊娠晚期，大部分胎儿的头是向下的，胎动就会发生在中腹部或是肋骨右侧。因为，大多数宝宝在子宫中的姿势都是面向母亲的右边的（这也是为什么提倡孕妇采取左侧卧睡姿），就会在靠右边的肋骨处感到胎儿的运动。

肚脐向外凸起

怀孕20周左右，好多孕妇会发现肚脐会慢慢地向外凸出来，不再是原来的肚脐"眼儿"了。活动的时候，还可能会感觉到突起的肚脐不断地与衣服摩擦，很不舒服。别担心，这是慢慢长大的子宫向外压迫孕妇腹部的必然结果，凸起的肚脐会在分娩后恢复原来的状态的。

但是，也有些孕妇的肚脐周围会出现不定期且严重的疼痛现象，疼痛发生时，肚脐周围感觉发硬，这种现象属于假宫缩，如果上述症状仅是偶尔出现，并且持续时间也不长，也不伴阴道出血的情况，就不必紧张。如果上述情况频繁出现，并且伴有明显腹疼、阴道出血等情况，就要及时就诊，以免发生意外。

由于孕激素以及腹部突起的影响，孕妇肚脐周围可能会长出一些丘疹、痱子之类的，会觉得很痒，如果觉得特别不舒服，可以擦些药膏之类止痒，千万不可抓挠，以免抓破感染。

通常，在怀孕中、晚期，孕妇的肚脐周围都会或痛或痒不舒服，这些都是正常现象，不须特别治疗，分娩过后就会逐渐消失的。但是如果症状严重，就需要到医院检查了。

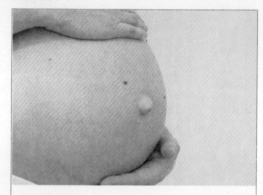

◎从孕中期开始，准妈妈的肚脐会慢慢地向外凸起，别担心，这是慢慢长大的子宫向外压迫准妈妈的腹部的结果，在分娩后会恢复原来的状态。

怀孕是一种享受

孕5月，孕妇腹部隆起更加明显，所有人都能察觉到。随着妊娠期的推移，孕妇已经适应并开始享受这些转变了。

公交车上，很多人会争着给孕妇让座；人群拥挤的地方，好多人还会对孕让路，这都是对孕妇的保护。许多不经意的小事，可能都会让孕妇体会到，自己正在经历人生中最神奇、最美妙的变化。来自周围的注目与尊敬，也让孕妇意识到自己正肩负着人类繁衍新生的神圣使命。

这个月，好多孕妇都在欣喜与感动中度过，因为不仅可以感受到明显的胎动，同时还会发现亲人朋友，包括陌生人都对自己关怀备至，尤其是准爸爸呵护妻子的同时，对宝宝也充满了期待。

还有很多孕妇表示，妊娠5个月来自己的心理发生了很大变化，从一个任性的孩子，变成一个孕育生命的女人。现在，每天都会关注腹中的宝宝，一切以他为中心，性情也变得平和，一切都顺其自然。

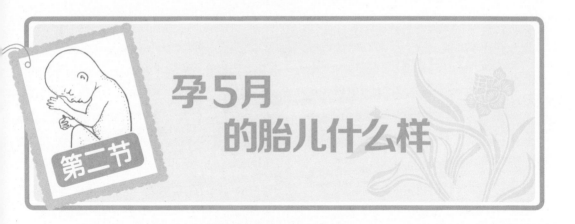

孕5月
的胎儿什么样
第二节

第17周

第17周，胎儿身长大约有15厘米，重约200克。在接下来的3周里，他将经历一个飞速成长的过程，体重和身长都将增加两倍以上。胎儿体内神经被一些脂肪类物质包围着，使神经绝缘，从而更加快速和通畅地传递使动作更加灵敏和协调的信息。这时，连接胎儿与胎盘的脐带，发育得更完善，也能更好地为

胎儿传送营养。胎儿似乎特别喜欢活动手指拉或抓住脐带，好像在做游戏呢。有时他还抓得特别紧，紧到只能有少量的氧气输送进子宫。准妈妈可不用担忧，他可聪明着呢，完全不会让自己不舒服的！另外，胎儿的骨骼也逐渐开始钙化，循环系统和排泄系统也完全进入正常的工作状态。肺也开始工作，他已经能够不断地吸入和呼出羊水了。

这时，准爸妈借助听诊器或是超声波仪器听到的胎儿的心跳，也更强更有力了。宝宝有力的心跳，预示着胎儿健康，发育正常，可以为总是担心胎儿健康的准妈妈吃一颗定心丸了。同时，还可以减少孕妇对分娩的恐惧，使孕妇信心倍增。

此时，孕妇的身体重心随着子宫的不断增大而发生变化，行动更加不方便，所以要注意穿着宽松、舒适的衣服，鞋子也要合脚舒服，不仅可以缓解脚部压力，也比较安全。

◎孕期还没过一半的时候，胎儿看上去已经很像发育健全的小宝宝，甚至会吮吸手指头了。

155

第18周

第18周，胎儿的身长大约16厘米，体重约250克。胎儿的感觉器官已经进入发育的关键时期，大脑开始划分专门区域，分别掌管嗅觉、味觉、听觉、视觉以及触觉。而且胎儿薄而透明的皮肤下覆盖着清晰可见的血管，五官也已长到正常的位置。他的小胸脯不时起伏，这是胎儿在呼吸，但是这时胎儿口腔里充满了羊水而不是空气。如果你怀的是女孩，她的阴道、子宫、输卵管等生殖器官都已经发育完全，而且她卵巢里已经储存了一生所要排出的卵子，大约有6百万个，到她出生时卵子的数目将逐渐减少到1百万；如果是男孩，他的外生殖器已经清晰可见，当然有时也会因为胎位而将生殖器遮住。

此时胎儿在子宫内非常活跃，经常伸展胳膊、踢腿和翻身，力度也更大，准妈妈已经能清楚地感觉到了。这时，准妈妈就应该坚持每天数胎动了。由于这周胎动频繁，建议孕妇到医院接受一次全面检查，还可以通过B超看到胎儿的各种姿势，如踢腿、吮吸手指等。从这周起，胎儿的视网膜已经开始形成，开始对光线有感应。这时准爸妈就可以用手电照射腹部与宝宝"捉迷藏"，你会欣喜地发现，宝宝会下意识地躲避强光呢。

这一时期，孕妇应该适当增加运动量，增强孕妇心肺功能，以适应血液循环和呼吸系统不断增加的负荷。

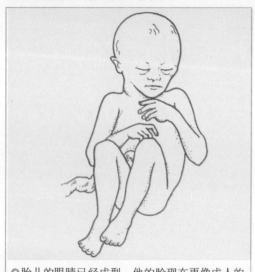

◎胎儿的眼睛已经成型，他的脸现在更像成人的脸了。

第19周

第19周，胎儿的体重还在不断增加。身体表面出现了一层白色的、滑腻的物质，看上去滑溜溜的，这就是胎脂。它的主要任务是保护胎儿的皮肤，以免在羊水的长期浸泡下受到损害。好多宝宝在出生后身上还有胎脂残留，会在分娩后几小时由皮肤自行吸收，是胎儿娇嫩肌肤的最好护肤品。胎儿的消化系统更加健全，已经能够从吞咽的羊水中吸收自己所需的水分，孕5月末，胎儿在1天之内可以吞咽大约500毫升的羊水。此外，胎儿的感觉器官每天都在发育中，舌头上的味蕾也已经形成，大脑和神经终端发育良好，各种感觉都更加敏感。

这时胎儿和母体的生长发育都需要更多的营养，尤其要注意增加铁质的摄入量，因为胎儿要靠铁来制造血液中的红细胞，因此这一阶段准妈妈可能会出现贫血现象。所以要多吃如瘦肉、鸡蛋、动物肝脏、鱼、含铁较多的蔬菜及强化铁质的谷类食品等。如果有必要，也可以在医生的指导下补充铁剂。

此时准爸爸也要注意，应该比平时更多地关心妻子，分担她的恐惧和忧虑，共同学习孕育宝宝的知识。此时也是准爸爸展示厨艺的大好机会，为了准妈妈和胎儿的健康，还要做更多的厨房工作。

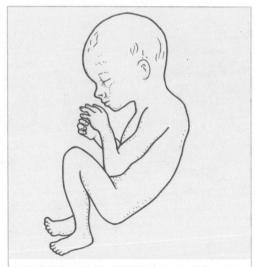

◎现在胎儿的肌肉已经足够结实，可以做一些幅度较大的动作。

第20周

第20周，胎儿的体重大约已有350克，身长也有19厘米了。胎儿汗腺也发育完成，虽然仍然可以看见皮肤下的血管，但皮肤已经不像之前那样薄而透明了。如果你怀的是男孩，他的睾丸在这一时期就会开始从盆骨向下降入阴囊，原始精子在睾丸里也已经形成。现在，胎儿的大脑开始迅速发育，特别是位于大脑中心产生脑细胞的生发基质，每天都分裂产生无数的脑细胞，是宝宝直立发育的关键时期。

对大多数孕妇来说，这个阶段是整个妊娠期最轻松的时候。肚子还不是很大，早孕反应也已经逐渐消失，准妈妈可以充分享受一下这个时期的轻松。

这时的胎宝宝听觉和触觉已经相当发达了，如果准爸妈讲故事、唱歌、播放音乐或轻声说话，胎儿都能听得见。抚摸或轻拍腹部，也会引起胎儿的相应反应。这时是对胎儿进行胎教的最佳时机。还可以经常抚摸腹部，和宝宝窃窃私语，让宝宝充分感受准爸妈的爱。

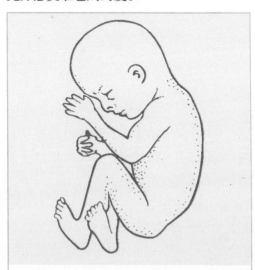

◎与发育完全的胎儿比较，孕期第20周时的胎儿仍然需要进一步生长发育。

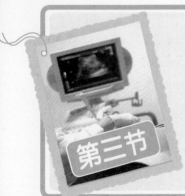

必需的检查与试验

第三节

超声波检查安全吗

　　每个准妈妈在孕期都要去医院做超声波检查（B超或彩超），很多准妈妈就担心超声波检查有害健康。事实上，目前的医学研究认为超声波检查是安全的，因此，准妈妈不必对孕期超声波检查产生恐惧心理。

　　超声波可以早期观察到胎儿在宫内的情况，如妊娠6周的胎心搏动，16～20周的胎头双顶径。还可以通过超声波检查监测胎儿是否存在严重畸形，可以确定胎儿个数，了解羊水量以及测量S/D值，观察胎心是否正常，诊断胎儿发育异常及胎盘、脐带、羊水病变等。每一位孕妇在妊娠的不同时期要做2～3次超声波检查。超声波用于临床已逾30年，从未见到过对母亲和胎儿有不良影响的事例。

　　但有很多孕妇一直在质疑：超声波检查是否安全，对自身和胎儿的健康是否会造成伤害。通常来说，在必要的情况下正确使用超声波检查是安全的。但是，超声波毕竟是一种外界刺激。即使刺激再微

弱，也可能对人体组织产生一定影响，例如震动及温度升高等。虽然目前还无法证明超声波会对胎儿造成伤害，但是从理论上说，声波冲击胎儿脆弱的身体组织，对胎儿健康有一定的影响，这也足以提醒我们不能把超声波检查视为完全无害的。

　　近些年来，超声波检查的普及应用，

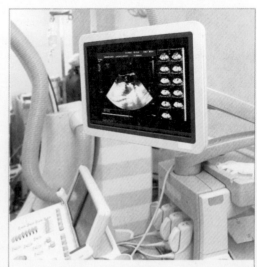

◎超声波检查是一种非损伤性的检查方法，大部分情况下都是安全有效的，准妈妈不必对孕期超声波检查产生恐惧心理。

以及更多人质疑此项检查是否安全，医学界进行了大量动物临床实验，但是这些实验都不能确定超声波检查对胎儿无害。有些研究还发现，怀孕期间做的超声波检查，可能会对胎儿发育造成影响，例如语言表达能力下降等。还认为左撇子儿童，尤其是男孩儿的诞生，很可能与孕妇产前超声波检查有关。尽管大脑不同区域支配身体不同部位，惯用左手也并不意味着支配右半边身体的大脑区域受损了，但在一定程度上可以说明超声波会对大脑控制力产生一定的影响。

与十年前相比，现代的超声波扫描仪成像更清晰，发出的能量更大，对胎儿造成的影响可能也会增加。此外，妊娠月份推移，胎儿骨骼逐渐钙化，超声波使羊水产生的震动也更强烈，可能会对胎儿产生影响。

因此，孕妈咪应该根据医生建议，在适当的时间接受适当的B超检查。检查次数除依据规范要求外，还需根据孕期胎儿及其附属物的异常适当增加，但都应尽量用较低的能量、在较短的时间内完成，扫描胎儿头部或脊椎时更要特别小心。即使准爸妈对宝宝的模样和变化特别好奇，但为了宝宝的健康，还是尽可能少做超声波检查。

何时需要做超声波检查

我们已经知道孕后是可以做超声波检查的，但是什么时候做超声波检查最合适、最安全呢？其实，整个妊娠期，从受孕到分娩，孕妇随时都能进行超声波检查。但是不同时期的超声波检查，都有不同的目的。通常医生会要求准妈妈在孕早、中、晚期各进行一次全面的超声波检查，只要是诊断剂量的超声波检查，对胎儿是没有影响的。

在怀孕第8周，通过超声波可以显现出胎儿的影像，虽然很模糊，但依然让许多准爸妈们欣喜不已。怀孕15周之后，超声波检查就能显现出胎儿的主要器官了。到了第20周，超声波检查就可以分辨出胎儿性别。虽然国家一直在倡导"生男生女都一样"，但还是存在一些准父母，想通过超声波检查提前知道宝宝的性别。

通过定期的超声波检查可以使医生获取有关孕妇及胎儿的更准确的信息，通过检测和判断，及早排除不安全因素，以确保母婴平安。

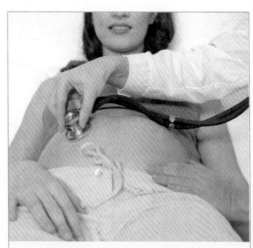

◎不同时期的超声波检查，都有不同的目的，通常医生会要求准妈妈在孕早、中、晚期各进行一次全面的超声波检查。

为什么要做葡萄糖耐量试验

妊娠期间，孕激素的分泌不断增加，通常会促使胰岛素分泌，这就会使孕妇体内血糖升高，从而提供更多的葡萄糖成分来供给胎儿，为他增添更多的营养。因此，孕妇尿液中含有糖分是正常的现象。

宝宝的成长，有赖于葡萄糖长期且稳定的提供，这也就是为什么你要少食多餐，而且餐餐都得吃的原因了。但是，如果孕妇血糖含量一直很高，可能会由此导致胎儿营养过剩，体积过大，在分娩时出现难产或是新生儿呼吸困难的现象。另外，如果胎儿长期生存与血糖较高的环境下，他体内产生过量胰岛素平衡血糖。在这种情况下，胎儿一旦娩出，脱离高血糖环境，体内血糖含量迅速下降，胎儿生命会受到严重威胁。

少数孕妇（在2%～10%）血糖会较一般孕妇血糖的平均值高，这就是所谓的"妊娠葡萄糖不耐症"，即"妊娠期糖尿病"。妊娠期糖尿病容易发生在孕24～28周，因为此时胚胎开始生长，大量激素分泌从而产生抵抗胰岛素的作用。在怀孕期间，孕妇是否患有妊娠葡萄糖不耐症，可以用葡萄糖耐量试验检验出来。

妊娠前健康的女性，可能会暂时患上妊娠期糖尿病，这是由于机体不能调整血糖量而造成的。这种类型糖尿病的发生率占妊娠期并发症的3%～5%。尽管是在分娩后病情会逐渐消除，但这类病人在将来15年内患糖尿病的概率会增加。

一旦发现患病，孕妈咪应在医生的指导下积极控制血糖，75%～80%的患者只需要在医生指导下通过控制饮食就能维持血糖在正常范围。对于饮食治疗不能很好控制血糖的，可遵医嘱进行胰岛素治疗。同时还应该在医生指导下积极监护妈咪和宝宝的安危，了解宝宝是否有畸形和宫内窘迫等。

具有下列高危因素的孕妈咪，应及时进行妊娠期糖尿病的筛查：年龄在30岁以上、妊娠前就肥胖的孕妈咪、妊娠期体重增加过多、有糖尿病家族史、生过巨大胎儿和出现过不明原因的死胎、早产、新生儿死亡、习惯性流产、羊水过多、多产妇以及发生过反复的真菌感染等情况的孕妈咪。如果你属于具有高危因素的孕妈咪，那么在你妊娠后第一次到医院检查时就应进行筛选试验。

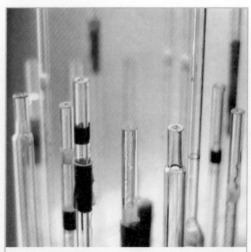

◎妊娠期糖尿病多发生在孕妈咪妊娠的中晚期，且患者的空腹血糖多是正常的，因此应该进行葡萄糖耐量试验检查。

如何进行葡萄糖耐量试验

妊娠期糖尿病多发生在孕妈咪妊娠的中晚期，部分得了妊娠期糖尿病的孕妈咪可能会出现典型的糖尿病症状：三多一少（多饮、多食、多尿、体重减轻）。但是也有很a多没有任何症状，甚至连空腹血糖都没有异常。只有在进行糖耐量测试时，血糖浓度才会高于正常水平。所以，妊娠糖尿病主要靠检测血糖来诊断。

确定要做葡萄糖耐量试验后，好多孕妇又拿不定主意什么时候做。一般情况下，做此项检查最理想的时间是妊娠的第24～28周，孕妇应该到正规医院做GTT检查。在此期间，患有妊娠期糖尿病的孕妈咪75%以上都可被确诊。如果属于高危孕妇，在第32～34周，通常还需要接受第二次检查。

试验前3天，正常饮食，每天饮食中碳水化合物含量不应低于150克，并且维持正常活动，以免影响日常血糖含量，影响实验结果。停用会引起血糖升高或降低的药物。试验前10～14小时不能进食。

试验当天早晨空腹静脉取血后在5分钟之内饮下300毫升含75克葡萄糖的溶液，30分钟、1小时、2小时后分别静脉取血一次，并留取尿液做尿糖定性试验。整个试验过程中不可以吸烟、喝咖啡、喝酒或进食，应安静地坐在椅子上。

医生建议，下列普通孕妇不需做葡萄糖耐量试验：年龄小于25岁，妊娠前体重正常，直系血亲中无糖尿病患者、无糖耐量异常者，无产科异常病史者。

如何判定试验结果

当静脉空腹血糖＜摩尔/升，口服葡萄糖耐量试验2小时后血糖＜摩尔/升，说明人体对进食葡萄糖后的血糖调节能力正常，为糖耐量正常。

当静脉空腹血糖≥摩尔/升，口服葡萄糖耐量试验2小时后血糖≥摩尔/升，尿糖＋～＋＋＋＋，说明人体对进食葡萄糖后的血糖调节能力明显降低，已达到糖尿病的诊断标准。

当静脉空腹血糖＜摩尔/升，口服葡萄糖耐量试验2小时后血糖介于7.8～11.1摩尔/升之间，说明人体对进食葡萄糖后的血糖调节能力轻度下降，已达到糖耐量低减的诊断标准。

当静脉空腹血糖介于6.1～7.0摩尔/升之间，口服葡萄糖耐量试验2小时后血糖≤7.8摩尔/升，说明人体对进食葡萄糖后的血糖调节能力尚好，但空腹血糖调节能力轻度减退，已达到空腹血糖受损的诊断标准。

如果查出患有妊娠期糖尿病，轻微者可由营养师指导，通过控制饮食就可调整到正常标准。若空腹血糖值大于105毫克/分升，饭后2小时血糖值大于120毫克/分升，就应配合注射胰岛素，尽量将血糖值控制为：空腹60～90毫克/分升（指禁食8小时测得的血糖值）、饭前60～105毫克/分升、饭后1小时＜140毫克/分升、饭后2小时＜120毫克/分升。此外，孕妇要特别注意糖分、能量的摄取适量，不可过多食用也不可完全禁食，最好多吃些纤维素含量丰富的食物。

孕5月
如何胎教

第四节

音乐胎教

音乐胎教是指通过音乐对母体和胎儿共同施教的过程。在生理作用方面，音乐胎教是通过悦耳怡人的音响效果对准妈妈和胎儿听觉神经器官的刺激引起大脑细胞的兴奋，改变下丘脑递质的释放，促使母体分泌出一些有益于健康的激素如酶、乙酰胆碱等，使身体保持极佳状态，促进腹中的胎儿健康成长的。在心理作用上，音乐胎教能使准妈妈心旷神怡，浮想联翩，从而改善不良情绪，产生良好的心境，并将这种信息传递给腹中的胎儿，使其深受感染。

研究表明，胎儿在母亲肚子里长到4个月大时就有了听力，就可以通过声波来刺激胎儿的听觉器官。这时准爸妈就可以选择一些优美的钢琴曲、小提琴曲、古典名曲给宝宝听，这些轻柔的音乐会给宝宝带来愉快的情绪，激起学习的欲望，从而刺激胎儿的听觉器官成长，促进胎儿的脑部发育。

同时，节奏平缓流畅，旋律轻盈明快

的音乐还可以营造准妈妈良好的心境，引发体内良性激素的分泌，强化胎儿与准爸妈之间的感情。此外，优美的音乐还能促使孕妇分泌出一些有益于健康的物质，有调节血液流量和使神经细胞兴奋的作用，进而可以改善胎盘供血状况，使血液的有

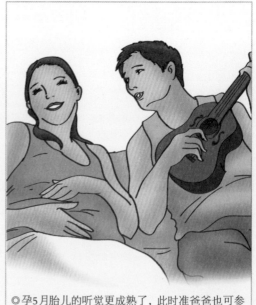

◎孕5月胎儿的听觉更成熟了，此时准爸爸也可参与音乐胎教，提高胎教质量。

益成分增多，促进胎儿发育成长。

胎教音乐可以通过收录机直接播放，但千万不能把收录机直接放到孕妇腹壁上，应距离孕妇1.5～2米，音响强度在65～70分贝为宜。也可使用胎教传声器，放在孕妇腹壁胎头所在部位，距离孕妇腹壁距离至少2厘米。胎儿在子宫内听到的音量相当于成人隔着手掌听到的音量，可以根据这一点适当调节传声器音量大小。腹壁厚的孕妇，音量可以适当调大一些；腹壁薄的孕妇，音量就应该调小一些。

每天21～22点是胎儿的活跃时段，这时给他听音乐效果最好。音乐胎教每日1～2次，每次3～5分钟为佳，循序渐进的过程中也可以延长时间，但最长不要超过20分钟。

胎教音乐不宜选用迪斯科、摇滚乐等太过刺激亢奋的音乐。宜选择节奏平缓、流畅，不带歌词的乐曲，情调应温柔、甜美，最好选用经医学界优生学会审定的胎教音乐。

准妈妈唱歌给宝宝听

您知道吗，不只是轻柔优美的世界名曲才会激发胎儿听觉系统的发育，准妈妈的歌声也是很不错的胎教音乐。

产科专家认为，如果母亲能亲自给胎儿唱歌，将会收到比单纯听音乐更令人满意的胎教效果。一方面，母亲在自己的歌声中陶冶了性情，获得了良好的胎教心境；另一方面，唱歌时母体会产生和谐而愉快的物理振动，会使胎儿从歌声中得到感情上和感觉上的双重满足。这一点，是被动收听任何类型的音乐都无法取代的。因此，准妈妈每天哼唱几首自己喜爱的抒情歌曲或优美而节奏明快的小调等，对胎儿的听觉训练会有不错的效果。

但是，有些准妈妈觉得自己"五音不全"，没有"音乐细胞"，甚至唱歌很难听，害怕自己的歌声影响胎儿的心情。其实，准妈妈完全没有必要这样想，有几个孩子的妈妈是专业的歌唱家

呢？给胎儿唱歌并不需要太多的技巧和天赋，重要的是母亲的歌声中包含着对胎儿深深的爱，即使唱得不好听，胎儿也不会"嫌弃"。因此，准妈妈在闲暇之余，可以经常哼唱一些自己喜爱的歌曲，把愉悦的心情，通过歌声传送给胎儿，让宝宝和妈妈一起分享快乐。准妈妈不要在意自己嗓音，不要在意是否能够完整地唱下来，要在意的是自己是不是唱了，是不是在用心唱，是不是每天坚持唱。

此外，准妈妈唱自己喜欢的歌曲给胎儿听，也是一种简单有效、经济时尚的音乐胎教形式，每一位准妈妈都应该给宝宝唱1～2首自己喜欢的歌曲，不仅可以使胎儿感受到美妙的音乐，还能从中体会到母爱的伟大，从而增强母子之间的感情。

语言胎教

语言胎教是指根据胎宝宝具有记忆力，对宝宝进行语言训练的方法。对胎宝宝实施语言胎教很多人感到不可思议，认为胎宝宝既不会思考也不会说话，根本无法接受语言信息。其实，语言胎教是一种行之有效的胎教方法，它的训练基础并不是建立在胎宝宝说话的基础上，而是建立在胎宝宝具有记忆的科学基础上。

对于胎宝宝有记忆的说法，我国宋代名医陈自明在《妇人大全良方》中就说过"子在腹中，随母听闻"。国内外不少专家、学者对此也做过许多深入研究。一所宝宝教育研究中心曾对"腹中宝宝的大脑功能会被强化吗"这一课题进行了研究，结果表明，宝宝在子宫中通过胎盘接受母体的养分和信息，胎脑细胞在分化、成熟的过程中会不断接受母体神经信息的调节和训练。研究结果证实了，胎宝宝对外界有意识的刺激行为的感知体验，将会储存在它的记忆中。

这说明了这样一个问题，一个小生命在胎宝宝期就已经具备了语言学习的能力。根据胎宝宝这种潜在的能力，只要母亲不失时机地对其进行认真、耐心的语言训练，那么等到宝宝出生后在听力、记忆力、观察力、思维能力和语言表达能力方面将会大大超过未经语言训练的宝宝。

在怀孕第20周，大多数胎儿听觉已经发育完备，在子宫内可以分辨各种不同的声音。如爸爸妈妈温柔的说话声，特别是爸爸那低沉、浑厚而富有磁性的低频男中音，比较容易传入子宫，更容易给胎儿留下深刻的印象。此时准爸妈们应经常和胎儿说说话，聊聊天。可以轻声呼唤早已为宝宝准备好的名字，或是一些昵称，这样胎儿出生后哭闹时再轻轻叫这些昵称，会给孩子带来一种安全感，使其很快安静下来。要注意对话内容不能过于复杂，最好在一段时间内反复重复一两句话，便于胎儿记忆，并形成条件反射。一般情况下，经常与父母"交谈"的胎儿出生后，言语表达及社交能力都很好。

这时，准爸妈也可以给胎儿朗读一些优美的诗歌、散文，讲些有趣的童话故事，也许将来这些文章和故事会成为宝宝出生后最喜欢的呢。宝宝在出生后哭闹时，再给宝宝讲这些故事，会让他很快平静下来，也许还可以成为帮助宝宝入眠的小手段呢。

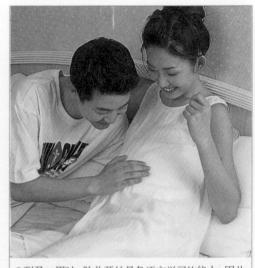

◎到孕20周时，胎儿开始具备语言学习的能力，因此可对宝宝进行语言胎教。

给宝宝讲述一天的生活

除了给胎儿听音乐，读诗歌、念散文、讲故事。准爸妈还可以给胎儿讲讲一天的生活。由于准妈妈和胎儿有脐带相连，关系更为紧密，随时随地都可以和宝宝说话，这也是准爸爸无法做到的。

每天早上起床时，准爸妈可以摸摸肚子问候宝宝，时常赞美他，将来胎儿出生后在听到这些话的时候就会比较乖，不再哭闹。还可以对肚里的宝宝说说今天的天气，用诗一般的语言描绘给宝宝听，蓝天白云，雾霭雷电，雨雪风霜，无论什么天气，如果你以欣喜的语气描述，宝宝也会感受到你对大自然的热爱。

洗漱时，准妈妈可以随便给宝宝讲点儿如何讲卫生的事情，比如怎样把脸洗得更干净，怎么使用牙刷，怎样梳头发之类。也可以告诉宝宝自己的一些行为是为了他的健康成长，比如为什么起床后要喝一杯温水，为什么要锻炼身体，让宝宝感受到妈妈的爱无处不在。

出门散步时，准妈妈可以给宝宝讲一下途径的高楼大厦、绿树红花、和你擦肩而过的陌生人、方便快捷的地铁站等。

准爸爸下班后，也可以参与到"对话"中来，可以告诉宝宝你今天上班的时候做了什么，和同事说来什么有意思的事，自己又是多么想念准妈妈和宝宝，这可以让宝宝感受你的生活，感受你对她们母子的爱，同时还可以增进夫妻感情。

晚上夫妻二人一起出去散步时，准爸妈可以给宝宝描述一下美丽的星空，并告诉宝宝"我们一家三口在一起，很幸福"。这些不仅是语言胎教的基本内容，同时又可以巩固亲子感情，培养孩子对准爸妈的信赖感。此外，还可以增强胎儿对外界事物的感知能力和思维能力。

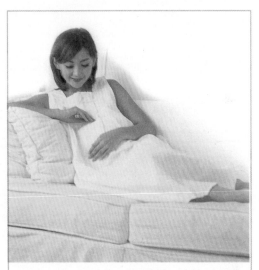

◎为宝宝讲述生活中的各种事件，也是一种语言胎教，有助增强胎儿对外界事物的感知能力和思维能力。

准爸妈要多关心胎儿，多思考、多学习、多和他说话。只要准爸妈细心观察周围事物，以积极快乐的心态享受生活，并把这些美好的事物和自己喜悦的心情告诉胎儿，必然会对宝宝的成长和发育产生积极的作用。此外，进行胎教时，准爸妈要保持平和、宁静、愉快和充满爱的心理，让宝宝感受幸福。

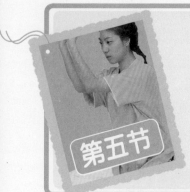

这阶段还须关注的事

第五节

注意饮食

　　孕妇要适当控制饮食，不应盲目追求高营养，如果营养补"过"了，孕妇有可能会患妊娠高血压、糖尿病等病症，而且营养过剩也会导致产下"巨婴"，不仅分娩痛苦，胎儿也可能会发育不良。

　　粗细均匀搭配。人体中需要铁、锰、钴、铜、锌、碘等14种微量元素，它们虽然只占体重的0.01%，却是人体中必不可少的，对孕妇和胎儿来说更加重要。粗粮中含有人体所必需的各种微量元素及维生素E、维生素B_1、维生素B_6等，而精制加工后，这些微量元素就会大量流失，因此，孕妇应该多吃些糙米、全麦面包等未经加工的食品，为身体注入全面的营养，防止微量元素缺乏症的发生。

　　酸性食物要适量。好多孕妇怀孕之后会特别喜酸，但是有研究发现，过多摄入酸性食物和药物会导致胎儿畸形。因为食品中的酸性物质会中和人体内碱性成分，而体内碱性成分含量下降，则会容易疲劳，四肢乏力。如果孕妇长期摄入酸性物

质，不仅会使自身免疫力下降，还可能影响胎儿的健康发育，甚至造成胎儿畸形。因此，孕妇要少吃酸性食物。

　　忌浓茶，少喝茶。不要以为只有烟酒和咖啡才不利于胎儿的正常发育，孕妇喝太多的浓茶对胎儿也会产生影响。因为茶叶中也含有咖啡因，500毫升浓度较大的红茶大约含咖啡因0.06毫克。咖啡因可以使神经兴奋，孕妇摄入过多咖啡因，会通过胎盘影响胎儿的神经发育。长期饮用浓茶，摄入的过量咖啡因还可能导致胎儿发育不良，体重过低。

　　酸奶更适合。酸奶是将牛奶消毒后，再加入适当的乳酸菌，恒温发酵制成的。它改变了牛奶原有的酸碱度，使其中的蛋白质结构变得松散，乳糖也分解成半乳糖和葡萄糖，更易被人体消化吸收。而且，乳酸具有抗菌性，多喝酸奶可以对伤寒、痢疾以及肠道中的有害细菌起到一定的抑制作用，从而预防某些疾病的发生。因此，酸奶的营养价值很大，口味也更适宜。

跌倒了也不必恐惧

一提起"跌倒"这个词，好多孕妇立刻就会想到流产。其实，在怀孕的前3个月，胎儿一直都被肌肉紧实的子宫包围着，外面还有骨盆和腹壁的保护，所以一般的不慎跌倒或滑倒，基本上不会对胎儿造成伤害。但是到了孕5月，子宫增大，子宫底已经上升到骨盆的上方，因此骨盆就不能继续保护子宫及其中的胎儿了。从另一方面说，孕5月，腹部的隆起已经让孕妇不能轻松地弯腰了，它还会挡住孕妇的视线，她已经看不到自己的双脚和路面了。所以，孕妇在行走或是上下楼梯时，就不能确定脚步落下的地方是否平整安全。同时，由于体形的巨大变化，身体重心也随之改变，此时孕妇已经不能很好地把握平衡了。这些都增加了孕妇跌倒的可能性。由于身体笨重，孕妇的应急反应不如以前敏捷了，可能受到的伤害更大一些。但是，这仍然不能说跌倒就意味着流产，或更严重的后果。

如果孕妇不慎跌倒，也不要过于担心和恐惧。因为胎儿虽然没有骨盆的保护，但是还有子宫肌肉、腹壁、胎盘、羊膜和羊水等天然避震器安全地保护着。即使那些对母体有严重损伤的意外发生，也不一定就会伤害到胎儿。羊水中的胎儿，就像盛满水的水瓶中的鸡蛋一样。只要将瓶盖盖紧，无论怎么用力摇晃，瓶子中的鸡蛋由于水的保护，几乎不会撞到瓶壁，受到伤害。羊水的密度比纯水更大更黏稠，因此对胎儿提供的保护就会更强。而且，"瓶壁"不是坚硬的玻璃，而是柔软有弹性的子宫壁、腹壁等，它们对外力产生的撞击起到了很好的缓冲作用，真正施加在胎儿身上的力就微乎其微了。

虽然胎儿一般不会因为孕妇的跌倒而受到伤害，但孕妇自己有可能会因此而受伤，因此仍然不能小瞧。如果不小心扭伤了脚踝或膝盖，就需要及时治疗，避免骨骼或韧带受损。而且如果是严重跌倒，比如从高处跌落或滚落，羊水、子宫壁和腹壁对胎儿的保护作用就不一定会依然那么好了。

避免跌倒的注意事项

跌倒是每个孕妇需要特别注意和尽量避免的事，在日常生活中应该注意以下事项。

1.在路况不熟悉或危险的地方行走时，要特别小心，最好与他人结伴同行。

2.尽量不要在有冰或较滑的路面上行走。

3.注意路面是否平整，有无障碍物。

4.上下楼梯，扶好扶手，待重心稳定后，再迈出下一步，以免重心不稳，滚落楼梯。

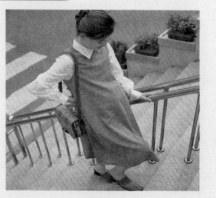

孕5月的运动

① 游泳

　　游泳是妊娠期最好、最安全的有氧锻炼项目。孕妇的最佳游泳时间是孕5~7月，因为这时胎盘和子宫壁附着紧密，胎儿各器官发育完备，各项生理功能也开始发挥作用，流产概率最低，选择这个时间游泳，相对比较安全些。到了怀孕晚期，即怀孕7个月以后，游泳有可能会引发羊水早破等意外情况。

　　孕妇游泳时水温最好能够保持在30℃左右，一方面在这种水温下，肌肉不容易抽筋，也不容易疲劳；另一方面，这样的水温也不会使孕妇体温升高。如果水温在28℃以下，会使子宫紧张收缩，可能导致早产或流产。游泳时，最好选择10~14点，因为这时候孕妇精神状况最好，胎儿也最活跃。

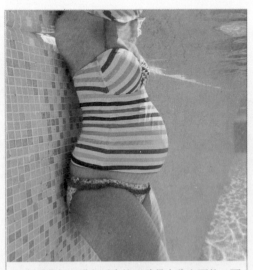

◎ 怀孕期间，进行适当的运动是十分必要的，可在上午或者傍晚不太热的时候外出散步，在怀孕的中期可以适当游泳。

　　孕妇最好选择仰泳，或借助浮力设备在水中漂浮，轻轻划水，可以缓解腰痛。不宜做剧烈动作，避免肌肉拉伤，关节疼痛，子宫痉挛性收缩。

　　不要潜水。潜水可能给腹部造成过大的压力，而且怀孕后身体状况与孕前大不相同，孕妇不可对自己的身体状况过于自信，以免发生溺水事件。

　　不要跳水。脚朝下跳水容易使水进入阴道，感染阴道炎，还容易对腹部造成冲击。头朝下跳水，难度系数大，专业运动员都未必能安全完成，孕妇更加不要冒险尝试。孕妇入水时动作要轻缓，使身体慢慢进入水中，适应水温后，再完全浸入水中。

　　另外，还要注意，游泳时间不宜太长，不能感觉到累，如果感觉到累，就是运动量太大了。游泳后，一定要注意卫生，将身体冲洗干净，并用氯霉素眼药水点眼，防止感染眼疾。出水后体表温度有所降低，要立即采取保暖措施，披上浴巾或穿上衣服，注意保暖。游泳后如果感到腹部疼痛，并伴有出血现象，要立即就医。

　　如果孕妇不会游泳或游泳技术不熟练，最好不要因为有用有巨大好处，就心血来潮地在妊娠期去学习游泳。学习游泳过程中，不可避免地会出现呛水或换气不熟练的状况，这对孕妇及胎儿都是非常危险的。孕妇大可选择其他的锻炼方式，同样可以收到较好的效果。

② 扭后背运动

在俯卧状态下，用双手支撑身体，并抬起上半身。扭转上半身看反方向的脚后跟。此项动作能放松侧腰肌肉。

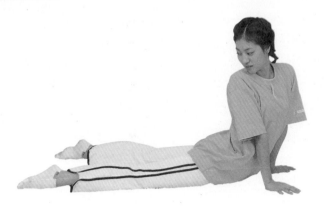

③ 抬起脚后跟的运动

在胸部两侧伸直双臂，并用力抬起脚后跟，然后静止一定时间后放下脚后跟。此项运动能提高腿部力量，而且能培养身体的平衡能力。

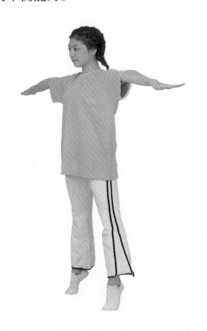

④ 胸部运动

垂直弯曲双臂，然后向两侧张开上臂。在这种状态下，用鼻子吸气用嘴呼气，并把双臂合并到胸前。用同样的方法重复地活动胸部。此项运动能强化胸部肌肉和后背肌肉。

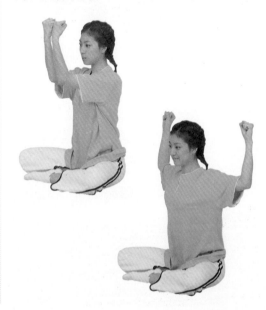

孕5月美食推荐

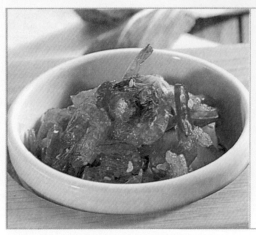

干虾仁炒上海青

材料 干虾仁100克，上海青3棵，红椒、青椒各1个，酱油、香油、蒜蓉、料酒各1小匙，胡椒、芝麻、盐少许。

做法 ①用滤网滤掉干虾仁的杂质。上海青用盐水清洗，沥干水分后切成三段。青红椒洗净，去除辣椒子，然后把青椒和红椒切成丝。②用炒锅炒干虾仁，再用酱油、香油、蒜蓉、料酒调味。③把上海青和红椒、青椒丝放入步骤②内，再用盐、胡椒调味，撒上芝麻即可。

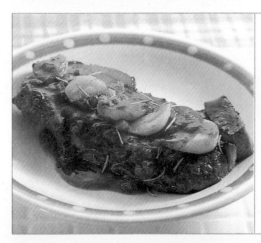

大蒜烤牛肉

材料 牛肉300克，奶油1大匙，牛奶2大匙，大蒜1个，洋葱丝、西红柿酱、蚝油、红糖、橄榄油、红酒各1大匙，盐、胡椒粉各少许。

做法 ①把大蒜洗净，切成薄片；牛肉洗净，切片，再用盐、胡椒粉腌渍牛肉。②用橄榄油炒洋葱，然后添加西红柿酱、蚝油、红糖、红酒和牛奶，并继续加热。③平底锅内放入奶油，然后烤熟步骤1的材料。④在烤肉时，如果流出牛肉汁，就添加烧烤调味料。⑤用盘子盛牛肉、大蒜和调味料。

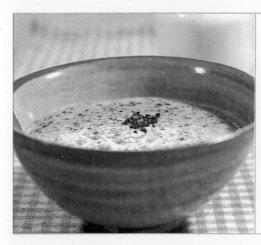

黑芝麻牛奶粥

材料 浸泡的白米1杯，去皮黑芝麻1/2杯，牛奶4~5杯，水2杯，香油、盐各少许。

做法 ①将1/2杯泡好的白米用搅拌机拌匀。②用搅拌机拌匀黑芝麻。③用香油炒余下的白米，然后加2杯水及磨碎的米粉，并慢慢地加热；煮熟后加入黑芝麻。④添加牛奶，并用汤匙拌匀。根据个人的爱好，可以添加蜂蜜或盐。

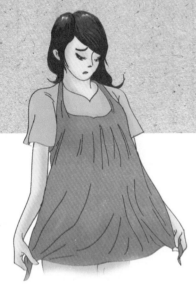

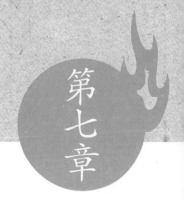
孕6月：胎动更加频繁

●到了妊娠6个月，胎宝宝已经比较稳定了，所以孕妈妈可进行适当的运动，如孕妇体操、散步、气功、游泳等，这样既可避免肥胖，也使未来的生产过程更为顺利。此时，胎儿已具有记忆能力和学习能力，孕妈妈可以逐渐加强对胎儿的语言刺激，以语言手段来激发胎儿的智力发育。

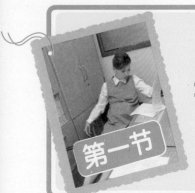

身心上的可能转变

第一节

胎儿的动作更大更频繁

胎动，指的是胎儿在子宫腔里的活动冲击到子宫壁的动作。通常，怀孕满4个月后，即从第5个月开始，孕妇就可以感受到令人激动又难忘的第一次胎动了。胎儿在子宫内伸手、踢腿、冲击子宫壁，这就是胎动。胎动的次数多少、快慢、强弱等表示胎儿的安危。只要胎动有规律，有节奏，变化不大，即证明胎儿发育是正常的。胎动正常，表示胎盘功能良好，输送给胎儿的氧气充足，胎儿在子宫内生长发育健全，很愉快地活动着。

而到孕6月时，胎儿的动作会越来越大，越来越频繁。而且基本上不需要屏气凝神去感觉了，也不仅仅是只有准妈妈才能感觉到胎动，其他人通过观察肚皮就可以看到宝宝在动，这种可以看得见的胎动更加直观。因为宝宝动，被胎儿身体部位顶起的肚皮也会动，有时还鼓起来老高。如果准妈妈感觉到胎儿的"顶撞"非常有力，而且同时会撞到很多不同的地方，那代表宝宝的肩膀、手臂、膝盖和手掌已经

发育完成了，并且子宫中还有足够的空间让他伸懒腰、打哈欠、尽情玩耍呢！

如果你还有大一点儿的孩子，他们还没有感受过这个即将加入他们之中的小宝宝的活动，并因此充满了好奇，准妈妈可以把他的小手轻轻地贴在自己的腹部，让他感受那些胎动，也许他也会兴奋不已，期盼着小宝宝的下一次活动呢，这样的感受或许就会成为加深他们兄弟姐妹之间感情的纽带呢！

胎动，对好多准父母来说，不只是欣喜，也是一种享受。通常在早上起床前或晚上睡觉前，胎动会比较明显。如果此时准爸爸拥着妻子侧躺下来，就可以感觉到宝宝在轻轻撞击自己，那种奇妙的感觉就像是一家三口相拥而眠，频繁胎动会让准爸爸产生和胎儿血脉相连的感觉。当胎儿活动时，很多准爸妈就会觉得宝宝也是有意识的，可以感觉到他们的存在，可以听到他们的声音，甚至感觉到他们爱他，心里顿时会涌起一种异样的幸福。

小腿抽筋更加明显

进入孕中期，准妈妈有时会有小腿肌肉酸痛、紧绷的感觉。随着妊娠期推进和腹部日益变大，这种状况可能还会加重。

小腿抽筋可能是由于孕妇腹部增大，体重增加，腿部肌肉承受负荷太大而感到疲劳；也可能由于不断增大的子宫压迫下肢神经，导致下肢肌肉麻木痉挛；也可能是由于到怀孕中晚期，胎儿骨骼发育需要大量钙质，导致孕妇体内钙质大量流失，使小腿抽筋更加明显。还有可能因为准妈妈久坐或由于受冷、疲劳过度等引起的。

腿部抽筋会使孕妇感到极度不适，通常会使人痛苦地惊醒。孕妈妈要多多注意，积极防治这一问题。

预防小腿抽筋的方法

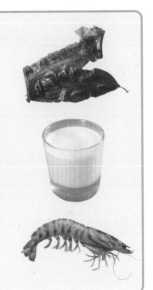

1.避免长时间站立或坐着，坐着时不要"跷二郎腿"，以免压迫腿部神经，阻碍血液循环。

2.经常伸展小腿肌肉，活动脚踝，转动脚趾。

3.保持适度锻炼的习惯，避免肌肉僵硬，促进血液循环。

4.保证充足的睡眠，避免过度疲劳，不要熬夜。

5.睡眠时采取左侧卧姿势，减少子宫对下腔静脉的压迫；也可以把腿垫高，比如在腿下放一个枕头，改善腿部血液循环。

6.睡前用热毛巾敷小腿，缓解肌肉紧张。

7.因为小腿抽筋也可能是缺钙引起的，因此孕妇摄取充足的钙非常重要，孕妇宜多吃牛奶、虾皮、海带、紫菜、骨头汤等富含钙质的食物。

缓解腿抽筋疼痛的方法

对于明显的抽筋，最有效的方法是，不要"坐以待毙"，要在别人的帮助下，或扶着支撑物，站直将腿伸直，脚后跟使劲向后蹬，脚尖向大腿方向勾，慢慢拉伸缩紧的小腿肌肉，可以避免腿抽筋。

另外，可通过按摩、热敷的方式缓解抽筋。每天晚上睡觉前或发生抽筋时，准妈妈可用40℃左右的热水泡脚10分钟，再揉搓抽筋部位的肌肉，可有效舒筋活血、解除痉挛，减少腿部抽筋的频率。

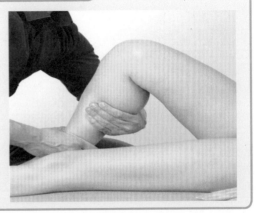

腹直肌分离

腹部中央有两大块肌肉，从耻骨一直延伸到胸骨剑突处，上宽下窄，这就是腹直肌。它们原来是连在一起的，连接处叫作"腹白线"。而所谓腹直肌分离，就是指左右两边的腹直肌分开。怀孕后，由于孕激素的作用，腹白线会变软，使连接处变得不那么"牢固"，另一方面，随着妊娠期推进，胎儿逐渐长大，增大的子宫将腹部慢慢撑起，将腹直肌向两边拉扯，当腹部足够大，产生的拉力超过肌肉弹性极限时，腹直肌连接处就被拉断了，最终两块肌肉分离。这时腹白线会凸起来，用手指会摸到一条沟，这就是腹直肌分离产生的间隙。通常，这种分离的现象在妊娠晚期会更加明显。

调查研究表明，大约30%的孕妇在妊娠晚期会发生不同程度的腹直肌分离，怀有巨大儿或多胞胎，腹部隆起较大的孕妇比较严重。分娩之后，分离的腹直肌并不会立刻恢复原位，可能要等到产后几个月甚至更久。而且，就算腹直肌复位，大多数女性腹部肌肉的弹性，会随着怀孕次数的增加越来越差。

目前，还没有有效预防腹直肌分离的办法，但在孕前适当做一些运动，如仰卧起坐等增强腰腹肌肉弹性的运动，增加腹直肌弹性，减少腹直肌分离的概率和程度。但是，怀孕期间不要做仰卧起坐，以免动作过大压迫腹部，伤害胎儿。而且如果腹直肌已经开始发生分离，腹部肌肉也变得无力，更容易产生肌肉拉伤。

孕妇也可以尝试在妊娠期间口服维生素E，同时剪开维生素E药丸，涂抹腹部皮肤，并加以按摩，增加皮肤延展性，减轻腹直肌分离的程度。

妊娠期腹直肌分离图

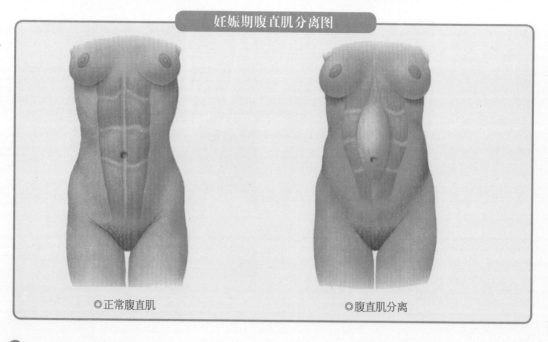

◎正常腹直肌　　　　　　　　　◎腹直肌分离

因挫折而郁闷

每个孕妇都会为即将成为母亲而感到骄傲。一般来说，妊娠期孕妇的心情应该是愉快的，但怀孕确实也给孕妇的生活带来了一系列的问题和麻烦。在整个妊娠过程中，为了自己和胎儿的健康，孕妇必须得吃一些自己不喜欢但营养丰富的食物，要时刻谨记不可以随意服用平常的感冒药或止痛药，而且还有一大堆的注意事项会困扰自己。

望着隆起的腹部，感受着腹中的小宝宝，孕妇可能会惊讶于自身的这些不可思议的改变。一方面很高兴自己的身体被这个小生命侵占，另一方面又会为自己必须忍受的很多不适感到烦躁。虽然很厌倦尿频、嗜睡、浮肿、夜里经常醒来，搞得夫妻双方，甚至连累家人都无法好好睡觉。还会讨厌别人对自己太好或过于关心，好像自己成了最无能的人，所能做的事只有怀孕而已。其实，孕妇不应该为这种身体的挫折感而郁闷，要换个角度来思考，应该为自己有孕育新生命的能力而感到骄傲和自豪，自己不仅可以孕育新生命，而且还可以将胎儿孕育得很健康。同时也要试着去了解身体发生的一系列改变，可以和另一半分享这种挫折感，或是和有经验的人们交流一下彼此身体的感受。

出现急躁情绪

孕6月时，孕妇的肚子更大了，这势必会给行动带来更多不便，而且一些力所能及的小事也变得难以完成了。尤其是当有些孕妇出现一些妊娠并发症时，如贫血、妊娠糖尿病等，因为直接关系胎儿安全，使孕妇经常会出现急躁情绪。而且多出来的大把时间，还容易让孕妇觉得无聊，在消极意义上助长了急躁情绪的滋生。

其实，孕妇可以利用多出来的时间，充分地休养身心，或者做一些更有意义的事情。比如趁机学习一些新东西，或是使自己尽情放松，利用这段时间去散散步、喝喝茶，和朋友家人聊聊天等。这样有助于平稳情绪，更有利于胎宝宝的健康。

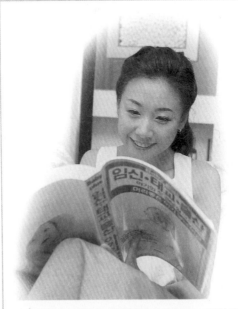

◎对于孕期容易出现急躁情绪的准妈妈，可以趁机学习一些新东西，以调节心情。

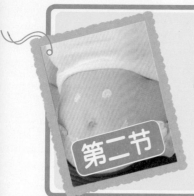

孕6月的胎儿什么样

第二节

第21周

第21周，胎儿身长大约21厘米，体重450克左右，身体比例越来越匀称了，看起来就像一个婴儿的"缩小版"，但透明皮肤下的骨骼和脏器依然清晰可见。此时因为皮下脂肪储备不足，胎儿的皮肤红红的，而且皱巴巴的，像个小老头。可不要觉得宝宝丑，皮肤上的褶皱是等待皮下脂肪充满的，等脂肪充满后，皮肤就变得光滑而有弹性了。胎儿的嘴唇、眉毛和眼睫毛已清晰可见，视网膜也已形成。内耳骨也已经完全钙化，因此胎儿听觉更加敏锐，已经可以分辨出来自子宫外的各种不同声音了。

胎儿的胰腺及其他腺体正在稳定发育。胎儿的牙龈下面，恒牙的牙坯也开始发育，为宝宝将来能长出一口好牙，此时孕妇要多补充一些钙质。

这个时期孕妇的体重大约每周增加300克。而且胃口很好，孕妇偶尔也可以稍微放纵一下自己，吃一些自己喜欢的食品，但是一定要有节制，尽量选择健康有营养的食品。令人欣喜的是，这时的胎动次数有所增加，而且更加明显。准爸妈现在可以试着和腹中的胎儿做做游戏，当他将肚皮顶起一个小鼓包时，可以用手抚摸抚摸"鼓包"，看胎儿会有什么反应。如果经常这样做，胎儿可能会发现这是个有趣的游戏，会乐此不疲呢！

◎此时子宫是个大而复杂的器官，为胎儿的迅速发育提供养料。

第22周

第22周，胎儿身长约为22厘米，体重540克左右。这时胎儿的肺部发育基本完成，如果此时娩出，已经具备在新生儿重症监护室内存活下来的可能了，成活概率为20%～25%。这一时期，胎儿继续吸入呼出羊水，增强肺部功能，练习呼吸。为了吸进和排出气体，胎儿肺部已经形成了气体通道，肺部血管和肺泡也已经开始形成，以便将来完成交换氧气，再把氧气运送到全身的任务。

研究发现，第22周，胎儿的手和成人一样，开始向眼和嘴的方向有计划地运动，首先是快速移动，当手靠近眼睛或嘴巴时，放慢速度。这也许胎儿是从之前的活动中积累的经验。

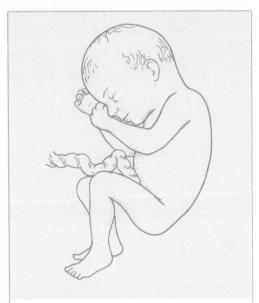

◎从孕期14周就开始长出的手指甲，到第22周时快要长到手指尖了。

第23周

第23周，胎儿的身长约24厘米，体重可以达到700克了。这时胎儿的皮肤是红红的，而且皱巴巴的，样子像个小老头。透过皮肤显露出的血管是皮肤变红的原因。他真正的肤色会在出生后的头一年表现出来。皮肤的折皱，是由于皮下脂肪尚未产生，在给皮下脂肪的生长留有余地。

现在胎儿除了伸胳膊，踢腿，还学会了抱脚和握拳。胎儿肺部血管继续发育，鼻孔也已经张开了，他开始到处嗅来嗅去，似乎是在寻找自己最喜欢的味道。同时，胎儿口腔和嘴唇区域的神经会越来越敏感，而这正是为了出生后来到这个新世

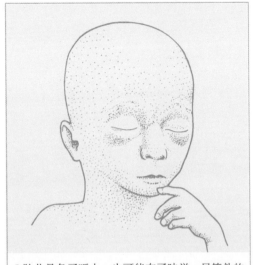

◎胎儿具备了听力，也可能有了味觉；尽管他的眼睛还是闭着，但是也可以分辨出光线的明暗。

界寻找妈妈的乳头做准备，这一基本动作胎儿在子宫内就开始练习了，难怪出生后的小宝宝觅食的动作那么熟练呢。

这时，胎儿最重要的生命线——脐带变得更加厚实而且有弹性了，脐带里一条静脉和两条动脉的表层附着着一层结实的胶状物质，可以防止脐带缠绕或打结，造成胎儿缺氧窒息，可以保证胎盘和胎儿之间血液畅通，使胎儿生长发育得更加茁壮、健康。

此外，这个时期胎儿还会经常打嗝。孕妇可能会感到腹中的胎儿有时会出现规律的跳动，但又不同于胎动，孕妇不要担心，这是宝宝正在打嗝。胎儿每次打嗝可能会持续时间为2~5分钟，但有时候可能会更长一些。打嗝是正常的现象，而且可以锻炼胎儿的肺部。

第24周

第24周，胎儿身长约为26厘米，体重约910克，虽然宝宝看起来比较瘦，但很快就会增加脂肪了。胎儿的肺部继续发育，脊柱变得更加强壮了，但是还不能支撑正在成长的身体。

这时，准爸妈不再需要借助超声波，只要把耳朵贴在孕妇肚子上，就可以听到胎儿有力的心跳了。这个时候胎儿的大脑发育日益成熟，能对外界的触摸作出反应，是进行抚摸胎教和运动胎教的最佳时机，通过准爸妈的抚摸，可以激发胎儿运动的欲望。研究表明，出生前经过拍打、触压等肢体训练的胎儿，出生后肌肉更加强健，而且比其他的孩子更早些学会翻身、爬行和走路的动作。因此，准爸妈应该抓住这个大好时机进行胎教。

这时胎儿已经有呼吸的动作了，只是呼出吸进的还是羊水。这时，胎儿对外界的声音更加敏感，他可以分辨准爸妈说话的声音、妈妈心跳的声音和肠胃蠕动时发出的咕噜咕噜的声音。而飞机发出的轰鸣声、震天的音响声、刺耳的电钻声，都会使胎儿躁动不安。因此，孕妇要远离噪音污染区，给宝宝提供一个舒适安静的环境，让他更健康地成长。

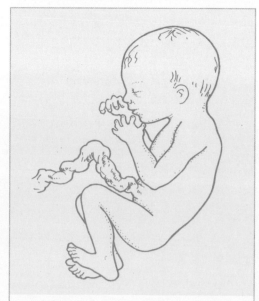

◎第24周覆盖在胎儿身上的胎脂可以保护胎儿不受羊水的影响。

孕6月 如何胎教

第三节

轻拍腹中的宝宝

进入孕6月，胎儿的嗅觉、听觉、视觉以及触觉都已经发育得很好了，他不仅可以听到准爸妈的说话声，还可以感觉到准爸妈的抚摸。这时，准爸妈可以配合一些优美的音乐，轻轻拍打抚摸腹部，激发胎儿伸展拳脚做出回应。同时，这样做也是为将来安抚哭闹的宝宝做准备，因为宝宝已经适应了这个轻拍动作。

抚摩孕妇腹部时要动作轻柔，不可用力拍打按压，以免造成子宫收缩，引发早产。

抚摸过程中要充满爱意，保持良好的精神状态，经常性的情绪不佳和精神紧张容易影响胎儿的情绪和健康。

轻拍胎儿的动作要有节奏感，时间不宜过长，以每次5~10分钟为宜。刚开始每周3次左右，循序渐进，依照具体情况逐渐增加次数。

如果孕妇有流产、早产迹象，就不要再进行抚摸和拍打了，以免造成严重后果。

如果抚摸过程中胎动频繁强烈，就表示胎儿觉得不舒服，应该立刻停止抚摸。

每天21~22点是进行抚摸练习的最佳时间，因为这时胎儿精神状况好，活动比较频繁。

整个怀孕过程都适合抚摸腹部，但是38周以后，不宜再进行抚摸胎教。

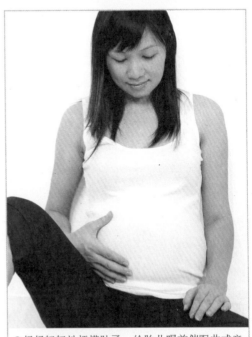

◎妈妈轻轻地抚摸肚子，给胎儿唱首催眠曲或童谣，也是很有效的胎教。

几种有效的胎教方法

孕6月，胎动已经比较明显，胎儿的器官发育也比较成熟，这时是进行运动胎教的最好时机。准爸妈有计划有意识地对胎儿提供有益且适当的刺激，促使胎儿对刺激做出相应反应，从而进一步刺激胎儿大脑功能和身体运动功能的生长发育。

运动胎教应该安排在饭后1~2小时后，孕妇以最舒服的姿势躺下或坐着，用一只手按压腹部的一边，再用另一只手按压腹部的另一边，轻轻用力，感觉胎儿的反应。反复压几次，胎儿就会感觉到触摸，可能做出踢脚或抬臂的动作。此时可轻拍几下胎动部位。通常，一两分钟以后，胎儿会再次动作，这时再轻拍几下。拍打时，可换换部位，胎动就会神奇地转向改变的部位，但注意改变的部位不要离上次胎动部位太远，拍的动作要轻柔。这种胎教每天1~2次，每次进行5分钟左右即可。

在运动胎教的同时，可以进行音乐胎教，可以为胎儿准备一首轻松舒缓的背景音乐，如果胎儿活泼好动，就准备一些节奏感较强的曲子，而对于比较安静的宝宝，则可播放一些旋律优美的曲子。不仅可以训练宝宝的听力，还可以陶冶宝宝的情操。当然也可以用一些节奏感强的音乐，引导宝宝跟着节奏"动"起来。

孕妇还可以试试想象胎教，就是利用想象的力量把一些事物的形象、感觉传递给胎儿。科学证明，想象也是一种念力，它不仅可以在想象主体身上起作用，而且

影响他人的感受。因此，孕妇不要总是想一些消极的事情，或是过于担心胎儿的健康，或是为家里的琐事感到头疼，孕妇应该多观赏一些美的、有感染力的事物，做一些有意义的事情，通过想象的力量来影响胎儿身体的发育和智力的开发。孕妇可以听一场优美的音乐会，欣赏一些名家书画，让胎儿也感受到音乐的灵气，书画的魅力。同时，孕妇自身的文化素质和道德情操也等到了进一步增强，为日后更好地教育宝宝奠定了基础。

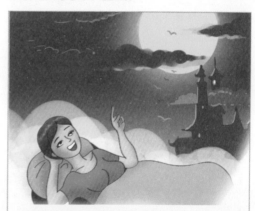

◎孕妇可以通过创造美好的想象，把美好的情绪传递给胎儿，从而促进胎儿发育。

准爸妈还可以一起进行散步胎教。经常到户外散步，孕妇可以呼吸到更多新鲜空气，不仅可以放松心情，减轻疲劳感，也可以增进夫妻之间的感情，而且更重要的是，孕妇散步时氧气的供应量比平时要高出2~3倍，因此散步也可以给胎儿提供充足的氧气，有助于大脑发育，让胎儿变得更聪明。每天10~14点是一天当中子宫最放松的时间，是散步胎教的最佳时段。

色彩环境能促进胎儿发育

每个人心中都会有自己特别钟爱的色彩，女性怀孕之后，对色彩特别敏感，看到偏爱的颜色会心情愉悦，而看到一些讨厌的颜色则会变得闷闷不乐，甚至烦躁不安。长期处在冷色调环境里的人，即使不做任何体力和脑力劳动，也会感到心烦意乱、情绪低沉；而在淡蓝色、粉红色和其他一些温柔色调的环境中，通常比较安静、性情也比较随和。由此可见，使用正确的色彩，创造良好的环境，对人们，尤其是孕妇的情绪有着非常重要的影响。置身于这七彩的美丽世界里，如何选择合适的色彩促进胎儿发育呢？

准妈妈由于阴血聚以养胎，多产生阴血虚，阳气盛，往往火气大，烦躁易怒，所以要有意识地使准妈妈接触一些偏冷的色彩，如绿色、蓝色、白色等，以调节情绪，使准妈妈保持淡泊宁静的胎教心境，使腹内的胎儿也随之平和地健康成长。孕期不宜多接触红、黑、灰等色，以免产生烦躁、恐惧及悲伤的心理，进而影响胎儿的健康成长。因此，为了胎儿的健康，准妈妈在孕期接触色彩时应多加注意。

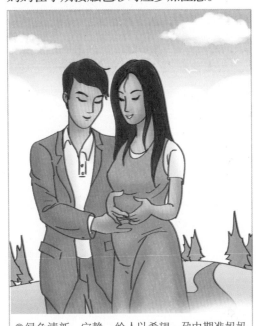

◎绿色清新、宁静，给人以希望，孕中期准妈妈可多到大自然中走走，体会天然的绿色胎教。

对话胎教

在怀孕的第6～10个月，是对胎儿进行语言刺激的关键时期，准爸妈们千万别错过。进行过对话胎教的宝宝，出生后情绪稳定，视、听能力强，比较容易被逗笑。准妈妈如果将聊天胎教延续到出生以后的对话早教，将来宝宝在语言、认知、情绪和行为能力等方面的发展，将远远超过未进行过对话刺激的胎宝宝。准爸妈们每天应尽可能都与胎宝宝聊天，讲故事，放音乐或是唱歌给他听。至于谈话的内容什么都可以，可以是亲切地打个招呼，也可以是美的祝愿。例如早晨起床后，你可以轻抚腹部对胎宝宝说："宝宝，昨晚睡得好吧？现在我们去吃好吃的，好不好"。准爸爸晚上下班回到家时，可以向两个人打招呼："亲爱的，我回来了；宝贝，爸爸回来啦。"

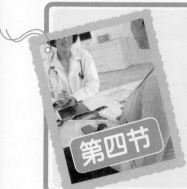

需要了解的分娩事宜

第四节

分娩课程

分娩对女性来说是一个自然的生理过程，孕妇不必为此过分担忧，通过阅读相关书籍和听取他人的经验，就可以为分娩做好充分的准备。分娩课程的学习可以帮助孕妇了解分娩过程、选择分娩方式，还可以传授减轻分娩痛苦等的方法。

分娩课程通常会安排在怀孕第28～32周开课，也就是孕7～8月时开始上课，重点是如何应对产前阵痛，如何使分娩更顺利和产后的母子护理。之所以选择这个时间开课，是开课早学到的东西到分娩时也忘得差不多了。一般分娩课程会上6～12周，怀孕第28～32周报名上课，刚好到临近分娩的时候结束课程学习。所学知识，正好派上用场，也不用担心遗忘。但是，孕妇也可以根据自己的需要确定报名的时间，有的孕妇想早些了解分娩的知识，以便在漫长的妊娠期内，对可能出现的情况做好心理准备，以免到时临阵慌乱，脑子空白，学的东西也不知道怎么用了。还有的孕妇想在学完之后，在家里和准爸爸来一次分娩演习，以便到时候更好地应对各种突发状况。这些情况都可以早些报名。

参加分娩课程，不但可以使孕妇了解许多现有的分娩选择，形成个人的分娩观念，同时，还可以学到下面的知识。

❶ 妊娠期间每个月的身体变化

通常，进行分娩课程的教室里会张贴孕妇怀孕各个阶段的体形变化，胎儿发育情况、分娩过程图解等教学图片。通过图片和解说，孕妇会更加形象地了解身体构造，器官功能，尤其是生殖生育器官在怀孕过程中的功能及变化，以及分娩的过程。

❷ 正确对待产前检查

专业的分娩课程，应该引导准爸妈成为明智的消费者，知道哪些检查必须做，哪些检查可做可不做，又有哪些检查完全就是产科医生在忽悠你腰包里的钱。

通过学习，准爸妈可以了解目前的产前检查有哪些，应该何时做产前检查、做产检的原因，以及怎样决定是否要做产前检查，还应该知道准爸妈在进行产前检查时应该向医生咨询哪些问题，具备一定的知识，以便能看懂检查结果上的复杂符号，并判断医生的回答是否合理。

③ 分娩过程

分娩过程是指自母体中作为新的个体出现，特指胎儿脱离母体作为独自存在的个体的这段时期和过程。

通过学习，准爸妈会详细了解分娩的详细过程，每个阶段身体会发生什么变化，这些变化提示你的身体在下一步要做出什么反应。虽然分娩时，医生会在耳边大声提醒你怎么做，但是如果你事先具备了分娩知识，了解分娩各阶段身体发出的有关信号，你就可以不用那么慌乱了。

④ 放松方法及应对疼痛的技巧

真正的无痛分娩基本上是不存在的，我们所知道的"无痛分娩"是通过一定手段减少分娩的痛苦。分娩课程就是这样，它会告诉你，哪些疼痛是必需的，哪些痛痛是可以避免的，以及怎样避免。还有一些疼痛具有非常的意义，虽然很痛苦，可是却是宝宝到来的信号。

专业的分娩课程会告诉你放松肌肉的方法，以免因疼痛而使肌肉过于紧张，甚至产生痉挛，不仅会给自己带来更大的痛苦，还会给胎儿娩出带来困难。也会涉及缓解疼痛的方式。因此，当孕妇进入产房

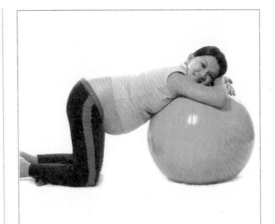

◎通过分娩课程的学习，准妈妈可以了解分娩过程、选择分娩方式，还可以学习减轻分娩痛苦等的方法。

前，已经掌握了一整套应对疼痛的策略和常识了。这样到分娩时，孕妇就能调整好自己的心态，以主动、配合的态度争取顺利分娩。

⑤ 如何克服对疼痛的恐惧

分娩固然痛苦但没有那么可怕，做好身心准备有助于忍受疼痛。首先，最好参加一个分娩培训课程。这样孕妇能从课程当中学会如何借力使力，而不是声嘶力竭地去用蛮力。其次，要对分娩疼痛有积极的心态，不必害怕、焦虑，可进行自我暗示和自我安慰，如反复对自己说："我身体很好，我一定能顺产。"

另外，孕前多去熟悉准备分娩医院的环境，多与医生交流，确定最适合自己的分娩方式，并据情况让医生指导分娩应该做的准备，如进行呼吸法练习等。也可以向医生询问无痛分娩、药物性镇痛等缓解产痛的分娩方式，选择自己觉得适合自己的分泌方式。

准爸爸也不要缺席

准妈妈参加分娩课程固然是很重要，但是准爸爸最好也不要缺席。很多产科医生说，其实准爸爸才是妻子最好的分娩教练。

好多准爸爸参加分娩课程的原因是为了取悦妻子，其实自己并不想过来，一方面会觉得有点不好意思，另一方面可能是觉得无聊。只要丈夫愿意参与，不管出于何种原因，准妈妈都不用介意。根据经验，过不了多久，当准爸爸了解怀孕是怎么一回事儿，以及孕妇在分娩时要承受的痛苦，他们就会变得富有同情心，并且对准妈妈的照顾会更加无微不至。同时，他们也会和其他的准爸爸一起讨论，交换彼此的心得和经验。

准爸爸参与分娩预演，一方面可以帮助准妈妈熟悉分娩过程，减轻心理压力；

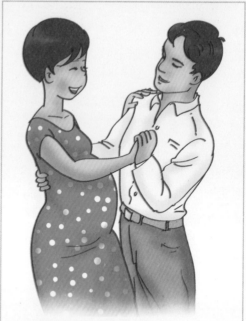

◎这个月准爸爸也要陪准妈妈多运动，从而有助于分娩。

另一方面，准爸爸也可以充当产科医生的角色，以冷静的头脑提醒妻子，以免妻子因疼痛丧失思考能力，不知应该如何用力，如何减轻阵痛等等。此外，很多已经生过孩子的女性也表示，分娩时有丈夫在身边，会减少一些恐惧和紧张，因为那个时候觉得不是自己一个人在"战斗"。

因此，准爸爸应该积极参与分娩课程，认真学习相关知识，帮助妻子做好分娩前的准备工作，而且也要熟知分娩的过程及可能出现的状况，要提前做好完成"父亲"角色的心理转变。只有真正地把知识学到家，准爸爸才能在分娩真正到来的关键时刻为妻子减轻压力，缓解痛苦，迎接宝宝的到来。

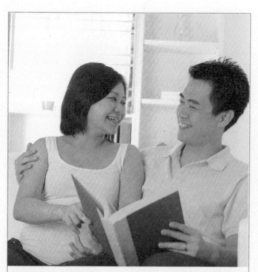

◎准爸爸应陪同妻子参加产前培训课程，了解有关分娩的正确知识。

该在哪里分娩

预产期临近，除了照顾好准妈妈的身体，让宝宝也健康成长外，选择合适的分娩地点也要提上日程。

❶ 医院分娩

大部分孕妇都会选择在医院分娩，尤其是第一次生孩子的女性。选择在医院分娩，意味着孕妇随时都能得到及时有效的专业帮助，一旦发生什么问题，可立即找来医生，这些会使孕妇感到安心，也会让家人放心。

如果选择在医院分娩，交通便利，离家较近，医疗设备较好的医院是首选，而且最好是孕妇进行产前检查的医院，并在进行产前检查时就办理好登记手续，临产前随时可以入院。

❷ 外地分娩

还有少数的孕妇由于各种原因会选择在外地分娩，如目前比较的流行"到香港生孩子去"。若准备到外地分娩，孕妇一定要在当地做好产前检查，并根据预产期的日子提前1~2个月到达准备分娩的地方，并携带好各项产前检查结果，以利于分娩时使用。在旅途中要避免过度劳累，饮食应注意营养，更要注意卫生，避免造成孕妇产前体力过度消耗。

另外，为孕妇选择一个可靠、尽职的妇产科医生是安全怀孕和健康生育的保证。分娩时，医生会根据孕妇的体能状况、胎儿的发育情况以及胎位等因素，

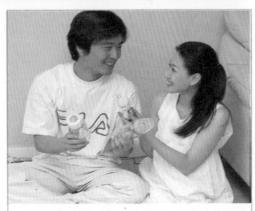

◎不论选择在哪分娩，准爸妈都要提前做好准备，准备好分娩所需的各种物品。

帮孕妇安排分娩时间，选择合适的分娩方式，并帮助解决产后的一些问题，而且一旦分娩过程出现问题，医生也能及时、有效地进行诊断与治疗。但是应该如何选择分娩医生呢？

如果孕妇没有固定医生，就应该从现在开始确定自己的分娩医生。把自己之前的检查单全部拿给这位医生，让他从此开始对你"负责"。

最好是选择从孕前到受孕，再到整个怀孕过程，一直伴随的医生，因为他比较了解孕妇怀孕过程的情况，可以帮助孕妇制订最符合孕妇身体状况的分娩计划。或者，咨询身边生育过的朋友，根据推荐名单，首选耐心细致、医德良好的医生。

孕妇应该从会怀孕到分娩这段时期，坚持到同一家医院、看同一个医生的原则，按医嘱定期接受各种检查，同时保留好自己的病例和检查记录，以备不时之需。

选择一家好的医院很重要

如果选择了医院分娩，那么选择一家好的医院是非常重要的，下面是选择分娩医院时需要注意的几个问题。

❶ 医院口碑

产科医生的技术水平如何，这一点对于准爸妈们来说，是很难判断的。但是可以通过多种渠道打听一下，比如可以听听自己的邻居或亲戚当中已经做了母亲的人的介绍或是护士的介绍，然后再做选择，不要被广告迷惑。

❷ 能否自主选择分娩方式

正常的分娩方法包括不用任何药物的自然分娩和进行局部麻醉的无痛分娩两种。通常，选择医院分娩的时候，也要选择分娩方法。当孕妇接近预产期，住院待产时，需要再进行一次全身检查，最后确定分娩方式。孕妇要注意的是，如果选择自然分娩，就无法控制胎儿出生的时间，有可能在夜间，而某些医院在夜间不提供麻醉服务。所以选择自然分娩的孕妇应该在分娩前仔细向医院咨询相关规定。还有医院是否提供助产服务，亲人是否可以陪伴，孕妇是否介意外阴侧剪等问题也需要考虑。

❸ 母子分室还是母子同室

这两种方式各有利弊。母子同室，虽然不利于产妇恢复体力，但是妈妈可以和宝宝亲密接触，让宝宝时刻感受母亲怀抱的温暖。如果是母子分室，孩子会被放在新生儿室，孕妇产后可以更好地休息。但是妈妈还没来得及了解宝宝的状况，就和宝宝隔离了。

❹ 是否倡导母乳喂养

如果医院倡导母乳喂养，护士和医生会极力鼓励新妈妈母乳喂养，并及时提供相关的指导，如教新妈妈哺乳的方法和乳房按摩法等。

❺ 医院离家的距离

即使是口碑再好的医院，如果离家太远，也会给家人的照顾带来很大不便。交通是否便利，能否在最短时间将孕妇送到医院，也是要考虑的问题。所以最好选择离家比较近，医疗水平又比较好的医院。

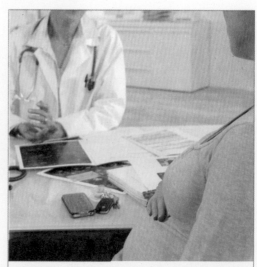

◎准妈妈们在选择产检医院时，要根据自身情况，客观评估，合理选择。

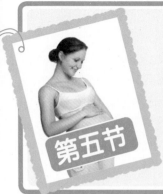

这阶段
还须关注的事

第五节

必要的产前检查

这个月的检查项目主要有以下几项。

① 测体重

这是每次孕期检查的必测项目，可以间接检测胎儿的成长情况。

② 量血压

每次孕期检查必测项目。准妈妈的血压不应超过130～190毫米汞柱，或与孕前的血压相比增加不超过30～15毫米汞柱。

③ 测量宫高、腹围

通过测量宫高及腹围，估计胎儿宫内发育情况，同时根据宫高画出妊娠图曲线以观察胎儿，是否诱发迟缓或巨大儿。

④ 尿常规检查

检查尿液中是否有蛋白、糖及酮体，镜检红细胞和白细胞，尤其是蛋白的检测，可提示有无妊娠高血压等疾病的出现。

⑤ 浮肿检查

孕20～24周的准妈妈如出现下肢浮肿，指压时有明显凹陷，建议赶紧测量血压。

⑥ B超检查

正常值：孕21周：双顶径的平均值为5.22±0.42厘米，腹围的平均值为15.62±1.84厘米，股骨长为3.64±0.40厘米。孕22周：双顶径的平均值为5.45±0.57厘米，腹围的平均值为16.70±2.23厘米，股骨长为3.82±0.47厘米。孕23周：双顶径的平均值为5.80±0.44厘米，腹围的平均值为17.90±1.85厘米，股骨长为4.21±0.41厘米。孕24周：双顶径的平均值为6.05±0.50厘米，腹围的平均值为18.74±2.23厘米，股骨长为4.36±0.51厘米。

⑦ 听胎心音

胎心音的正常范围为：每分钟120～160次。听到胎心音即表明腹中的胎儿为活胎。

科学控制体重

女性怀孕后体重增加是正常的生理现象，但是如果孕妇体重增加过多过快，很容易诱发妊娠高血压、高血脂及妊娠期糖尿病等妊娠并发症。同时营养过度，也会造成脂肪堆积，胎儿过大，分娩困难。

因此，从这个月开始，孕妇应该每周测一次体重，及时掌握自己的体重变化，及时采取措施将体重控制在理想范围内，既有利于胎儿健康，又方便顺利分娩。

孕妇不能通过节食控制体重，但是可以通过一些科学的方法，像调整饮食习惯、改变烹调方式、坚持有规律的作息习惯等都可以达到控制体重的目的。

① 改变饮食习惯

孕妇可以改变进餐的顺序，饭前先喝一杯水或是一碗汤，增加饱腹感。吃饭时，先吃蔬菜，再吃主食，最后吃肉。

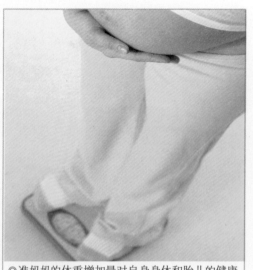

◎准妈妈的体重增加量对自身身体和胎儿的健康有着重大影响，准妈妈要学会控制。

这样的顺序不仅可以减少进食量，还符合《中国居民膳食指南》建议的各种物质的摄入比例，科学而营养全面。

② 改变烹调方式

尽量用水煮、清蒸、凉拌等烹调方式，少用煎、炸、烤的方式，减少脂肪及其他有害物质的摄入。

多用葱、蒜、姜等调味，少用小茴香、五香粉、花椒、八角等热性作料。

烹调时，少加或不加糖和酒调味，少用淀粉勾芡。浓稠的芡汁会将油裹在菜上，让你无法避免食用过多脂肪。

做饭前大概估算一下吃饭的人数和分量，不要做得太多了，勉强吃完，往往会吃得过多。

避免吃隔夜的剩菜剩饭。

将餐具换成小一号的，避免吃太多。

③ 适量运动

怀孕期间适当地做些运动，不仅有助于增强孕妇心肺功能，促进身体对氧气的吸收，对胎儿有直接的好处，而且还可以促进血液循环，减少怀孕期间的身体浮肿和静脉曲张，增强肌肉力量，为分娩积蓄体力。最让孕妇感到欣慰的是，适当的运动可以帮助控制体重。快走、慢跑和游泳等有氧运动比较适合孕期女性，孕妇可以根据自己的体能状况适当做些锻炼，既可以强身健体，还可以控制体重。

孕6月的运动

❶ 跪趴地上摇晃腹部

跪趴在地上，然后完全放松腹部。在这种状态下，左右摇晃身体。由于腹部内形成空间，因此能促进肠胃蠕动。

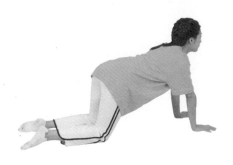

❷ 手腕旋转运动

保持舒适的坐姿，然后双手握拳。上下弯曲手腕，然后从内到外，再从外到内旋转手腕。用同样的方法反复地旋转手腕。

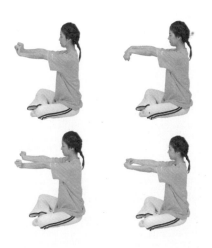

❸ 向两侧分腿运动

在站立状态下，向两侧分腿，向两侧伸直双臂。分两次蹲下去，并垂直弯曲膝盖，然后臀部用力的同时也分两次站起身。

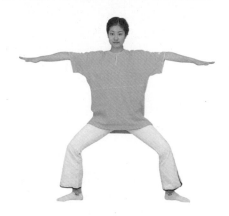

❹ 旋转脚踝运动

坐在地上伸直双腿，并挺直后背，再用双手轻轻地支撑地面。用力向上弯曲双脚脚踝，再用力向前伸直。从内到外，再从外到内旋转脚踝。用同样的方法重复旋转脚踝。

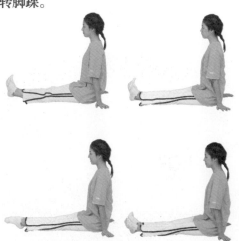

孕6月美食推荐

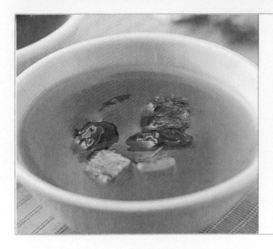

葛根茶

材料 葛根20克，水3杯，红枣4个，蜂蜜少许，纯净水适量。

做法 ①将葛根洗净，切成细丁；红枣洗净，去除枣核，枣肉切片。②将红枣和葛根倒入砂锅中，加入适量清水，大火烧开后，再用小火熬30分钟左右，至茶汤香浓，即可。③把热茶倒入茶杯中，放置一会儿，待茶汤稍凉后，根据个人喜好加入适量蜂蜜调味，即可饮用。

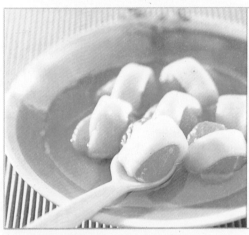

橘子糯米卷

材料 橘子3个，糯米粉1杯，盐少许，蜂蜜5大匙，白糖2大匙，柠檬汁少许。

做法 ①糯米粉里添加少量的盐，并慢慢地加入开水，同时揉糯米粉，然后装进塑料袋里。②橘子剥开瓣，用揉好的糯米粉擀出筷子宽的面皮，再用糯米面皮卷橘子。③在开水内放入步骤2的材料，再用凉水冷却。④将蜂蜜和白糖添加2杯冷开水，然后加入柠檬汁，拌匀，最后放入冰箱里冷藏。⑤在橘子糯米卷上面倒入步骤4的汤料。

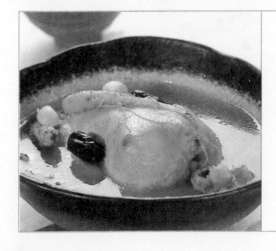

参鸡汤

材料 鸡（土鸡）1只，栗子、红枣各4个，糯米1杯，水6杯，大蒜10瓣，洋参、黄芪、大葱各2根，盐、胡椒各少许。

做法 ①糯米洗净，并用水浸泡30分钟；鸡宰杀，收拾干净；洋参、黄芪、红枣、栗子、大蒜和大葱洗净，大葱切段。②在鸡腹部内放入糯米，然后缝合腹部。③将鸡、大蒜和大葱放入锅中，加水煮30分钟。④捞出油分、大蒜和大葱后，加入洋参、黄芪、红枣和栗子，用中火加热20分钟左右。⑤用大碗盛参鸡汤，再用盐和胡椒调味。

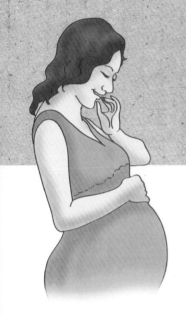

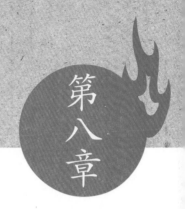

第八章

孕7月：感觉像是带球跑

●孕7月，孕妈妈动作日益笨拙，身体稍失去平衡就会感到腰酸背痛或腿痛，痔疮、便秘接踵而至。胎儿开始能感受到母体外音乐的节奏和旋律，定期定时音乐刺激促进胎儿感觉神经和大脑皮层中枢发展。另外，有时间的话，认真地记录下每一次有规律的胎动。

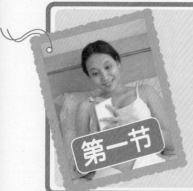

身心上的可能转变

第一节

呼吸急促是正常现象

孕7月，孕妇感到呼吸急促是正常现象。因为这时子宫逐渐增大，将横膈膜向胸腔方向压迫，因此胸腔变窄，这就使肺部扩张的空间变小。随着子宫的不断增大，占的空间也越来越大，胸腔进一步变窄，甚至会导致呼吸困难。

此外，妊娠期间是"一人呼两人吸"，身体需要氧气增多，迫使孕妇不得不加快呼吸。这时候，孕妇的肺活量会增加，而且呼吸的效率也更高，以吸入更多

改善呼吸急促的方法

提前练习分娩呼吸法，不仅可以改善呼吸急促的问题，还可以为日后分娩做好准备。

1.立刻改变姿势，减少对胸腔的压迫。

2.行动要缓慢，心跳加快，会带动呼吸更加急促。

3.找出呼吸顺畅的姿势。一般来说，躯干伸展比窝成一团或有弯曲呼吸更加顺畅一些。睡觉时左侧卧姿势，可以减少对肺部和心脏的压力，也比其他姿势舒服一些。

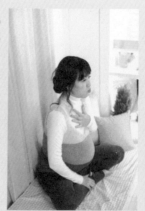

4.通过调节呼吸方法，缓解呼吸急促现象。具体方法是，站立，深吸一口气，同时将两臂伸出并举高。然后慢慢呼气，同时将手臂收回身体两侧。为了使吸进肺部的空气更多，可以把手掌分别放在肋骨处，感受呼吸时的扩张程度。当深吸气的时候，尽量让肋骨把手掌向外推，以后当子宫挤压到肺部，可以靠胸部扩张帮助呼吸。

5.练习分娩呼吸法。呼吸时，保持全身放松，尽量拉长吸气、呼气的过程，保证吸入最多的空气，呼出最多的二氧化碳，不仅可以减轻上气不接下气的状况，还可以为日后分娩做好准备。

6.如果天气闷热或空气不流通，也会造成呼吸困难。孕妇应避免到拥挤的公共场所，封闭性场所更不要去，要多到户外呼吸新鲜空气。

的空气供给自身及胎儿的氧气需求。但是，还是有很多时候，孕妇甚至觉得吸进来的空气不够用。孕妇觉得上气不接下气，并不是自己或胎儿缺氧，而是因为自己的肺被压迫得没有足够的扩张空间了，身体在提出抗议。

到了妊娠晚期，因为过大的子宫限制了肺部每次呼吸时的扩张能力，为了弥补肺部扩张的缺失，孕激素会刺激孕妇更多地呼吸，而且呼吸得更深。因此，呼吸会变得更加急促。如果只是偶尔地呼吸短促，孕妇也不要紧张，可以试着自己调节呼吸方式，一般很快就会好转。如果现象很严重，同时还伴有胸部疼痛、心跳加快，而且经常发生，就应该及时就医。

四肢肿胀

怀孕期间，不仅脸部会出现肿胀，孕妇的手、脚、腿部也会肿胀。其实，孕妇不必为此感到烦恼，正是这些水分保证了各项生命活动的正常进行。怀孕时，激素会使孕妇感到口渴，补充大量水分。同时，孕妇的身体也会利用这些水分来补充羊水，增加血液里的水分，帮助肾脏更容易地将身体内的废物排出，同时还可以满足胎儿成长需要。

即使是身体健康的孕妇，体内也会有液体滞留的现象，特别是到了怀孕后期。从孕5～6月开始，孕妇就开始出现手、脚、腿部浮肿，而且随着时间的推移，这些肿胀会越来越厉害。这主要是因为地心引力一整天都在发生作用，导致体内液体越积越多。除此之外，日益增大的子宫影响腿部血液循环，也会造成体液滞留。

女性在怀孕期间的肿胀有正常与不正常之分，因此一定要学会区别。

❶ 正常的肿胀的几个特点

（1）肿胀的部位和程度会随着地心引力的改变而改变。如果把脚抬高，腿部和脚踝的肿胀就会有所减轻或消失。

（2）体重稳定增加，没有增重过快或过多的情况。

（3）血压正常，尿检也未查出尿蛋白。

（4）饮食规律，均衡适当。

缓解腿部和脚部肿胀的方法

1.要避免长时间坐着或站着不动，要经常活动四肢。坐着时不要跷二郎腿。

2.坐下时，要放松身体，同时垫高双脚，促进下肢血液回流。

3.保持适当的运动，散步是不错的选择，它可以帮助促进四肢血液循环。

4.养成好的生活习惯。饮食合理、作息规律是身体健康的必备条件。每天至少摄入2000毫升水，不要因为受水肿困扰而减少水分摄入，尤其在天气干燥的季节，更要补充大量的水分。

❷ 正常的肿胀的几个特点

（1）过度水肿，手指按压后，留有明显的凹痕，短时间内肌肉不能恢复原状。还有，即使把腿抬高，肿胀也不会缓解。

（2）体重在短时间内增长过多过快，增长没有规律。

（3）血压过高，尿检查出尿蛋白过多。

（4）饮食无规律。

其他常见不适

孕妇在妊娠初期曾经经历过的身体不适，在孕7月时会再度困扰你，同时还会新增一些不适的感觉。

❶ 尿频

随着子宫的不断增大，对膀胱压力的增大，膀胱的容量变小，导致孕妇尿频。孕妇要记住，有尿意时要及时排尿，避免憋尿，以免引发宫缩，或是尿道感染。

❷ 乳房变化更大

这个月孕妇的乳房会继续增大，乳晕颜色更深，有的孕妇在孕6月时就会分泌初乳，即乳房开始分泌一种有点儿浓稠的金黄色液体。

❸ 阴部不适增加

阴道分泌物继续增加，孕妇可能每天需要换好几条内裤或卫生护垫才可以保持阴部干爽清洁。这是由于胎儿压迫子宫颈，进而压迫阴道组织的缘故。

❹ 骨盆疼痛

孕妇会觉得骨盆附近剧烈疼痛，特别是抬腿时尤其明显。这些疼痛是圆韧带拉伸，便于将来让胎儿顺利娩出而产生的。而且，子宫的增大也会导致骨盆疼痛。

❺ 大腿根疼痛

在大笑、咳嗽、打喷嚏、转身或变换姿势时，会觉得大腿根部的腹股沟有一阵剧烈疼痛，这是由于联结子宫和盆骨的圆韧带受到过度拉扯，发生形变引起的。孕妇只要动作缓慢，就能缓解疼痛。

❻ 更易口渴

这个月孕妇会觉得更加容易口渴，这是身体需要补充水分的信号，所以孕妇应该多喝水，满足身体对水分的需求。

❼ 依然头晕

活动时或是久站久坐之后，或是由坐姿变成站姿，由卧姿变成坐姿时，孕妇往往会感到一阵眩晕。此时，孕妇应该立刻躺下来或是坐下。此外，血糖过低也会引起头晕，孕妇应该经常准备一些有营养的小零食。

❽ 胃灼烧

这时的胃灼烧主要是由于子宫底升

高，增大的子宫向上压迫胃灼烧引起，不是受孕激素导致的。孕妇睡觉时可以把上身抬高，饭后保持上半身直立，不要立刻平躺，这样会有效减轻胃酸逆流的不适感。

❾ 便秘

由于子宫不断增大，会挤压肠子，以及孕激素的影响，从而导致便秘的严重。

树立正确的分娩观

就像树立正确的人生观一样，孕妇建立自己的分娩观非常重要。确立自己的分娩观，然后随着情况改变，适当做出调整，对分娩过程有很大帮助。分娩观就是孕妇希望分娩如何进行，主要包括孕妇觉得分娩时什么是最重要的；为了实现自己的分娩愿望，会付出什么代价；需要了解什么知识，确立分娩观的过程对孕妇来说也有重要意义。

建立自己的分娩观，表示孕妇参与了宝宝出生的相关决定，而不只是一个受痛者。分娩是最能体现女性特征的事情，也是女性一生当中最难忘得经历。建立自己的分娩观，可以帮助孕妇消除对分娩的恐惧，掌握的相关的知识越多，心理压力也会因此而减轻。

那么，孕妇应该如何建立自己的分娩观呢？

尽可能多地了解与分娩有关的知识。随着妊娠月份的推进，不仅孕妇的身体会发生变化，孕妇所掌握的分娩知识也会与日俱增。也许有些知识会使孕妇感到放松，而另外一些可能还会引起孕妇的担忧和恐惧。孕妇应该学会利用这些知识，选择对自己有利有用的信息，抛弃让自己焦虑的信息，建立自己的分娩观。

想象理想的分娩方式。孕妇可以想象一下你将要经历的完整的分娩过程，作为真正分娩到来前的"演习"，然后记下自己期望发生的分娩情况。当然，分娩过程要根据产妇的身体状况和胎儿的发育情况综合考虑，想象的分娩愿望未必都能成真，但是只要有想法，条件允许的情况下，愿望就有可能变成现实。说不定，胎儿也能感受到妈妈的愿望，分娩时也更加配合，为妈妈减轻痛苦呢。

对自己的身体充满信心。无数的孕妇的顺产尽力已经证明，女性的身体构造就像是为适应胎儿孕育及娩出而设计的一架精密仪器。孕妇绝对应该相信自己的身体，能够完成顺利分娩的任务。看书、参加分娩课程，这些都可以帮助孕妇了解身体各器官，各块肌肉是怎样相互配合，完成分娩的，同时也会懂得如何配合自己的身体使力，而不是一味蛮用力。

成功建立自己的分娩观，也意味着孕妇建立了真正成为母亲后崇尚的人生哲学，日后也会更加相信自己，更能胜任优秀母亲的角色。

孕7月的胎儿什么样

第二节

第25周

第25周，胎儿身长约为27厘米，体重也在稳定增加，差不多已有850克了。他的皮肤很薄而且上面还是有不少褶皱，全身覆盖着一层细细的绒毛，看上去就像个小老头，但身体比例已经比较匀称。胎儿在子宫中占据的空间越来越大，开始慢慢充满整个子宫。这一周，胎儿舌头上的味蕾已经形成，他已经可以品尝出羊水的味

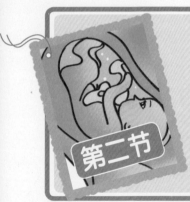

◎25周，随着胎儿继续发育，他在子宫里的活动空间减小了，故胎儿保持一种蜷曲的姿势。

道了，也有自己偏爱的口味了。

胎儿大脑继续发育，沟回更加明显，大脑皮层实际面积也在不断增加。这时胎儿大脑细胞迅速增殖分化增大，是胎儿大脑发育的又一个高峰期。这时孕妇应该多吃一些核桃、芝麻、花生之类的健脑食品，为胎儿大脑发育提供充足的营养。这一时期，胎儿的运动能力也不断增强，对外界刺激更加敏感。胎儿骨骼继续钙化，骨关节发育也更加完善。

孕妇可不要因为胎儿喜甜就大量吃糖，这时还是要注意预防妊娠期糖尿病。对于已经出现尿糖阳性的孕妇，也不要过分紧张，在医生的指导下，适当控制饮食或者用药，并加强对胎儿的定期检查和保护，也可以生一个健康的宝宝。

这一时期，孕妇可能会感到有些疲惫，腰酸背痛的状况也会更加明显。有的孕妇还会觉得眼睛发干、发涩、怕光，这些都是正常现象，不要过于担心，分娩后，这些症状都会慢慢消失。

第26周

第26周，胎儿的身长约28厘米。体重将近1000克。皮下脂肪开始出现，但并不多，胎儿看起来还是皱巴巴的，细细的胎毛依然覆盖着他的全身。胎儿身体各部分比例更加匀称。动作更加频繁有力，孕妇还可以根据胎动来判断胎儿在子宫内的活动情况。胎儿还有空间在子宫里翻来滚去，还会经常变换姿势。

这一周，胎儿的神经对触摸、声音与光照更加敏感，反应也更加准确。胎儿继续练习呼吸的动作，只是进出口鼻的依然是羊水，因为他的肺部功能还未发育健全。

这时孕妇可能会感到心神不宁，睡眠不好，甚至经常做一些噩梦。这是孕妇在怀孕阶段对即将承担的母亲的重任感到忧虑不安的反应，这是正常的。孕妇应该为肚子里胎儿的健康发育而保持良好的心情，心情焦虑或烦躁时可以向丈夫或好友倾诉，他们的安慰也许能够帮助孕妇放松心情，稳定情绪。

这时孕妇还应该再做一次血液检查，因为一些孕妇可能会出现妊娠期糖尿病或贫血症状，应该在医生指导下及早防治。在饮食上，除了注意多吃一些富含铁的食物外，还要多吃一些含维生素C较多的食品，以促进铁的吸收，保持健康的体魄，为分娩做好充分的准备。

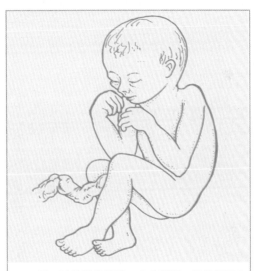

◎26周，随着胎儿脂肪一点点沉积，胎儿逐渐变结实。

第27周

第27周，胎儿身长已达到30厘米左右，体重大约1100克了，并继续快速发育。除了依然消瘦之外，从外观上看，与足月的胎儿已经没有太大区别。胎儿皮肤比较红，胎毛明显；皮下脂肪虽然长了一些，仍然比较薄，皮肤还有很多皱褶。

这一时期，胎儿的大脑也在继续发育，已经具有了和成人一样的脑沟和脑回，但神经系统的发育还远远不够。到听觉器官相连接的神经网已经形成，对外界声音的刺激也更为敏感。孕妇可以继续进行胎教课程，为他讲故事或者给他听音乐。胎儿虽然已经可以感光，但是视网膜还没有完全形成，如果此时出生，会患早产儿视网膜症，所以，此时孕妇要更加注意安全，防止胎儿早产。

这时很多胎儿已经长出了浓密的头发了，眼睛也已经睁开了。体现性别特征的外生殖器官通过超声波影像也都清晰可见了。这时胎儿的肺部和气管还未发育成熟，但是他还在不停地呼吸羊水，练习呼吸的动作。

这时孕妇也应该开始学习有关分娩和育儿的知识，以便更全面地了解分娩过程和育儿知识。如果有条件，最好参加一些分娩课程，帮助孕妇了解更多的分娩知识，消除对分娩的恐惧。

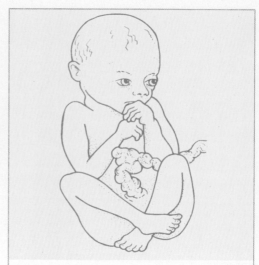

◎在第27周左右，胎儿睁开眼睛，并且可以分辨外部光线明与暗了。

第28周

第28周，胎儿身长将近33厘米，体重1200克左右，已经快挤满整个子宫了。脸和身体都呈现出新生儿出生时的外貌，皮下脂肪进一步增多，但还是很薄，皮肤皱褶仍然比较多，依旧看起来"丑丑的"。

这时，胎儿的眼睛已经可以自由睁开、闭合，睡眠和清醒的时间都很有规律，这就是他的作息规律表呢，出生后很长时间，婴儿还会保持自己的生物钟。有意思的是，此时胎儿已经有了吸吮能力，并经常把自己的手指放到嘴里吮吸，这是为出生后吸食母乳做练习呢。这时胎儿的肺部发育还不健全，但是如果这时胎儿娩出，借助一些医疗设备，胎儿已经可以进行呼吸，能够存活下来了。

孕妇此时应该有意识地数胎动。通过数胎动，计算出平均胎动数，准妈妈会发现宝宝比较活泼，或者是比较安静。此时，根据胎儿的运动情况，基本已经可以判断他将来的性格了。

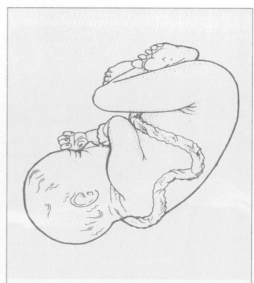

◎28周，由于子宫的空间变得狭窄，胎儿不得不蜷曲身体。

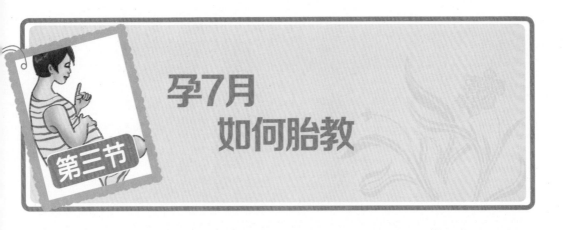

孕7月 如何胎教

第三节

光照胎教效果更好

光照胎教法是用手电筒的微光作为光源对胎儿进行刺激，训练胎儿视觉功能，帮助胎儿形成昼夜周期节律的胎教法。

早在孕4月的时候，胎儿就对光线有感觉了。孕7月，胎儿初步形成的视神经就传导感光信号，能够区分明暗，并间接体验准妈妈的视觉感受了。此时，采用光照胎教刺激胎儿的视觉器官，可以促进胎儿视觉神经和大脑中枢神经细胞发育得更好。

通过产前检查，准爸妈已经知道了胎头所在的位置，每天选择固定时间，用冷光手电筒通过腹壁照射胎儿头部所在位置。每次照射时间不要超过5分钟。胎儿看到光线，就会转头避光。结束胎教时，可以反复关闭、开启手电筒数次。

准妈妈应把自身感受详细地记录下来，如进行胎教时胎动是增加还是减少，是大动还是小动及如何活动。通过一段时间的训练和记录，准妈妈就可以总结出宝宝对光线刺激的特定反应了。

一般来说，胎儿在孕8月时才会睁开眼睛，这时看到的是母体内的一片红光。光照胎教孕4月时就可以开始进行，但是效果最好的时间是从妊娠第24周开始，怀孕早期的光照胎教一定要注意光线强度和光照时间，避免过度过量，损伤胎儿刚开始发育的视觉神经。准爸妈在光照胎教时，应尽量选择光线柔和的手电筒，以免强光吓到胎儿，要慢慢地逐渐引导他向有光的地方看，促进胎儿视觉器官和大脑发育，还可以帮助胎儿形成昼夜的时间观念。

光照运动可以与语言胎教结合进行。准爸妈早晨起床前，可以用手电筒照射腹部，并告诉胎儿现在是早上，要起床了。晚上临睡前，准爸妈可以不停开启、关闭手电筒，用一亮一灭的光照告诉宝宝现在是晚上，要睡觉了。时间长了，会影响胎儿形成规律的生物钟。我们知道生物钟一旦形成，很难改变，而生物钟也决定了一个人的作息规律。那么为了宝宝将来养成合理的作息习惯，准爸妈要好好利用光照胎教。

鉴赏胎教

孕妈妈通过欣赏各种形式的艺术作品，感受艺术之美，可以陶冶自己的情操，从而产生丰富的情感，以此熏陶胎儿。

① 不要有任何负担，应该愉快地进行美术胎教

跟音乐胎教和童话胎教相比，美术胎教是最难实行的胎教方法之一，但是任何人都能轻松地进行美术胎教。任何人都具有最基本的色感，因此即使只认识米勒的也能进行美术胎教。只要对美术作品没有排斥感，任何人都能欣赏美术作品。

在名画鉴赏中，最重要的不是美术知识，而是没有排斥感和负担感。不管是多好的胎教，只要妈妈受到精神压力，就没有任何效果。

② 经常到展览会或美术馆欣赏名画

就像听到优美的旋律或阅读感人的文章一样，看到好作品也能让人心情愉快、舒适，甚至还能净化心灵。如果经常到照片、绘画、雕刻、陶艺、版画等各种展览会欣赏作品，就有助于美术胎教。

参观美术馆或展览会，还能得到运动效果。偶尔地外出，更能丰富与胎儿交谈的话题。

③ 上班族女性最好利用画册进行美术胎教

如果附近没有美术馆，也可以利用画册进行美术胎教。选择画册时，不能盲目地选择别人认为优秀的画册，而应该选择妈妈自己喜欢的画册。另外，最好选择上学时经常接触的作品，因为选择熟悉的作品，才能产生亲切的感觉。

④ 网络展厅也是很好的美术胎教空间

不一定每次都要到美术馆或展览会欣赏美术作品。其实，在家中也可以轻松地欣赏名画。网络展厅就是很好的美术胎教空间。经常使用网络的孕妇可以偶尔到网络美术馆欣赏作品。有些网络展厅展示了几万件的作品，而且详细地介绍了每件作品的内容和背景，但是计算机会产生辐射，因此每天使用计算机的时间不能超过6小时，而且间隔1小时要休息一次。

⑤ 不要急于传递美术知识

进行美术胎教时，目的不要太功利，不要过于期待孩子的美感出色，或者希望胎儿将来成为著名的画家。

有些孕妇想通过美术胎教给胎儿灌输美术方面的知识，这样会使美术胎教变得枯燥无味，甚至加重孕妇的精神压力。

❻ 主要欣赏柔和的作品

一提到美术作品，有些人会不知道应该欣赏哪些作品。一般情况下，可以选择优美，线条和颜色鲜明、整体画面柔和的作品用于胎教。从这一点来看，通过明亮的颜色和鲜明的线条充分地表达色感变化的印象主义作品比较适合美术胎教。

阅读胎教

胎儿在母体内可以感受到妈妈的言行举止，也可以感受到外界环境的声音和光线。科学表明，6个月以后，胎儿的听力日益增强，大脑发育也非常快，因此准妈妈可以读书给7个月大的胎儿听，为将来宝宝的成长和智力开发奠定基础。

阅读胎教所选取的内容要对胎儿成长发育有益，富有哲理、充满幻想，或是提倡真、善、美的书籍都可以采用。准妈妈可以选择一些积极乐观的伟大人物的传记、久经传诵的诗歌、介绍各地山水风情以及名胜古迹的游记，不仅可以使像胎儿灌输一些文化常识，让胎儿在潜意识里对听到的内容产生熟悉感，也可以培养胎儿的高尚情操。此外，准妈妈也可以借此机会，提升个人文化素质和道德修养。

准妈妈选择童话和故事作教材进行胎教时，一定要注意自己读书时的声音语调，因为故事中的喜怒哀乐都将通过准妈妈富有感情的声调传递给胎儿。要通过抑扬顿挫的声调变化，使胎儿了解故事是怎样展开的，单调和毫无生气的声音是不能唤起胎儿的兴趣的。

当准妈妈选择没有文字介绍的画册最为胎教教材是，一定要充分发挥自己的想象力，把图片展示出的内容用形象、生动的文字表述出来，这不仅可以激发胎儿的兴趣，还可以培养宝宝活泼好动的性格。准妈妈应该多描绘一些明亮的色彩和美好的事物，让胎儿对外面的世界充满期待和渴望。

选择阅读胎教的教材时的注意事项

1.要避免暴力主题和悲观的内容，要选择充满温情、友爱和积极有趣的书。

2.选择胎教书籍时，准妈妈不要认为自己喜欢的，就是宝宝喜欢的，涉猎面最好能宽泛一些。

3.阅读胎教最好形成规律，设定固定的读书时间。最好准爸爸也能一起参与，一家人一起读书，其乐融融，还可以增加与胎儿的互动和沟通，胎教效果更好。

4.进行胎教时，准妈妈还要注意观察，看哪些内容可以让胎儿比较活跃，就说明这些内容是宝宝喜欢的内容，以后不妨多读些相似的内容。

一本好书，不仅可以陶冶情操，提高修养，还可以领悟人生，启迪心智。为了宝宝的智力发育，准爸妈们开始进行阅读胎教吧。

音乐胎教、运动胎教继续进行

孕7月时，胎儿的大脑神经已经比较发达了，也已经具备了思维、感觉和记忆能力。这个时期的胎儿已能够听得到周围的声音，大脑还会对听到的声音加以整理，记住那些他比较感兴趣的声音，这时准妈妈可以可以让胎儿多听些音乐，或者给他读些优美的诗歌、散文等。

7个月大的胎儿已经能够感受音乐的节奏和旋律，可以体验音乐传达的美感。准妈妈可以选择一些艺术内涵丰厚的胎教音乐来听，不仅可以使自己受到熏陶，释放压力、愉悦心情，同时对开发胎儿右脑的艺术细胞也非常有利。当然，胎教音乐的声音不宜过大，要轻柔舒缓，也不应将音乐播放器直接放在孕妇的肚皮上，避免损伤胎儿脆弱的听力。

另外，需要注意的是，开展音乐胎教必须要根据胎宝宝的听觉器官的发育情况，进行有针对性的且有规律的练习。孕早期，宝宝的听觉器官开始发育，这时孕妈咪可以选择轻松愉快、诙谐有趣的音乐，帮助消除早孕的烦恼与不适；孕4月时，胎宝宝已具备听力，在临睡前有胎动的情况下进行音乐胎教更合适，每天两次，每次10~15分钟。孕7月，胎宝宝的听觉已经接近成人了，这时胎教音乐内容可以更丰富些，可增加一些轻松活泼、稍快节奏的乐曲，妈妈与宝宝互动，可以边做家务边听。

此外，准妈妈还可以继续和胎儿做些简单的小游戏，这样有助于锻炼胎儿的肌肉，有助于培养胎儿出生后的运动协调能力，肌肉受到的刺激还可以通过神经末梢传递到大脑，促进智力发育。准妈妈保持舒适的姿势，站着、躺着、坐着，只要舒服怎样都可以，尽量让腹部放松，然后轻轻抚摸按压腹部。胎儿感受到触摸后，就会做出回应。准爸妈可以从胎动中感觉到胎儿是否喜欢这个"小游戏"，如果胎儿积极回应，就说明他玩得很开心；如果胎儿一动不动，就说明他对此不感兴趣；如果胎动过于剧烈，那就有可能是胎儿觉得不舒服了，这时要立即停止抚摸与按压。如果能养成规律，按时开始游戏，胎儿还会形成条件反射，如果哪天忘记和他做游戏了，宝宝在肚子里还会提醒你呢。

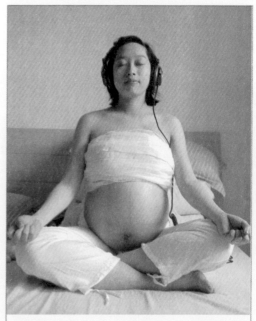

◎孕7月，胎宝宝的听觉已接近成人了，这时进行音乐胎教效果最佳。

这阶段还须关注的事

第四节

务必注意安全

这时孕妇已进入怀孕晚期，无论情绪稳定，还是依然紧张，这一时期一定要保障孕妇安全，下面这些事项必须多加注意。

❶ 小心走路

此时孕妇肚子更大，重心前移，增大的腹部和乳房遮挡视线，使眼睛无法看到脚部和路面。因此孕妇在不熟悉的地方行走，或上下楼梯时都要特别小心，最好有家人陪同。走路时注意前方，尽量避免与他人发生碰撞。

❷ 避免剧烈运动

这段时间，如果孕妇受到外界刺激，很可能会发生早产。因此，要避免剧烈运动，避免腹部受到压迫或碰撞。提重物、捡东西或变化姿势时，动作要缓慢，尤其要注意保持平衡，以免跌倒。

❸ 预防小腿抽筋

如果孕妇经常小腿抽筋，或下肢产生静脉曲张，要尽量避免长时间站立，衣着要宽松，经常抬高脚部，缓解抽筋或血管肿胀的症状。

❹ 充分休息

孕妇从这个月开始更应该禁止熬夜，保持充足的休息。如果还在继续工作，可以向单位申请，说明情况，适当减少工作量或是安排比较轻松的任务。如果没有特殊情况，就应该考虑休产假了。

❺ 定期产检

产前检查依然要按时进行，丝毫不能疏忽。检查血糖和血压，测量胎儿心跳，测量子宫大小和子宫底高度，观察胎儿的大小和位置等，避免意外发生。

胎动反映胎儿健康状况

进入孕7月，胎动变得更加频繁，更加明显。胎动的类型也更多，如惊跳、全身运动、孤立的上肢或下肢运动、屈伸头部、转头、转身、伸展、张口、手触脸部及打呃、打哈欠、吸吮、吞咽等。孕妇在高兴的同时，也要通过胎动了解胎儿的健康状况。最直接的办法是数胎动。

早、中、晚抽各3个小时，在比较安静的环境中，采取舒适的姿势左侧卧，最好是在宝宝醒着的时候进行。然后把这3次得到的数字相加并乘以4，就得到胎儿12小时的胎动数。正常情况下，每小时胎动3~5次，如果12小时胎动少于20次，或者每小时胎动数少于3次，再或者是胎动过于频繁或频率突然变化，都要及时到医院就诊。

需要警惕的胎动异常

1.胎动次数突然减少或急促胎动后突然停止。胎动突然减少可能是孕妇有发烧的情况，造成身体周边血流量增加，使胎盘、子宫内血流量减少，造成宝宝轻微缺氧。此外，胎儿在翻身打滚时如果被脐带缠住或是期待打结，血液流通受阻，胎儿缺氧也可能会导致胎动减少。

2.胎动出现较晚，动作较弱或胎动突然加剧，随后慢慢减少。这可能是胎盘功能不佳，造成胎盘氧不足，胎儿长期的缺氧使胎动减缓。

3.胎动过于频繁。如果孕妇觉得这是胎儿调皮的表现，或是认为好动的胎儿就健康，那就错了。这很可能是胎儿受到外界刺激，感到极度不适的本能抵抗。

另外，很多孕妇在数胎动时有一个误区，就是胎儿每动一下就算做一次胎动，如果胎儿在肚子里翻跟头，可能要无数次碰到子宫壁，这样一一数下来，一个小时的胎动次数可能要上百呢。还有的孕妇在散步、听歌或是逛街，环境比较吵闹或运动时数胎动，这时胎动可能也比较多，这样得到的胎动也是不准确的，因为胎儿受到了外界影响。数胎动的正确方法是：从胎儿开始动到动作结束算一次胎动，3分钟之内的连续动作也只能算一次胎动。这样计算，一个小时3~5次胎动就是正常的。

另外，胎动的强弱和次数，个体差异很大。有的胎儿12小时胎动多达100次以上，而有的只有30~40次。但只要胎动有规律，有节奏，没有剧烈变化，就能说明胎儿发育正常。但一旦发现胎动异常，孕妇就应该及时到医院就诊，避免发生意外。

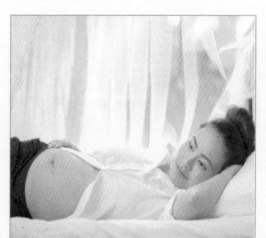

◎数胎动最好在比较安静的环境中，采取舒适的左侧卧姿势进行。

母婴血型不合

母婴血型不合是指孕妇与胎儿的血型不合。出现这种情况时，有可能会导致胎儿或新生儿溶血，医学上称为新生儿溶血症。其中以Rh和ABO血型不合引起的溶血症较为常见。

Rh血型不合：当孕妇血型为Rh阴性，而胎儿是Rh阳性时，在血液循环过程中，就可能会有少量胎儿红细胞带着Rh因子抗原进入母体，刺激母体过敏并产生抗体，这些抗体进入血液，又通过胎盘进入胎儿体内，抗体与胎儿血液中的抗原发生溶血反应。我国汉族人口中Rh溶血症比较少见，但少数民族地区Rh阴性者较多，发生Rh因子血型不合的可能性也比较大。凡女性为Rh阴性，男性为Rh阳性，结合后其子女约有65%可能与母亲血型不合，表现为Rh阳性，这就是Rh溶血症。如过胎儿和母亲一样为Rh阴性，则不会发生Rh溶血症。这种女性为Rh阴性，男性为Rh阳性，结合后新生儿溶血症的发生概率还会随着妊娠次数增多而增加。因为每次怀孕，母体内Rh因子的抗体也会逐渐增多，和胎儿体内的抗原更容易发生溶血反应。

ABO血型不合：ABO血型中有两种抗原，A抗原和B抗原。如过孕妇的血型为"O"型，而胎儿血型为"A"或"B"型，胎儿血液中的抗原恰好是母体所没有的，通过胎儿和母体之间的血液循环，胎儿血液中的抗原进入母体血液，并刺激期产生抗体，携带抗体的血液又通过胎盘进入胎儿体内，就会和胎儿血液中的抗原发生反应，就会发生溶血。我们提到的A抗原和B抗原不但存在于人体血液中，还存在于其他体液中，而且自然界也广泛存在着与它们性质相似的物质，这些物质一旦进入孕妇体内，也会引发新生儿溶血。因此，和Rh血型不合相比，ABO血型不合更容易发生，也相对常见的一种溶血症。

母婴血型不合的准妈妈可以采取的防治措施

1.之前有过死胎、死产或新生儿溶血症史的孕妇，再次怀孕出现母婴血型不合的可能性会加大。有以上情况的孕妇应该尽早进行血液检查，并如实告诉医生既往病史，以便医生诊断。

2.按照医生建议，服用黄疸茵陈冲剂或一些活血化瘀理气的药物，以抑制血液中对不合血型的抗体的产生。

3.为了提高胎儿对溶血反应的免疫力，孕妇可以在孕6、7、8月各进行大约10天的综合治疗。每天用40毫升的25%葡萄糖，加入1000毫克维生素C，静脉注射。同时每日90毫升维生素E，分3次口服。此外，还要人工吸氧。

4.如果确定胎儿患有溶血症，越是快要足月时，母体产生的抗体就越多，对胎儿的影响也越大。所以，医生建议在胎儿溶血症可在妊娠36周左右视情况终止妊娠。

准爸爸责任重大

虽然一直建议准爸爸要跟随妻子一起"怀孕",但是好多孕妇都怕给丈夫带来麻烦,不怎么愿意"使唤"丈夫。但是这个月一过,就要进入怀孕晚期了。而且孕妇的肚子已经更大了,行动更加不便。因此,这时准爸爸的责任更大了,不仅要照顾好怀孕的妻子,也要开始为分娩做准备了。

❶ 无条件接受妻子的"发疯"行为

由于临近预产期,好多孕妇脾气也越来越大了,发脾气吼几声是小事儿,有时甚至会摔东西,做出一些令人无法理解的举动。尽管这样,准爸爸还是要默默接受,不要在这时候火上浇油,否则后果不堪设想。因为此时即将进入孕晚期,孕妇始终处于高度紧张的状态,无处发泄内心的恐惧和身体上的挫败感,只有向准爸爸"开炮"了。

准爸爸一定要对妻子的"发疯"行为表示充分理解,及时给予抚慰和支持,在条件允许的条件下,尽量满足妻子的要求,帮助孕妇缓解紧绷的情绪,千万不可火上浇油。如果妻子的要求实在过分,可以采取拖延战术,先息事宁人,谁知道准妈妈下一秒钟又有什么新想法了呢?

❷ 心甘情愿做"家庭妇男"

孕妇的身体更加笨重了,好多事情都做不了,准爸爸这时应该负责更多的家务。比如下班之后早早回家,做一桌美味又营养的饭菜,让孕妇身体健康,胎儿茁壮成长。家务事很琐碎,准爸爸不要嫌麻烦,经过好几个月的实践,这时的准爸爸应该在妻子提醒之前,认真完成该完成的家务。这样既减轻孕妇的后顾之忧,也可以减少夫妻间的摩擦,促进家庭和谐。

❸ 陪准妈妈一起上课

从孕6月开始,孕妇就要参加分娩课程了,这时准爸爸应该积极主动地和妻子一起参加。如果准爸爸掌握了分娩的相关知识,清楚了解分娩过程中可能出现的状况,不至于在妻子临产前遇到突发事件时比妻子还要慌乱。此外,与准妈妈一起上课,还会让妻子感到关心和体贴,充满了幸福感,从而减轻孕妇心理压力,减少她对分娩的恐惧。

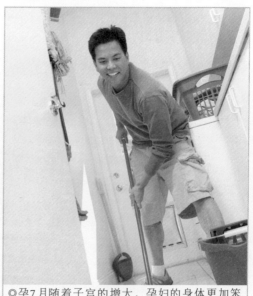

◎孕7月随着子宫的增大,孕妇的身体更加笨重了,准爸爸这时应该负责更多的家务。

孕7月的运动

❶ 运动要缓慢

令人期待的预产期越来越近了。随着妊娠月份的增加，孕妇肚子越来越大，越来越重，从而导致身体重心前移。孕妇背部及腰部的肌肉时常处在紧张的状态下。如果这时候孕妇还想借助大量的运动来缓解身体上的不适，不仅难以办到，还可能会对身体和腹中的胎儿造成损伤。进入妊娠晚期，即孕7月之后，孕妇已经不适合太大的运动量了，因为此时胎儿已经长得很大了，过多地运动有可能导致早产。

但是，孕妇也不能因此就一动不动，整天处于休眠状态，还是应该根据身体情况适量进行一些运动，这对于顺利分娩很有帮助。

孕晚期运动的目的是舒展和活动筋骨，以动作舒缓的体操为主。比如简单的伸展运动，孕妇可以坐在垫子上，屈伸双

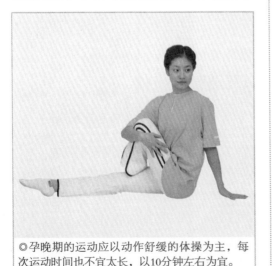

◎孕晚期的运动应以动作舒缓的体操为主，每次运动时间也不宜太长，以10分钟左右为宜。

腿；也可以平躺下来，轻轻扭动骨盆。这些简单的动作能加强骨盆关节的灵活性和腰部肌肉的弹性，还可以增加产道和下腹部肌肉弹性。每次做操的时间在5~10分钟。

❷ 水中运动

到了这个月，大腹便便的孕妇已经不能做那些有难度的运动了，但是适当的水中运动还是可以进行的，而且水中健身对孕妇和胎儿都有不少好处。

孕妇在水中运动时，水对胸廓的压力可以让孕妇深深吸入空气，在缓缓吐出，从而增加肺活量，有利于孕妇在分娩时通过憋气积攒力量，可以缩短分娩时间。此外，孕妇在水中体位的变化，可以帮助纠正胎位，使生产更顺利。同时，孕妇通过有针对性的水中运动，可以增强腹直肌、下腹部肌肉和腰肌的力量，帮助孕妇为分娩做准备。

游泳是一项不错的水中运动，不仅可以增强孕妇下腹部韧带的力量，还可以锻炼骨盆关节，调整胎位使分娩更加顺利。游泳还能预防孕妇怀孕中晚期心脑血管方面的疾病。孕妇游泳时要注意水温，一般要求在29~31℃之间，一定不能低于28℃，否则水温过低会刺激子宫收缩，引起早产；水温过高容易产生疲劳。游泳时间最好在10~14点，胎儿最为活跃的时候。

孕7月美食推荐

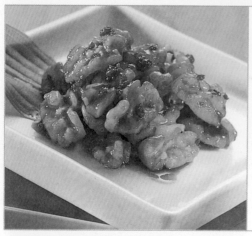

核桃酱果

材料 核桃仁100克，洗净的碎牛肉50克，酱油1/2大匙，白糖、蒜蓉、香油各1/2小匙，剁碎的大葱1小匙，胡椒少许，酱油2大匙，白糖、麦芽糖汁各1/2大匙，蜂蜜1小匙，水1/2杯。

做法 ①用开水浸泡核桃仁1～2分钟，然后利用牙签去皮。②用调味料腌渍剁碎的牛肉，再用炒锅炒熟。③跟炒熟的牛肉一起继续炒核桃仁。④蒸笼内倒入除蜂蜜外的所有酱料；待酱料有黏性后加入步骤3的材料，拌匀。⑤煮至呈黑色，而且有光泽，就添加蜂蜜。

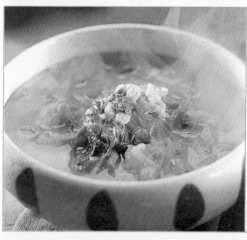

冬苋菜酱汤

材料 冬苋菜1捆，干虾仁1/3杯，香油1小匙，蒜蓉1大匙，大葱1根，味噌2大匙，高汤4杯，辣椒1个，盐少许。

做法 ①冬苋菜去皮，清洗，并挤干水分；大葱洗净，切丝；辣椒切丝。②在高汤里加味噌，然后继续煮汤。③用水洗净并浸泡干虾仁，然后切成小块。④锅内倒入香油，然后炒熟虾仁和蒜蓉，最后倒入步骤2的味噌汤继续加热。⑤加入步骤1的冬苋菜，以及辣椒丝和葱丝，再用盐调味。

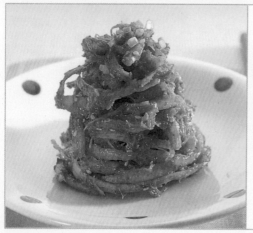

凉拌沙参

材料 沙参200克，洗米水1杯，盐少许，辣椒粉1大匙，辣酱、蒜蓉、麦芽糖汁、香油各1小匙，白糖2大匙，食用醋3大匙，盐、芝麻各少许。

做法 ①剥掉沙参的外皮，用洗米水浸泡，然后再用盐水清洗，最后切成0.5厘米厚的小块。②用木槌敲打沙参，然后撕成丝。③制作酱料。④用盘子盛放沙参和步骤3的酱料，拌匀即可。

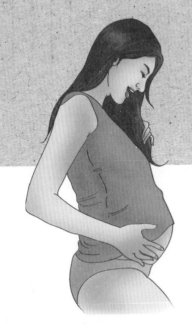

第九章

孕8月：进入孕晚期啦

●进入怀孕的第8个月，准妈妈的身体会越来越笨重，行动又更加不便，食欲因胃部不适也有所下降，但体重这个月增长得很快，每周增加500克也是很正常的。这时应更加注意安全保健，避免早产，每2周做一次产检，减少外出和运动。

第一节

身心上的可能转变

呼吸不畅，更加困难

进入孕晚期，不管孕妇愿不愿意，大腹便便、走路一摇一摆就成为她们不可选择的风韵，身体的不适时不时地干扰着她们愉悦的心情。到了孕8月，子宫底高度可达到24～27厘米，此时，孕妇胸腔都会受到挤压，85%以上的孕妈咪都可能出现呼吸困难，喘不过来气，稍微活动就上气不接下气，呼吸声也开始变得沉重的困扰。这是因为孕晚期孕妈咪对氧气的需求量增大，而随着子宫增大，子宫位置渐渐靠上，就势必对内脏各器官形成压迫，使肺的活动空间受到压缩。这样孕妈咪每次呼出和吸入的氧气量在逐渐减少，慢慢就满足不了孕妈咪和胎宝宝的需求了，从而使孕妈咪出现呼吸困难的困扰。

出现这种症状孕妇不必过于担心，通过一定的方法是可以改变和缓解这种状况的。解决这个问题的最有效而简单的方法就是少食多餐，把原来的一顿饭分成三小顿，呼吸困难的问题就会缓解不少。其次，孕晚期可多多利用胸式呼吸，增加每次呼吸时氧气通过的量，以保持气体充分的氧气交换，也能减轻这一困扰。另外，热爱运动的你到了这个阶段该相应减少运动量，避免给艰辛的肺脏再增加负担。

如果出现突发严重呼吸不畅，并伴随胸部疼痛、脉搏加快等症状，可能是出现了肺部栓塞的症状，应迅速就医。

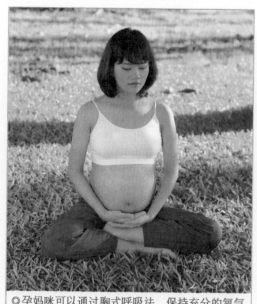

◎孕妈咪可以通过胸式呼吸法，保持充分的氧气交换，缓解呼吸困难的症状。

有了更多的妊娠斑

怀孕后，孕妇身体会发生巨大的变化，皮肤也不例外。面颊、乳房、腹部及外阴等处，可能会出现色素沉着。这可能与怀孕后体内黑色细胞刺激素增多有关；也可能是因为怀孕后，体内雌激素、孕激素水平升高，刺激了黑色素细胞活性的结果。妊娠斑的颜色深浅因人而异。

一般情况下，分娩后会逐渐自然消退或变淡。但为了避免斑点停留，面部已经出现妊娠斑的孕妇，要注意减少强烈的阳光照射，那样会加速黑色素生成，使色斑颜色更重；保证充分的睡眠；多食用富含维生素的食品，它们可以帮助淡化色斑。另外，孕期千万不要随便使用祛斑类的药物及化妆品。

下面是几种可以预防或淡化妊娠斑的食物，通过饮食调节，既可以补充营养，又可以淡化色斑，一举两得。

❶ 猕猴桃

其含有丰富的植物纤维、多种维生素，如B族维生素、维生素C、维生素D等。其中维生素C能有效抑制黑色素生成，并能将皮肤中的深色色素转化为浅色色素，起到淡化色斑的作用，经常食用，可令皮肤白皙。但是猕猴桃性寒凉，不宜多吃，容易引发腹泻。

❷ 西红柿

其富含番茄红素、维生素C。番茄红素的抗氧化能力是维生素C的几十倍，可以更加有效抑制色素的生成。而且西红柿中的维生素C的含量也非常高，能有效消除色斑。常用西红柿汁敷面，可以使皮肤白嫩光滑。西红柿性寒，不宜空腹食用。

❸ 柠檬

其含有一种叫作枸橼酸的物质，可以有效防止色素沉着。在洁面或沐浴时滴入适量柠檬汁，可以使皮肤滋润光滑。但柠檬极酸，多吃会损伤牙齿，还会加重孕妇胃酸逆流，不宜多食。

❹ 新鲜蔬菜

依然是借助其中还有的丰富维生素C起到祛斑效果。除了前面提到的西红柿，还有土豆、花菜等都具有这种功效。

❺ 豆制品、动物肝脏和谷类食物

其中含有的丰富的维生素E，能够抑制黑色素活性，不仅能延缓皮肤衰老，更能防止色素沉着。

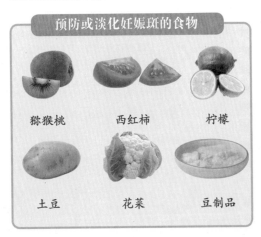

预防或淡化妊娠斑的食物

猕猴桃	西红柿	柠檬
土豆	花菜	豆制品

负面情绪爆发

对于大多数孕妈咪而言，腹中的宝宝是快乐的源泉，怀孕是一件幸福的事。然而也有部分孕妈咪在孕期有不同程度的抑郁，妊娠期抑郁症如果没有得到重视和及时治疗，会对孕妈咪自身、胎儿以及整个家庭带来困扰。

孕晚期孕妈咪各种负面情绪的发生率依次为情绪不稳定、紧张焦虑、易哭、心悸不安、忧郁、易激惹。孕晚期认知障碍问题的发生率依次为生活空虚、自责、猜疑等。其他还有性兴趣减退、能力减退、思考困难、兴趣丧失、决断困难，以上各项内容绝大部分与孕期抑郁征的发生有关。孕晚期过度焦虑不但可以影响胎儿的生长发育，也会使一些孕期并发症的发生率增加，如妊娠期高血压综合征、早产等。

如果孕妈咪在一段时间（至少两周）内有以下4种或以上症状，那就要注意是否患上了孕期忧郁症：①不能集中注意力。②焦虑异常。③极端易怒。④睡眠不好。⑤非常容易疲劳，或有持续的疲劳感。⑥不停地想吃东西或者毫无食欲。⑦对什么都不感兴趣，总是提不起精神。⑧出现持续的情绪低落，想哭。⑨情绪起伏很大，喜怒无常。

孕晚期应注意孕妈咪情绪、认识和态度等方面的变化，及时给予心理咨询并通过生物肌电反馈仪进行心理干预。对她们提供有关妊娠、分娩的知识，改善她们的认知方式，恢复自我认知能力，调动其主观能动性，以更好地适应环境，保持身心的健康和谐。

另外，准妈妈还要善于自我调节，恢复心理健康。因为药物或多或少对胎儿有影响，孕期最好不要采用抗抑郁药物治疗。这时，孕妈咪可以通过以下方法来改善：①尽量使自己放松：放弃那种想要在婴儿出生以前把一切打点周全的想法。②和你的配偶多多交流：保证每天有足够的时间和配偶在一起，并保持亲昵的交流。③把你的情绪表达出来：向你的爱人和朋友们说出你对于未来的恐惧和担忧。④和压力做斗争，不要让你的生活充满挫败感。⑤进行积极治疗：如果你做了种种努力，但情况仍不见好转，那么你应该立即寻求医生的帮助。

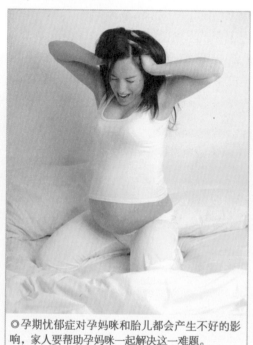

◎孕期忧郁症对孕妈咪和胎儿都会产生不好的影响，家人要帮助孕妈咪一起解决这一难题。

其他不适

孕8月，随着胎儿的成长，子宫隆起更高，以前困扰着孕妇的妊娠期生理不适，不但没有随着妊娠接近尾声而消退，反而变本加厉地扰乱孕妇的正常生活，给孕妇的身体造成了极大痛苦。

❶ 静脉曲张

如果孕妇先天性静脉瓣膜发育不良，比如静脉瓣关闭不严，就会导致静脉血逆流或静脉血液增多，使血管内压力增高，血管壁扩张，其外部表现就是血管像蚯蚓一样突出于皮肤表面。怀孕后，尤其是到怀孕晚期，增大的子宫和孕激素的增加，都会使孕妇下肢静脉曲张的程度有所加重。

为了预防或缓解静脉曲张，孕妇要避免长时间保持一个姿势不动，要多走动，多休息；坐着躺着时，抬高腿和脚，促进血液循环；衣着宽松，避免阻碍血液循环；袜子不要太紧。

❷ 下肢浮肿

有很大一部分孕妇在怀孕中期就会出现小腿浮肿的现象，一般下午比较明显，经过一夜休息可能会有所消退。大多数孕妇的下肢浮肿是一种生理性水肿，妊娠结束后这种状况也会慢慢消失。怀孕期间孕妇的内分泌发生了改变，体内出现了水分和盐分滞留。增大的子宫压迫骨盆和腔静脉，阻碍血液回流，导致静脉压增高，致使孕妇下身浮肿。

轻度的下身浮肿，经过适当的休息可以逐渐消退；如果浮肿比较明显，经过休息后没有消退，并且伴有体重增加过快过大，血压升高等症状，就可能是妊娠高血压综合征的反应，一定要及时治疗，不可大意。

怀孕晚期，孕妇应尽量避免长时间站立，注意休息；坐下或躺下时，垫高脚部，促进血液回流；按摩也可以有效消除水肿；在饮食上要适当控制盐分的摄入；适当运动增加下肢肌肉力量，加快血液循环。

❸ 痔疮

孕8月时，便秘与痔疮依然让大多数孕妇苦不堪言。据统计，大约有76%的孕妇在怀孕晚期，都受到程度不同的便秘与痔疮问题的困扰。在怀孕期间，为了保证胎儿的营养供应，孕妇体内血液量会增多。随着胎儿发育，子宫日益增大，压迫到盆腔，使直肠血液回流受到阻碍，再加上孕妇经常大便干硬，用力排便可能会划伤直肠壁，诱发痔疮或使其加重。痔疮尤其是内痔，经常大量出血，时间久了会导致贫血，不但会影响孕妇健康，也会影响胎儿的正常发育。

孕妇可以通过以下方法来预防：多喝水，多吃新鲜水果和蔬菜，尤其是富含纤维素的水果和蔬菜。少吃辛辣或刺激性食物，比如辣椒、胡椒、生姜、大蒜、大葱等。养成按时排便的习惯，避免久蹲厕所，否则容易引起肛管静脉扩张或曲张，等等。

第二节 孕8月的胎儿什么样

第29周

第29周，胎儿身长大约37厘米，体重将近1300克。这时，胎儿的皮下脂肪已经初步形成，比原来显得胖了一些。眼睛能睁开，并可以灵活地转动。这时，胎儿还可以在子宫里变换体位，随着胎儿越长越大，他的活动空间也就变得越来越小了，这就限制了胎儿的活动，因而，越到怀孕晚期胎动会越少。但是，孕8月时，胎动还是比较多的。（趾）甲也很清晰了。

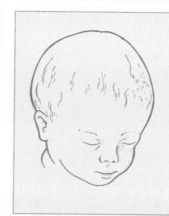

◎现在，胎儿可能已经长出了很多的头发。

第30周

第30周，胎儿身长接近40厘米，重约1500克。男性胎儿的睾丸已经沿腹沟下降到阴囊中；女性胎儿的阴蒂也已突现出来，但还未被小阴唇覆盖。胎儿头部继续增大，这说明这一时期大脑发育非常迅速，脑细胞每天都在增长。对孕妇来说，这一时期，摄入富含脂肪酸的食物，对促进胎儿大脑发育非常有效。胎儿的皮下脂肪继续增长，皮肤褶皱进一步被填充。

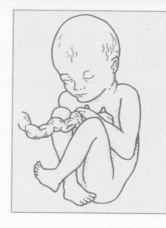

◎由于活动的空间变小，胎儿现在不能自由活动了，因此开始保持一种身体蜷曲的姿势。

第31周

第31周，胎儿身长接近43厘米，体重1700克左右。身体和四肢继续长长，身体比例越来越匀称。这一时期，胎儿的皮下脂肪更厚一些了，褶皱减少，看起来也不再皱巴巴的，而是更像个婴儿了。胎儿的脖子很灵活，可以转动，眼睛也能自由的一张一合，他还可以转动脖子跟踪光源呢。这时进行光照胎教可以刺激胎儿的眼部发育，胎教效果也比较好。这周胎儿在子宫里活动的空间更小了，胎动也会有所减少。

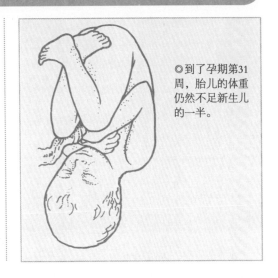

◎到了孕期第31周，胎儿的体重仍然不足新生儿的一半。

第32周

第32周，胎儿体重约2000克，身长约为42厘米。现在的胎儿与出生时的婴儿很相似，但身体仍然很瘦弱，皮下脂肪的填充还未完成。手指甲和脚趾甲已经完全长出来了，头发更加浓密，皮肤表面还覆盖着一层淡淡的胎毛。如果是男孩，他的睾丸可能已经进入阴囊了，不过有些男婴的睾丸在出生后才进入阴囊；如果是女孩，她的大阴唇已经明显隆起了，左右紧贴。这说明胎儿生殖器的发育已经接近成熟。

这一周，胎儿各个器官继续发育，肺已具备呼吸能力，如果此时胎儿娩出，成活率已经比上个月有很大提高。肠胃功能也已经接近成熟，能分泌消化液了。排泄系统运作良好，膀胱可以将胎儿产生的尿液排泄在羊水中。这时，子宫内可供胎儿活动的空间进一步减少，细心的孕妇会发现，胎动次数比原来少了，动作也不想原来那么强烈了。准妈妈们不用担心，这时宝宝个头儿长大了，子宫限制他，让他不能再像以前一样施展拳脚了。

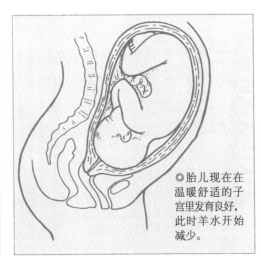

◎胎儿现在在温暖舒适的子宫里发育良好，此时羊水开始减少。

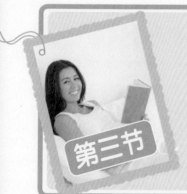

孕8月 如何胎教

第三节

抚摸胎教

研究证明，胎儿是感觉灵敏的动物，他的大脑一直在迅速发育。在子宫中，他不仅对音乐、语言、光照等直接刺激有感觉，对孕妇的情绪感觉也很敏锐。我国古代不少中医曾提出，如果孕妇发怒，导致气血不调，会使胎儿得胎毒，并使多种器官受损。怀孕中期时，胎儿就有了触觉，而且温柔的抚摸对胎儿还是一种良性刺激，这时进行抚摸胎教对宝宝的运动能力与反应能力都是一种训练。

进行抚摸胎教时，准爸妈要心情放松，心中对胎儿充满关爱。准爸妈用手轻轻抚摸腹壁时，胎儿就可以感受到刺激，这可以促进胎儿感觉系统、神经系统及大脑的发育，可以使宝宝出生后更聪明。而且，准爸妈充满爱意的抚摸，对胎儿起到一种抚慰、镇静的作用，有利于胎儿情绪的健康发展。抚摸的同时，准爸妈还能感受到胎儿对抚摸所做出的回应。

现代医学研究表明，在某种程度上，胎儿在子宫内的活动情况，可以反映胎儿出生后的活动能力和性格差异。一般情况下，胎动频繁有力的胎儿，出生后更活泼好动些，而胎动较少较弱的胎儿，出生后一般会比较文静，身体素质也往往不及胎动强的胎儿。而经常抚摸胎儿，可以刺激胎儿在子宫中的运动，帮助胎儿运动神经发育。

进行抚摸胎教时，孕妇可以采取舒适的姿势，或站、或坐、或躺，只要舒适就可以，全身尽量放松，用手轻轻抚摸腹部。抚摸应由头部开始，然后沿背部到臀部至四肢，动作要轻柔，还要注意胎儿的反应。如果胎儿积极回应，说明可以继续进行；如果胎儿一动不动，就说明抚摸没有引起宝宝的注意；如果胎动过于剧烈，那就有可能是胎儿觉得不舒服了，这时就要停下来。

经常对胎儿进行抚摸胎教，可以激发胎儿的运动积极性。出生后，爬、坐、抓握、翻身、站立、行走等动作的学习都比较快。

巩固各项胎教训练

怀孕晚期，孕妈咪的身体变得越来越沉重笨拙，导致许多孕妈咪因此而放弃孕晚期的胎教训练。这样不仅影响前期训练对胎儿的效果，而且影响孕妈咪的身体健康，为生产做准备。

胎教的方法很多，从始至终坚持胎教对准爸妈双方尤其是孕妈咪都不是件容易的事情。但有理由相信，每对计划要小孩的夫妇，都会为了自己的孩子付出爱、耐心与时间，别人能做到的事情，你们也一定能做到。

孕妈咪在孕晚期最好不要轻易放弃自己的运动方式以及对胎儿的胎教训练。因为，适当的运动可以给胎儿躯体和前庭感觉系统自然的刺激，可以促进胎儿的运动平衡功能。为了巩固胎儿在孕早期、孕中期对各种刺激已形成的条件反射，孕晚期更应坚持各项胎教内容。

"女红" 胎教

孕妈咪日常生活中一点一滴的幸福感受都会传给胎儿。表达妈妈爱的最直接的方法无异于亲手缝制新生儿用品了，因此，这种手工也可以算作胎教的一种。实际上，孕妈咪任何有利于胎儿的习惯、做法、爱好都可以称为胎教。

布艺制作实际就是"针线活"，也叫"女红"。在男耕女织的时代，女红是孕妈咪必会的基本功，如果不会针线活就很难嫁出去。那时候，孕妈咪总要抽出时间一针一线地缝制婴儿的小衣服。缝时自然而然就会想着孩子未来的样子，爱子之情、幸福之感便会油然而生，不知不觉中一颗母爱的慈心就培育起来了。喜爱动手的孕妈咪不妨一试。

对于孕期容易出现急躁、不安甚至恐惧情绪的孕妈咪，做做手工活也是调节心情的一种方法，可以让孕妈咪更加深入地体会到宝宝即将到来的事实，更好地完成角色的转换和心理的认可。另外，不必拘泥于某种形式，拼布、编织、十字绣都可以。为宝宝缝制一个纯棉的小包被、小帽子，用碎布头做一个小布偶，用毛毡做一个小动物，用十字绣装饰一个小围嘴……当然，孕妈咪要量力而行，孕期做手工容易疲劳，可以在身体允许、有心情、有兴致的时候做一点儿，不必勉强自己一定要完成多少。每天的手工时间不要超过1小时。

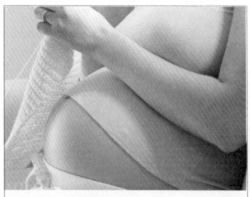

◎亲手为宝宝缝制小衣服、小鞋，既能调节心情，也是一种爱的胎教。

训练宝宝的记忆

胎儿对外界有意识的行为、感知和体验，会长期保留在记忆中，甚至到出生后很长时间，并且会对其以后的智力、能力、个性发展具有很大影响。出生不久的宝宝哭闹不止的时候，很多有经验的妈妈，都会将宝宝的耳朵贴在自己的胸口，让他倾听妈妈的心跳声，很快宝宝就会停止哭闹，安静下来。这是因为胎儿在子宫中最常听到的声音就是母亲的心跳，他们对这种声音产生了记忆，一旦听到这种熟悉的心跳声，就会产生一种安全感，因而会停止哭闹，安静下来。

有关研究表明，胎儿在子宫内通过胎盘接受孕妇供给的营养，他的脑细胞在分化、成熟过程中还会不断接收到来自母体的神经信息。因此，孕妇的情绪调节对胎儿智力的发展有很大影响。既然胎儿有记忆，准爸妈不妨胎儿多多交流，不但可以增进亲子感情，还可以锻炼孩子的记忆力。以前进行过的几种胎教都可以帮助胎儿锻炼记忆力，比如：

给胎儿唱歌。可以选择一些短小、节奏明快的曲子，轻轻地、充满爱心地哼唱给胎儿听。最好经常反复哼唱同几首歌曲，对训练胎儿记忆力更加有效。

与胎儿对话。准爸妈可以给胎儿起个朗朗上口的乳名，胎儿活动时，就可以变抚摸腹部，边叫宝宝的名字。开始时，胎儿可能会不习惯，但对话的次数多了，他就会将声音和抚摸联系起来，以后一听到

准爸妈的声音就会活动起来加以回应。有报道说，怀孕期间，经常呼唤胎儿乳名，宝宝出生后，在呼喊他的名字，他还会下意识地做出回应。这也说明胎儿在子宫中是有记忆力的。对话不但能增进亲子感情，对提高胎儿的听力、记忆力和语言表达能力都有好处。

音乐胎教。播放器最好距离孕妇腹壁2～5厘米，声音不要超过65分贝，以免伤害胎儿的听觉神经。每次胎教的时间不要超过10分钟，最好反复播放几首不同的曲子，帮助胎儿形成对声音的条件反射。实验证明，宝宝出生后哭闹时，听到这些熟悉的乐曲也会很快安静下来。

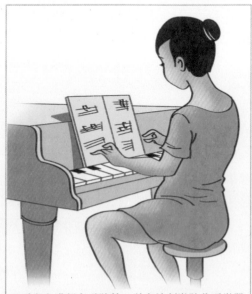

◎对宝宝进行音乐胎教，以音波刺激胎儿听觉器官的神经功能，刺激胎儿的脑部成长，有助于增强未来宝宝的记忆力。

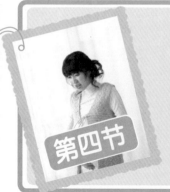

这阶段 还须关注的事

第四节

骨盆测量

胎儿从母体中分娩出来，骨盆是必经之地。能否顺利分娩，既与胎儿的大小有关，也与骨盆的大小有关。骨盆过于狭窄可能引起难产，因此在孕晚期，医生会对孕妇进行骨盆测量（在孕29～32周或者37周后进行）。

骨盆测量包括外测量和内测量两个部分，主要测量孕妇骨盆入口和出口的大小。如果入口过小，胎儿头部就无法正常入盆，就会被卡在耻骨上方，这种情况下，孕妇不可能经阴道分娩，一般会实行剖宫产。如果出口过小，胎儿虽然能够成功入盆，但到达骨盆底部，胎头无法通过骨盆出口，还是不能顺利娩出，而且会引起宫缩加剧，胎头变形，这种情况下，产妇不仅不能顺利分娩，时间过长，还会导致胎儿颅内压增大，颅内出血，产妇大出血，母婴都有生命危险。

骨盆测量会有不适感，内测量还会疼痛，为了分娩顺利，孕妇千万不要害怕疼痛而拒绝检查。在医生检查时做深呼吸，放松腹部肌肉，不要过于紧张，否则会加大医生操作的难度，增加自身的痛苦。

另外，早期检查发现骨盆出入口过窄的孕妇，也不必过于焦虑，因为随着孕周的增加，韧带和肌肉为适应增大的子宫和分娩可进一步松弛，所以分娩前再次检查骨盆时，出入口大小还有变为正常的可能。

女性骨盆的种类

女性的骨盆大体上分为四种

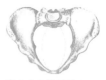

①子宫内径的横向直径小于纵向直径的盾牌型骨盆。

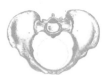

②纵横向直径相等的圆形骨盆。

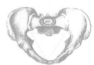

③三角形骨盆。

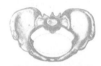

④狭窄的椭圆形骨盆。

◎最理想的骨盆是第二种，这种骨盆形态，胎儿能自由地回转头部。其他形态较不利分娩。

围产期

围产期是指怀孕第八个月最后一周到胎儿分娩后一周这段时期。这段时期对孕妇和胎儿来说是最危险的，很多孕妇可能出现某些并发症，威胁自身及胎儿的安全，影响胎儿的健康发育。国际上把围产期胎儿死亡率的高低作为衡量一个国家或地区文化教育、卫生状况和社会经济水平的重要指标。2005年，对我国12个省、市新生儿死亡率的调查表明，围产期胎儿死亡率占新生儿死亡总数的66.7%，而农村围产期胎儿死亡率及孕产妇死亡率为城市的2～3倍。

围产期胎儿死亡率高的原因很多，主要有胎盘供血不足、子宫内缺氧、胎儿发育受阻、肺部感染、胎盘病变等。这些情况并不只是在分娩前后的围产期才会出现，很多都是早期没有发现的隐患，以致预产期临近，这些症状才加剧并显现出来。因此，做好产前检查，加强孕期保健是保证围产期母婴安全的重要手段。

为了保证母亲、胎儿、新生儿的安全和健康，从确诊妊娠起就应进行积极监护和研究，针对胎儿在围产期可能发生的问题，进行预防和治疗。从保护胎儿正常生长，降低围产期胎、婴儿死亡率和提高新生儿健康的要求，应从妊娠早期开始保护。孕早期保健从妊娠3个月左右开始，须做好初诊产妇登记工作。包括以下方面。

（1）详细询问病史，了解孕妇健康情况，并做全面健康检查，测量骨盆经线及有关常规化验，及早发现内科疾病，并根据疾病程度决定是否适于妊娠。

（2）通过妊娠检查了解生殖道情况、子宫大小及有无肿瘤等。

（3）35岁以上高龄孕妇的亲属中有遗传病或出生过先天性畸形者，做遗传咨询及必要的先天性畸形的产前检查，降低围产儿死亡率及减少先天畸形、痴呆等遗传性疾病，培养体魄健壮的下一代，提高民族素质。

（4）积极预防环境不良因素及某些药物对胎儿生长发育的影响，并向孕妇宣传避免有害化学、物理因素及药物影响的卫生保健知识。从孕7个月以后孕妇要定期做产前检查，纠正异常胎位，为孕后期卫生及新生儿出生后的各项准备，对围产期的重点对象加强管理和监护，避免早产、难产、过期产及死胎等不良情况的发生。

围产期保健是贯彻预防为主，保障母体和胎儿健康及安全分娩、平安康复的重要措施，只有做好这项工作，才会实现母子健康平安、全家幸福的美好愿望。

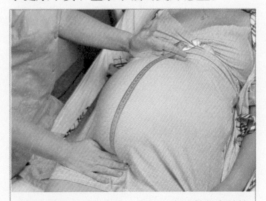

◎围产期胎儿死亡率高，因此一定要做好产前检查，加强围产期保健，以确保围产期母婴安全。

孕晚期性生活

在孕8月之后，孕妇的肚子突然膨胀起来，腰痛，身体懒得动弹，这都会导致性欲减退。另外，这一阶段胎儿生长迅速，子宫明显增大，对任何外来刺激都非常敏感。夫妻间性生活应有节制，以免发生意外。要控制好性生活的频率和时间，动作轻柔，注意体位，最好采用不会压迫腹部的体位。

分娩前1个月，必须停止性生活。因为这一时期胎儿已经成熟。为了便于胎儿娩出，子宫已经下降，宫颈口也逐渐张开。如果这时进行性生活，很可能导致胎膜早破，羊水感染。这不但对即将分娩的

孕妇造成影响，还会影响胎儿的安全。比如可能引发胎儿早产，而早产儿的抵抗力差，容易感染疾病。即使没有早产，羊水感染也可能导致胎儿感染疾病。

对于丈夫来说，目前是应该忍耐的时期，夫妻间的恩爱只限于温柔地拥抱和亲吻，避免具有强烈刺激的性行为。为了避免影响孕妇和胎儿的健康，夫妻间要学会克制情感，最好分睡，避免不必要的性刺激。

有习惯性流产或早产史的孕妇，整个怀孕期间都要避免性生活，千万不要因为一时的冲动造成永久的悔恨。

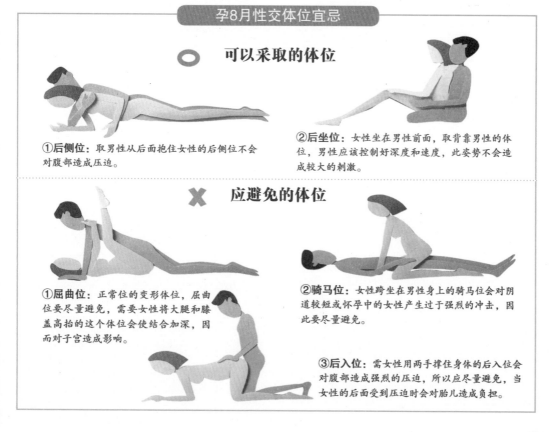

孕8月性交体位宜忌

⭕ 可以采取的体位

①后侧位：取男性从后面抱住女性的后侧位不会对腹部造成压迫。

②后坐位：女性坐在男性前面，取背靠男性的体位，男性应该控制好深度和速度，此姿势不会造成较大的刺激。

❌ 应避免的体位

①屈曲位：正常位的变形体位，屈曲位要尽量避免，需要女性将大腿和膝盖高抬的这个体位会使结合加深，因而对子宫造成影响。

②骑马位：女性跨坐在男性身上的骑马位会对阴道较短或怀孕中的女性产生过于强烈的冲击，因此要尽量避免。

③后入位：需女性用两手撑住身体的后入位会对腹部造成强烈的压迫，所以应尽量避免，当女性的后面受到压迫时会对胎儿造成负担。

孕8月的运动

① 适度运动有利于分娩

进入孕晚期，孕妇身体更加笨重，胎儿也已经长得很大了，有些孕妇开始担心运动会伤及体内的胎儿，从此行动小心翼翼，连适当的运动也不敢再参加了。还有一些孕妇，可能是由于身体笨重，行动不便，而不愿意再进行运动，这些想法都是不可取的。适当的运动能使全身肌肉得到锻炼，增加肌肉弹性，促进体内血液的循环，为胎儿输送更多的营养和氧气；还能增加食欲，使小宝宝得到更充足的营养；增强腹肌、腰背肌、骨盆底肌功能，改善下肢水肿状况；促进胃肠蠕动，减少便秘；还有助于分娩时放松肌肉，减轻产道的阻力，有利于顺利分娩等等。适当的运动对于孕妇和胎儿来说，都是有益无害的。

② 适合孕8月的运动

进入孕8月，孕妇的身体会变得越来越重，还会出现浮肿、静脉曲张、呼吸困难、心悸等不适。而且，这时子宫会因为过度膨胀，致使宫内压力增高，子宫颈口变软变薄。这时的运动一定要注意安全，本着对分娩有利的原则，但是千万不能过于疲劳。运动时，根据心跳控制运动强度很重要，运动时的心跳不要超过每分钟140次。此时运动不宜大量出汗，以免造成脱水，避免让体温在短时间内急剧上升，最好将体温控制在38℃以下。运动时

间以30～40分钟为宜，不要久站、久坐或长时间走路。

这时，适合孕妇的运动项目有：

棋类活动，能够起到安定心神的作用。

孕妇瑜伽和孕妇体操，可以帮助孕妇练习如何在分娩时调整呼吸。活动和舒展筋骨，帮助增强骨盆关节的灵活性和腰部肌肉的弹性，使下腹部和产道出口处的肌肉柔软有力，可以在分娩时更好地将胎儿挤出产道。

散步，既可以增加孕妇的肺活量，也可以刺激宝宝在子宫内的运动。散步可以早晚各进行一次，每次30分钟左右。散步地点最好选择环境清幽，植被覆盖率高的地方，不要在公路边散步，汽车尾气和噪声会带来很多危害。尽量在晴朗的天气散步，阳光中的紫外线具有杀菌功效，还可以促进人体钙质吸收。

③ 孕8月孕妇体操

孕期坚持进行孕妇体操练习，有助于孕妇和胎儿身心健康。孕8月进行适当的练习，还可有效缓解前髋部和骶部的酸痛不适，有助减少不规则的子宫收缩，减轻腹部疼痛。另外，还有助于增加孕妇的体力，为生产做好体力储备。

但是要注意做一会儿就要休息下，毕竟现在是孕晚期了，要预防早产。此时，孕妇千万不要做高难度的动作，运动时间与强度都应以舒适为度，具体步骤如下。

（1）上下举双臂的运动

　　舒适地坐在地板上，然后向上举起双臂，并反复地做弯曲或伸直肘部的运动。向上举起手臂时应该吸气，放下手臂时应该呼气。用同样的方法重复此动作。

①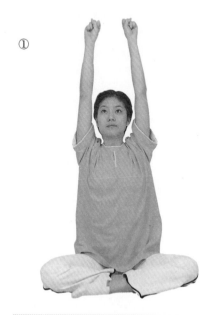

②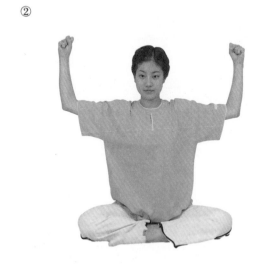

（2）推手掌运动

　　舒适地坐在地板上，然后在胸部前面双手合掌。吸气的同时用力推双手，呼气的同时分开双手。用同样的方法重复做此项动作。

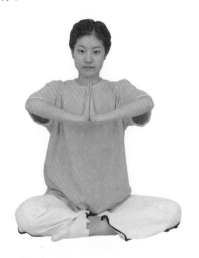

（3）侧腰伸展运动

　　在地板上舒适地盘腿而坐。用一只手臂的肘部支撑地面，然后向上举起另一只手臂，同时向侧方弯曲腰部。此项运动能伸展侧腰的肌肉。

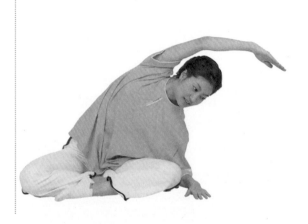

孕8月美食推荐

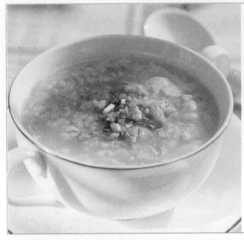

糙米虾粥

材料 糙米2杯，新鲜虾仁1/2杯，盐少许，芝麻油2小匙，鸡蛋2个，小葱1根。

做法 ①糙米洗净，用清水浸泡，再用盐水清洗新鲜虾仁。②把虾仁和5杯水放入蒸笼内，用小火煮熟，然后加入浸泡的糙米，并加热15分钟左右。③等糙米充分地煮熟后，用盐调味，然后添加鸡蛋液和葱丝，等熟了，淋芝麻油即可。

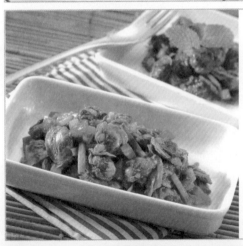

贝肉凉拌蔬菜

材料 贝肉150克，红椒、黄椒、青椒、西芹各30克；凉拌料：辣酱2大匙，蒜蓉、盐、香油各1小匙，柠檬汁、生姜汁各1大匙，白糖1/2大匙。

做法 ①洗净贝肉，用开水烫熟贝肉。②将三色甜椒洗净，去除椒子，然后切成1厘米大小的块；择除西芹的叶子，洗净，用开水烫熟西芹。③用一定量的材料制作凉拌料。④把烫熟的西芹切成3厘米长的小块，再用盘子盛放贝肉、甜椒和西芹，并用凉拌料搅拌。

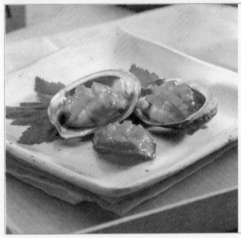

红烧鲍鱼

材料 鲍鱼4个，奶油1大匙；红烧调味料：酱油3大匙，料酒、麦芽糖汁各1大匙，水2大匙。

做法 ①去除鲍鱼内脏，并切除侧面的硬块，清洗黑色部分，然后在正面划几刀；鲍鱼外壳清洗干净备用。②炒锅内放入红烧材料，然后制作红烧调味料。③炒锅内放入奶油，然后烤熟鲍鱼。④在步骤3的鲍鱼上面撒红烧调味料，然后快速红烧，最后用鲍鱼外壳盛装红烧鲍鱼。

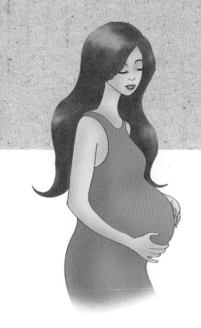

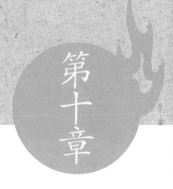

第十章

孕9月：迎接分娩到来

●进入怀孕第9个月,将近临产,准妈妈的身体变得沉重,行动笨拙,准妈妈要多加注意,到了这个阶段,不少准妈妈难免会产生这样或那样的担心。做好产前心理疏导,排除恐惧与紧张的情绪,保持良好的心态,有利于顺利分娩。

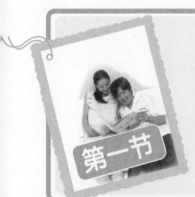

身心上的可能转变

第一节

尾骨或骨盆有刺痛感

这个月，孕妇在走路时或改变姿势时，可能会感觉到尾骨或骨盆中部有剧烈的刺痛，甚至这种疼痛还会扩散到背部或者大腿。产生这种刺痛的主要原因是胎儿下降，进入骨盆，压迫到骨盆及周围的韧带。有时，有些孕妇还会伴随着一阵阵宫颈刺痛。这些孕9月里新增加的疼痛，可能都是由于胎儿入盆，造成骨盆附近韧带受到牵拉，变得松弛引起的，它们都在为即将到来的分娩做准备。如果出现这种不适，可以通过适当改变姿势来缓解疼痛，还可以做一些慢走等温和运动。如果这些运动也会让你感到疼痛的话，那你可以通过按摩缓解，不过一定要找一位有经验的脊椎按摩师。怀孕期间的脊椎按摩不但有助于预防和减轻背部疼痛，还可以让你的脊柱和骨盆结构更适应分娩时产生的压力。

孕9月，有些孕妇会觉得自己全身骨骼都变得很僵硬，四肢变得松软无力。这也是孕激素使关节韧带松弛引起的。四肢乏力一般认为是由韧带松弛引起的，这让孕妇连一些很轻的东西都无法举起，而且走路时也会觉得很不舒服。但是，不要因为行动不便，就从此卧床不起，活动可以让身体更加健康，如果每天坚持适当的运动，这些疼痛就会逐渐缓解。否则，僵硬的关节和肌肉、全身的血管、呼吸和消化系统都会生病。

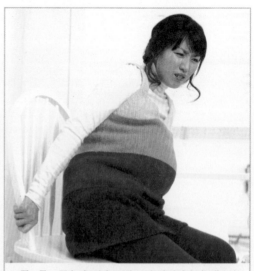

◎孕9月，孕妇应适当运动，或对酸痛部位进行按摩，可有效缓解因胎儿压迫骨盆引起的骨盆疼痛。

漏奶

宝宝还没出生，乳房就已迫不及待地提前进入工作状态，这是13%的孕妈咪遇到的烦恼。有时溢出的乳汁会浸透衣衫，让孕妈们好不尴尬。乳房漏奶是个好征兆，这说明你的乳房将来完全能够胜任哺乳任务，为自己喝彩吧，你的身体只是出乎意料地合作而已！

有漏奶问题的妈咪，一定不要过于着急，要保持心情平定、放松。可以佩戴合时的乳罩，将乳房高高托起，注意乳头的位置不低于水平。当感觉乳胀时，就要及时将乳汁吸出。事先准备些干净毛巾或防溢乳垫带在身边，以备擦拭或防衣物打湿。还可以买一种"护奶器"佩戴，如果发生漏奶，漏出的奶水可流入护奶器中，不会流到别处。减少刺激，尽量避免看到能够带来条件反射的场面。紧急情况下可以用双手交叉用劲按压胸部，可防止奶水很快流出。了解卫生间位置，事先准备备用衣物，以便处理。如果问题比较严重，可以咨询一下专家，做出相应治疗、调整。另外，孕中期的性活动也会加剧漏奶现象，所以，忘情时刻请注意尽量不要骚扰这个部位。

肚子更大，胎动更有力

在整个怀孕过程中，身体所经历的变化比一生中任何一段时间经历的变化都大。你现在觉得自己像一个笨拙企鹅，走起路来一摇一摆的；庞大的肚子压得腹部肌肉很疼痛，胯部和大腿的韧带走路时也很疼。总之，你觉得拖着这个庞大的身躯做什么都很费力。

孕9月，是你腹部形状变化最频繁的时段，前两周你可能还觉得自己的肚子隆起又高又大，不久宝宝就下降到骨盆里，肚子的形状也会发生微妙的变化。你可以经常观察，并用照相机记下这些变化，以后会成为你回忆孕期时光的珍贵资料。

孕9月，胎儿发育已经基本完成，这时，宝宝的个头儿已经足够大，子宫里已经没有足够的空间让他活动了，所以这一时期胎动频率会减少，但是力度会增强。你有时会感觉到肋骨或骨盆受到有力的撞击，有些孕妇甚至会感觉到胎儿的手脚伸进了阴道，这一切都预示着，很快你们母子就要见面了！

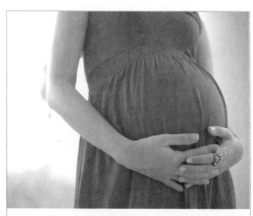

◎孕9月，胎儿的活动减少，开始缓慢地向骨盆入口移动，为分娩做好准备。

比以往任何时候都敏感

　　孕妇要做好心理准备，这个月你会比以往任何时候都要敏感，会被许多善意的话语和意见搅得心烦意乱。这时孕妇可能变得易怒，一些小事也可能让你火冒三丈，与丈夫和家人吵得不可开交，对待他人也不如以前耐心了。这些都是怀孕过程中可能会出现的正常问题，孕妇应学会自我调节。

　　这时候，做丈夫也一定要宽容，想一想妻子为了孕育宝宝，已经承受了九个月的痛苦与不便，脾气暴躁也是可以理解的。孕妇也要适当安抚自己的情绪，比如泡个热水澡、看看喜剧片或者向自己的密友发泄一下等，尽量使自己烦躁的情绪缓和下来，不要因为自己的坏情绪影响家里的气氛，而且这还会消耗自己的体力。

　　临近预产期，很多有经验的妈妈们，

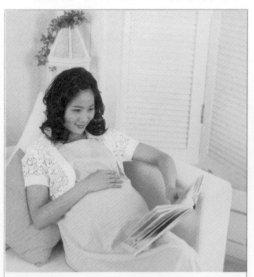

◎进入孕9月，胎儿随时都可能降生，孕妇要以轻松的、顺其自然的心理状态，有准备地迎接分娩。

会不遗余力地把她们宝贵的分娩和育儿经验介绍给你，这些建议铺天盖地，可能让你呼吸不过来了，甚至会引发你的反感，因为你更希望用自己的方式来照料宝宝，不希望别人来干预。这种情绪对于孕妇来说是很正常的，这也是孕妇们为什么喜欢独处的原因。孕妇们千万不要为这些小事心烦，如果你觉得这些建议确实有用，不妨高高兴兴地接受；如果你不接受这些意见或者压根儿就不想被打扰的话，那就尽量避开这些人，千万不要因为某些话不中听而耿耿于怀，耗费精神和体力，因为在接下来的时间里，你还有很重要、很辛苦的工作要做，而这些工作是别人无法代劳的，你必须为了宝宝积蓄体力。

　　也是这个原因，孕9月，大多数孕妇可能更希望独处，并渐渐喜欢一个人待在一个安静的房间里，慢慢整理宝宝的小衣服，还会不时露出会心的微笑，似乎正在想象着和宝宝在一起的情形；有时会呆呆地望着窗外，什么也不想。

　　此时，孕妇几乎足不出户，也不再参加什么社会活动了，外界的一切事情对孕妇来说都不重要，什么事都没有肚子里的宝宝重要。也许此时她们应该感到庆幸，因为怀孕是与外界琐事隔离开来的一个很好的理由。在这段时间她们不用去想，也不用去做那些花费时间和精力的事情，可以让自己充分地休息，储存体力，为迎接新生儿的到来做好充分准备。

更忧虑，更害怕

孕9月，孕妇及家人可能已经为分娩做好了充分准备，像宝宝的用品、自己的衣物等，但是孕妇还是像得了强迫症似的，检查了一遍又一遍，唯恐自己忘记了什么东西。有时晚上偶尔还会睡不着，躺在床上回想准备的东西，有没有什么遗漏的。为了做到万无一失，准妈妈往往会把分娩要准备的东西、需要做的事情、需要帮忙的人等，凡是能想到的都写在纸上，以免自己一不小心遗漏了什么。她们可能还会随身携带笔和小本子，以便随时记下想到的事情。或许孕前的这种焦虑心理是没有办法消除的，只能这样做才能让她们安心入睡。其实等到胎儿出生后，再回头看看自己做的这些记录，就会发现很多认为重要的事情事后看来并不是很重要，完全是自己想太多了。

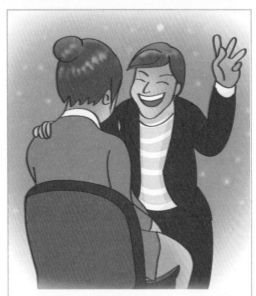

◎准爸爸要积极帮准妈妈疏导焦虑、害怕的情绪。

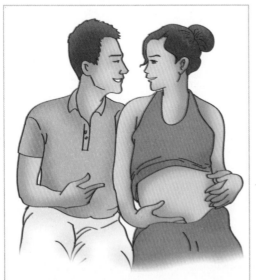

◎准爸爸积极与准妈妈聊天、沟通，不仅能帮准妈妈疏导焦虑情绪，还能起到胎教作用。

都说"十月怀胎，一朝分娩"，为了迎接分娩，准妈妈从受孕甚至更早，就开始做准备。临近预产期，该做的都做了，该准备的东西也都准备得妥妥当当。但是，准妈妈还是无法抑制内心的害怕与担心，担心自己忍受不了分娩的疼痛，担心通过顺产不能成功娩出胎儿。但是，到了这个时候一切都不能回头了。准妈妈应该想想为了人类的繁衍生息，已经有无数女性成功经历了分娩，而生育是女性的本能，女性的身体构造就是为了更好地实现这一本能进化而来的，孕妇应该相信自己的身体有能力完成这个重大的工作。如果孕妇还不能打消自己的畏惧，准爸爸就要帮助妻子调整情绪，让妻子愉快地度过分娩前的最后一段日子，共同走完孕期最后的时光。

孕9月的胎儿什么样

第二节

第33周

第33周，胎儿身长接近45厘米，体重约2200克。呼吸系统和消化系统发育已经接近成熟。这时胎儿的头骨很软，每块头骨之间还有空隙，以便分娩时胎头能够顺利通过产道，分开的头骨会在胎儿出生后逐渐衔接起来。胎儿身体其他部位的骨骼已经很结实了，皮肤下面充满了脂肪，看上去也不再又红又皱了。

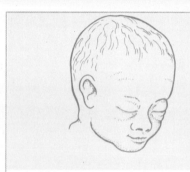

◎胎儿的眼睑很肿，也许是为了防护眼睛一直泡在羊水里。

第34周

第34周，胎儿的身长大约46厘米，体重大约2500克。这时胎儿已经入盆，并将身体倒转，变成头朝下的姿势，头部已经进入骨盆，紧压着子宫颈口。这周，原本覆盖全身的胎毛逐渐消退，皮下脂肪也在变厚，胎儿看上去更丰满了。这些皮下脂肪在胎儿出生后会帮助他保持体温。胎儿的中枢神经系统仍然在发育，肺部发育更加成熟。这时起医生会格外关注胎儿在子

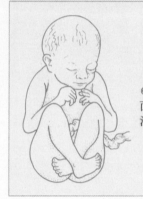

◎胎儿皮肤表面的胎脂开始消失。

宫内的位置，胎位是影响孕妇分娩的直接因素。如果胎儿是臀位（即分娩时臀部先出）或是其他姿势，医生都会采取措施及时纠正，在分娩前将胎位调整为头位。这时，准妈妈要加强和宝宝的语言交流，也许您会觉得这有些可笑，但是事实证明这种胎教对刺激胎儿出生后语言能力的发展非常有效。

第35周

第35周，胎儿身长大约50厘米，体重已经达到2700克了。听力已经发育完善，肺部和肾脏发育也已基本完成，如果这时出生，胎儿存活的可能性为99%。这时，肝脏也能够代谢一些废物了。这时，子宫壁和腹壁已经变得很薄了，孕妇可以在胎儿活动时看到他的手脚、肘部在腹部突显的样子。胎儿的指甲也长长了，有的可能会超过指尖，这就是为什么有的宝宝出生后不久就要剪指甲的原因。此时，宝宝的身体发育已经基本完成了。

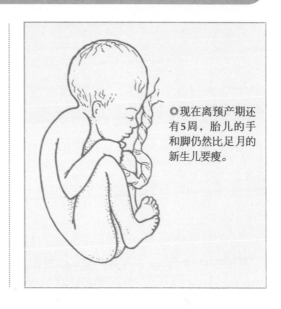

◎现在离预产期还有5周，胎儿的手和脚仍然比足月的新生儿要瘦。

第36周

第36周，本周不堪重负的准妈妈可以松一口气了，因为这周末你的宝宝就可以称为足月儿了，此时分娩胎儿的存活率基本上为100%。这周，胎儿身长将近53厘米，体重继续增加到接近2700克。覆盖胎儿全身的绒毛和羊水中保护皮肤的胎脂正在脱落，胎儿的皮肤将变得光滑细腻。胎儿这时会不停吞咽这些物质和其他分泌物，它们将积聚在胎儿的肠道里，直到他出生。这种黑色的混合物，将成为宝宝出生后的第一团粪便，即胎粪。

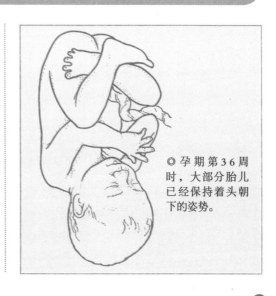

◎孕期第36周时，大部分胎儿已经保持着头朝下的姿势。

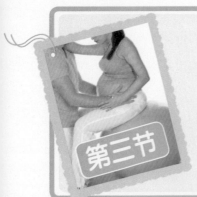

孕9月 如何胎教

第三节

胎儿期的记忆

胎儿是否有记忆，这一问题曾引起国内外学者、专家的争议，并对此进行了长期的深入研究。西班牙学者曾做过一个专题研究，结果表明胎儿对外界有意识的刺激具有记忆，并且这种记忆还会长时间保存在他的大脑中，对他的智力和个性发育均有影响。有关研究表明，胎儿在子宫内接收到母体神经反射传递的信息，听到妈妈的声音，感觉母亲羊水特有的气味。因此，实际上，出生后的婴儿是通过听觉和嗅觉的记忆分辨出母亲的。

在胎儿出生前几个月里，大脑迅速发育，记忆储存也在增加，并开始引导胎儿的发展。不管这种记忆是有意识的还是无意识的，在某种程度上都会影响胎儿今后的发展。有人做过这样的实验：在医院产科的婴儿室播放有关母亲子宫内血液流动及心脏搏动声音的录音，发现正在哭泣的新生儿很快就能安静下来，显得情绪稳定，饮食、睡眠情况变好，而且体重迅速增加。这是因为胎儿在母亲的子宫中早已熟悉母亲的心音，一听到这种声音就感到安全亲切。

一位著名的催眠专家曾经治疗过一名患者。这位患者在受到严重刺激时，体温会突然升高。催眠师引导其进入催眠状态后，这位患者回想起胎儿期的情况，回忆一直很平静，但是回忆到他在母体7个月之后的情景时，他的体温突然升高了，而且面露恐惧。后来患者的母亲指出，自己在怀孕7个月时，曾洗过热水澡，并动过堕胎的念头。由此可见，胎儿期的记忆在很长时间之后，还在支配着成年后的潜意识，对生活有着重大影响。

胎儿期的记忆会对人的一生产生巨大影响，因此，准爸妈一定要利用这点，把良好的、积极的、健康的、真善美的信息及时传递给胎儿，用爱心给胎儿营造一个好的初始记忆，让胎儿输入脑子里，受用一生。

母婴情感交流

母亲和胎儿之间不但血脉相连，而且还心灵相通。母亲的各种情感，都可能传递给胎儿，并对他形成一定的影响。如果母亲受到惊吓，胎儿也会出现恐惧的反应；如果孕妇发怒，会使体内去甲肾上腺素增加，血压上升，胎盘血管收缩，造成胎儿缺氧；而如果母亲心情愉快，胎儿则表现出安静的状态。

我们可以通过下面两个例子，形象地看出孕妇情绪对胎儿的影响。一个例子是，一个孕妇在怀孕17周时，进行产检时，被告知羊水异常，这位母亲精神极度紧张，后来排除了异常情况，并花费了很长时间对她进行安抚。胎儿监测仪显示，在孕妇情绪产生巨大波动期间，胎儿动作由缓慢，突然变成吃惊地扭动，甚至出现了轻微的痉挛。另一个例子，一位高龄的孕妇，婚后10年才怀上孩子。她第一次通过胎儿监测仪看到胎儿活动的情景时，不禁喜极而泣。胎儿监测仪显示，胎儿保持着缓慢的动作，脉搏也逐渐加速，可是没有出现痉挛或其他动作。

从上面的例子我们可以看出，母亲的心态对胎儿的影响很大，母亲乐观开朗，

心态宁静会促进胎儿的大脑发育。母亲悲观消极的情绪也将给胎儿带来不利影响。因此，孕妇怀孕期间一定要保持积极向上的乐观情绪，这样宝宝出生后才会聪明伶俐。如果孕妇在怀孕期间心理过度紧张或者是过度焦虑，总被一种悲观失望的情绪所笼罩，孩子出生后往往会有多动症，而且容易激动，喜欢哭闹。

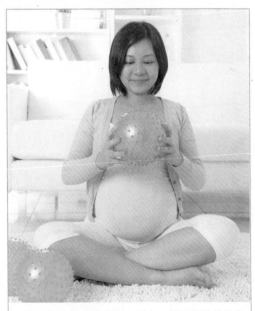

◎孕妇的情绪对胎儿影响很大，要确保胎儿健康发育，准妈妈在妊娠期间一定要保持积极向上的乐观情绪。

培养宝宝良好的生活习惯

有研究证明，人的有些生活习惯在胎儿时期就已经形成了，胎儿会分享孕妇的经验，因此孕妇的生活习惯会影响体内的胎儿，并被胎儿继承下来。

瑞士儿科医生舒蒂尔曼做过一项研究，证明孕妇的生活习惯可以促成胎儿生活习惯的养成。他将参与实验的孕妇分为早起和晚睡两种类型，并要求她们在奥运

会期间仍保持原有的生活习惯不变，然后调查她们所生的孩子。结果显示，早起型母亲所生的孩子，一生下来就有早起的习惯；而晚睡型所生的孩子，一生下来则有晚睡的习惯。调差结果显示新生儿的睡眠类型是在妊娠后数月内与母亲所决定的。

前面介绍过可以通过光照和抚摸胎教帮助胎儿形成自己的生物钟，这一生物钟一经形成，就会影响胎儿一生的作息习惯。一般情况下，如果没有外力干预，胎儿会试着适应准妈妈的生活节奏。如果孕妇本身生活没有规律，习惯不良，那么胎儿也可能会沾染上这些不良习惯。因此，准妈妈最好在怀孕初期就养成良好的生活习惯，并在妊娠期保持良好的生活习惯，这样才能培养出具有良好习惯的宝宝。

爱意促进宝宝发育

胎儿需要妈妈的爱，不仅在营养上、语言上，而且还需要有肢体接触。经常抚摸胎儿可以激发胎儿运动的积极性，开始时你也许感到不到胎儿明显的回应，时间长了，这种回应才变得清晰起来。准爸爸也可以用手轻抚妻子的腹部，和宝宝说说话，告诉宝宝这是爸爸在抚摸，并同妻子交换感受，这样能使父亲更早地与未见面的小宝宝建立联系。需要注意的是，这种抚摸比较理想的时间是在傍晚胎动频繁时，一般在21~22左右。也不可太晚，以免胎儿兴奋起来，胎动频繁，使母亲难以入睡。每次抚摸时间也不可过长，5~10分钟为宜。

准妈妈不要以为腹中的小生命毫无意识，其实胎儿对爱的感受是非常敏锐的。胎儿也需要母爱，就如同植物需要阳光一样，如果对胎儿没有丝毫爱意，即便拥有充分的营养和完善的护理，胎儿的生长发育也会变得非常缓慢。父母和亲友的呵护是宝宝健康发育的关键，如果缺少爱的滋润，宝宝未出世就满怀着不安和焦虑，这

对胎儿将来的发育也会产生不良影响。所以，母亲一定要努力为宝宝营造一个充满爱的环境。

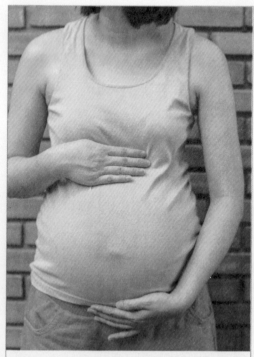

◎到了孕9月，胎宝宝的听力、视力等都有了较大地变化，准妈妈要抓住这个时机，运用语言、抚摸等方式，让他充分感受到对他的爱。

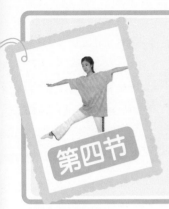

这阶段还须关注的事

第四节

提高睡眠质量

随着胎儿的生长发育，孕妇身体发生了巨大变化，沉重的身体加重了腿部肌肉的负担，经常会有抽筋、疼痛的感觉，许多孕妇还会腰背疼痛，这些身体的不适都会影响孕妇的睡眠质量。尤其是临近预产期，她们对分娩信心不足，心理压力增大，有的孕妇甚至难以入睡。有些孕妇则会经常做梦，而且是噩梦。

改善睡眠质量的方法：

创造一个良好的睡眠环境，没有噪音干扰、床上用品要舒适。

睡觉之前喝一杯蜂蜜水，蜂蜜有很好的镇静、安神作用。

睡觉之前搓一搓脚心。脚底神经丰富，按摩可以刺激神经，增强身体器官功能，提高睡眠质量。

睡觉前2小时内不要进食，不要做剧烈的运动，不要做能引发兴奋的事，以免影响睡眠。

泡个热水澡，至少用热水泡泡脚，让肌肉得到放松。

如果怎么都睡不着，准妈妈也不要焦躁，因为焦躁不仅对睡眠无益，还会反过来影响睡眠。可以起床做一些轻松的事情，比如听听音乐、看会儿电视、读几页书等，过一会儿，困意可能就会让你睡得又香又甜了。

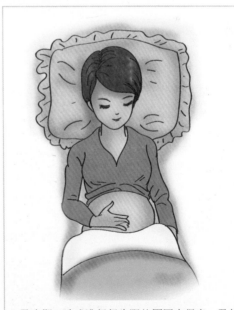

◎孕晚期，造成准妈妈失眠的原因有很多，孕妇应善于寻找适合自己的方法解决睡眠问题。

胎位

胎位是胎儿在子宫里的姿势和位置。胎儿出生前在子宫里的姿势非常重要，它关系到孕妇是顺产还是难产。我们知道，子宫内的胎儿是浸泡在羊水中的，由于胎儿头部比胎体重，所以胎儿多是头下臀上的姿势。正常的胎位应该是胎头俯曲，枕骨在前，分娩时头部最先伸入骨盆，医学上称之为"头先露"，这种胎位分娩一般比较顺利。不过，有些胎儿虽然也是头部朝下，但胎头由俯曲变为仰伸或枕骨在后方，就属于胎位不正了。

至于那些分娩时臀部先露（臀位），或者脚或腿部先露，甚至手臂先露（横位），等等，更是胎位不正。这些不正常的胎位，等于在孕妇本来就很有限的分娩通道中又设置了障碍，因而容易导致难产。以臀位为例，容易导致胎膜早破，造成脐带脱垂或分娩时的出头困难，从而会危及胎儿的安全。

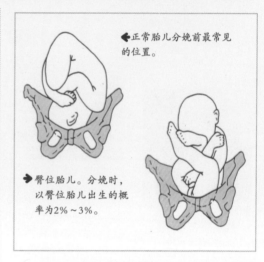

←正常胎儿分娩前最常见的位置。

→臀位胎儿。分娩时，以臀位胎儿出生的概率为2%～3%。

胎儿的胎位是否正常可以通过胎头位置来确定。胎儿的头呈圆球形，比起身体的其他部位来说相对较硬。如果孕妇在产前检查时向医务人员学习过摸胎头的方法，就很容易准确地摸到胎头所在的部位。进入怀孕晚期之前，由于胎儿体积较小，浮在羊水中，并经常活动，所以胎位会经常发生变化。但进入孕9月，胎位的变化就不那么大了。

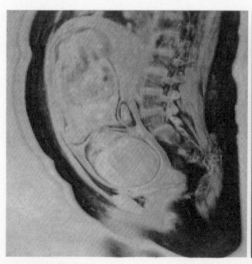

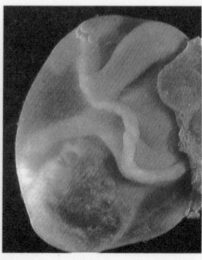

◎胎儿头部朝下的模样（右图为经过特殊处理后得到的照片）。

羊水

羊水是怀孕过程中充斥在羊膜腔内的液体，是维持胎儿生命不可缺少的重要物质。羊水量随孕周增加而增多，当前通常认为正常妊娠足月时羊水量约为1000毫升。

胎儿生活在羊水中，羊水的异常变化会给胎儿带来危险，有时甚至是致命的威胁。常见的两种异常情况是羊水过多和羊水过少。

❶ 羊水过多

妊娠期任何一个阶段，只要羊水超过2000毫升，都是羊水过多。导致羊水过多的原因还不清楚。孕妇一旦发现腹部明显增大时，应检查是否羊水过多。

如果是轻度羊水过多，胎儿和孕妇都很正常，可以进行保守治疗，减少盐分的摄入，适当使用镇静剂和利尿剂，等到胎儿足月时分娩；如果是重度羊水过多，但胎儿正常，应根据病情具体处理；如果是急性羊水过多，经治疗无效，最好终止妊娠。

❷ 羊水过少

妊娠期任何一个阶段，只要羊水少于300毫升，都是羊水过少，孕晚期比较常见。一般认为，导致羊水过少的原因是胎盘功能异常或胎儿肾脏先天畸形。孕妇一旦发现自己腹部隆起过于缓慢或胎动异常，应及早到检查是否是羊水过少。

羊水过少的危害：

如果怀孕初期羊水过少，胎膜很可能会与胚胎粘连在一起，造成胎儿畸形。如果妊娠中晚期羊水过少，羊水保护胎儿免受外力作用的缓冲作用就会减弱，宫腔内的压力可以直接作用于胎儿，引起斜颈、曲背等发育畸形；胎儿的胸腔还会受到压迫，影响肺部发育，导致新生儿呼吸窘迫症发病率增加。如果分娩期羊水过少，宫缩时产生的力直接作用于胎儿及脐带，造成胎儿宫内窘迫，甚至窒息；若新生儿吸入混浊的羊水，可能引发肺部炎症或呼吸道受阻，造成新生儿死亡。

孕妇如果确诊为羊水过少，应及时在医生指导下治疗。如果胎儿已经足月，应尽快破膜引产，或实施剖宫产，以免拖延时间，威胁胎儿生命。

羊水正常指标	
孕周	**羊水量**
8周	5～10毫升
20周	400毫升
34～38周	800毫升
足月	1000毫升

羊水异常指标	
羊水过多	＞2000毫升
羊水过少	＜300毫升
过期妊娠	羊水量明显减少

B超下羊水异常的指标		
羊水过多	最大羊水深度＞7厘米	羊水指数＞18厘米
羊水过少	最大羊水深度≤2厘米	羊水指数≤8厘米

胎盘钙化

胎盘钙化是胎盘老化的过程表现，胎盘老化就是胎盘成熟度，是指胎盘的老化程度，成熟程度越低说明胎盘的功能越好，能为宝宝提供的营养也越多。胎盘钙化是胎盘老化过程发生局灶性梗死的现象，梗死灶越多，B超检测时出现的钙化点就越多，这种情况多出现于怀孕晚期。B超检测时可根据胎盘钙化斑点多少和分布范围的大小将钙化程度分为I度、II度、III度，即B超下显示的胎盘钙化程度与实际情况不一定相符，而确诊须等娩出胎盘后，检查胎盘钙化面积才能确定。

过期妊娠是致胎盘老化的最常见因素。此时胎盘功能减退，它的物质交换能力，远远满足不了已经增大的胎儿的需要，就会导致胎儿宫内窘迫而危及胎儿。据研究报告显示，妊娠33周后，一半以上都开始有不同程度的胎盘钙化现象，此钙化可从超音波显示出来，胎盘钙化与胎儿肺部成熟有关。

胎盘为胎儿提供生长发育所需的营养物质与氧气，并帮助排出胎儿生命活动的代谢废物。正常情况下，胎盘不会发生钙化，只有过期妊娠，或孕妇患有妊高征、慢性肾炎等疾病时，胎盘组织细胞因血流受阻和缺氧而发生坏死时，才会在坏死部位发生钙沉积，形成胎盘钙化。所以，胎盘钙化意味着胎盘功能下降。而胎儿对营养物质和氧气的需求，随着妊娠期的推进越来越多，病变的胎盘显然不能满足这种需要了，胎儿可能会因为缺乏营养而停止生长，

甚至因窒息而死亡，胎盘钙化对胎儿的危害是显而易见的。

如果孕妇处于怀孕晚期，应采取一切可能的手段检测胎儿的情况，数胎动是一种简单而有效的方法，一旦发现胎动异常，应及时就诊。如果超声波显示胎盘有很多钙化点，应采取果断措施，不必等待自然分娩，应采取必要的手段。

胎盘钙化一旦发生，应该尽早发现尽早治疗，不要害怕慌张。胎盘钙化常发生于妊娠第3期之后，最常见于怀孕过期的胎盘。正常情况下，怀孕后期甚至过期，超音波检查均或多或少会发现胎盘有1～2度的钙化，是这时期不可避免的现象，也是胎儿已近足月或过期的间接表征。胎盘钙化不见得会造成胎盘功能的丧失，危及胎儿。一旦发生第3度严重钙化且合并有羊水过少或其他异常病征时，可能代表胎盘功能不全，可能危害胎儿，此时则须考虑催生引产、终止妊娠。

那么，如何预防胎盘钙化呢？首先，要均衡饮食。怀孕期间应摄取足够的蛋白质、维生素、矿物质等营养物质，注意饮食平衡，不偏不倚。其次，要不熬夜、勿劳累。生活作息正常，勿熬夜劳累，常保身心舒缓。再次，要适度地运动。散步慢走，以促进全身血液循环。此外，每日计数胎动，经常关注腹中胎儿状态。定时产检，并遵照医生指示定时产检，有助提前发现胎盘钙化的情况。

孕9月的运动

在怀孕后半期，由于胎儿头部和子宫的压迫，骨盆的疼痛愈来愈严重。这个时期，经常出现会阴部疼痛和尿频现象。有些孕妇甚至连走动都不舒服。通过有规律的凯格尔运动或缩紧骨盆的运动，可以减少尿失禁现象。而且如果出现尿失禁现象，最好用上卫生棉。

这个时期，胎儿不断增大，因此横膈膜上移4厘米左右。此时，容易出现胸闷、呼吸困难等症状。在这种情况下，应该进行呼吸运动，而且要吸入新鲜的空气。分娩后，软化的静脉会收缩，因此这些症状会消失，但是也可能恶化。如果经常做运动，能促进血液循环，提高血管的弹性，因此能改善状态。

如果孕妇患有静脉曲张，最好避免长时间站立或坐在一个地方，尽量抬高腿部。另外，不能穿高跟鞋，最好穿紧身的长袜。不管怎么样，应该及时地消除脚部和腿部的疲劳。

❶ 缩紧阴道的运动

平躺吸气的同时，慢慢地缩紧肛门和阴道。此时，其他部位不能用力。再用嘴呼气，并慢慢地放松阴道。缩紧阴道时，可以慢慢地数到6，放松阴道时，可以慢慢地数到8。重复地缩紧5次左右，然后采取侧卧姿势。

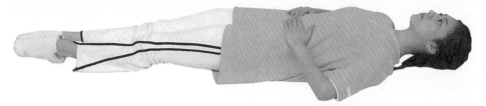

❷ 分腿运动

在仰卧状态下，向上抬起膝盖，然后向两侧分腿。用嘴呼气，然后抬起上半身，同时压住膝盖。用鼻子吸气的同时放松上半身。用同样的方法重复运动5次左右，然后采取侧卧姿势。

孕9月美食推荐

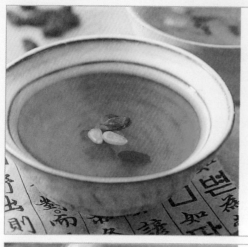

红枣茶

材料 干红枣1/4杯，水3杯，松子仁、枸杞子、蜂蜜、白糖少许。

做法 ①用水清洗红枣、枸杞子和松子仁，把红枣撕开，去掉枣核。②把处理好的红枣、枸杞子和松子仁放在锅里，倒入适量水，焖4个小时或者一夜。③泡好后把锅直接放在火上加热，沸腾后继续再煮5分钟。④将煮好的红枣茶倒入杯内，根据个人习惯添加蜂蜜或白糖即可饮用。

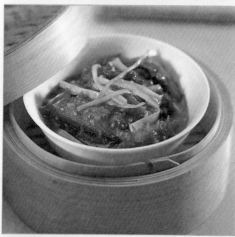

蒸海参

材料 浸泡的海参400克，大蒜5瓣，生姜1块，食用油2大匙，大葱丝1/2杯，XO酱1大匙，牡蛎酱、料酒、香油各1小匙，高汤2大匙。

做法 ①将大蒜和生姜分别去皮，洗净，然后切成薄片；海参洗净。②把食用油倒入炒锅内，并爆香大蒜和生姜，然后倒入海参继续加热。③用酱料腌渍步骤2的海参30分钟左右。④把步骤3的海参放入蒸笼内，蒸5分钟左右即可。

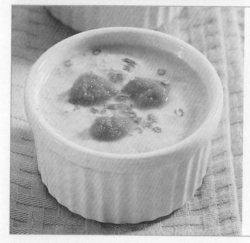

豆腐鱼卵蒸糕

材料 豆腐150克，鱼卵2块，小葱4棵，鸡蛋1个，牛奶、牛肉汤各1/2杯，盐少许。

做法 ①去掉豆腐的水分，洗净，再用刀尖均匀地捣碎。②去掉鱼卵外膜，只取出鱼卵。③拌匀鸡蛋，然后把小葱洗净，切成丝。④混合鸡蛋、牛奶、牛肉汤和豆腐，接着加入鱼卵并用盐调味。⑤把材料倒入小碗内，并撒上葱丝，再放入蒸笼内蒸熟。

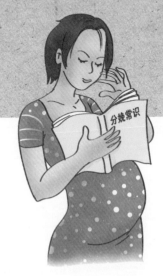

分娩常识

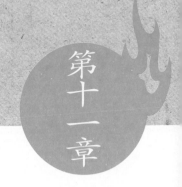

第十一章

孕10月：怀孕就要结束啦

●到了第10个月，孕妇在最后的这个月会感觉很紧张，心情烦躁、焦急等，同时孕妇在这几周中身体会越来越感到沉重，要注意小心活动，避免长期站立，洗澡的时候避免滑倒等。总之，好好休息，密切注意自己身体的变化，随时做好临产的准备。

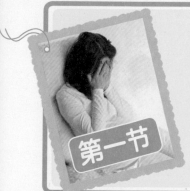

身心上的可能转变

第一节

夜间频频醒来

到了孕晚期，即使是孕早期睡眠很好的孕妈咪也会受到失眠的困扰。许多孕妈咪由于多种原因而无法安眠，要针对不同因素导致的睡眠困扰采取不同的对策。

首先，激素水平的改变是导致孕妈咪出现睡眠障碍的原因之一。体内激素的改变会使孕妈咪在精神上和心理上都比较敏感，对压力的耐受性降低，导致忧郁和失眠的发生。此时，学会压力转换，自我进行的心理调适以及家人的关怀对于稳定孕妈咪情绪十分重要。孕妈咪应学会给自己心理减压，也可以参加准父母学习班，与班上的孕妈咪、老师交流。

其次，胎动频繁、腰背疼痛等也可能导致孕妈咪出现睡眠障碍。这时，医生大多建议孕妈咪采取左侧卧位睡眠，实际上没有一个人能够一夜保持一个姿势睡眠，孕妈咪不必这样严格要求自己，只要避免仰卧位睡眠就可以了。左右侧交替侧卧，可以缓解背部的压力。另外，将枕头放在腰部下方或夹在两腿中间会舒服些，将被子、摞起来的枕头垫在背后也会减轻背部的压力。现在母婴用品市场上有不少孕妈咪专用枕，可以向医生咨询后再挑选适合自己的类型。

此外，孕晚期生理变化，如尿频、气短、多梦等也会导致孕妈咪出现睡眠障碍。这时，除了注意饮食外，还应做到睡前不要做剧烈运动，可以在睡前冲一个温水澡；养成有规律的睡眠习惯，早起早睡；如果辗转反侧不能入睡，可以听听音乐、看看书，感觉疲劳就容易入睡了。

为准妈妈争取睡眠的好办法

白天或任何可以睡着的时候，尽量找机会小睡一会儿，以保证充足的睡眠。

尽量早睡，早点到倒床上，可能就会早一些睡着，睡眠时间可能也会相对长一些。

看看是什么原因导致你经常惊醒，如果是腿部抽筋，可以睡前按摩一下腿部；如果是消化不良或是呼吸困难，可以用枕头抬高上半身。

分娩前，子宫中出现的变化

在宝宝出生之前，孕妇的子宫会发生很大的变化。比如，子宫收缩开启，胎儿经过骨盆移动到子宫下方。在这个过程中，孕妇会感觉到阵痛。

在宝宝出生之前，孕妇的子宫会发生两种重要的变化。第一，子宫颈部（子宫颈管）逐渐变薄，而且颈管缩短，同时完全开启子宫。第二，胎儿经过骨盆和肌肉底部移动到子宫下方。一般情况下，会同时完成这两种过程。子宫颈管由形状可变化的物质组成。在子宫颈部变薄之前，子宫颈部位于胎儿的头部下方，因此能分离胎儿和阴道。一般情况下，子宫颈部的长度为2.5厘米，直径为2~3毫米，而且由较厚的黏膜层堵住子宫颈部入口。在子宫颈部变薄的同时，子宫颈管逐渐变柔软，同时完全开启子宫。大部分孕妇，尤其是初产妇，在妊娠最后一个月，胎儿的头部将进入骨盆内。除此之外，在分娩初期也会

出现这种过程。

① 子宫颈管开启10厘米，就进入分娩第一期

分娩第一期是指出现正常的阵痛开始，到子宫颈管完全开启的时期。子宫颈管完全开启的程度有所差异，但是子宫颈管开启10厘米左右就认为子宫颈管已经完全开启。在这个时期，帮助孕妇分娩的医生或护士将通过内诊测量孕妇的子宫颈管开启的状态。此时，通过开启的子宫颈管能感受到胎儿的头部。刚开始，子宫颈管的开启速度非常缓慢，但是第一期即将结束时会快速开启。初产妇完全开启子宫需要8小时左右，经产妇完全开启子宫的时间会短些，一般需要5小时左右。子宫肌肉的收缩会开启子宫颈部，这也是女性的身体中最强劲的肌肉。子宫肌肉从子宫的上部开始扩散收缩，但是到达下部时，子宫的收缩力量会比较弱。随着子宫收缩，子宫就会变短，而且紧张、柔和的子宫颈部和下部会逐渐变宽。子宫上部和下部（子

↑ 子宫颈部的直径变化
上部为初产妇的子宫颈部变化图。初产妇完全开启子宫所需的时间比经产妇（下部）长。

宫颈管部）会出现
完全相反的现象。
即，即使子宫肌肉
结束收缩也不会恢
复原来的长度，因

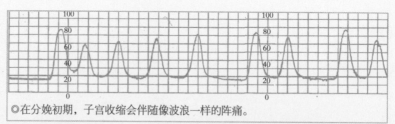

◎在分娩初期，子宫收缩会伴随像波浪一样的阵痛。

此上部保持收缩的状态，而下部保持松
弛的状态。随着子宫的持续收缩，子宫
上部逐渐变窄，子宫颈管逐渐开启。
随着以上过程的持续进行，胎儿的头部
逐渐下移到子宫下方，而且子宫颈管逐
渐开启，因此结束第一期，这时子宫颈
管已完全开启。大部分羊水膜在此时破
裂，而且少量的清洁液体流出阴道外。
为了频繁地诱发强烈的子宫收缩，加快
分娩过程，有些医生还会在分娩第一期
人为地弄破羊水膜。

　　一般情况下，子宫收缩有一定的规
律性。在收缩过程中，间隔逐渐频繁，
持续时间增长，而且愈来愈强烈。刚开
始间隔15～20分钟收缩一次，但是分娩

第一期结束时，收缩间隔缩短为2～2.5
分钟，但是子宫的收缩因人而异。对孕
妇来说，子宫收缩就像阵痛的波浪一样
绵绵不绝。在收缩的开始阶段和结束阶
段，基本上感觉不到阵痛，而且阵痛本
身就像痉挛一样缓慢地开始。阵痛的程
度和感觉阵痛的时机取决于孕妇对阵痛
的反应程度。一般情况下，在收缩中间
会有一定的休息时间。对胎儿或孕妇来
说，下一次收缩来临之前的放松状态非
常重要。在子宫收缩过程中，进入胎儿
与孕妇体内的血液被子宫肌切断，因此
孕妇和胎儿就利用放松时机补充氧气和
营养。

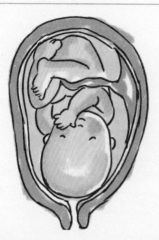

◎经过两个阶段进行的子宫收缩将把胎儿送到子
宫下方。在第一期，子宫颈部逐渐变薄，并完全
开启，在第二期，胎儿就会下移到产道。

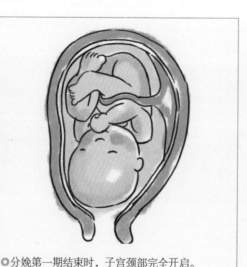

◎分娩第一期结束时，子宫颈部完全开启。

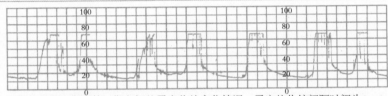

◎从分娩第一期到第二期之间的子宫收缩变化情况。子宫的收缩间隔时间为2~3分钟，而且持续收缩2分钟左右。

❷ 胎儿下移到产道的分娩第二期

分娩第二期是指，子宫颈管开启10厘米以上的状态下，胎儿离开母体的过程。初产妇这个过程平均需要50分钟时间，而经产妇平均需要20分钟时间。只要孕妇合理地用力，就能缩短分娩第二期的时间。

在这一过程中，孕妇会本能地向下方用力，因此子宫的收缩强度逐渐强烈，收缩次数逐渐减少。在这种情况下，胎儿能得到足够的血液，孕妇也能充分地得到休息。此时，医生或护士会继续检测子宫收缩前后的胎儿心跳声，或者利用电子监测装置不断地记录胎儿和孕妇的状态。当然，也要记录和检查孕妇的脉搏。随着子宫的收缩，胎儿的头部将下移到骨盆里面。由于女性的骨盆形状，胎儿的头部向下移动的同时慢慢地旋转。骨盆下部呈钻石形状，因此胎儿的头部进入骨盆时会旋转90度。大部分情况下，胎儿的头部会位于孕妇的子宫后方。为了使胎儿顺利地经过产道，有时还会实施会阴部切剖手术。会阴部切剖手术是在局部麻醉状态下稍微切开会阴部的手术，不仅能防止阴道口的裂伤，还能防止不必要的肌肉拉伸。该部位很容易愈合。头部经过阴道的过程中，胎儿的肩部会继续努力经过骨盆，最后顺利地经过骨盆外侧。在骨盆外侧，胎儿的肩部就采取舒适的姿势。此时（即肩部旋转时），头部也向外侧旋转一次。随着持续的子宫收缩，胎儿的一只肩膀会离开母体，紧接着出来另一只肩膀。之后胎儿的其他身体部位就会比较容易经过产道。除在正常分娩中常见的头位分娩外，臀位分娩中先出来胎儿的脚。大部分情况下，妊娠后期会把胎儿的位置调整到正常位置。如果胎儿的身体先离开产道，胎儿的头部就容易被卡在产道里面，因此臀位分娩比头位分娩危险。

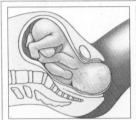 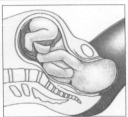 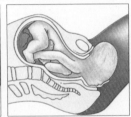 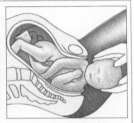

◎在分娩第二期过程中，胎儿的身体不断地旋转。头部离开产道后，身体就旋转90° 左右，因此从外侧来看，呈侧卧状态。

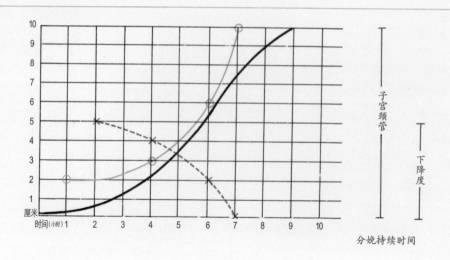

◎记录分娩过程的曲线。黑线表示子宫颈部的开启情况，蓝线表示初诊时开启2厘米的子宫颈管在最后诊察时开启10厘米所需的时间，虚线表示经过骨盆的胎儿头部下降的程度。

❸ 分娩出胎盘的分娩第三期

分娩第三期是指分娩胎儿后，分娩出胎盘、脐带等附属品的过程。不管是初产妇还是经产妇，分娩第三期需要5分钟左右的时间。如果20分钟后还没有分娩胎盘，就应该采取相应的措施。

分娩胎儿后，子宫会继续收缩。胎盘并没有肌肉，不会跟子宫一起收缩，因此会随着子宫的收缩被排出体外。胎盘由两个膜组成，即内侧的羊膜（包裹胎儿的膜）和外侧的绒毛膜。一般情况下，胎盘会经过阴道自然地排出体外。当然，还会伴随少量的出血现象。如果胎盘黏接在阴道内部，就应该小心翼翼地拉出。此时，不会有特别的痛症。这时医生会仔细地检查胎盘状态。胎盘剥离后，为了切断血流，子宫内的血管周围的肌肉纤维就快速收缩。当肌肉纤维完全收缩时，下腹部能

感受到像葡萄一样的球体。

当无法自然地娩出胎盘时，为了防止大量的出血，必须用人工的方法剥离胎盘。在人工剥离胎盘时，为了减少出血，需服用药物或者麻醉身体。

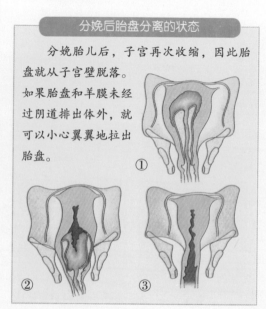

分娩后胎盘分离的状态

分娩胎儿后，子宫再次收缩，因此胎盘就从子宫壁脱落。

如果胎盘和羊膜未经过阴道排出体外，就可以小心翼翼地拉出胎盘。

① ② ③

回忆以前的经历

如果这不是你第一次生孩子，那么你很有可能会回想起以前怀孕时的种种愉快和不愉快的经历。会比较这次怀孕和上次有什么不同，这次分娩和上次有什么不同，会不会比上次顺利，或者会不会比上次疼痛。通过回忆你可以总结很多有益的分娩经验，上次的分娩经历可以帮助你更顺利地完成这次分娩。可能有些孕妇以前的分娩过程很痛苦，以致孕妇都不愿意去想它。其实痛苦的经历更是一种经验，它可以帮助你缓解这次分娩的痛苦。如果过于纠缠于以前的分娩经历，造成了焦虑与不安，孕妇不如放宽心，多和鼓励你的朋友聊聊天，缓解一下这种不安。如果还是担心分娩时会出现意外，可以和你的分娩医生多沟通一下，了解得越多心情就会越轻松，紧张和不安也会减少。

另外，准妈妈应积极学习有关妊娠分娩的知识。持有城市身份证的孕妈咪，办准生证时都要求你先上孕妈咪学校，这是国家计划生育政策的一部分，听上去不那么时髦，可21世纪保持了良好学习习惯的新女性，即使在孕期也不应放松学习。一般来说，从省级到区级妇幼保健院都开设有孕妈咪学校。孕妈咪不要只是被动参加，更要主动出击，甚至花钱去上，学习孕期知识。在那里除了可以学到书上、网上能找到的知识，更重要的是有具有经验的医生给你传授自己多年积累的经验。你还可以把平时的疑惑记下来请教医生，这样比自己一个人胡思乱想、靠回忆、靠经验来得更可靠。

梦到分娩

对于第一次怀孕的准妈妈们来说，进入孕10月，即将享受到"天伦之乐"的喜悦会让她们感到很兴奋。可是随着分娩时刻的日益逼近，她们又会感到特别的紧张、恐惧。

日有所思，夜有所梦。分娩日期临近，孕妇的梦境通常和分娩有关。这时，准妈妈可能会梦到阵痛或者分娩时的情景，也有可能梦到和宝宝在一起的情景。还有些梦境比较诡异，比如有的孕妇会梦到生下宝宝像个外星人或者根本就是其他的一种动物；还有的孕妇梦到自己根本没有怀孕，隆起的肚子里没有小宝宝的踪影了。对于妈妈来说，即将到来的分娩充满了未知数，她们既心怀期待，有带着满心的恐慌，这种压力造成了孕妇这种特殊的梦境。

不管你的梦境是什么样的，能不能得到合理的解释，只要产检时一切正常，什么都不用太放在心上，只要知道这些梦产生都可能是来源于你内心的恐惧与不安。准妈妈只要放松心情、多出去走走或者多和朋友们聊聊天，让自己的心情放松下来，一切都会好起来的。

有了更多的担心

到目前为止，你大脑中一定充斥着那些有经验的妈妈无偿告诉你的一些可能发生的状况。每次理性产检，医生出于职业道德也会告诉你一些可能发生的意外。他们在告知你这些问题的时候，完全是出于一种善意，一种科学严谨的态度，但是却在无形中增加了你的忧虑和担心。了解那些可能出现的最坏的情况，可以更好地预防这些状况的发生，对孕妇和胎儿都有好处。孕妇不应该对这些可能发生的意外产生恐惧，而应以一种平和的心态来对待，要知道怀孕过程中的意外发生率是很低的，不一定就会发生在你和宝宝身上。如果说朋友或医生对你及胎儿的这些负面估计，增加了你的心理负担，你一定要告诉他们，避免听到类似的信息，专心待产。

有些孕妇体质比较弱，怀孕后经常担心自己会早产，担心宝宝的健康。其实大可放心，从上文我们了解到，这个月的胎儿已经是足月儿了，即使现在出生，目前的医学技术，再加上经验丰富的医生，良好的护理，宝宝的存活率基本上可以达到100%。大部分胎儿在孕8月末，肺部等器官发育已经基本成熟，在医疗设施的协助下，存活率也是非常高的。因此，准妈妈应该放松心情，不要因为这些不必要的担心影响了心情。

很多准妈妈对于即将成为母亲变得情绪多变，有时前一刻还为即将到来的分娩兴奋异常，后一刻可能会因为宝宝的诞生产生的琐事忧心忡忡。对准妈妈来说，

产生这些感觉都是很正常的。每一位准妈妈在怀孕期间，都会担心自己不能胜任好妈妈的角色，尤其是临近分娩的时候，这种感觉更加强烈。母亲照顾宝宝时一种本能，这对于已经顺利分娩的女性来说，很容易理解，但是还没有生过孩子的孕妇，在待产过程中，对"母亲的本能"往往感到很迷茫，觉得这就像一种会随宝宝一起娩出的物质一样。每个准妈妈都要对自己有信心，你慢慢就会发现自己身上的母亲本能了。

怀孕会让女性不断地反省自己、提高自己。在怀孕过程中，你会发现自己变得更有耐心了、更有爱心了。你心甘情愿地为宝宝付出，可以不施粉黛，可以身材走样，这都是因为你想成为一个好母亲。

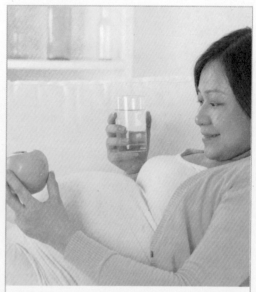

◎进入孕10月，孕妈咪应稳定情绪，保持心绪的平和，安心等待分娩时刻的到来。

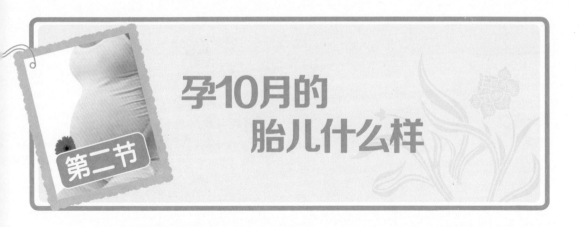

第二节

孕10月的胎儿什么样

第37周

过了第36周，胎儿就是足月儿了，这意味着胎儿随时都可能出生。第37周，胎儿身长约为53厘米，体重约3000克。胎儿的头部现在已经完全进入骨盆，这样胎儿就有更多的空间生长四肢了。大多数胎儿的头发已经长得又长又密了，胎儿头发稀疏的准妈妈也不要担心，因为胎儿出生后，随着营养的补充，胎儿的头发还会变得浓密光亮。此时，胎儿的身体仍然需要继续储存脂肪，但胎儿的身体发育基本完成，随时准备与辛苦的妈妈见面了。

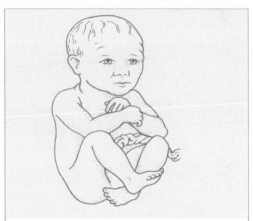

◎此时胎儿已经发育基本完成，产出的胎儿也不需要特别护理了。

第38周

第38周，胎儿身长增加不多，体重大约3200克。胎儿的各个器官已经发育成熟，并已经开始运作，这些器官在出生后还会继续发育，功能更加完备。你还会发现，胎儿身上覆盖的那层细细的绒毛和白色的胎脂已经脱落得差不多了，这时的胎儿看起来更像我们看到的小婴儿了。

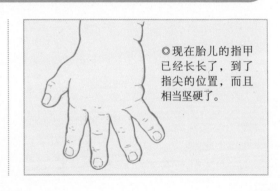

◎现在胎儿的指甲已经长长了，到了指尖的位置，而且相当坚硬了。

第39周

第39周,胎儿体重大概3400克。现在,胎儿的体重也越来越重,有的胎儿体重可以达到3800克以上。厚厚的皮下脂肪会在出生后帮助宝宝调节体温。通常情况下,男孩出生时体重会比女孩重一些。本周胎儿活动减少,似乎也安静了很多,这难免会让准妈妈担忧。其实这是因为胎儿头部已经下降并被固定在骨盆中,胎儿的体积也已经非常大了,因而活动变得非常困难。这时随着胎儿头部的下降,胎儿随时都会来到这个世界上。

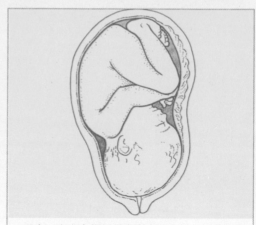

◎现在,宝宝占据了子宫所有的空间,因此胎儿已经不能自由活动了。

第40周

第40周,大多数胎儿都会在本周出生,但真正能准确地在预产期出生的婴儿只有5%,提前两周或推迟两周都是正常的。但如果推迟两周后还没有临产迹象,那你就需要采取催产措施尽快生下胎儿,否则过期妊娠也会对胎儿和孕妇造成危险。

本周胎儿身长48厘米左右,体重3500克左右,是个成熟的胎儿,随时可以出生了。此时胎儿的腹部要比头部稍微大些,脂肪的比例非常大,占胎儿体重的15%左右,身体内的所有器官和系统都已发育成熟,是一个新鲜的小生命啦。

此时胎儿的重要生命线胎盘正在老化,传输营养物质的效率在逐渐降低,直到胎儿娩出即完成使命。胎儿所处的羊水环境也有所变化,由原来清澈透明的羊水

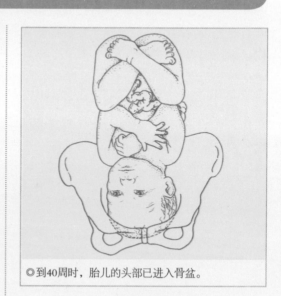

◎到40周时,胎儿的头部已进入骨盆。

变成现在的乳白色浑浊液体了。

宝宝在出生呼吸到第一口气时,会激发心脏和动脉的结构迅速产生变化,从而使血液输送到肺部。

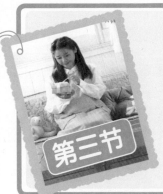

孕10月 如何胎教

第三节

唱歌胎教

孕10月，胎儿随时可能出生，再加上行动不便，运动胎教、美术胎教等胎教方式可能已经不方便进行。但不需要耗费体力的音乐胎教，此时的效果可能会更好。而且临近分娩，孕妇多少会产生紧张的情绪，经常唱唱歌、听听音乐，还会使心情舒畅，缓解紧张的情绪。

在妊娠最后一个月，胎儿神经系统发育已经非常完善了，此时孕妇可以靠唱歌、说话进行胎教，虽然他不能跟随着发出声音，也要坚持这样做，会收到好的胎教效果。孕妇可以想象腹中的宝宝正充满兴趣地跟你学唱歌、学说话呢！

孕妈咪唱歌是最好的胎教音乐。这是因为孕妈咪的歌声能使胎儿获得感觉与感情的双重满足，因为无论是来自录音机还是电唱机的歌声，都不可能像母亲唱歌那样，给胎儿机体带来物理振动，更缺乏饱含母爱的亲情对胎儿感情的激发。孕期母亲经常唱歌，对胎儿相当于一种产前免疫，可为其提供重要的记忆印象，不仅有助于胎儿体格生长，也有益于智力发育，能使胎儿获得感觉与感情的双重满足。

如果胎宝宝在腹内烦躁不安，胎动过于频繁时可采用此方法安抚宝宝：孕妈咪用歌声轻抚宝宝全身，让宝宝静听你的歌声，从而达到母子之间心音的谐振。如果胎宝宝过于安静，胎动太少时可采用唱歌的方法唤起宝宝的注意，从而使宝宝感到妈妈在向他倾诉满腔柔爱与慈母衷肠。

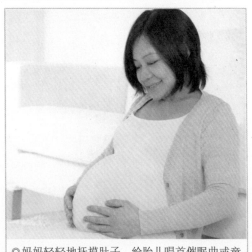

◎妈妈轻轻地抚摸肚子，给胎儿唱首催眠曲或童谣，也是很有效的胎教。

意想胎教

日渐临近的分娩时刻使孕妈咪感到忐忑不安甚至有些紧张，这时孕妈咪可以开始意想胎教。冥想能够提高自己的自信心，并能最大限度地激发宝宝的潜能，对克服怀孕抑郁症也很有效果。孕妈咪要做的就是摆出舒服的姿势让身体放松，然后想象最令人愉悦和安定的场景。同时，孕妈咪要沉浸在美好的想象之中，格外珍惜腹中的宝宝，以其博大的母爱关注着宝宝的变化，胎儿会通过感官得到这些健康的、积极的、乐观的信息。

在心里祈求平安和顺产时，要坐下来，放松呼吸。坐下后腰部挺直伸展，两腿盘起双手自然放在膝盖上然后深呼吸。将深深吸入的空气聚集在肚脐下面，然后慢慢呼

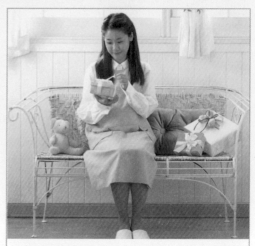

◎意想胎教就是想象美好的事物，使孕妇自身处于一种美好的意境中，再把这种美好的情绪和体验传递给胎儿，对胎儿成长有益。

出去，如此反复。听着舒缓的音乐或者沉浸在美好的回忆里进行冥想，效果会加倍。

自然美学胎教

我们生活的这个世界中充满了各种各样的美，人们通过看、听、体会享受着美的一切。然而，对胎宝宝进行美学培养则需要通过孕妈妈将感受到的美通过神经传导给胎宝宝。虽然胎宝宝在妈妈的肚子里看不到美丽的事物，但是他们可以通过母亲的体验间接欣赏到美丽，在感受到美的同时，也在无形中传达给宝宝。

自然美学即建议准妈妈多四处走走，去饱览美丽的景色，放松心情，使精神得以放松，从而促进胎宝宝大脑细胞和神

经的发育。孕晚期的准妈妈身体可能比较笨重，不太好出远门，这时就在居家附近逛逛，效果也是一样的。俗话说："生活不缺乏美，只是缺乏发现美的眼睛"，准妈妈如果能在孕期练出一双善于发现美的眼睛，到处都是美。准妈妈常常沉浸在美好的感觉体验中，相信胎宝宝也能感觉愉悦，并逐渐形成一种乐观积极的性格。

另外，准妈妈可以做一些手工，如插画、布贴画、拼图等，都能得到美的熏陶，从而让胎宝宝生活的环境充满美。

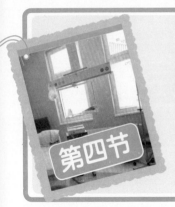

做好 分娩前的准备

第四节

制订分娩计划

临近分娩，孕妇的心情既紧张又喜悦。为了使分娩更加顺利，孕妇仍然要坚持每周的产前检查；由于胎儿随时都会降生，一切准备都要提前做好，并经常查漏补缺，以便分娩来临时更加从容；准妈妈要在分娩前尽可能多地了解分娩征兆，以免分娩来临措手不及；咨询医生何时住院待产、分娩及产后的相关知识；制订分娩计划，就计划书上的问题咨询医生，并在分娩前和你的医生做讨论，找出最适合自己的分娩方式。

分娩计划不仅能清楚反映产妇对分娩的期望，还能提醒医务人员注意孕妇的需求，以便双方交流。分娩计划不需要太详细，因为分娩过程不一定按孕妇所期望的进行。制订分娩计划是要与丈夫和分娩医生充分沟通，并考虑多种情况下的后备计划，在情况有变时也能从容地拿出第二套分娩方案。

可以让助产士了解你的一些私人需求。所以，你最好亲自制订适合自己的分娩计划，而不要从书上或者向朋友直接拷贝一份。要分娩的人是你，所以这必然也是你的计划。

分娩计划应该包括以下内容：

分娩陪伴者：希望谁整个分娩过程中陪伴你。

分娩姿势：哪种分娩姿势更适合你，你希望采取哪种姿势完成分娩。

分娩方式：希望采取哪种方式，是自然分娩，还是无痛分娩或者水中分娩。

麻醉方式：希望采用哪种麻醉方式。

检测：在分娩前需要接受哪些检测，分娩后自身和婴儿又需要进行哪些检测。

分娩辅助工具：你是否需要辅助分娩，更多地取决于孕妇的分娩进程和胎儿的位置。

胎盘娩出：胎儿娩出后，通过何种方式娩出胎盘，是自然娩出，还是借助药物加速娩出。

熟悉产房环境

在分娩前后，大多数孕妈咪都希望自己处在一个舒适的环境下：光线柔和，室温适宜，环境清静，有亲人陪伴，有舒缓的音乐。在临产前，丈夫应该和妻子一起去了解一下病房、产房的环境，熟悉自己的医生将能减少临产前的忧虑。而且，现在很多医院都有提前参观产房的服务，参观产房时，除了熟悉产房环境外，还要了解产房中的医疗设备和它们在分娩过程中将会起到的作用。这些分娩设备是保证顺利分娩和母子生命安全的重要屏障。

产房的必要设施：

产床。分娩过程中帮助孕妇支撑身体，上面的支架可以帮孕妇摆出最利于分娩的姿势，产床可以根据需要调节高度，床尾可以去掉。

胎儿监测仪。随时记下宫缩频率和胎儿心跳次数，了解胎儿情况。

吸氧设备。吸氧会增加产妇体内的氧气储备，保证宫缩时胎儿有足够的氧气供应，增加胎儿对宫缩的承受能力，对产妇和胎儿均有好处。

吸引器。少数胎儿在分娩过程中，产道的加压没有帮他们完全排出口、鼻及肺部的羊水或黏液，因而，他们出生后口鼻中还留存有少量的羊水，甚至还有胎粪，这时就需要用吸引器将这些物质吸出。

保温箱。新生儿尤其是早产儿，皮下脂肪调节体温的功能不成熟，体温随室温变化很大，为了防止体温降低过多，胎儿出生后，就需要暂时放置在保温箱内。

血压计。随时测量产妇血压，避免血压过高或过低，危及产妇生命。

秤盘。为新生儿测量身长、体重。

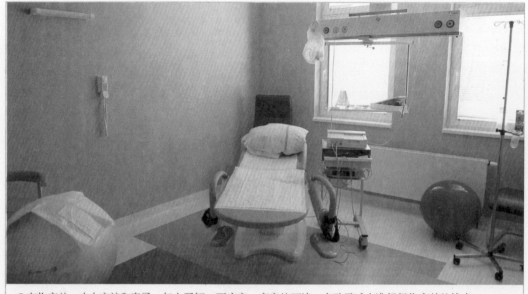

◎在临产前，丈夫应该和妻子一起去了解一下病房、产房的环境，有助于减少准妈妈临产前的忧虑。

分娩前的物质准备

准爸妈要充分利用分娩前的几个月，将分娩时以及产后准妈妈和宝宝需要的物品尽可能的准备充分，宁多毋缺，因为分娩时的慌乱和宝宝降生后的忙碌，让你分身乏术，没有机会去采购这必备品。因此至少要提前一个月，甚至几个月就开始准备分娩和产后物品，并随时查漏补缺，努力做到万无一失。准备好的东西要集中放在一起，并告诉家人放置的位置，以便出现紧急情况时能够迅速拿取。

① 孕妇必需品

孕妇的各种证件和检查结果单，包括孕妇的病例、医保卡、各次产检结果、准生证、结婚证、户口本、身份证等。

吸汗透气棉质内衣裤，建议多准备几套，以便勤换洗；

内衣尽量选择前开口的，最好是哺乳专用胸罩；

毛巾多准备几条，用来洗脸、洗脚、擦身等；

卫生纸、卫生巾（最好买超长夜用的）、护垫、牙具、饭盒、拖鞋；

带吸管的水杯，产后身体虚弱，产妇躺着就可喝水；

孕妇帽、防风的衣裤、舒适的鞋子，分娩后出院时穿；

多准备些孕妇喜欢的点心和饮料，待产时补充营养，增加体力，巧克力可以帮助孕妇迅速恢复体力；

吸奶器：有些孕妇产后不能马上分泌

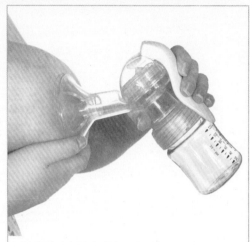

◎分娩前孕妇最好准备一个吸奶器，以防产后不能马上分泌乳汁。

乳汁，需要用吸奶器吸出，不用买太好的，普通的品牌就可以，因为随着宝宝的吮吸，产妇的乳汁会越来越丰富，用到吸奶器的机会就越来越少了。

② 宝宝必需品

新生儿大部分时间在家度过，不需要准备过多衣物，但是一定要舒适。婴儿自身的温度调节功能还不完善，为防止婴儿受凉，一定要注意保暖，但是也不能穿得过暖或盖得太厚。

帽子。婴儿一般很少外出，一旦外出，为避免头部受到风吹日晒，一顶合适的小帽子还是很必需的。夏天可以准备遮阳帽，冬天准备棉制小帽。

贴身衣裤。选择吸汗有弹性的棉制衣裤，但是棉品质容易缩水，最好买稍微大一号的。视季节准备一两套外衣裤。

鞋袜。新生儿一般不需要穿鞋袜，连

脚裤是最好的选择，方便穿脱，给婴儿擦洗身子也很方便。如果选择鞋袜的话要注意，袜子最好是棉质的，鞋底要柔软。

婴儿床。有条件的家庭可以单独准备婴儿床，这样既可以减少和母亲同床造成感染，又可以较早养成独立生活的习惯。选择便于移动的床，尺寸要尽量大一些，适应孩子快速成长的需要；床的质量要好，经得起孩子的折腾。

被褥床单。被褥要用棉布做成，褥子要有一定硬度，避免婴儿扭动形成褶皱；被子要轻柔、保暖。床单也要选择吸汗的棉布。

枕头。婴儿原则上是不需要枕头的，太软或太硬的枕头可能会使尚且柔软的颅骨变形，而且太软的枕头还可能在胎儿翻身时，堵塞其口鼻，导致窒息，引发危险。一般将毛巾叠几层来充当枕头。

澡盆、脸盆、浴巾、毛巾。使用前要消毒，并且给婴儿专用。

婴儿皂、爽身粉、润肤露。最好到正规的母婴店购买，要选择质量有保证、选材天然的产品，以免刺激到婴儿柔嫩的皮肤，造成伤害。

奶瓶、奶嘴。奶瓶选广口的便于洗刷；奶嘴选既结实又不硬的，最好多准备几个，方便更换。奶瓶、奶嘴都要勤消毒。

尿布。选择质地柔软、吸湿性强的。最好用颜色较浅的旧棉布床单或者旧的棉布衬衣制作。纸尿裤也要准备，外出时使用方便。

围嘴儿。防止口水、奶汁污染衣物上，可以多准备几个。

婴儿车。方便带婴儿外出，减轻新爸妈负担。

住院待产

① 选择医院

现在绝大多数孕妇还是会在医院分娩，选择一家合适的医院就显得尤为重要。一般来说，选择让产妇及其家人信任的医院需要考虑以下几个条件。

（1）医疗和服务条件

对于产妇来说，医院环境的舒适度、医疗水平的高低、服务的好坏，都是选择医院时的重要参考依据。这具体包括产检是否需要排队等候；产房、产检室、交费处、待产室是否在同一楼层，是否需要楼上楼下奔波；医院办事效率如何，是否会因往返于不同科室之间而延误时间；产房条件如何；能否自主选择分娩方法；相关的新生儿服务是否完善；住院期间费用明细情况；高危产妇是否可以提前住院待产等方面。

（2）产妇的自身条件

选择医院时，产妇还要考虑自身的实际情况。比如患有妊高征、妊娠期糖尿病，或出现胎膜早破、胎位不正等情况的产妇最好选择妇产专科医院；患有肾病、心脏病等内科疾病的产妇可以选

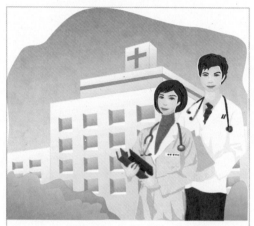

◎在选择产检医院时，准爸妈应综合考虑医疗和服务条件、产妇的自身条件，及交通条件等因素，客观评估，合理选择。

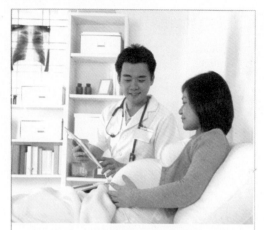

◎住院待产时，除了要注意听从医生的叮嘱外，还要积极主动告知医生你目前的状况，并询问如何处理。

择综合医院产科分娩；患有妊娠急性脂肪肝、急性重症肝炎，以及梅毒、艾滋病等传染病的产妇，适合选择传染病医院分娩。

（3）交通条件

路途远近和交通是否便利也是选择医院时必须要考虑的。如果距离太远，或者交通不便，即使医疗条件非常好，也要慎重选择。因为交通上的不便，可能会在发生突发情况时无法将孕妇及时送到医院，产后家人照顾也会非常不便。

❷ 住院待产的注意事项

及时住院。当你出现临产征兆时，千万不要惊慌。首先通知你的家人，让他们及时打电话联系分娩医院，让医院尽快做好分娩准备。然后联系待命的车辆，带上平时准备好的物品前往医院。如果你是具有下列情况的孕妇，如多胎、有不好分娩史、产前检查有异常情况，最好不要等待临产症状发生就提前

住院待产，以便医生随时监护，保证你和宝宝的安全。

遵守医院的规章制度。医院的生活制度和住院规则，可以帮助准妈妈尽快熟悉并习惯医院的生活。不要像在家里那样随便，要注意保持环境的卫生；对人要礼貌，不要影响其他人的生活；不要因为一些小事影响自己的情绪，以免影响分娩和随后的产后恢复。

配合医护人员的工作。医护人员会给准妈妈提一些要求，并进行分娩前的必要指导，这对分娩是很有帮助的。准妈妈一定要有耐心，积极配合医务人员的工作。

缩短探视时间。家人和朋友要尽量减少探视时间，这样既有利于保证孕妇充足的休息时间，也不会影响别人的生活，还有利于医院的管理。宝宝出生后，除哺乳外宝宝一般是由医护人员护理，以免宝宝感染病菌，如果没有经过医生允许，不要强行探视宝宝。

③ 住院待产应提前告知医生的事情

宫缩情况。宫缩开始的时间、每次间隔和持续的时间，当前宫缩间隔和持续的时间。

是否"见红"。如果"见红"，出血的时间、血量、颜色、有无血块。

是否破膜。如果破膜，破膜的时间、羊水的颜色，以及变化情况。

自我感觉。产妇是否有头痛、呕吐、心悸、气喘等状况。

是否有疾病史。如高血压、糖尿病、生殖器官发育异常、肝脏功能异常等。

④ 产妇要做的检查

孕妇入院待产后，分娩医生要翻看她的产检记录，了解孕妇怀孕期间的情况，要询问病人有无疾病史，包括怀孕前、怀孕期间的身体情况、现在的阵痛情况、阴道流血及流水情况等，并进行一些必要的

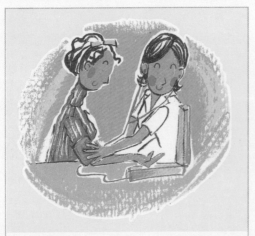

◎了解并按时进行产前检查，对胎儿与产妇本身都十分重要。

检查。

宫缩情况。医生会定时观察孕妇的宫缩情况，了解宫缩持续和间隔时间、强度等规律，并做详细记录。

听胎心。阵痛开始后，每隔1~2小时，在宫缩间歇听一次胎心音，宫缩频繁时半小时听一次，每次1分钟。

肛门检查。初产妇分娩前要进行一次肛门检查，以检查出子宫颈口扩张和胎头在骨盆中下降情况及先露部位，了解产程进展。

测血压。每隔4~6小时测量一次血压，如发现血压增高，会及时采取措施处理，并增加测量血压的频率。

阴道检查。如果怀疑孕妇脐带脱垂，或胎儿先露部位、胎头下降程度不明，孕妇宫颈扩张情况不明，头盆不称等，产程进展缓慢，会再给孕妇进行阴道检查。

通过以上检查，医生可以对孕妇分娩做一个大致的估计，为孕妇安排合适的分娩方式。有些孕妇对反复检查表现出不耐烦的态度，实际上正是通过这些检查，医生才能在最后关头发现异常，采取相应的措施，确保分娩顺利进行。所以，孕妇和家属在待产时一定要密切配合医生，一旦发现问题，医生的处理意见也会与孕妇及其家属讲明，也期望得到孕妇及家属的理解与合作。

⑤ 准爸爸是最佳的助产士

孕妇分娩时，准爸爸应该是陪同人员的最佳人选。现在越来越多的医院提供家庭分娩环境，鼓励准爸爸陪伴分娩。丈夫

的陪伴，可以帮助产妇克服紧张的心理，增强顺利分娩的信心。准爸爸在帮助妻子减轻痛苦的同时，还可以在第一时间分享婴儿降生的兴奋。

通过和妻子一起参加分娩课程，准爸爸已经了解了孕妇心理、生理的变化和正常分娩过程，在分娩前后以及分娩过程中可能出现的一些突发状况，并学习了一些能够帮助产妇缓解疼痛的方法。有了这些知识的武装，准爸爸就可以在妻子对分娩的疼痛过于恐惧、对顺利分娩没有信心时，保持冷静，适时地给予关怀、体贴、安慰、鼓励妻子，帮助妻子缓解紧张不安，减少对阵痛的恐惧，树立顺利分娩的信心。

准爸爸不应该是分娩过程的旁观者，而应该是参与者。在分娩过程中，准爸爸要用充满鼓励的语气为孕妇打气，帮她树立顺利生产的信心；在分娩间隙，轻轻按摩孕妇的腰背部，缓解疼痛的感觉；在阵痛间隙，可以和妻子一起想象宝宝的模样，想象将来的美好生活，精心制造轻松的氛围；准备好孕妇平常喜欢吃的点心和饮料，最好再准备一些巧克力，在分娩过程中随时补充能量。

⑥ 临产注意事项

随时注意阵痛的情况，做好住院准备。临产前的宫缩与阵痛是有规律的，孕妇一定要注意观察，最好用表计算一下阵痛的间隔时间，以便根据间隔的时间，做好住院准备。如果一天阵痛数次，且间隔的时间比较长，这时可能离分娩还有一段

时间，你可以借此机会洗洗澡，换洗内衣，并联系医院与车辆，做好去医院的准备。如果阵痛间隔非常短，不超过1小时，就要随时准备住院；如果阵痛比较强烈，持续时间较长，这个时候一定要忍住疼痛，补充一些有营养价值且易消化的食物，如牛奶、水果等，补充体力，并及时赶往医院；如果阵痛间隔时间为10~15分钟，那就是即将分娩的信号，你一定要马上住院。对于第一次生产的孕妇来说，由于没有经验，早点儿住院相对会安全些。

临产前，保证充分的营养。生产相当于一次重体力劳动，产妇必须有足够的能量供给，才能有良好的子宫收缩力，宫颈口全开才有体力把孩子排出。不好好进食、饮水就会造成脱水引起全身循环血容量不足，当然供给胎盘的血量也会减少，引起胎儿在宫内缺氧。因此为了保证分娩时有足够的体力和精力，要自然分娩的产

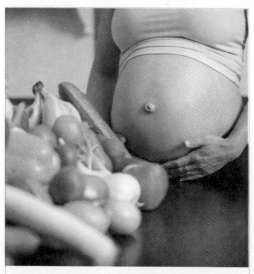

◎临产时孕妇需消耗很多能量，所以需在临产前进食一些高热量易消化的食物。

妇临产时应进食高能量易消化的食物，如牛奶、巧克力糖及自己喜欢的饭菜。

保持良好的精神状态。不少孕妇在分娩前有强烈的恐惧感，随着分娩临近，这种恐惧感就会越强烈，不但会让孕妇的心理备受压力的折磨，还给分娩带来不必要的麻烦。当然也有一些孕妇由于粗心，导致分娩意外到来，弄得措手不及，这样很容易发生危险。临产前一定要放松，并保持稳定的情绪，轻松愉快地迎接分娩，完成从准妈妈到妈妈的转变。

保证充足的休息。休息是孕妇产前最重要的功课。即使觉得精力依旧很充沛，也不要再做那些繁重的工作了，因为有更重要和更艰巨的工作等着你呢。现在你只需要对照事先记好的产前准备事项，看看有没有什么遗漏；把住院需要的物品打包放在方便拿取的地方；把

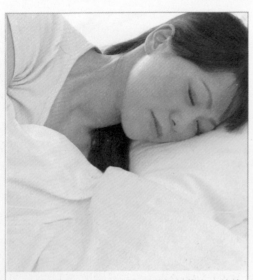

◎临产前两周。准妈妈一定要好好休息，以养好身体，养精蓄锐，为产时消耗体力做好准备。身体疲劳对分娩不利，有可能引发难产。

自己喜欢的零食和饮料写下来交给丈夫，让他去准备；复习一下分娩课程中中学到的有助于分娩的技巧，比如如何放松肌肉、缓解疼痛等。然后在可以睡觉的时候，什么都不要想，只管好好休息，只有充足的休息才能保证孕妇有足够的体力和精力迎接分娩。

不可滥用药物。分娩疼痛是一种正常疼痛，产妇最好不要自己乱服止痛药，以免影响胎儿健康。医生在给产妇施行分娩镇痛麻醉时，也要考虑在不影响产程和胎儿安全的原则下，严格地给予镇痛药物。另外，催产剂更不能随便食用，以免造成严重后果。

❼ 分娩的征兆

（1）临近分娩的征兆

胎动减少。此时胎头已经入盆，位置固定，胎儿撑满子宫，子宫中没有多余的活动空间，再加上宫缩使胎儿活动不便，因此胎动减少。

子宫底下降。孕妇会感到上腹部轻松，呼吸顺畅，一些不适症状减轻。

大小便增多。胎儿下降到骨盆，压迫膀胱，使膀胱容量减小，排尿次数增多。分娩激素作用于肠道，可能会增加排便次数，这是排空肠道，便于胎儿通过狭窄的产道。

假性宫缩。间隔时间有时几小时，有时十几分钟，没有什么规律，和真正的产前宫缩有很大的区别，是临近分娩的重要症状之一。

腰腿酸痛。胎儿头部压迫到骨盆内的

神经，造成腰腿酸痛，行动不便。

阴道分泌物增多。怀孕期间黏稠的分泌物会累积在子宫颈口，由于子宫颈闭合，再加上这些分泌物比较黏稠，因此流出的分泌物并不多。而临产时，子宫颈口张开，分泌物就会大量流出来。这些分泌物呈白色黏稠状，为防止细菌滋生，要勤换内衣，清洗外阴。

（2）即将分娩的征兆

有规律的宫缩，是临产的标志。子宫收缩后，子宫肌纤维都不会恢复到原来的长度，这样就使子宫体积越来越小，迫使胎儿娩出。最初可能10～15分钟1次，每次持续几十分钟。随着产程推进，宫缩间隔和持续时间会变短，而且收缩的强度会变大。两次宫缩之间的间隔为5～6分钟，持续时间为30秒左右。分娩过程中，宫缩间隔和持续的时间还会越来越短。这个时候，如果你还没有住院，最好带着准备好的东西赶紧去医院，以保证安全。

阵痛。子宫收缩伴随着阵痛，和宫缩一样，开始时间隔时间长，随后会越来越频繁。出现每10分钟1次规则的疼痛时，分娩就要开始了。

见红。阴道流出带有血色的黏液，一般情况下，大多数孕妇会在见红后24小时之内分娩。

破水。破水是指羊膜破裂羊水流出的现象。随着子宫有力的收缩，胎儿下降，引起胎膜破裂，羊水流出，这表示胎儿很快就要出生了。羊水和小便是有区别的，羊水外流无法控制，味道微甜，呈透明或乳白色，其中还有少量的红血或絮状物。如果是漏尿的话，基本上自己可以控制尿的流出。

每个孕妇在分娩前并不一定会出现上述全部征兆，而且出现的程度也存在一定的差异。如果出现上述一两种征兆，不要惊慌失措，要保持冷静，只要事先做好了充分的准备，一切都会非常顺利的。

⑧ 预产期误差

统计数据表明，恰好在预产期当天分娩的孕妇只占5%，很多准妈妈在预产期没到就已经分娩或预产期已过还没有分娩。其实只要分娩时间与预产期前后差距不超过2周，都是正常的。预产期是通过综合身体各项指标推算而出的，产生误差不可避免。

理论上认为，从精卵成功结合到胎儿发育成熟需要39周的时间，考虑到个体差异的存在，一般在怀孕37～41周出生的宝宝都是正常的，都不会对宝宝产生什么不利影响。通常情况下，体质好、平时不爱活动的准妈妈多会在预产期后分娩；而那些体质弱或经常从事体力活动的准妈妈则常在预产期之前分娩。

如果在预产期到来之前超过2周就分娩，会被认为是早产，这样的情况占5%～7%。应该引起我们高度重视的是我们先前讲到的过期妊娠，宝宝在体内过度发育，如果还没有临产迹象，对宝宝非常不利。出现这种情况的时候，不能再盲目等待自然分娩，要在医生帮助下，果断采取措施终止妊娠，确保母婴平安。

紧急分娩

有时候腹中的宝宝不会准时给你传递分娩的信息，你可能会突然感觉到"要生了"，而且你清楚自己的身体，知道现在上医院根本已经来不及了。这种情况每年都会出现几千起，可喜的是，不管状况多么狼狈，几乎都以母子平安的喜剧收场。如果出现这种紧急情况，准妈妈一定要保持冷静，慌乱的心态可不适于迎接宝宝的到来。

首先孕妇要运用掌握的分娩知识，判断分娩进行到哪一步了。如果你突然有种不由自主想向下用力的感觉，而且这种感觉越来越强；你觉得自己急切地想解大便；甚至感觉到宝宝头已经在你的阴道里了，而且每次用力宝宝的头就往下掉一节。这时，准爸妈一定要保持镇定，立刻打电话给医生或者是助产士，把现在的情况告诉他们，然后咨询他们，你应该怎样做。如果医护人员告诉你最好待在家里，那他们就会在电话里指导你如何分娩；如果说医生让你现在赶往医院的话，那你就一刻也不要停留马上去医院。

① 在家时该怎么办

如果这种紧急状况发生时，你恰好在家，并且情况已经相当紧急，你不得不在家里，靠家人帮助完成分娩，那也不要害怕，分娩是女性的生理本能，在万不得已的情况下，完全可以像其他哺乳动物一样，在自然条件下完成。这时你需要按照下面的步骤完成分娩。

准备产床。选择家里最舒适的床作为产床，如果你害怕把床弄脏，可以在床单下铺一层防水垫或者塑料桌布。

保证室内的温度。最好将房间的温度调到21~24℃之间，打开窗帘，让阳光照进来，以保持房间的温度和光亮。

找人帮忙做好后勤工作。最好是妈妈或婆婆，因为丈夫还要负责接生的任务呢。这个后勤保障员的主要任务是足够多的热水，用来消毒各种用具，包括剪刀、扎脐带的线绳，孕妇产后擦洗身子。还要准备一个盆子用来装胎盘；几条干净的毛巾，用来擦洗孕妇分娩时的分泌物与血污；包裹宝宝的毛巾或毛毯等。

家人和朋友要不时安慰准妈妈，让她们克服恐惧，保持足够的信心。准妈妈要放松心情，尽量采取胸式呼吸，减轻阵痛；

这时可能你的羊膜已经破了，否则你就不会待在家里自助分娩，完全有时间赶去医院了。但是如果你还没有破水，最好等它自然破，不要刻意去弄破它。

采取最舒适的分娩姿势，通常，蹲姿在分娩时最方便产妇用力，可以加快分娩过程。不过在家紧急分娩时，你或许应该在安全的前提下延长时间，等待医护人员到来。躺的时候最好向上一点儿，不要把臀部放在床边，这样宝宝从产道滑出时，可以落在床上，可以避免接生时意外失手，而让宝宝滑落在地上。

接生人员双手要用肥皂洗净，并用医用酒精消毒。另外，准妈妈的阴毛要剃掉，会阴要用肥皂水会碘附消毒。

正确用力。当你的直觉告诉你需要用力时，就用力，这样比较符合生理原则，千万不要想通过一味使劲，快速将宝宝挤出来。宫缩和产道的挤压，往往会使宝宝扭转身体、调整角度，找到更容易的方法出来。而通常情况下，身体会向你发出信号，指导你在宝宝调整好姿势后再用力。在宝宝和妈妈的配合下，分娩的痛苦会减少，分娩也更顺利与安全。

如果看到宝宝的头露出来了，就不要再用力了，当然也不要试图拉着胎头，将胎儿拉出。而是让会阴慢慢适应胎头的大小，让宝宝的头慢慢地、自然地滑出来，以免撕裂阴道组织或会阴。这时，会发生几次宫缩，宝宝的头就会完全出来了。脐带通常会绕在宝宝的脖子上，接生人员可以轻轻地把脐带从宝宝颈上绕下来。接着的几次宫缩，会使宝宝的肩膀向下侧转，调整好角度后，再次宫缩提醒你用力，之后宝宝就会掉在床上或者接生人员的手中了。

如果宝宝的头出来后，肩膀却迟迟不能娩出，这时就在腹部找到胎儿肩膀的位置，帮宝宝把肩膀推出来。肩膀出现后，接生人员只要拖着宝宝的头和肩膀轻轻往上抬一下，宝宝生育的身体就会顺利地滑出来了。

如果你有吸引器，这时可以把宝宝口、鼻中的黏液和羊水吸出，然后用力搓搓宝宝的背部，刺激他的呼吸，你就会听到宝宝的第一次哭声。蓝紫色的皮肤，在宝宝哭出来之后也会变得红润。

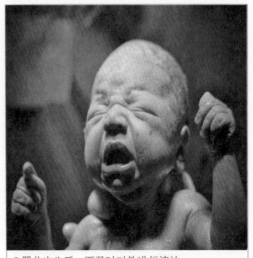
◎婴儿出生后，要及时对他进行清洁。

及时清洁宝宝。宝宝分娩出来以后，要立刻让宝宝肚皮朝下趴在你的肚子上，然后用热毛巾把宝宝身上多余的液体擦掉，以免蒸发时带走过多的热量，使宝宝体温下降，至于宝宝身上残留的胎脂，最好不要急着擦掉，分娩后5～6小时，这些胎脂会被皮肤自然吸收。用毛巾把宝宝盖起来。

检查宝宝的脉搏，最好是在宝宝与脐带的连接处，那里脉搏比较明显。你可以感觉到飞快地跳动，甚至每分钟要超过100下。如果宝宝的脉搏维持这个速度，那么就算宝宝没有哭，你也可以肯定他在呼吸；如果宝宝的脉搏越来越弱，看起来呼吸也很弱，这时候你就要用力擦宝宝背部，刺激他呼吸，不是一定非要把他弄哭，只要感觉到他脉搏加快就可以了。医护人员到达后，如果需要，会给宝宝输氧或者采用其他方法协助宝宝呼吸。

如果宝宝嘴唇发紫，5～10分钟都没

有消退，而且脉搏也越来越弱，你也没有感觉到宝宝在呼吸，这时候你就要对宝宝进行人工呼吸，你的嘴要覆盖宝宝的鼻子和嘴巴。

如果医务人员正在赶来，你就不要记着剪断脐带或是娩出胎盘了。用毛巾盖好宝宝，让他贴着你的身体躺下。这时候你和宝宝最好面对面侧躺，这样有利于血液由胎盘顺着脐带流向宝宝。

如果医务人员认为你可以自己剪断脐带，一定要等到脐带变细、颜色变淡，胎盘和宝宝之间的血液传送停止后再动手。先用消过毒的细线在距离宝宝肚脐距离2.5厘米的脐带上紧紧打个结，然后在距这个结2.5厘米的脐带上再打一个结，然后用消过毒的剪刀在这两个节中间剪断就可以了。

宝宝出生后5～30分钟，再次宫缩会将胎盘排出，不要在宫缩没有出现时，急着娩出胎盘，拉扯脐带将胎盘带出的做法更加不可取。你可以让宝宝吮吸你的乳头，这样可以刺激宫缩，帮助胎盘娩出，也可以刺激激素分泌，收缩血管，防止大量出血。胎盘娩出后不要将其扔掉，留给医务人员观察是否完整，以免发生后遗症。

让宝宝持续吮吸你的乳房，减少出血。等到情况稳定后，及时前往医院，确保胎盘与子宫附着处的出血已经被抑制住，避免大量失血。

胎盘娩出后，轻轻按摩子宫，帮助子宫收缩，并适度地收缩血管，减少出血。

分娩耗费了产妇大量的体力，产后身体非常虚弱，应尽量躺在床上休息，不要立即下地走动。

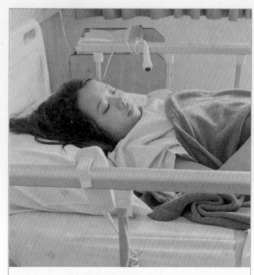

◎分娩时产妇体力消耗很大，产后头两天必须卧床休息。过早地开始活动，易出现子宫脱垂。

❷ 去医院的路上该怎么办

如果是在开车去医院的路上，等不到医院分娩就要开始，也不要慌张，保持冷静是处理一切突发事件的前提。

首先开车时要注意安全，在保证安全的前提下快速赶往医院。虽说是紧急分娩，但还是首先要保证生命安全。

及时通知医院，你已经在路上了。孕妇稳定情绪，慢慢躺到后座上休息，座椅上铺上防水垫或塑料布，上面再铺上毛巾、床单之类的物品，以免弄脏椅套。车内要保持适宜的温度。

如果分娩在即，不可能赶到医院，车子一定要减速或者直接停下来，等宝宝出生以后再继续前往医院。

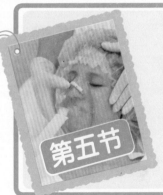

选择适合自己的分娩方式

第五节

决定分娩的因素

决定分娩的因素有三个，分别是产力、产道和胎儿。这三个因素既相互联系，相互作用，又都具有自己的特性，只有三者巧妙配合，再加上产妇良好的精神状态，分娩才能顺利进行。

❶ 产力

产力是指分娩时的力量，即将胎儿及其附属物，如羊水、胎盘等，从子宫中排出的力量。包括子宫收缩力、腹压和肛提肌收缩力。

（1）子宫收缩力

子宫收缩力，是促进分娩的主要力量。宫缩能使子宫容积变小，宫颈短缩，宫颈口张开，胎先露部位下降，帮助胎儿、胎盘娩出。宫缩从临产阶段一直持续到胎盘娩出，分娩结束，临产后正常宫缩具有以下特点：

分娩时的宫缩具有规律性，这是它与怀孕晚期经常发生的假性宫缩最大的区别之处。宫缩是具有节律的阵发性收缩，每

次阵缩由弱渐强（进行期），并维持一定时间（极期），随后再由强渐弱（退行期），直到消失进入间歇期。宫缩时，子宫、胎盘中血管受到压迫，胎儿供血会受到一定干扰，两次宫缩间歇，子宫肌肉放松，血管受到的压迫解除，胎儿供血恢复正常。阵缩如此反复出现，此节律性对胎儿有利。随着产程推进，宫缩频率越来越大，持续时间越来越长，宫缩强度越来越强，伴随的阵痛也会加强，直到分娩全过程结束。临产开始时宫缩持续30秒，间歇期5～6分钟。随着产程进展，子宫阵缩时间延长，间歇期渐短当宫口开全之后，子宫收缩持续可达60秒，间歇期可短至1～2分钟。

分娩时的宫缩具有对称性和极性，也就是宫缩产生的力是左右对称的，在向下传送的过程中，均匀协调施加在整个子宫上，使子宫呈现对称性收缩。宫缩时，子宫底部受力最强最持久，宫颈口处受力最弱，这也便于底部以强大的力量将胎儿推

出子宫，而宫颈口受力较弱，可以张开便于胎儿出来，这就是子宫收缩的极性。

分娩时的宫缩具有缩复作用，子宫收缩时，子宫平滑肌的纤维随之缩短，宫缩间歇，肌肉放松，但肌纤维并不能完全恢复到原来的长度。经过多次宫缩，子宫肌纤维就越来越短，这就是宫缩的缩复作用。缩复作用使子宫越收越小，宫腔容积逐渐缩小，被迫将胎儿挤出子宫。

（2）腹压

产妇向下用力，使腹壁肌肉和横膈膜收缩，增加腹腔压力，把胎儿推向骨盆出口，配合子宫收缩，促进分娩。一般情况下，孕妇都要靠宫缩和腹压共同作用才能顺利完成分娩，尤其是在分娩后期，灵活运用腹压，会使胎盘的娩出更加顺利。

（3）肛提肌收缩力

胎头娩出后，通过提肛，使肛提肌收缩，可以协助胎头在骨盆内旋转，帮助胎儿调节姿势，找出更容易的方式娩出肩膀；胎儿娩出后，也有助于胎盘娩出。

❷ 产道

产道是分娩时胎儿经过的通道，包括骨产道与软产道两部分。

（1）骨产道

通常指骨盆，它是产道的重要组成部分。骨产道的大小、形状与胎儿能否顺利娩出关系密切。骨盆由数块骨头组成，入口和出口的形状、大小都不一样。如果分娩前骨盆大小、形态与胎儿不称，都会造成胎儿下降受阻，影响分娩的进展。因此，在怀孕期间要进行适当的骨盆训练，

产前检查也要测量胎儿骨盆指数，以保证分娩顺利进行。

（2）软产道

软产道包括子宫下段、宫颈、阴道及骨盆底软组织，是一个圆筒形弯曲通道。子宫下段是由子宫峡部形成，怀孕后子宫峡部被拉长，并逐渐成为子宫的一部分；怀孕晚期，拉长的子宫峡部继续伸长，分娩前，它已经拉长为产道的一部分了。分娩前，孕妇宫颈闭合，分娩时，宫颈口逐渐扩张，直至完全打开，可达10厘米左右，保证胎儿头部能够顺利通过。临近分娩，激素会使阴道及骨盆底软组织变得柔软有弹性，可以保证胎儿顺利通过。

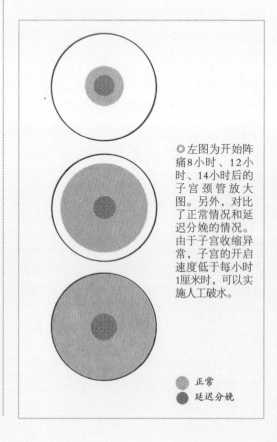

◎左图为开始阵痛8小时、12小时、14小时后的子宫颈管放大图。另外，对比了正常情况和延迟分娩的情况。由于子宫收缩异常，子宫的开启速度低于每小时1厘米时，可以实施人工破水。

● 正常
● 延迟分娩

自然分娩

自然分娩是指在有安全保障的前提下，通常不加以人工干预手段，让胎儿经阴道娩出的分娩方式。自然阴道分娩是最理想、对母婴最安全的分娩方式。与剖宫产相比，有其优越性，如合并症少，产后恢复快。自然分娩最基本的条件是决定分娩的三因素：产力、产道及胎儿均正常且三者相适应。孕妇在决定自然分娩时，应先了解何时预产及生产的全过程。

❶ 自然分娩的优缺点

（1）自然分娩的优点

自然分娩时，胎儿受到产力和产道的挤压，身体发生了一系列变化，尤其是适应功能方面更是有了很大提高。首先，临产时随着子宫的收缩，胎儿的胸廓受到节律性的收缩，这种节律性的变化，使胎儿的肺迅速产生一种叫作肺泡表面活性物质的磷脂，因此自然分娩的婴儿，其肺泡弹力足，能很快建立自主呼吸。其次，在分娩时，胎儿由于受到阴道的挤压，呼吸道里的黏液、胎粪等异物都被挤压出来，出生后患"新生儿吸入性肺炎"等病症相对减少。最后，通过产道时，胎儿血液中的肾上腺皮质素、生长激素等激素水平都会提高，这可以使胎儿更好地适应外界环境。此外，自然分娩对母体伤害小，母体恢复比较快。一般产后可以立即进食，观察24小时后就可出院，产后并发症少。

（2）自然分娩的缺点

自然分娩的产程不受控制，因此可能比其他分娩方式需要的时间长。

自然分娩过程中，可能会损伤阴道，尤其是会阴肌肉，甚至会引发感染。

自然分娩有可能会因子宫收缩不好引发大出血。如果无法止血，可能需要剖腹处理，严重者甚至可能要切除子宫。

自然分娩的产妇，产后易感染产褥热，尤其是胎膜早破或产程较长的孕妇。

自然分娩过程中可能会出现难产或产妇产力不足的情况，需要用产钳或真空吸引器助产，这样可能会造成胎头受伤及产道出口损伤。

巨大儿仍采用自然分娩，容易造成难产，或导致新生儿损伤。

如果发生难产，产程延长，胎儿会在羊水中排出胎便，导致新生儿吸入式肺炎。

自然分娩时，无法避免脐带绕颈或打结的意外发生。

❷ 会阴侧切

会阴指阴道口与肛门之间的软组织，有2~3厘米长。在自然分娩过程中，如果孕妇具备下列情况中的任何一种，医生一般都会建议孕妇实施会阴侧切术，扩大婴儿出生的通道。

（1）由各种原因所致的头盆不称，并以引发胎儿宫内窘迫。

（2）会阴弹性过差，如果不切开，会影响胎儿娩出，并造成会阴严重撕裂。

（3）经产妇曾做会阴侧切手术，术后

缝合或修补后瘢痕大，影响了会阴扩展。

（4）产妇患有严重的心肺疾病，长时间腹压过大容易带来危险，因此需要快速结束分娩。

（5）需要使用产钳会吸引器助产。

（6）胎位不正。

（7）早产、胎儿宫内发育迟缓或胎儿宫内窘迫需要缩短产程。

会阴侧切让很多产妇心怀恐惧，其实会阴侧切手术是一种常见的产科手术。随着人们生活水平的提高，孕妇怀孕期间营养充足，运动不足，致使胎儿个头大、体重重，给自然分娩带来一定的困难。这时，会阴侧切可以防止产妇会阴严重撕裂、保护盆底肌肉。而且会阴侧切对胎儿也有好处，胎儿在娩出时，会阴是产道的最后一关。但是会阴扩张到胎头可以顺利通过需要一定的时间，侧切则可以达到快速扩张会阴，加快胎儿出生，避免胎儿在产道内时间过长造成缺氧。

会阴侧切时会使用少量的麻醉，产妇不会产生疼痛的感觉。待胎儿娩出后缝合，5天后即可愈合。

❸ 自然分娩产后恢复方法

正常分娩在产后24小时即可开始练习。

腿部滑动练习：仰卧，一条腿平放在床上，在呼气的同时匀速而缓慢地屈另一条腿的膝关节，脚向身体滑近。滑动的距离和程度要视情况而定，不要有疼痛和不适。换另一侧腿做同样动作。如此重复3～4次为一组，每天做2～3组，在体力逐步恢复的同时增加动作幅度和重复次数。3周后如体力许可可以改为举单侧腿。

仰卧挺背练习：仰卧，先吸气，然后在呼气的同时收紧背部肌肉，使上背部稍抬离床面，注意保持腰部不离开床面，坚持数秒钟，放松，重复。开始时每组3～4次，每天2～3组，在体力逐步恢复的同时增加重复次数，最后达到每组12次。

提示：这两个练习均可采用仰卧位，产妇不用起床就可以进行。

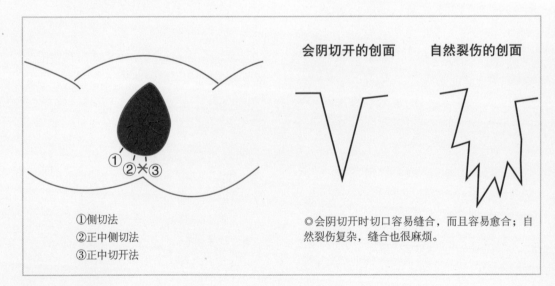

①侧切法
②正中侧切法
③正中切开法

会阴切开的创面　　自然裂伤的创面

◎会阴切开时切口容易缝合，而且容易愈合；自然裂伤复杂，缝合也很麻烦。

有关分娩疼痛的问题

① 分娩疼痛的原因

分娩时的疼痛，让很多想做妈妈的人打了退堂鼓。很多孕妇在分娩时宁愿采取剖宫产挨上一刀，当然是注射过麻醉药的情况下，也不想忍受自然分娩的疼痛。对分娩时疼痛的恐惧，导致了目前的剖宫产率不断上升，改变了人类繁衍的自然方式，给妈妈和宝宝都带来了很多不良影响。

要把像篮球一样大小的胎儿从窄窄的子宫颈口推出来，子宫颈口是需要很多推挤和拉扯的准备工作，才能完成这项艰巨的任务。而由此产生的肌肉收缩、肌纤维伸展就会通过疼痛来告知身体，帮助完成扩张宫颈口的工作。造成疼痛的真正原因并不是我们通常认为的子宫收缩，而是胎儿通过狭窄的宫颈、产道时周围组织被牵拉而造成的。分娩过程中，子宫收缩是为了把宫颈肌肉往两边拉开，使宫颈口扩张，好让出一条通道让胎儿顺利通过。骨盆肌肉和韧带处的神经末梢接收器接收到这种压力和疼痛，由此使你感到全身疼痛。

肌肉在过于疲劳、紧张和受到过度拉扯的情况下也会产生疼痛。因此，孕妇在分娩前要认真学习分娩时身体肌肉是如何运作完成分娩的，这样可以通过缓解肌肉疲劳，放松肌肉来减轻疼痛。

目前还没有科学依据可以说明分娩中的疼痛对分娩有什么作用，但任何事物的存在都有一定的理性，我们确信疼痛对分娩是有帮助的。如果疼痛能够忍受，就表示子宫及产道都各尽其职，充分地扩张，帮助胎儿顺利娩出。但是，在分娩过程中，如果疼痛无法忍受就是不正常的。因为这种情况下，可能是肌肉没有正确地发挥应有的作用，或者是聪明的身体在提示

• 缓解阵痛的三阶段呼吸方法

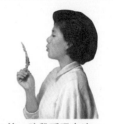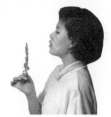

• **第一阶段呼吸方法**
非常柔和地呼气，并勉强地吹动羽毛。请不要有意识地吸羽毛，应该自然地吸气。吸气时，羽毛不能偏向脸部。

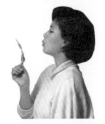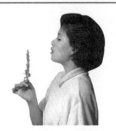

• **第二阶段呼吸方法**
短暂地呼气，使羽毛稍微弯曲。吸气时，应该使羽毛自然地回到原位，但是不能弯向脸部。

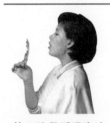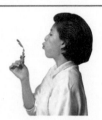

• **第三阶段呼吸方法**
更强烈、短暂地呼气。呼哧呼哧的方式呼吸两次（左图），然后把嘴型变成"O"字形，并深呼吸两次（右图）。

你出现了某些异常状况。比如背部疼痛厉害，可能是提示你需要改变姿势了。正确理解疼痛并加以适当的处理，会对分娩有很大帮助。

❷ 疼痛是如何被感知的

为了能够更好地缓解分娩时的疼痛，孕妇在了解了疼痛是怎样产生的之后，还应该了解神经是怎样感觉到疼痛的，身体又是怎样处理疼痛的。分娩前最典型的疼痛就是宫缩引发的阵痛，就是从宫缩拉扯子宫肌肉，骨盆底肌肉组织，疼痛不断增强，一直到几乎不能忍受。通过分析阵痛来理解疼痛的发生，可以有助于孕妇更好地缓解疼痛。

子宫收缩时，骨盆组织就会受到拉扯，组织中的神经末梢上布满了感受器，这时就会受到刺激，并迅速发出信号，通过神经传达到脊髓；脊髓就像一

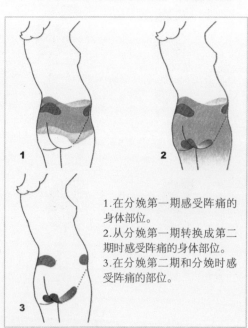

1.在分娩第一期感受阵痛的身体部位。
2.从分娩第一期转换成第二期时感受阵痛的身体部位。
3.在分娩第二期和分娩时感受阵痛的部位。

个过滤器，决定将哪些信号忽略掉，哪些传递给大脑，传到大脑的信号就被当成了疼痛。因此，我们知道了，影响疼痛产生的地方有3处，分别是疼痛发生的地方、脊髓和大脑感知疼痛的区域。孕妇可以在这3处采取措施干预，从而起到控制疼痛的作用。

❸ 如何处理疼痛

由于是孕妇切实地感受疼痛，因此处理分娩疼痛的责任也主要由孕妇来承担，医务人员只能为你提供建议。因此，孕妇在分娩之前都应该准备一套适合自己的缓解疼痛的方法，虽然你不能完全控制分娩时发生的一切，你所做的准备可能会派不上多大用场，但是总的说来，你准备得越充分，顺利分娩的信心也越强，分娩过程对疼痛的处理也更从容。下面介绍一下如何帮助自己处理疼痛的方法。

首先要忘掉恐惧。正常情况下，子宫在激素系统、循环系统和神经系统的帮助下正常运作，而这时疼痛是正常的，可以忍受的。但是，如果产妇对疼痛过度恐惧，可能会扰乱这些系统的运作，使产程延长、疼痛增加。在分娩前，要说服自己正视分娩疼痛，不要因为恐惧而回避这个问题，可以与家人或专业人员讨论关于分娩的事情，对各种可能遇到的问题事先了解，做好充分的心理准备，同时找出相应的解决方法。不要把分娩当作一件严重的事情来考虑，要把分娩当作一件普通事，这样做可以缓解对疼痛的过分关注，当然疼痛来临时还是会感觉到痛的，但是孕妇

已经预先做好心理准备了，这种疼痛就会变得可以忍受了。

学习关于分娩的知识。人的恐惧大多来源于无知与猜度。每位孕妇都不可避免地要经历从宫缩到胎儿娩出疼痛，如果对分娩过程有充分认识，孕妇就会知道什么时候开始疼、什么时候疼痛比较厉害、什么时候疼痛结束等等，这样的知识储备，可以让孕妇时刻走在疼痛发生前，对疼痛的发生以及程度都了如指掌，这样就会增强信心，从而也不觉得那么痛了。

找一位专业的分娩助理，在整个分娩过程中陪伴你，提示你即将到来的感觉，并为你提供一些必要的建议，需要做决定时还可以为你提供专业的帮助，这实际上就是目前国际妇产科学界倡导的"导乐分娩"。

忘掉不愉快的分娩信息。可能有些孕妇以前有过痛苦分娩经历，或是受到对疼痛过于恐惧的其他产妇的影响，都会使孕妇精神紧张，加重宫缩引发的阵痛。因此，在分娩之前一定要将这些不良信息抛到脑后。如果有必要，你可以请心理咨询师辅导一下。

无痛分娩

我们通常所说的"无痛分娩"，是使用各种方法使自然分娩时的疼痛减轻甚至消失，在医学上叫作"分娩镇痛"。目前通常使用的分娩镇痛方法不外乎两种：一种是药物镇痛，即通过麻醉药或止痛药来达到镇痛的目的，这也是一般人所理解的无痛分娩；另一种是非药物镇痛，这种方法没有药物干预，主要是通过产前训练增强肌肉弹性，练习宫缩时正确的呼吸方法，或使用穴位按摩或针灸来减轻疼痛。下面我们介绍几种常用的无痛分娩方法。

❶ 精神无痛分娩法

通过分娩课程的学习，提高对分娩的认识。孕8月左右，准妈妈可以选择分娩课程，听专业医生讲解分娩过程及如何正确对待分娩疼痛，认真学习有关分娩的知识，理解分娩过程中的阵痛是一种正常的生理现象，并不像想象中那么恐怖，这种疼痛可以通过各种方法控制和缓解。只有充分掌握分娩知识，孕妇才会增强自然分娩的信心，消除对疼痛的恐惧。孕妇的大脑皮质功能稳定，宫缩也会变得强而有力，可以促进产程进展。这样孕妇在分娩过程中对子宫收缩带来的阵痛、胎儿对产道压迫产生的疼痛就不那么敏感了。另外，亲人尤其是丈夫的陪伴和精神支持，会帮助孕妇减轻分娩时的心理压力，心情放松对缓解分娩疼痛和促进产程进展都是很有帮助的。

消除焦虑和恐惧心理。焦虑或恐惧会使产妇的疼痛敏感度增加。产妇要克服恐惧心理，增强顺利分娩的信心，可以增强对分娩疼痛的忍耐力。

分散注意力。产妇看电视或听音乐，分散自己的注意力，来缓解疼痛；在宫缩

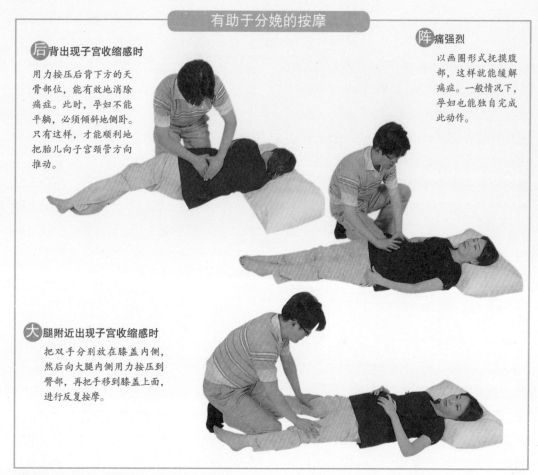

有助于分娩的按摩

后 背出现子宫收缩感时

用力按压后背下方的天骨部位，能有效地消除痛症。此时，孕妇不能平躺，必须倾斜地侧卧。只有这样，才能顺利地把胎儿向子宫颈管方向推动。

阵 痛强烈

以画圆形式抚摸腹部，这样就能缓解痛症。一般情况下，孕妇也能独自完成此动作。

大 腿附近出现子宫收缩感时

把双手分别放在膝盖内侧，然后向大腿内侧用力按压到臀部，再把手移到膝盖上面，进行反复按摩。

过强过频时，准爸爸可以陪产妇想象宝宝的模样，想象一家三口在一起的美好生活以分散其注意力。

② 按摩与针灸

在调整呼吸的同时，对产妇辅以合理的按摩，能更好地放松肌肉，减轻痛楚。

具体做法为：阵痛出现时，可以用手以顺时针方向按摩腹部，也可以用手掌从腹中线向两侧平推，以缓和子宫收缩的感觉，或是用手掌和拇指按压腰骶部酸胀处。当宫口打开5~6厘米之后，子宫收缩逐渐增强，这时可以用拇指或其余四指，

按压腰内侧。还可将拳头放在腰下，按摩并缓和腰部沉重感，但时间不可过长。腰部、耻骨联合处，合理按摩这些部位，可以起到通经活络、舒缓疼痛的作用。

必要时还可以考虑中医针灸麻醉的方法缓解疼痛。针灸不会伤害孕妇和胎儿，取穴也非常的简单，通常取合谷、内关两处穴位针灸镇痛。如果连接针麻仪，阵痛效果更明显。

孕妇在阵痛间隙，可以从仰卧位转为侧卧位，并在两腿间垫上一两个枕头，有利于放松肌肉和休息。

❸ 呼吸镇痛

在分娩的不同阶段，采用正确的呼吸方法可以有效减轻疼痛。分娩刚开始时，孕妇可以采用胸式呼吸，深吸气，慢吐气，以减轻宫缩时的疼痛；宫缩开始和结束时，用鼻子深吸气，用嘴吐气，宫缩间歇时恢复正常的呼吸方法。在子宫颈口全开后，遵从医务人员的指示，深吸气后憋气，这种呼吸方法有助于积攒力量，有效减少分娩时的疲劳和疼痛；胎头娩出后，呼气、吸气都要变得短促，不要憋气用力，通过呼吸放松肌肉，减轻痛苦。

腹式深呼吸具有稳定情绪的作用，分娩时采取这种呼吸方式可以减轻宫缩引发的强烈阵痛，为胎儿提供充足的氧气，帮助产妇放松产道周围的肌肉，促进宫颈口扩张。一般来说，分娩刚开始时产妇容易焦躁不安，这时采取腹式深呼吸是很必要的。

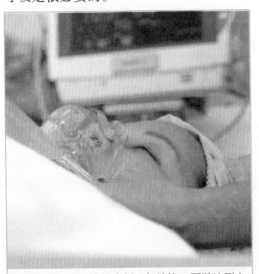

◎笑气属于吸入性镇痛剂，起效快，可以达到立即镇痛的效果。

腹式深呼吸的方法。如果产妇是仰卧姿势，两腿张开，膝盖稍微弯曲；十指伸开，拇指张开，其余四指并拢，轻放在下腹部上，拇指尖和食指尖围成三角形。两手拇指位于肚脐正下方。深吸气时，下腹部鼓起；吐气时，恢复原状。如果孕妇是侧卧姿势，两膝弯曲，靠近床的手肘弯曲，手掌放在头侧。另一只手臂，轻轻揽住下腹部。深呼吸的方法与仰卧时情形相同。

我们平时的呼吸方式是胸式呼吸，刚开始进行腹式呼吸容易感到疲劳，因此要反复练习，才可以逐渐适应。因此分娩时的腹式呼吸法要在怀孕中期就开始练习，练习的最佳结果是腹式呼吸持续30分钟感觉不到疲倦。练习腹式呼吸时，胎动可能会比较活跃，这是正常现象，不必担心。刚开始使用腹式深呼吸时不要要求过高，只要吸气时能使腹部膨胀就行。当腹部膨胀到最大程度，慢慢吐气。反复吸气—吐气，多练习几次，慢慢适应后，只要一吸气，腹部就会自然鼓起。

❹ 笑气镇痛

笑气即一氧化二氮，具有轻微的麻醉效用，是一种吸入式麻醉剂。孕妇分娩时，将笑气与氧气按一定比例混合，吸入后可以帮助减轻疼痛。这种气体对呼吸、循环没有明显的抑制作用，对子宫和胎儿也没有不良影响。而且产妇吸入的笑气中混合有一定比例的氧气，可以提高产妇血液中血红蛋白的携氧量，还可以缩短产程。

在吸入后几十秒钟，笑气就会产生镇痛作用，停止吸入后数分钟麻醉作用消失。这种镇痛方式易于掌握，可以在疼痛来临时，由医护人员协助吸入笑气，达到立即镇痛的效果。笑气发挥镇痛作用时，不会让吸入者神志不清，可以使产妇在分娩时保持清醒的状态，配合医生完成分娩。如果希望在水中分娩，笑气也同样使用。但是在临床上，笑气的止痛效果并不是很好，可能会出现镇痛不全的情况，而且还可能会使产妇产生不适感。

❺ 麻醉止痛药

麻醉药虽然能帮助产妇减轻疼痛，但是可能会损害人的心智，并对胎儿造成一定的危害。使用麻醉药可以实现全身麻醉、局部麻醉和区域麻醉。全身麻醉，产妇的意识会完全丧失。它可以在急产时快速生效，但是会导致产妇呕吐，或将呕吐物或胃酸吸入肺中，而且由于剂量过大，胎儿娩出时，也往往处于被麻醉状态。局部麻醉只涉及很小的范围，而且产妇的意识是清醒的，有利于其参与分娩，而且对胎儿的影响也很小，也比较有利于会阴侧切术后的缝合。区域麻醉比局部麻醉的范围大一些。麻醉药的作用因人而异，有些产妇注射麻醉药20分钟以后就感觉疼痛减轻了不少，有些却认为没有什么效果。

（1）麻醉药对胎儿的影响

怀孕期间，孕妇服用任何药物都会直接或间接影响胎儿。几乎所有的麻醉药和止痛药都是通过抑制中枢神经系统兴奋性起止痛作用的。产妇注射麻醉药30秒内，

母亲血液中的麻醉药会以70%的浓度进入胎儿的循环系统，直接作用于胎儿的呼吸循环中枢，或作用于母体呼吸循环中枢而间接影响胎儿。过量的麻醉药抑制产妇呼吸，会影响胎儿的氧气供应和代谢废物的排出，直接威胁胎儿生命安全。另外，麻醉药的药效在胎儿出生后很长一段时间还会继续在胎儿体内发挥作用。

（2）合理使用麻醉药

如果分娩时必须要使用麻醉药，孕妇最好在分娩前熟悉各种麻醉药药效及药理，参考医生意见，选择对你和胎儿伤害最小，止痛效果又好的麻醉药。使用麻醉药时还要注意以下两个问题：

①把握好用药时间。如果麻醉药使用过早，比如宫缩开始前使用，会影响宫缩的强度，减缓产程进展；如果使用过晚，比如在宫口大开，胎头露出时使用，又导致胎儿呼吸困难。正确的用药时间是，分娩活跃期或你实在无法忍受疼痛的时候。②注射麻醉药的正确方式。注射分为静脉注射和肌肉注射。静脉注射起效快，麻醉药注入5~10分钟后，产妇就会觉得疼痛减轻了，药效可以持续1个小时左右；肌肉注射起效慢，注射后1个小时以后才会起作用，但是药效长，可以持续3~4小时。医生一般都会使用静脉注射，因为它见效快，药效持续短，相对而言对产妇和胎儿的伤害就小一些。

❻ 硬脊膜外麻醉

（1）如何实施硬脊膜外麻醉

硬脊膜外麻醉是把止痛药注射到硬

脊膜外腔的一种麻醉方法。产妇在接受硬脊膜外麻醉前，一般要先注射1升静脉注射液，增加血液量，防止麻醉时血压降低。接受硬脊膜外麻醉的产妇要坐起来或者侧躺着，将膝盖弯曲尽量接近胸部，使下背部拱起，这样伸展脊柱，增加脊柱关节间的空间，便于找到正确的注射位置。硬脊膜外麻醉前，需要先做局部麻醉，麻醉药生效后，医生会将一支较大的针筒插入硬脊膜外腔，然后通过针筒将一根塑料管伸入硬脊膜外腔，接着移走针筒，留下塑料管。随后医生会把止痛药通过这根塑料管注入你的体内，5分钟之内，药效就开始发挥作用，你会觉得下半身麻木；10~20分钟后下半身会变得疲倦、沉重，宫缩带来的阵痛会变得渐渐感觉不到了。但是有些产妇表示身体的某些区域还是有感觉的。

硬脊膜外麻醉需要导尿管帮助排尿；身体很沉重，需要护士帮忙才能改变姿势；还有可能导致血压降低，因而护士会定时帮你量血压，以确定血压是否正常；需要接上电子胎儿监测仪，观察体内胎儿的反应；每隔一段时间护士还会触摸一下腹部的皮肤，以检查药量是否能够起到减轻疼痛的效果。

（2）硬脊膜外麻醉的种类

持续性硬脊膜外麻醉。在分娩的过程中，通过注射泵持续向产妇硬脊膜外腔注入止痛药，以消除疼痛感，是最常用的硬脊膜外麻醉法。这种方法可能导致产妇血压升高，要随时检测血压变化情况；持续

用药，用药量相对大一些，伤害性也会相应大一些。

间歇性硬脊膜外麻醉。在分娩过程中，每隔一段时间向产妇硬脊膜外腔注射一次止痛药，可以根据产妇对疼痛的敏感性和肢体活动程度，在必要的时候注射。采用这种麻醉，产妇的血压会比较稳定，注射的药量相对比较低。

产妇自控硬脊膜外麻醉。这种方法是将每次需要的药量预先设置好，由电脑管理，产妇在需要时，只需要按下按钮，止痛药就会自动注入产妇的硬脊膜外腔。采取这种方法，孕妇具有一定的自主权，可以根据自身情况自行控制药量，达到令她们满意的镇痛效果。

脊髓麻醉联合硬脊膜外麻醉。这种方法是将少量的麻醉药直接注入脊髓腔，注入剂量要可以缓解阵痛，但不影响活动。实施这种麻醉后，产妇可以站、蹲、跪，在他人协助下还可以走动。这种麻醉方式在分娩初期，产妇难以忍受宫缩带来的阵痛，或者疼痛导致孕妇产力不足，产程无法继续进展时特别管用。

理论上来说，在分娩的任何一个阶段都可以使用硬脊膜外麻醉，但是麻醉师一般会建议产妇在分娩活动期，即宫缩强度增大，宫颈口张开5~6厘米时使用。

（3）硬脊膜外麻醉的优点

产妇在分娩过程中可以保持头脑清醒，能主动配合分娩全过程。

镇痛效果好，起效快，疼痛的减轻可以增加产妇顺利分娩的信心。

"有感觉但无痛感"的特点，帮助很

多孕妇解决了希望体验分娩，又怕自己无法忍受疼痛的问题。

可以帮助缓解阴道侧切术及术后缝合的疼痛。

（4）硬脊膜外麻醉的缺点

用药时间不好把握，用药过早会阻碍产程进展，用药过晚又会导致产妇产力不足。

实施麻醉后，产妇常会产生血压下降的状况，需要密切监视。

实施麻醉后，产妇体温可能会升高。

通常情况下，实行硬脊膜外麻醉后（脊髓麻醉联合硬脊膜外麻醉除外），产妇行动会产生障碍，下身沉重麻木，无法改变姿势，需要医务人员辅助才能完成分娩。

适用人群有局限性。并不是所有的产妇都适合硬脊膜外麻醉。出现血压过低、异常出血、血液感染等情况的产妇，或者下背部皮肤感染或对麻醉药过敏的产妇，可能都不能进行硬脊膜外麻醉。

剖宫产

剖宫产是指产妇在分娩过程中，由于自身或胎儿的原因，无法通过自然分娩娩出胎儿，而是由医生采取手术取出胎儿的一种分娩方法。

❶ 剖宫产的手术指征

我们已经可以清楚地看出，剖宫产手术的前提是：产妇或胎儿不能通过自然分娩结束妊娠。应该指出的是，剖宫产作为一种应急措施，在解决难产、保证胎儿和产妇生命安全上是有积极作用的。

但是如果可以通过自然分娩娩出胎儿，剖宫产的安全性也就值得商榷了，而且剖宫产会给产妇产后身体恢复带来一定影响。因此，无论是医生还是产妇本人及其亲属，选择剖宫产手术时，都必须慎重。

（1）剖宫产胎儿方面的手术指征

胎儿体重超过4000克，自然分娩会造成难产。

妊娠不足36周，出于某种原因需要引产；或宫内发育迟缓，体重低于2300克的足月儿，由于发育不成熟，可能不能承受自然分娩的压力。

胎儿宫内缺氧，或在分娩过程中缺氧，心跳每分钟少于120次，需要快速结束分娩。

胎位异常，如横位、臀位，尤其是胎足先入盆，持续性枕后位等。

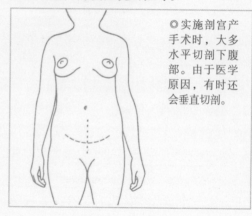

◎实施剖宫产手术时，大多水平切剖下腹部。由于医学原因，有时还会垂直切剖。

多胞胎或者胎儿畸形。

胎膜早破，并发生脐带脱垂。

（2）剖宫产产妇方面的手术指征

骨盆狭窄或先天发育异常。

软产道异常，如梗阻、瘢痕、子宫体部修补缝合及矫形等。

患有严重的妊娠期合并症，如妊娠高血压、心脏病、糖尿病、慢性肾炎等，无法承受自然分娩。

胎盘异常，如前置胎盘或胎盘早剥等，处理不当引发出血，会危及母子生命安全。

高龄初产妇。

产力不足，产程进展缓慢，甚至停滞，长时间下去，会造成胎儿宫内缺氧。

有多次流产史或不良产史。

❷ 减少不必要的剖宫产

导致剖宫产的5大原因是产程无法进展、前一胎剖腹、胎儿窘迫、胎头骨盆不称、产妇患有活跃性生殖器疱疹，但是研究发现，这5大原因都可以通过一定的方法扭转，并不一定非要采取剖宫产才能保证母婴安全。

（1）产程无法进展

在分娩过程中，产妇的宫缩乏力，可能会导致产程无法顺利进展，胎儿迟迟无法娩出。由于这种原因而必须实施剖宫产的产妇，约占剖宫产的30%。出现这种情况的原因主要是分娩过程中产妇配合不当，或是违背了分娩时产妇生殖器官的正常运作规律所造成。因此，如果产妇在分娩时能够放松心情，阵痛时配合宫缩调整

呼吸，宫缩间歇平静心情，积攒力量，能进食时就吃些好消化的东西增强体力，一般情况下，产程无法进展的状况是可以改变的。而且医生还会根据造成宫缩乏力的具体原因，采取具体措施，必要时会使用催产剂加强宫缩，促进产程进行。这些都可以避免剖宫产。但是像脐带太短导致的产程无法进展是没有办法纠正的，只能实行剖宫产。

（2）前一胎剖腹

如果产妇前一胎是剖宫产，那么这一胎想自然分娩的可能性还是很大的。以前，剖宫产手术是在子宫上方切开，这里是子宫最薄弱的地方。因此，如果曾经有过剖宫产经历的女性，再次怀孕也只能采取剖宫产的分娩方式，否则子宫很可能会在上次手术切口处破裂。但是，近年来剖宫产手术一般是在宫下方横向切开，这种切口在日后怀孕顺产分娩中，导致子宫破裂的概率只有0.2%。因此剖宫产后自然分娩不仅是可行的，对大多数孕妇来说还非常安全。

如果前一胎剖宫产的原因是胎位不正、妊娠期并发症、生殖性疱疹、胎儿窘迫、胎头过大等，那这一胎完全可以怒责自然分娩，因为上一胎的情况不一定会在这一胎再次发生；如果是产妇身体有不适合自然分娩的症状，那就最好不要冒险自然分娩了，这时候多听听医务人员的建议还是很有好处的。

医院和医生的分娩观念非常重要。如果有些医院和医生把剖宫产后自然分娩的产妇当作一般的产妇来对待，而且认为她

们在分娩时不需要特别的技术支持，甚至不需要特别监护，分娩就能进行得很顺利。如果有些医院和医生认为剖宫产后自然分娩是很危险的，甚至把她们作为高危孕妇来对待，那么她们可能就没有机会选择自然分娩了。

（3）胎儿窘迫

胎儿窘迫是由于胎儿在子宫内缺氧，而危及胎儿健康和生命的状况，是当前剖宫产的主要原因之一。胎儿窘迫的早期症状是胎儿心跳出现异常。胎儿的正常心率为每分钟120~160次，过快或过慢都是不正常的现象。胎儿窘迫时，一般先是心跳加快，之后心跳开始变慢、变弱，变得不规则。胎动异常也是胎儿窘迫的一个征兆。正常情况下，胎动每小时不少于3~5次，12小时应不低于20次。如果胎动突然急剧增加，并变得非常强烈，可能就是胎儿急性窘迫的征兆，大多是由脐带受压、胎盘早剥等造成胎儿缺氧所致。如果胎动突然减少、减弱并消失，胎儿随时都可能发生死亡。产妇一定要加强自我检测，避免胎儿出现宫内窘迫。

（4）胎头骨盆不称

胎头骨盆不称，是指胎头过大无法通过骨盆出口，这也是造成剖宫产的一大原因。通过骨盆测量法及"胎儿—骨盆指数"可以检查出胎头和骨盆是否相称。具体操作办法在本章第五节"胎儿—骨盆指数"和"骨盆测量法"两节内容中有详细介绍，可参考阅读。但是单凭这些检查不足以反映胎头和骨盆是否相称，因为胎头在压力作用下会发生

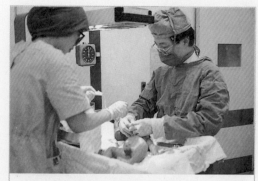

◎跟正常分娩的婴儿一样，通过剖宫产分娩的婴儿也要接受适当的处理。

形变，变得小一点儿；而如果产妇采用蹲位分娩的话，骨盆出口会增大20%。这些情况也都可以避免剖宫产。

（5）活跃性生殖器疱疹

如果孕妇在怀孕之前感染过生殖性疱疹，但是怀孕期间没有出现过任何发炎症状，这种情况下产妇是可以采取自然分娩的；如果怀孕之前感染的生殖性疱疹，并在怀孕期间复发了，或者是在怀孕期间感染上新的生殖器疱疹，医生就会监控这些病毒，不得已时会使用抗病毒药物进行治疗；如果在怀孕期间感染了活跃性生殖器疱疹，医务人员一般会建议你剖宫产分娩，避免胎儿在经过产道时受到感染。

③ 剖宫产手术全过程

（1）切开腹壁：施术部位确定后，术者按常规清洗、剃毛、消毒、麻醉后，并切剖孕妇的腹部（麻醉后如果不马上做手术，麻醉药会影响胎儿）。3~5分钟后，先娩出胎儿的头部。

（2）拉出胎儿：只要拿出胎儿的头部，婴儿的身体自然会露出子宫外面。如

切口太小，可将切口扩大。拉出胎儿后，助手要固定好子宫不要让它缩回腹腔。

（3）脐带的脉搏停止跳动后，慢慢地切断脐带。

（4）剥离胎衣：处理原则是可剥离者应全部剥离，不能剥离时则将已脱落的部分剪除，让其余留在子宫内，待它自行脱落排出，但切口两侧边缘附近的胎膜必须剥离剪除，否则有障缝合。

（5）缝合子宫：在缝合子宫前，子宫内应均匀撒布消炎粉。子宫的封闭通常是进行两次缝合，第一次全层连续缝合，第二道缝合浆膜肌层包埋缝合。

（6）缝合腹壁：缝合腹壁之前应认真洗净腹腔。缝合完毕后，应给术部涂以碘酊或消炎软膏，然后解除保定。

（7）把婴儿转移到婴儿床上，并处理肚脐等部位。利用工具清除口腔内的脏物。对新生儿进行正常护理。

④ 剖宫产的优缺点

（1）剖宫产的优点

有效缩短产程，尤其是在胎儿发生宫内缺氧、胎儿巨大或产妇骨盆狭窄时，剖宫产更能显示出它的优越性。

由于某种原因，不能实现自然分娩，实施剖宫产可以挽救母婴生命。

若产妇腹腔内有其他疾病，在施行剖宫产的同时可一并解决。

如果产妇出现子宫严重感染、子宫破裂、子宫肌瘤等症状，需要摘除子宫，剖宫产可以在娩出胎儿后直接摘除。

剖宫产手术可以免除产妇受阵痛之苦。

产妇产后做结扎手术很方便。

（2）剖宫产的缺点

剖宫产手术对产妇的精神和肉体都会造成严重的创伤。

手术过程中必需的麻醉，有可能发生意外，影响孕妇及胎儿中枢神经系统。

手术时可能出现大出血，损伤腹内其他器官；手术后泌尿、心血管、呼吸等系统可能会产生并发症。

剖宫产产妇身体恢复比自然分娩的产妇慢。

剖宫产手术后，伤口容易感染发炎，出现发热、腹胀、伤口疼痛、切口愈合不良的现象，甚至可能发生伤口开裂、血栓性静脉炎、产后子宫弛缓性出血等症状。

剖宫产女性两年内再次怀孕有子宫破裂的危险，如果原切口愈合状况不好，再次分娩时还要采取剖宫产，使子宫旧伤未愈，又添新伤。

剖宫产女性如意外怀孕，人工流产时易发生子宫穿孔。

剖宫产胎儿出生时未经产道挤压，对外界环境适应性不强，新生儿容易出现呼吸困难、吸入式肺炎、发绀、呕吐、肺透明膜病等剖宫产儿综合征。

⑤ 剖宫产与宝宝智力的关系

近年来，剖宫产率呈现逐年上升的趋势。造成这种社会现象的原因是多方面的，除了孕妇自身的原因外，也不乏社会因素。有些孕妇对自然分娩的痛苦过于恐惧，害怕自己不能忍受那种痛苦；还有一些孕妇认为剖宫产胎儿颅骨不受挤压，不会出现脑部损伤。所以宁愿自己挨上一刀，也要实行剖宫产，让宝宝更聪明。

实际上自然分娩，胎儿头部虽然会受到挤压而发生变形，但是胎儿的颅骨构造也是为了分娩时通过狭窄的产道而形成的，这种变形在产后一两天即可恢复正常。胎儿在受压的同时，会刺激脑部血液循环，为控制呼吸中枢的神经提供刺激，促进胎儿啼哭与呼吸。此外，胎儿经过子宫收缩与狭窄产道的挤压，可将胎儿肺部，及鼻、口中的羊水和黏液排出，有利于胎儿顺利呼吸，防止吸入式肺炎发生。这些都是剖宫产做不到的。近年来不断发表的统计资料显示，剖宫产与自然分娩胎儿的智力发育无显著差异。剖宫产胎儿颅内出血、窒息的情况也并不少见，而自然分娩的胎儿在通过产道时，显示出生命的活力，更能适应外界环境而健康成长。所以认为剖宫产小孩聪明的说法是不科学的。而且，选择哪种分娩方式，应该以孕妇和胎儿的情况为基础，本着母子健康的准则决定。

❻ 剖宫产儿童的训练

剖宫产的婴儿免疫力比正常出生的孩子低、协调能力也差一些，容易患多动症，而且注意力不集中、情绪也更加敏感、动手操作能力也比较差。因此加强对剖宫产婴儿的训练是很必要的。

触觉训练。大多数孩子在婴儿期，或者两三岁以前都喜欢吸吮手指，家长不用太在意，这是还在胎儿时期的习惯在出生后的延续，等他再长大一些，就会很自然地戒掉这些习惯。但是剖宫产出生的孩子在两三岁之后还是很喜欢吮自己的手，除此之外还喜欢啃指甲、咬笔头或玩自己的生殖器，甚至还会将这个习惯保留到成年时期。而且他们往往性格暴躁、易怒、胆小、紧张、爱哭、偏食，比较好斗。家长可以让孩子多进行触觉方面的训练，比如让孩子玩水、玩沙、玩泥、学习游泳、光脚走路等，洗完澡后用比较粗糙的毛巾擦身体，多和孩子玩一些有身体接触的游戏。

大脑平衡功能训练。选择剖宫产的分娩方式，很多时候是因为胎儿胎位不正、脐带缠绕或体积过大等因素导致的，而这些因素有可能会造成胎儿大脑前庭功能发育缺陷，母体内活动不足。出生后，这些孩子的注意力及活动能力必然会受到影响。新爸妈可以通过大脑平衡训练纠正这种不良影响，具体方法是：胎儿出生后前3个月，新爸妈要经常抱着孩子轻轻摇晃，让没有发育好的大脑得到初步的锻炼；到孩子七八个月大的时候，要锻炼孩子的爬行能力，有助于提高宝宝肢体协调能力；孩子会走路以后，还要让孩子走平衡木、荡秋千、坐旋转木马等，训练大脑平衡能力。

本体感训练。剖宫产出生的孩子由于没有经过产道挤压这一基本的本体感训练，因而感觉比较迟钝，协调能力也相对较差，成年后还容易保持做事拖拉的毛病。有的孩子的语言表达能力和自控能力也会有障碍，比如年龄很大了却还是尿床。这些都是孩子的本体感较差的表现。家长需要帮助孩子训练本体感，孩子小时候可以训练孩子翻跟斗，大一点儿可以让孩子多参加一些体育活动，比如拍皮球、跳绳、游泳、打羽毛球等。

❼ 剖宫产产妇的产后护理

不宜平卧。剖宫产手术后麻醉药作用消失，腹部和子宫壁的切口会有强烈的疼痛感。平躺时，子宫收缩时牵拉伤口产生的疼痛更加剧烈。这时最好侧卧位，身体移动要缓慢，防止震动和牵拉使伤口裂开或疼痛。

不宜静卧。剖宫产手术后，在知觉恢复后，应视个人身体情况进行适当的肢体活动，练习翻身、坐起，并下床活动，但是动作一定要轻缓，防止伤口开裂。尽早活动可以促进胃肠蠕动，尽快排气，预防肠粘连及形成血栓。

术后三天，为防止脱水，应输生理盐水。术后6小时后可进食流质食物，术后24小时后可进食半流质食物。

不宜过饱。剖宫产手术时，肠道受到一定的刺激，胃肠道正常功能被抑制，蠕动相对减慢。术后6小时内应禁食，之后视情况进食流食。

少食鱼类。鱼类中含一种有机酸，具有抑制血液凝集的作用，不利术后止血及伤口愈合。

及时排便。剖宫产手术后，由于疼痛不敢用力排便，易造成尿潴留和大便干燥，术后产妇应按照平时习惯及时大小便。

剖宫产时，子宫出血较多。术后应注意阴道出血量，如果发现出血过多，超过月经量，应及时就医。

如果剖宫产手术后体温过高，应继续住院观察。出院后一周内，最好每天下午测量体温，以便出现低热情况时，能够及早发现，及时处理。

严防感冒。感冒咳嗽、打喷嚏可增大腹压，影响伤口愈合，剧烈咳嗽甚至可能造成切口撕裂。已患感冒的产妇应及时服药治疗。

确保切口处和会阴部清洁，以免引发伤口炎症；伤口发痒时不要搔抓，以免细菌粘在伤口处，导致伤口感染，更不要用不干净的纸巾或布擦拭，应该用棉球蘸取医用酒精轻轻擦拭。

剖宫产切口处的子宫内膜可能会发生移位，主要表现为经期伤口及周围持续胀痛，如果不加医治，会越来越严重。

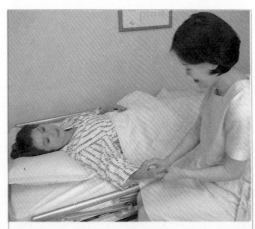

◎在剖宫产的情况下，孕妇要住院1周左右。分娩后腹部会松弛，会导致一定程度的痛症。

三种分娩方式的安全系数

① 自然分娩的安全系数

自然分娩是一种纯生理过程，对产妇和胎儿的伤害是最小的。自然分娩过程中，产妇每次宫缩产生的压力都是对胎儿的按摩，对宝宝的皮肤感觉系统的形成有很大帮助；经过产道挤压，新生儿对外界环境的适应能力较强。自然分娩的产妇身体恢复快，产后出血少，免受麻醉和手术发生意外的风险，也不会有术后并发症和后遗症。一般当产妇入院后，医生在经过全面检查，胎儿、母体条件均理想时，都会建议她们自然分娩。

② 剖宫产的安全系数

剖宫产是解决各种高危妊娠和难产的非常有效的分娩手段，但是现在很多产妇即使能自然分娩，也要求实行剖宫产，她们认为自然分娩太痛苦，而且还会使阴道松弛，影响产后夫妻生活。但是，剖宫产毕竟是手术，有手术就会有风险，对于母子来说，都会有不利的影响。与自然分娩相比，剖宫产产妇术中出血、术后血栓形成率、再次妊娠发生前置胎盘和子宫破裂的概率远高于经阴道分娩的产妇；同时剖宫产新生儿并发呼吸系统功能异常及发生弱视的概率高于阴道分娩新生儿，其抵抗力远低于阴道生产新生儿。无医学指征剖宫产不但不能降低围生儿的死亡率，反而增加了剖宫产术后病率及孕产妇死亡率。

而且，研究成果表明，剖宫产儿童更容易出现注意力障碍、脾气暴躁等状况。因此没有医学指征的剖宫产弊大于利，准爸妈要听从专业医生的建议，不要图一时的痛快，而不顾及孩子的未来。

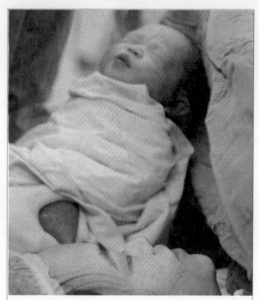

◎剖宫产是解决难产和抢救产妇及胎儿生命的有效措施，虽然剖宫产的安全系数较大，但它并不是分娩的捷径，自然分娩仍然是产妇最理想的分娩方式。

③ 无痛分娩的安全系数

无痛分娩是自然分娩的一种方式，是在自然分娩过程中，采取各种方法消除疼痛，婴儿从产道自然娩出。只要止痛药物选择合适，用量合适，使用方法正确，无痛分娩相对来说也比较安全，对母亲及胎儿几乎不会产生什么不良影响，因而正在被广大产妇所接受。

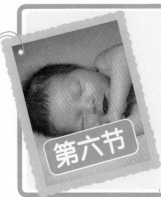

充分了解
分娩全过程

第六节

分娩前可能会经历的

预产期不是精确的分娩日期，提前几天或推后几天，都是常有的事情，因此女性要在预产期的前后留意一些分娩前的症状，以更好地应对即将发生的分娩。

1 下腹坠胀

第一次怀孕的孕妇在分娩前2周会感觉到胎儿在腹中的位置明显下降了，这会

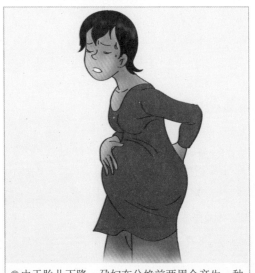

◎由于胎儿下降，孕妇在分娩前两周会产生一种下腹坠胀的感觉。

产生一种腹部下坠感，有些胎儿下降比较早，可能在分娩前4周就开始下降了。经产妇通常会到分娩时胎儿才开始下降，这主要是因为经产妇的骨盆肌肉已经伸展过一次了，可以很快地被拉开。胎儿下降到骨盆并固定下来，产妇会感觉腹部变小变轻，腹部隆起的部位也下降了，还能感到胎头在骨盆的下方。

2 下背部疼痛

由于胎儿下降，分娩时即将先露出的部分，已经降到骨盆入口处，逐渐压迫子宫和骨盆之间的韧带组织，导致孕妇下背部和骨盆酸痛。

3 尿频

胎儿下降，胎头对膀胱的压力更大，尿频的状况比怀孕期间更加严重。

4 假性宫缩更强

这种宫缩就像分娩前的热身运动，会

变得越来越频繁。虽然强度比不上真正的宫缩，也没有规律可循，但是它还是可以让孕妇的子宫颈变薄，甚至消失。这种宫缩会越来越强烈，并一直持续到分娩。如果产妇在宫缩时改变姿势，或者适当活动，宫缩就会减弱。出现这种宫缩时，产妇要练习以前学习过的肌肉放松技巧。

⑤ 腹泻

分娩激素会引起肠胃痉挛或腹泻，造成孕妇排便次数增多，排空肠道内积存的废物，以便腾出更多的空间让胎儿通过。

⑥ 见红

妊娠最后几周，子宫颈分泌物增加，自觉白带增多。正常子宫颈的分泌物为黏稠的液体，平时在宫颈形成黏液栓，能防止细菌侵入子宫腔内，妊娠期这种分泌物更多，而且更黏稠。分娩前的宫缩使子宫颈变软变薄，当胎儿下降到骨盆后，这种黏液栓随着分娩开始的宫缩而排出；又由于子宫内口胎膜与宫壁的分离，有少量出血。这种出血与子宫黏液栓混合，自阴道排出，称为见红。见红是分娩即将开始比较可靠的征兆。如果出现这种情况，孕妇应该马上告诉医务人员，因为孕妇很可能在3天之内分娩。如果出血量大于平时的量，就应当考虑是否有异常情况，可能是胎盘早剥，需要立即到医院检查。

⑦ 破水

阴道流出羊水，俗称"破水"。因为子宫强而有力的收缩，子宫腔内的压力逐

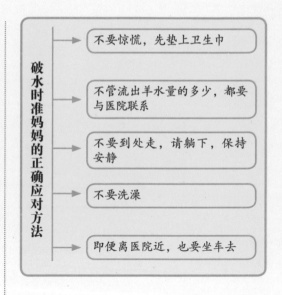

破水时准妈妈的正确应对方法

- 不要惊慌，先垫上卫生巾
- 不管流出羊水量的多少，都要与医院联系
- 不要到处走，请躺下，保持安静
- 不要洗澡
- 即便离医院近，也要坐车去

渐增加，子宫口开大，头部下降，引起胎膜破裂，从阴道流出羊水，这时离降生已经不远了。

大多数孕妇要在临产后很久才会出现破水现象，但是仍有10%的孕妇会在分娩前破水。如果孕妇在分娩前破水一定要注意，因为可能在几分钟或是几小时内就会开始强烈阵痛，最迟第二天宝宝就会降生了。

以上症状都是分娩即将来临的征兆，这些状况出现早晚存在个体差异。有些孕妇分娩前1~2周就会出现这些症状，而另一些孕妇在分娩前几天才出现。不管何时出现，一旦出现其中的几种或一种，一定要及时做好分娩前的准备。

这个时期孕妇需要抓紧时间，好好休息，为分娩积蓄体力。练习必要的分娩技巧，比如舒缓疼痛的技巧等。同时，要整理好住院所需的物品，为住院待产做好准备。

分娩的第一阶段：初期

① 准妈妈会有这样的经历

分娩的第一阶段看起来好像没有明显的动静，我们称之为初期或潜伏期。有些孕妇甚至不知道分娩已经开始了，还以为这还只是比较强的假宫缩。对大多数孕妇来说潜伏期虽然持续时间比较长，但是是比较轻松的阶段。这时，宫缩还不是那么频繁，5～30分钟一次，每次持续30～45秒。多数孕妇可以比较冷静地度过这一阶段，还可以像平常一样做些想做的事情，比如聊天、看书，甚至还能出去散步；有的孕妇感觉到自己就要生了，会变得很兴奋；还有些孕妇可能会对即将到来的分娩很担心。这时大多数孕妇出现了腹痛、见红、尿频等分娩前的征兆。而少数孕妇可能会发生羊膜破裂，羊水流出的状况，但是大多数孕妇在分娩活跃期才会出现破水。如果你是初产妇，这一阶段可能会持续8小时左右。有些孕妇还可能会在睡眠中度过这一阶段，对身体发生的变化毫无察觉。

② 身体变化

宫缩越来越强烈，频率越来越高，由开始时的20～30分钟一次，慢慢变为3～10分钟一次，最后可能会缩短到1分钟一次。

子宫颈口会变软、变薄并扩张，之后会消失50%～90%，这阶段结束时宫颈口可扩张到3～4厘米。

随着子宫收缩加强，少数孕妇可能会发生胎膜破裂，羊水和带血的黏稠分泌物流出。

③ 准妈妈该怎么做

这个时候，孕妇心里通常会涌现出一种幸福感，变得兴奋异常，而且体力充沛，可能很难平静下来休息，但是这时孕妇一定要休息。否则会在这一阶段浪费过多的精力和体力，到分娩真正开始，真正需要精力和体力的时候，已经变得疲惫不堪了。如果孕妇感到兴奋或身体不适，无法好好休息，这时可以让准爸爸做一下背部按摩，帮助肌肉放松，或者看会儿书，看会儿电视，洗个热水澡。不管怎样，想方设法让自己休息一会儿，迎接即将来临的分娩。

如果孕妇还是不能平静下来，可以去散散步。站立和适当的活动有助于宝宝下降到骨盆底部，并保持宫缩继续进行。如果孕妇有过不好的分娩经历或是身体虚弱，对分娩没有信心，这时可能会产生一种恐惧感，并在身体和心理两方面对分娩产生抗拒。如果孕妇觉得自己过于紧张，可以找自己的妈妈或者信任的朋友聊会儿天，从而舒缓情绪。

随着宫缩加强，伴随而来的阵痛也越来越强烈，孕妇可以采用各种放松技巧来缓解疼痛。比如尝试不同的姿势，找到最能缓解宫缩疼痛的姿势；如果背部越来越疼痛，可以试试把四肢摊开的平躺姿势。

分娩初期将要结束的时候，阵痛会越来越强烈、越来越频繁，这时孕妇可能需要靠在某种支撑物上才能有效缓解疼痛。这时孕妇一定要留意自己的情绪和身体变化，并根据这些变化决定下一步行动。

❹ 准爸爸应该做的

准爸爸在这一阶段要尽量说服妻子好好休息，同时还要帮她按摩、搓揉背部，给予身体和精神上的支持。

这一阶段，准爸爸脑海里可能会浮现出在电影中或书本上看到的分娩场景。比如孕妇痛苦的惨叫、丈夫焦躁的踱步、还可能会想到遍地鲜血。这些都可能会给准爸爸带来恐惧，担心妻子无法承受这种痛苦，甚至担心妻子会不会在分娩时出现意外。当看到妻子饱受阵痛折磨，而自己又束手无策时，准爸爸往往会产生一种无力感和负罪感。这时，准爸爸还会担心胎儿出世后生活会变得与以前大不相同，妻子可能会一心想着宝宝而冷落自己，自己挣的钱可能不够支付宝宝昂贵的奶粉和医疗费，而自己或许成不了一个好爸爸等等。

从现在直到分娩结束，准爸爸的日子可能比较难熬。因为很多男人对医院有一种排斥感，不喜欢面对疼痛和鲜血，但是妻子即将分娩，理所当然需要准爸爸的陪同，因此准爸爸在妻子分娩前一定要做好这方面的心理准备。这时，你的勇敢和坚强会感染妻子，而你对妻子的关爱也会让她充满信心地度过这段艰难的时间。当你怀抱宝宝时，你就会感到骄傲与自豪，先前的恐惧和忧虑都会烟消云散。

分娩第一期

●在阵痛中，子宫颈管出现各种变化

a）阵痛初期：子宫颈部消失，或者变薄，而且子宫颈部开始开启。

b）子宫颈部继续开启。

c）子宫颈部完全开启。为了顺利地经过骨盆，旋转胎儿的头部。

分娩的第一阶段：活跃期

① 准妈妈会有这样的经历

如果孕妇感到宫缩的强度与频率已经让自己呼吸急促，甚至连一句完整的话都说不出了，这就表示此时已经进入活跃期了。这个时期宫缩变得更快、更强、更持久，孕妇需要调动所有精力才能应付这种几乎无法忍受的疼痛。一般情况下，活跃期宫缩是3~5分钟1次，每次持续1分钟左右。这时的宫缩与阵痛来得很突然，可能孕妇正在散步，就会突然出现宫缩，这时候疼痛的强度仅仅依靠转移注意力已经不可能缓解了，以前学习过的放松和缓解疼痛的技巧就派上用场了。

处在分娩活跃期的孕妇，都很想躲到一个安静的地方分娩。因此，参与分娩的人员，要及时分辨出这种情绪变化，调整计划来配合孕妇，加快产程进展。

活跃期会持续3~4个小时，持续时长对每个孕妇来说可能存在个体差异。很多孕妇活跃期的宫缩是间歇性的，强烈的宫缩与阵痛，然后平静，再接着更加强烈的宫缩阵痛。

② 身体变化

在活跃期，孕妇的子宫颈会完全消失，宫口张开4~8厘米。胎儿头部下降到骨盆地步，压破羊膜，导致羊水流出。这时，大脑会释放出更多的内啡肽，以缓解这种不断增强的疼痛感。

③ 准妈妈该怎么做

这一阶段，孕妇要充分利用以前所学的放松技巧和缓解疼痛的方法。以下建议，可能有助于孕妇缓解不适感，促进产程进行。

宫缩间歇，要注意休息、补充能量以恢复体力。

宫缩开始时，从鼻子深吸一口气，然后慢慢地由嘴巴吐出；宫缩结束时，再次深呼吸，把肺部的二氧化碳全部呼出，并且把全身的紧张也都释放出来。

调整姿势，缓解疼痛。

注意及时排空膀胱，为胎儿腾出更多的空间通过产道。

这个阶段，有些孕妇可能还会觉得自己灵魂出窍了一样，不要担心，这是你的大脑在帮你缓解身体的疼痛。

④ 准爸爸应该做的

参与分娩的人员，这时一定要尊重孕妇渴望安静环境的愿望，尽量保持安静，停止制造一些不必要的噪声，给孕妇创造一个安静的分娩环境。

这一阶段，准爸爸一定要沉着、冷静，密切关注孕妇可能发生的情绪变化，尽可能营造出一种轻松的氛围。要不时鼓励妻子做得很好，一切都很顺利。进入活跃期，由于强烈的阵痛，孕妇可能会忘记曾经学过的放松技巧，这时准爸爸就要及时引导孕妇使用放松技巧，帮助她减轻疼痛。

分娩的第一阶段：过渡期

❶ 准妈妈会有这样的经历

经过分娩初期和活跃期，产妇的骨盆通道已经打开了4~8厘米，这时就到了过渡期，宫口完全张开的阶段，是进入第二阶段娩出胎儿的最后准备阶段，也是整个分娩过程中阵痛最强的阶段，不过持续时间也最短，通常只有15~90分钟。过渡期宫缩1~3分钟一次，每次持续1~1.5分钟。这些宫缩来势又快又猛，通常阵痛也会不止一次的达到高峰，致使孕妇们根本没有机会休息和补充体力。

很多孕妇在过渡期会觉得阵痛太强烈了，甚至超过了忍耐的极限，因而这时很多孕妇会哭叫出"我不行了！""我受不了了！"之类的话。如果孕妇觉得实在忍受不了了，只要能迅速摆脱这种疼痛，怎样做都可以，这时就预示着最艰难的阶段马上就要结束了。一旦过渡期结束，接下来发生的疼痛就比较容易忍受了。虽然胎儿娩出也很痛苦，但是大部分孕妇都觉得比过渡期轻松多了，而且宝宝的出生让疼痛变得很有价值。

❷ 身体变化

过渡期，孕妇的子宫颈口会张开最后几厘米，子宫肌肉正在超负荷工作，将子宫颈口向两边拉扯，使其充分扩张，能通过胎儿头部，并开始把胎儿的头向外推。

胎儿经过弯曲的产道，孕妇会感觉到强烈的背痛，骨盆和直肠也受到很大压力。强烈的宫缩还可能会导致孕妇恶心、呕吐、大汗淋淋、全身颤抖。这一阶段，孕妇的大脑会持续释放内啡肽，最大限度地减轻产妇的疼痛。

❸ 准妈妈该怎么做

对于孕妇来说，过渡期是分娩过程中最难熬的阶段，孕妇可以试着用以下方法放松和缓解疼痛：

积极调整姿势，找出对放松和缓解疼痛有帮助的姿势。

利用宫缩间歇充分休息，放松身体。

用力时配合宫缩。

过渡期的疼痛确实是难以忍受的，很多事先不想采用无痛分娩的产妇，这时往往会后悔她们当初的选择，想立刻实施麻醉，摆脱疼痛，但时这是不管采取何种手段实施麻醉都来不及了，因为等麻醉药开始发挥药效时，过渡期可能已经结束了。

❹ 准爸爸应该做的

有一点准爸爸一定要提前做好心理准备，那就是分娩过程中，疼痛折磨下的孕妇，行为都很不理性，甚至会对你产生敌意。这个时候准爸爸一定要有耐心，不要因为此时孕妇说出的一些过激的言辞就觉得自己受到了伤害，要不断鼓励、称赞、安慰妻子，让她知道她不是在"孤身奋战"。如果孕妇分娩很不顺利，丈夫更应该保持冷静，时刻陪伴妻子，到时候她绝对会对你充满感激之情。

分娩的第二阶段：生出宝宝

❶ 准妈妈会有这样的经历

这一阶段有两件事会让产妇感到高兴：一是这一阶段的疼痛要比过渡期有所减轻，此时软产道旁的膀胱、尿道受到胎儿的压迫，有一种想排尿又尿不出的感觉；二是这个阶段结束后，宝宝就问世了，自己也由准妈妈变成妈妈了。胎头刚娩出时一般脸部朝下，很快会转向妈妈的左或右侧大腿。这时宫缩间隔时间比较长，3~5分钟才会有一次，而且疼痛也比过渡期减轻了很多。

很多产妇在过渡期之后，会有10~20分钟的间歇，才会有再次用力娩出胎儿的冲动，这段时期被称之为"宁静时期"或"休息与感恩阶段"。这段时间的休息会让产妇重新变得精力倍增。

一旦子宫颈口完全打开，胎儿头部就会下降到产道中，会使产妇肛门附近的直肠受到强烈的压迫，引起排便感或感到好像已有大便排出，致使产妇会反射性地引起屏气和施用腹压，这种想用力将胎儿推出体外的力量是无法用意志去控制的，是不可抗拒的生命本能。这时候阴道会有一种很吓人的被撕裂的感觉，不过这种感觉很短暂，很快就会被胎头压迫阴道壁的麻木感所取代。有些产妇可能不怎么费力就可以把胎儿生出来，但有些孕妇则需要几个小时才能完成分娩。一般来说，初产妇娩出胎儿的平均时间为1~1.5小时。如果已经有过分娩经历，再次分娩可能就会快

一些。

对于产妇来说，娩出胎儿的时间也具有个人差异。如果采用药物麻醉的无痛分娩，在胎儿娩出的过程中想要用力的欲望会受到限制，因此产程可能会延长，分娩所需要的时间也会长一些。因此，分娩时效果最好的麻醉是在过渡期充分发挥作用，而到了分娩的第二阶段，药效应该减弱，使产妇可以直接参与分娩过程。

❷ 身体变化

子宫颈口在过渡期结束时就会完全张开，使胎头安全地下降到产道。随着胎头拉扯阴道和骨盆底部肌肉，这些部位中的神经末梢接收器刺激大脑发出全身用力的信号，并刺激产妇身体释放出更多催产素，刺激子宫收缩。用力与宫缩促使胎儿娩出。第一阶段，子宫收缩完成了全部任务，而这一阶段产妇腹部和骨盆的肌肉一起对子宫施压，配合子宫自身的收缩力量，把胎儿推出来。

❸ 准妈妈该怎么做

尽量用自己的方式用力。在分娩过程中如果产妇有用力的欲望就用力，不要等医务人员喊用力时才用力，这样比较符合生理法则。只有子宫和腹部、骨盆底部等需要用力的肌肉合作时，才能最快地娩出胎儿。产妇有时在分娩开始时就会感觉想要用力的冲动，有时这种冲动还可能持续很久，还有可能在一次宫缩中产生好几次

想要用力的冲动。

以平和的方式支持产妇。参与分娩的人员喜欢用一些鼓励的话来激励产妇，但是这可能会增大产妇的压力，扰乱她们自身的用力节奏。如果出现这种情况一定要告诉医生。但多数情况下，医生的激励都是有用的，比如疼痛让意识不清的时候，或者是用力的冲动被药物掩盖的时候，护士会通过电子胎儿监护仪来提醒产妇什么时候需要用力。

正确地用力。产妇双脚蹬在产床上，双腿张开，膝盖弯曲，后脚跟尽量靠近臀部。两手握紧产床把手，宫缩来临时深吸一口气，然后屏气，同时向下用力，力气用尽后再慢慢吐气。用力时要保持手、身体和脚原位不动，否则达不到预想的效果。宫缩结束时，放松肌肉，做几次深呼吸，为下次用力做准备。用力时不要在意姿势是否好看，一定要按照医生的指示，配合宫缩用力，否则不但会浪费体力，还有可能影响产程。很多研究显示产妇受本能驱使地用力，不但可以

节省体力，输送充足的血液到子宫，促进宫缩，还可以给胎儿输送更多氧气。其实，大多数产妇都不需要别人的帮助，就能恰到好处地用力。

采用最佳的用力方式。事实证明，保持上半身直立的蹲姿是最省力的用力方式，而平躺时，等于要推胎儿上坡。如果产妇下背部被靠在某处，被抬高了，胎儿通过时，就会受到阻碍，使产程减慢，疼痛增加。如果采取蹲姿，不仅可以扩大骨盆，还可以利用地心引力，促使下降。另外，产妇半躺着，也可以扩大骨盆，但和蹲姿相比，地心引力没能发挥最大的作用。如果宫缩使胎儿下降的速度过快，也可以采用侧躺的姿势，但需要医护人员用热敷布支撑会阴组织，并帮你抬高上面的一条腿。

不要心急，慢慢来。通常产妇会尽力用力，希望这一阶段早一点结束。但是，研究显示，用力过猛、过久，会导致胎儿缺氧。第二阶段持续时间的长短不会影响胎儿。如果胎儿心跳在宫缩时变慢，不要

子宫颈的作用

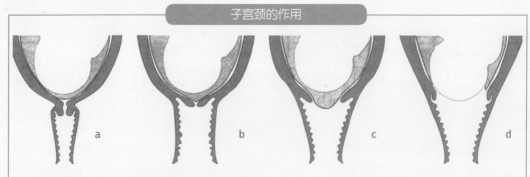

a　　　b　　　c　　　d

（a）在分娩开始时，子宫颈是关闭的。

（b）逐渐地，在收缩的影响下，子宫颈缩短了，我们说它萎缩了。但是它仍然是关闭着的。

（c）子宫颈正在张开，羊膜囊被羊水推着凸了出来。

（d）子宫颈张开，羊膜囊破裂，孩子的头部开始从子宫里出来，然后它会穿过已扩大到最大程度的产道。

太担心，等到宫缩结束，胎儿的心跳就会恢复正常了。下次宫缩时，胎儿的心跳又会减慢。

宫缩间歇注意休息。很多第一次分娩的产妇都不会利用宫缩间歇休息，补充体力。宫缩结束时，应该调整到一个自己感受最舒服的睡姿，吃点容易消化、高能量的食物，喝点水，放松下紧张的肌肉，使体力得到恢复，迎接下一次宫缩。

保护会阴。当胎头将要娩出时，产妇一定要配合医务人员，不要再屏气用力，避免造成会阴严重撕裂。

❹ 准爸爸应该做的

准爸爸要随时提醒产妇放松，同时想尽一切办法帮助她放轻松。可以帮她擦汗，递上她想吃的东西，按摩她紧绷的肌肉，提醒她深呼吸，即使产程进展很缓慢也要不时激励她。

❺ 宝宝的头出现了

经过一段时间的用力，产妇的阴唇会突出来。再经过几次宫缩，每次用力时，医护人员都可以看到胎儿起皱的头皮，宫缩停止时又会缩回去，再次宫缩时又会出现，几经反复，产妇就会感觉到会阴被胎头慢慢撑开，直到箍在胎头上。胎头的这种下降方式使阴道组织逐渐适应胎头的大小，保护会阴不被撕裂。胎头一旦进入骨盆下方就不会再缩回去了，这时产妇会感觉到会阴和阴唇被使劲拉扯，会有一种灼烧、刺痛感，这时就不要再用力了，要让胎头自己慢慢地出来，以免撕裂产妇会阴。这样僵持几分钟之后，胎头的压力会使会阴部的皮肤组织麻痹，这时产妇就感觉不到疼痛了。

再经过几次收缩，胎头就会随着肩膀向下转动；再有几次宫缩，胎儿就会被推出产道，娩出母体。

这时，医务人员会把胎儿口、鼻里的黏液与羊水吸出来。摩擦胎儿后背，刺激呼吸，之后就会听到宝宝的第一次啼哭。接着医务人员会帮胎儿剪断脐带，将宝宝放到妈妈怀中。当然也有些胎儿出生后需要一些特殊护理，以便更好地适应外界环境。

分娩第二期

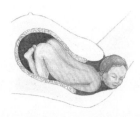

⬆胎儿的脸部朝下，而且头部压迫会阴部。会阴部逐渐膨胀的同时阴道入口也变大。头部就像扫会阴部一样压迫着会阴部。首先看到头部最顶部和额头部位。

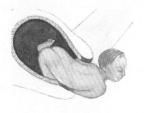

⬆如果头部离开母体，肩部就会在骨盆内旋转。此时，头部也会左右旋转。

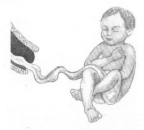

⬆如果肩部离开母体，就容易分娩出其他部位。

分娩的第三阶段：娩出胎盘

① 准妈妈会有这样的经历

胎儿娩出后，产妇会有一种虚脱的感觉，但是宝宝的出生让你很有成就感，所以还是非常兴奋。这时分娩还没有结束，医务人员会帮助娩出胎盘，结束分娩。子宫继续收缩，不过强度已经很小了，娩出胎盘，这时产妇会有一种类似抽筋的感觉，或是阴道有轻微的排出东西的感觉。如果分娩过程中，会阴部有撕裂或是做了会阴切开术时医生还要进行缝合工作。缝合时会实施局部麻醉，减轻疼痛，更有利于缝合。这时，产妇已经感觉不到不适感了，因为这种轻微的不适已经完全被怀抱宝宝的幸福感淹没了。

② 身体变化

胎儿娩出后，由于肾上腺素的作用产妇会有些发抖，而且机体功能已经开始进行产后调节，这时产妇可能会有饥饿感。

这一阶段，子宫会继续收缩，排出胎盘，压迫血管止血。如果发生大量出血，医务人员还会注射催产素帮助子宫收缩，尽快止血；还会帮助产妇按摩子宫，促进其收缩，尽快止血。这个过程有些微不适，但是只会持续5~30分钟的时间。

③ 准妈妈该怎么做

胎盘娩出后，在医务人员做最后处理时，新妈妈就可以充分享受宝宝诞生带来的幸福感了。可以让宝宝趴在你的肚皮上，与宝宝肌肤相亲，还可以用你的体温给他保暖。让宝宝吮吸你的乳房，这样可以刺激乳汁分泌，还会刺激分泌催产素，帮助子宫收缩，有利于排出胎盘和止血。

产后1周，新妈妈哺乳时，会感觉到子宫收缩，并伴随着疼痛感，我们称之为产后疼痛。这种情况通常都很短暂，它表示子宫正在恢复正常大小。新妈妈不要因为疼痛就停止哺乳。如果说疼痛难忍，可以咨询医生是否可以服用止痛药。

④ 准爸爸应该做的

这时候新爸爸一定要抱抱小宝宝，最好是父子肌肤直接接触。如果宝宝需要例行检查，爸爸最好也一起去。如果宝宝一直哭闹，护士又没有时间照看，爸爸可以把宝宝抱起来轻轻摇晃，等到护士有时间处理为止。千万不要把宝宝一个人留在婴儿室，对宝宝来说待在一个温暖、熟悉的地方，可以让他具有安全感。

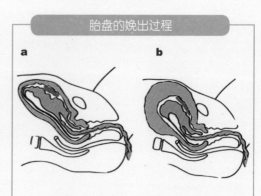

胎盘的娩出过程

◎分娩后马上喂母乳，能促进排出胎盘。有时，给子宫施加压力，或者拉动脐带，这样就能缩短胎盘的娩出时间。

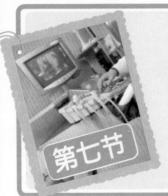

这阶段
还需关注的事

第七节

分娩自助法

① 注意营养补充

分娩需要耗费大量的体力，产妇要有充足的营养为子宫和周围的肌肉提供能量。过去医生都不太希望产妇在分娩时进食或者喝饮料，因为如果产妇临时需要实施剖腹手术，全身麻醉会导致呕吐，把肠胃里的东西吸入肺中。现在产妇可以选择无痛分娩，分娩过程中就没有必要保持空腹了。但是，偶尔还会出现需要全身麻醉的情况，因此医生

分娩时保持营养均衡的办法

尽量选择在分娩初期进食，并做到少食多餐。

多食用一些高热量的食物，像面食、蜂蜜、果汁、水果等。

多吃易消化的食物，不要吃含脂肪太多或油炸、容易产生胀气的食物，如薯类、碳酸饮料等。

多喝水。在分娩初期，利用宫缩间歇的时间，补充水分，每小时补充的水分不应少于240毫升。产妇摄入大量的水分，会刺激产生上厕所的欲望。走动、下蹲的动作，能够促进产程进展。分娩过程中也要及时补充水分，防止脱水，很多产妇在分娩时由于阵痛的影响而顾不上喝水，这时需要陪同的人及时提醒她们补水。

静脉输液。如果此时恶心和阵痛让你无法进食和饮水，那么医生就会建议你通过静脉输液补充能量，促进分娩的进行。

及时排便。膀胱太满会影响子宫收缩和胎头下降，所以产妇应及时排空大小便。尤其是临产前，这种做法更有必要。如果便秘造成排便困难，可以请医务人员用肥皂水灌肠，促进排便，刺激宫缩，推动产程进展，还可以避免不必要的污染。

一般建议产妇尽量少进食。

② 多学点分娩常识

孕妇在分娩课程中会学到很多与分娩有关的知识，比如子宫是如何通过收缩完成分娩的；胎儿在弯曲的产道中是如何前进的；怎样配合宫缩用力；怎样缓解疼痛，等等。

分娩前，孕妇还要了解一下分娩时可能会用到的药物和仪器。药物和仪器通常可以促进分娩进行，帮助产妇节省体力。但需要提醒孕妇的是，凡是将你固定在床上的仪器都会限制产妇的活动，可能会使产程延长。在选择仪器时，最好选择那些不会限制活动的设备。例如如果需要静脉注射，一定要使用肝素帽，如果需要接受胎儿监护，尽量使用遥感监护设备，这样就不会妨碍产妇的正常活动，又能使其得到安全监护。

③ "保安"工作很重要

安静的分娩环境能够让产妇在分娩初期子宫疼痛还能忍受时得到充分的休息，为接下来的分娩过程积蓄体力；宫缩间歇能得到适当的休息，迎接即将来临的更强烈的宫缩。准爸爸这时的工作就像一个"保安"，把一切制造噪音的不相干的人阻止在产房外，努力为妻子营造一个安静的分娩环境。

另外，积极的分娩环境能够增强产妇的信心，促进身心共同努力，加快产程进展；消极的环境则会让产妇情绪低落，增加分娩时的疼痛，延长分娩时间。因此，

产妇应多和乐观、积极的亲友交流，还可以多听一些舒缓的音乐，在房间里装上光线柔和的灯，努力为自己营造一个好的分娩环境。

如果觉得医院的分娩环境不适合自己，可以自己提前做一些对分娩有帮助的小准备。比如准备一些小卡片，上面写一些能够激励你的句子，帮助自己振作精神。还可以准备一段舒缓的音乐。研究显示，音乐可以刺激人体内啡肽的分泌，帮助缓解疼痛。分娩时使用音乐的产妇比不使用的音乐的产妇对镇痛药物的需求量要少。

④ 多休息，养精蓄锐

对产妇来说生孩子是一件辛苦而有成就感的事情。辛苦需要休息来弥补。在分娩过程中，有两种休息方式可供产妇选择：一是分娩初期，假性宫缩还没

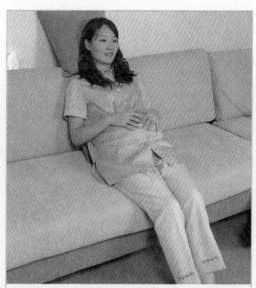

◎通过休息能积存能量，为了充分地休息，产妇应该采取舒适的坐姿。

有引发不可忍受的疼痛时，产妇要抛除杂念充分休息；二是在分娩过程中，宫缩间歇可以用来做短暂的休息。即使是阵痛最频繁的时候，两次宫缩之间都会有一定的时间间隔。有些初产妇在分娩初期，阵痛还没有来临时，不知道利用时间好好休息，反而忙着收拾房间、整理衣物，认为自己还可以撑得住。其实这种做法是得不偿失的，如果不趁现在好好休息，等阵痛来临后，你就会被疼痛折磨的无法静下心来休息。如果分娩初期你在家，最好让家人创造一个安静的环境，想办法让自己休息一下，不要想那些无关紧要的琐事；如果在医院，尽量营造出一个适合休息的环境。

另外，宫缩间歇要注意抓紧时间休息。分娩初期，宫缩间隔大约为5分钟或者更长；分娩活跃期，宫缩间隔也有2~3分钟。与其考虑如何应付下次宫缩的疼痛，不如充分利用这些宝贵的时间休息一会儿。一些有经验的产妇，都会在宫缩间歇闭目养神，积蓄力量。

⑤ 多活动，别过早卧床

怀孕期间，我们反复强调，孕妇要保持适当的运动，比如散步、游泳、骑脚踏车等，以保持身体健康。现在这些运动带来的好处就开始显现出来了，运动使肌肉更有弹性，关节更加灵活，还可以增强体力，使分娩更加顺利。

很多产妇在分娩初期就开始卧床，这样做有可能会减慢产程进展，延长分娩时间。分娩初期最好适当地走动走

动，可以缓解身体的不适感，还可以促进产程。分娩过程中，也可以采取各种各样的姿势，不是非要像电视里那样平躺在床上。关于"分娩姿势"在下面内容之中会有详细介绍。如果需要检查或者使用监护设备，最好使用不限制活动的那种，这样在接受监护的同时，还可以自由活动。

⑥ 有利于分娩的行为

笑能够促进内啡肽分泌，使大脑中枢神经得到调节和保健，让身心变得非常轻松，起到镇痛作用；笑的时候，平时的胸式呼吸会自然变成腹式呼吸，这种呼吸是分娩时的最佳呼吸方式，可以减少体内能量消耗。因此，分娩时产妇不妨多笑笑，既可以转移注意力，缓解疼痛，还可以促进分娩进行。参与分娩的人要努力为产妇创造一个轻松、舒适的分娩环境。

做爱可以促进分娩。听到这句话不要诧异，这是因为做爱时女性体内会释放出大量的催产素和内啡肽，再加上精子中内含的前列腺素，这些天然的激素配合在一起，可以促进分娩进行。但是这种情况只能在分娩初期，破水之前，在医生同意的情况下进行。丈夫还可以有意识地刺激产妇的乳头，可以刺激分泌加强宫缩的催产素，推进产程进展。临床观察表明，分娩初期，每日刺激乳头多于3小时的产妇，开始刺激到婴儿娩出，平均时间为4.6天；而每日刺激少于3小时的孕妇，则为8.5天。另外，拥抱、亲吻、抚摸都可以促使激素在分娩时发挥作用。

很多产妇待产时会问到"分娩时我该怎么办",有经验的医务人员就会告诉她们:想怎么做就怎么做,不要想太多。有些产妇在分娩时会不由自主地发出呻吟,甚至是尖叫。这其实是一种正常的发泄紧张心理的方法,对产妇来说还有助于集中精力应对强烈的宫缩。但是有些声音对分娩并没有帮助,例如突然喊叫会使身体紧张,增加疼痛;长时间地喊叫会耗费体力,影响产程。

冲个热水澡,然后把自己泡在浴缸里,享受水的按摩;听着舒缓的音乐,吃着喜欢的美食,还有丈夫充满爱意的按摩,感觉舒适可以让产妇心情愉快,因而可以起到促进分娩的作用。如果医院提供了新式产床或新型分娩设备,一定要加以利用,它们不但可以帮助你缓解分娩时的疼痛,还可以帮你克服对分娩的恐惧,增强顺利分娩的信心。

❼ 直立式分娩和提肛运动

直立式分娩,是指产妇上身直立进行的分娩方式,包括坐式、蹲式、跪式等。从生理角度来看,躺着分娩对产妇和胎儿都没有促进作用。因为地心引力会使胎儿贴在产妇后背,子宫也会压在脊柱附近的血管上,减少子宫供血量,造成宫缩乏力,产生严重背痛。而直立分娩时,子宫收缩,重力和产妇用力方向重合,地心引力可以帮助胎儿下降,压迫宫颈口可以加快宫颈口扩张,配合宫缩,缩短分娩时间。调查显示,躺着分娩比直立分娩时间长,产妇经历的痛苦也更大。

直立时骨盆宽度会增加20%,骨盆关节受到孕激素的影响也会比较松弛,因此胎儿比较容易完成姿势的转变,能更加顺利的娩出。

直立分娩并不是整个分娩过程都要站着。为了促进分娩,产妇可以在宫缩间歇躺下休息,积蓄体力,等宫缩再次开始时再保持直立姿势,推进产程进展。

提肛运动能锻炼腹部与骨盆底部的肌肉,增强肌肉弹性;还能缓解腰背部和骨盆压力,减轻这些部位的疼痛感;怀孕末期还可以帮助纠正胎位不正的现象,使分娩更加顺利地进行。如果孕妇收缩骨盆底部肌肉和腹部肌肉能保持10秒钟左右的话,表明这些肌肉组织功能良好;如果坚持不了10秒钟,则表明这些部位的肌肉已经非常松弛了,需要通过运动加以改善。孕妇在孕晚期容易患上痔疮,经常做提肛运动能加快局部血液循环,改善肛门括约肌功能,预防肛门松弛,对预防痔疮很有成效。

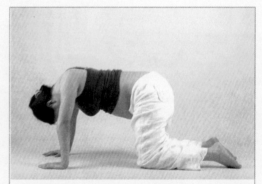

◎孕前,孕妈咪应每天坚持做提肛运动一到两次。可采取四足跪姿,吸气时收缩肛门,呼气时放松肛门,如此反复,每次做五六下,以增强骨盆底部的肌肉力量,有利于排便和预防痔疮发生。

分娩姿势

① 蹲姿分娩

蹲姿有助于扩大骨盆出口、缓解背部疼痛、加快宫颈扩张、加快胎儿下降、放松会阴肌肉，从而加速产程推进。另外还可以给胎儿提供更多的氧气，加速胎盘的娩出。

使用蹲姿分娩应注意的一些问题。

蹲姿最好在分娩进行到第二个阶段再用，那时子宫颈口完全扩张，每一次宫缩都会使胎儿娩出一点。如果产妇的宫缩不强烈，宫颈还没有完全扩张，通常不需要使用蹲姿，以免双腿过度疲劳。

如果产妇有想用力的冲动，就可以使用蹲姿了。宫缩开始时产妇可以利用丈夫的脖子作为支撑，也可以利用产床上的蹲姿杆进行蹲姿分娩。在宫缩间歇采取比较舒适的姿势休息，避免劳累。

蹲姿分娩时，地心引力会促使胎头压迫子宫颈，加速产程进展。如果产妇感觉蹲姿造成的剧痛不能忍受，可以适当调整一下姿势。

采用蹲姿时，产妇的双脚打开的宽度至少要与肩同宽，要慢慢蹲下和站起，避免滑倒和肌肉拉伤。

产妇下蹲时要注意放松腹部肌肉，否则可能会造成疼痛加剧。

蹲姿也有一些不利的方面，那就是可能会使产妇觉得很累，有时还很难监听到胎心。

② 跪姿分娩

跪姿分娩，是指产妇跪着，上身向前倾斜，扶着一个支撑物。跪姿有助于缓解剧烈宫缩引发的阵痛，减轻背部疼痛。跪姿可以使产妇借助地心引力的作用，很快地娩出胎儿。可以帮助臀位的胎儿顺利分娩。缺点是分娩时，膝盖受力很大，时间长了产妇可能会受不了。应该在宫缩开始时采用蹲姿，宫缩间歇以舒适的姿势休息，积蓄体力，并缓解膝盖疼痛。

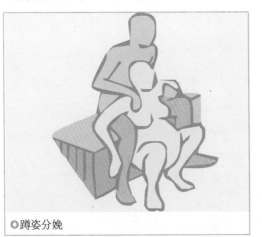

◎蹲姿分娩

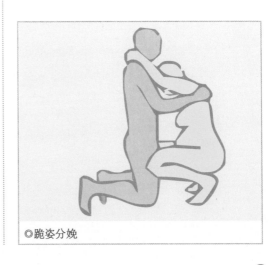

◎跪姿分娩

③ 站姿和靠姿分娩

产妇多走动，可以加快产程进展。如果产妇在走动时突然感到一阵强烈的宫缩和阵痛，这时候可以靠在墙上或是搀扶者的身上休息片刻。站姿可以帮助产妇增强产力，使宫缩更有力，还可以使胎儿在地心引力的作用下，快速下降，缩短分娩的时间。站姿还可以缓解分娩疼痛，给胎儿供给充足的氧气。缺点是分娩过程主要靠产妇个人控制，医务人员很难观察到产程进展的程度。

④ 坐姿分娩

坐姿也有助于扩大骨盆，但是扩大程度没有蹲姿大。采用坐姿分娩时，产妇可以跨坐在马桶上、椅子上、分娩球上。如果产妇实施了局部麻醉，还可以跨坐在产床上。最好是和蹲姿结合起来，采取蹲坐的姿势，可以获得蹲姿扩大骨盆的最佳效果，还可以避免蹲姿容易疲劳的缺点。坐姿可以使用电子胎儿监护仪，对胎儿的情况进行实时监控，产妇也可以得到充分的

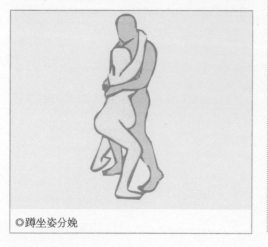

◎蹲坐姿分娩

休息，还可以借助地心引力的作用，帮助胎儿娩出。缺点是血压高的产妇不宜使用这种方法。

⑤ 侧躺姿分娩

上面介绍的姿势确实有利于分娩进行，但是如果整个分娩过程都保持蹲、跪、坐、站的姿势，很容易使产妇感到疲惫。因此，产妇可以在宫缩时，采取上述姿势中适合自己的姿势，而在宫缩间歇，则可以采用侧躺的方式，休息并积蓄力量，迎接下一次宫缩。

侧躺的次数和时间可以根据产妇的分娩状况灵活掌握。如果产程进展快、宫缩强，就可以采用侧躺姿势分娩；如果产程进展缓慢，宫缩也不是很强，就可以在宫缩中采用上述姿势，而在宫缩间歇再回到侧躺的姿势。

侧躺便于产妇休息，对于患有高血压等妊娠并发症的产妇很有帮助，也便于保护产妇会阴。缺点是如果产妇躺的方向和胎儿背朝的方向一致，无法进行胎心检测，也无法借助地心引力的作用。

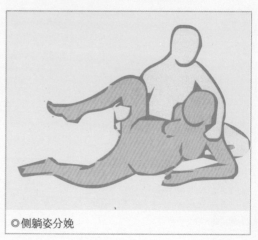

◎侧躺姿分娩

双胎、多胎分娩

如果孕妇在产检中发现双胎或多胎妊娠，应尽快建立高危妊娠档案，加强对孕妇及其体内胎儿的监护，发现问题及时处理。

双胎妊娠时容易发生前置胎盘。这是一种无痛性的妊娠后期的胎盘与子宫内膜剥离而造成的出血，所以有些孕妇在睡眠中大量流血而得不到救治。这种疾病一般是渐进性的，先是有小量出血，停止数天后再增加，最后大出血。故有小量出血史者，孕妇自己及丈夫要时刻注意，防止意外。

双胎或多胎妊娠的孕妇，即使在整个孕期都没有出现异常，也要在怀孕第34～36周提早入院待产。

双胎、多胎产妇在分娩时容易出现一些问题。双胎或多胎妊娠会使子宫过度膨大，导致子宫没有足够的空间收缩，从而使宫缩乏力，产程延长；双胎或多胎妊娠时，其中的任何一个胎儿都比单胎妊娠的胎儿小，而且两个或多个胎儿挤在子宫中，没有足够的空间，胎儿不容易实现分娩前的转位，易出现胎位不正的现象；

胎膜破裂之后，容易发生脐带脱垂的现象；第一个胎儿娩出后，其他胎儿因活动空间增大，容易出现转位，并且由于子宫突然变小，容易导致胎盘早剥，直接威胁其他胎儿的生命安全；即使全部胎儿都安全娩出，产妇子宫过度膨胀而收缩无力，很难恢复到正常大小，因此难以压迫血管止血，容易造成产后大出血；双胎或多胎妊娠的新生儿容易出现呼吸窘迫、新生儿硬肿症、吸入性肺炎等疾病。

双胎或多胎产妇在分娩过程中要密切观察产妇及胎儿状况，并提前做好输液、输血和抢救新生儿的充分准备。在分娩过程中，产妇也要保持镇定，尽量放松，耐心等待，千万不要紧张，不要无谓地消耗体力，影响分娩的进行。

双胎、多胎产妇如果不能正常分娩，可进行剖宫产手术，一般不会对胎儿造成伤害，但胎儿一般都会按早产处理，需要进行特殊护理。

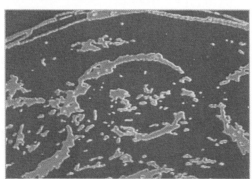
◎超声波照片：通过超声波照片能看到子宫内三个胎儿的头部。在怀孕多胎儿时，超声波照片很有效，而且非常安全。

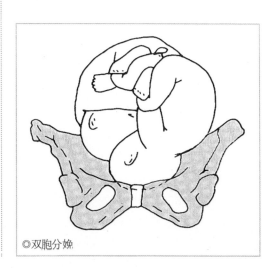
◎双胞分娩

分娩时要放松肌肉

① 为什么要放松肌肉

分娩过程中，除子宫肌肉收缩外，放松其他肌肉有助于缓解不适感，并且能够促进产程进展。在宫缩时，身体其他部位的肌肉紧张，这种紧张会扩散到骨盆肌肉，使原本应该放松的骨盆肌肉紧张起来。紧张的肌肉会增加分娩时的疼痛，也会使产妇感到疲劳，削弱承受疼痛的能力。产妇在宫缩间歇应该尽量放松，这样才能得到充分的休息。如果宫缩间歇没有放松，就无法补充体力迎接下次宫缩的到来。随着产程进展，阵痛会越来越强烈，体力消耗也会越来越大，肌肉放松可以帮助产妇节省体力，更好的应对分娩。

分娩时，产妇体内会分泌两种对分娩有帮助的激素。一种是肾上腺素，它可以增强身体自然产生的麻醉剂缓解疼痛的效果。肾上腺素在分娩过程中，还可以给产妇提供额外的能量，帮助分娩进行。但是，如果这种激素过多，就会让产妇变得不安、精神不振、还会让血液从需要努力工作的子宫流回大脑、心脏、肾脏，造成宫缩乏力，产程进展缓慢，甚至停滞不前。另一种是内啡肽，它是人体分泌的一种自然的麻醉剂，可以减轻压力，缓解疼痛。和人造麻醉剂相比效果更好，而且对孕妇和胎儿没有副作用。内啡肽还可以刺激乳汁的分泌，帮助妈妈顺利哺乳。但是，如果分娩时，肌肉过于紧张，产妇体内激素分泌就会失衡，这两种激素的分泌

就会受到影响，从而影响分娩过程。

总之，肌肉放松可以有效地调节这两种激素的分泌，让这些天然的镇痛剂发挥最大功效；肌肉紧张则会增加肾上腺素的分泌，降低内啡肽的分泌，让分娩更痛，产程延长。

② 如何放松肌肉

如果学会在分娩时放松肌肉，就会增加产妇体内内啡肽的分泌量，从而缓解疼痛，促进产程进展。具体有以下几种放松方法。

（1）运动放松

手腕：丈夫用右手轻轻握住产妇左手腕，左手捏着她的左手关节，上下活动。

肘关节：丈夫用左手托住产妇肘关节，右手握住她的手腕，使其肘部做弯曲、伸直的动作。

颈部：丈夫双手托住产妇的脖子，然后慢慢放下，如此反复。

脚腕：产妇右腿伸直，丈夫用右手握住妻子的脚腕，左手握住脚掌，上下活动。左腿做同样的动作。

膝盖：产妇仰卧，丈夫用右手握住她的膝盖，左手握住脚腕，使膝盖关节做弯曲、伸直的动作。

（2）音乐放松

音乐可以缓解紧张的心理，同时让全身肌肉得到放松，减少肾上腺素的释放，有助于加速分娩进程。产妇在分娩过程中利用音乐作为放松手段会起到非常好的效

果。如果听到的音乐是自己平时进行放松训练所使用的曲子，那么分娩时产妇身心都会获得充分的放松。

（3）正确的抚摸

丈夫充满爱意的抚摸和按摩，会给孕妇带来愉快的刺激，从而减少疼痛。怀孕最后几个月里，准爸爸可以经常帮妻子按摩，以缓解其背部疼痛和宫缩时的阵痛，这时的练习对日后的分娩大有好处。等到分娩到来的时候，准爸爸已经熟练掌握了正确的按摩手法，手部力量也更加持久，可以更好地为分娩中的妻子服务。

练习时，丈夫可以在妻子全身不同部位使用不同的按摩方式。在面部和头皮，可以用指尖轻轻按压；而肩膀、大腿、小腿、臀部、足部等大片肌肉，可以用手掌按压和手指揉捏的方式按摩；还可以用手掌打圈按摩背部，缓解下背部疼痛。

孕妇可以利用这段时间找出自己喜欢的或是最能缓解不适的按摩方式，比如有些孕妇喜欢顺着身体毛发生长方向的抚摸，有些则喜欢反着抚摸；有些孕妇还会特别喜欢脚部按摩，或腹部按摩。

分娩时，产妇会因为疼痛而变得非常暴躁、非常敏感，丈夫一定不要介意妻子对你按摩的评价。这时，她平时喜欢的按摩方式，可能会让她感觉更加疼痛或不适，不但不能让她放松，反而还会惹怒她。这时，丈夫一定要耐心，不要在意妻子过激的言辞，在不同的分娩阶段采用不同的按摩方式，一旦其感觉不适，要马上改变按摩位置或者方式，尽量让她满意。对于你做出的努力，妻子肯定心怀感激，只是她现在被分娩纠缠，没法表达而已。

休息的坐姿

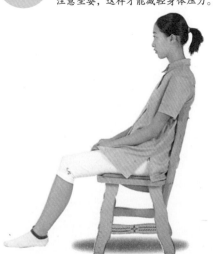

● 正确的姿势
即使短时间休息，也应该挺直后背，放松肩部。在上班的情况下，特别要注意坐姿，这样才能减轻身体压力。

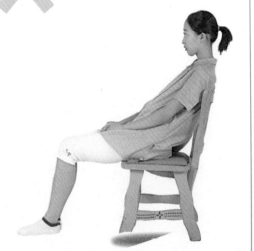

● 错误的姿
如果倾斜后背，就容易导致腰痛症状。孕妇以倾斜的姿势坐在椅子上面，只会加重身体负担。

孕10月美食推荐

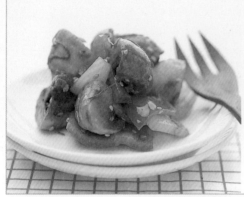

蘑菇炒青椒

材料 蘑菇12个，青椒2个，洋葱1/4个，盐、蒜蓉各1大匙，调味酒、辣椒油各1小匙，芝麻、小葱丝各2大匙，辣椒少许。

做法 ①切掉蘑菇根部，洗净，切成四块。②青椒洗净，去籽，切成2厘米长的丝。③把洋葱洗净，切成与青椒一样大小。④用食用油炒蒜蓉和洋葱，然后依次放入蘑菇和青椒。⑤用调味酒、辣椒油和盐调味，最后放入小辣椒、芝麻和小葱丝。

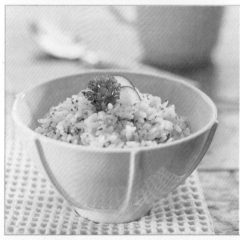

西芹炒饭

材料 米饭4小碗，奶油3大匙，西芹、盐各少许。

做法 ①用流动的水清洗西芹，然后充分地去除水分。②切掉西芹的根部，洗净，再用菜刀均匀地剁碎叶子部分。③把奶油放在炒锅内，再放入米饭，拌匀。④在米饭里放入剁碎的西芹和盐，并根据自己的喜好调味。

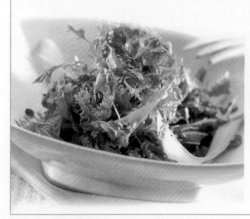

生菜沙拉

材料 生菜600克，黄瓜1个，菊苣60克，紫苏叶2捆，青椒、红椒各2个，食用醋4大匙，蒜蓉1大匙，盐、辣椒粉、芝麻油、白糖各2大匙。

做法 ①清洗生菜、菊苣和紫苏叶，切成段。②用盐洗黄瓜，然后切成两半，并切成半圆形。③用盘子盛准备的蔬菜，然后在食用前用凉拌调味料拌匀。

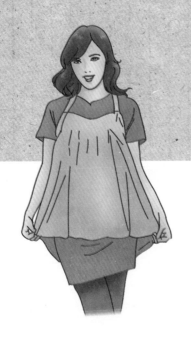

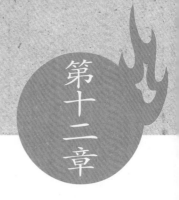

第十二章

孕期疾病须知

●怀孕后，由于女性体内雌、孕激素增多，以及饮食习惯和身体状况的改变，很多时候孕妇都可能出现这样或那样的不适，其中有些病症对孕妇和胎儿的影响都不大，孕后也会自愈；但也有一部分病症会对孕妇或胎儿产生不利影响，这就需要孕妇特别注意。

孕期必须
了解的用药须知

第一节

孕妇生病会影响胎儿吗

虽然，准妈妈们都知道宝宝和自己的身体息息相关，自己身体的小小不适都可能会影响到腹中的宝宝，都会对自己的身体小心照顾，但是在10个月的怀孕周期中，还是会有不小心生病的时候。如果孕妇在怀孕期间生病了，首先想到的就是腹中的胎儿，担心疾病会影响到

◎孕妈咪生病时千万不要自己扛，一定要听从医生的嘱咐，才能更周全地保护自己与胎儿。

宝宝。对于这一点，准妈妈可以稍微松口气，因为在正常情况下，怀孕期间生病的孕妇，只要通过饮食调节和适当锻炼，疾病很快就会被抑制住，再经过一段时间的调养，就会恢复健康，一般不会影响宝宝的健康成长。

也有些孕妈咪，尤其怀过孕的孕妈咪出于对自身经验过于自信，把某些疾病症状当作怀孕的正常反应，如妊娠巨吐、严重水肿等。严重的妊娠剧吐会引起脱水、电解质流失和新陈代谢紊乱，甚至酸中毒、碱中毒。如不及时就医，通过静脉输液补充营养及纠正，会因为母体营养及代谢紊乱，而严重影响胎儿的发育，甚至造成发育停滞。而严重水肿则是妊高征（即妊娠高血压综合征）的表现，如果不及早治疗、服用药物，任由病情发展，严重地会演变成危及母婴生命的子痫。因此，对于孕期的疾病表现，孕妈咪一方面不要过于忧心，但另一方面也不能过于放心。虽然有些症状确实是正常的孕期反应，但这些症状如果一直得不到缓解，或者越来越严重，孕妈咪就应及时找医生看看。在用药方面的疑惑和不安，也请说出来和医生多多沟通。通常情况下，如果疾病需要用药，只要严格按医嘱行事，不自作主张，胡乱服药，都不会对胎儿造成不良影响。

另外，怀孕期间，孕妇还是尽量比平时更加注意自己的身体，身体条件允许的情况下都应坚持运动，增添身体的抵抗力，为宝宝提供多一种保障。只有照顾好自己，才能照顾好宝宝。

孕妇服药会影响胎儿吗

准妈妈都希望有一个健康的身体来养育宝宝，不希望自己生病、吃药。但是，即使照顾得再好，漫长的10个月中，也不能保证不生病。有些孕妇害怕药物影响胎儿，及时疾病很严重也拒绝吃药，或者用其他方法代替药物。但是，准妈妈们要注意了，有时不吃药比吃药还要危险，有些疾病对孕妇和胎儿的影响比服药产生的副作用更厉害，如果没有及时服药，使病情恶化，可能就要服用比原来更大剂量或

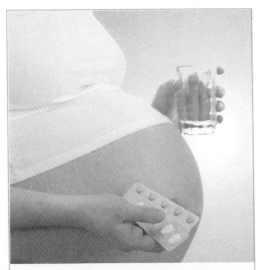

◎如果孕期患有疾病需要用药，只要严格按医嘱行事，不自作主张，胡乱服药，都不会对胎儿造成不良影响。

药效更强的药物，才可能遏制病情发展。这时，疾病对胎儿产生的不良影响就会增大，危害性也会增强。而且，孕妇生病就医时，医生开药时都会注意到怀孕这个事实，会注意所开的药物对胎儿没有影响或将影响降到最低。因此，准妈妈不必担心生病用药会伤害腹中的宝宝。

准妈妈自己也要掌握一些怀孕期间的用药知识，以便可以自行判断什么药可以吃，什么药不能吃，给自己和宝宝的健康多加一道防线，下面是怀孕期间孕妇可以服用、谨慎服用和禁止服用的药品。

❶ 可以服用的药物

这些药物可以在医生指导下服用，通常不会给孕妇和胎儿带来危害，这类药物有：镇痛药物，如对乙酰氨基酚（扑热息痛）；缓解胀气或胃酸过多的药物，如碳酸钙口服混悬液、氢氧化铝/氢氧化镁合剂、西咪替丁、雷尼替丁、法莫替丁；抗生素类药物，如盘尼西林、头孢菌素、红霉素、克林霉素；治疗气喘的药物，如色甘酸钠；抗组胺药物，如多西拉敏、茶苯海明（乘晕宁）、曲吡那敏、非那西汀；

增强胃动力，促进消化的药物，如多潘立酮（吗丁啉）；解热镇痛类药物，如布洛芬、萘普生（仅限于怀孕的前6个月）；抗过敏药物，如泼尼松（强的松）；缓解尿频与治疗泌尿系统疾病的药物，如非那吡啶；缓解便秘的药物，如乳果糖口服液、矿物油缓泻剂（只能暂时使用）。

② 谨慎服用的药物

这些药物可能会对孕妇和胎儿的健康造成影响，一定要在医生的指导下谨慎服用，这类药物有：治疗疱疹的药物，如阿昔洛韦；治疗气喘的药物，如沙丁胺醇（舒喘宁）；抗生素类药物，如氯霉素、环丙沙星、甲硝唑、庆大霉素；抑制害喜反应的止吐剂，如丙氯拉嗪、盐酸曲美苄胺、异丙嗪（非那根）；抗组胺药物，如苯海拉明、特非那定；主要成分为麻黄素、去氧肾上腺素（苯福林）、苯丙醇胺（去甲麻黄碱）等缓解鼻塞的药物；愈创甘油醚为主要成分的止咳药物（可短时间使用）；治疗腹泻的药物，如地芬诺酯（止泻宁）；抗抑郁的精神类药物，如百忧解、舍曲林；含可待因的镇痛药物（仅限于怀孕的前6个月）。

③ 禁止服用的药物

这些药物已经确定会对胎儿的健康造成危害，但是如果孕妇疾病必须使用这些药物，否则无法治愈时，医生仍然会谨慎选择这些药物，这类药物有：抗凝血药物，如肝素，香豆素；解热镇痛药物，如阿司匹林（怀孕最后3个月禁止使用）、

药物对胎儿的影响

1.受精卵着床前期

此期的受精卵与母体组织尚未直接接触，还在输卵管腔或宫腔的分泌液中，故着床前期孕妇用药对其影响不大，药物影响的必备条件是药物必须进入分泌液中一定数量才能起作用。但若药物毒性极强，会造成极早期流产。

2.受精卵着床后至12周左右

胚胎、胎儿各器官处于高度分化、迅速发育、不断形成的阶段，此时用药，其毒性能干扰胚胎、胎儿组织细胞的正常分化，任何部位的细胞受到药物毒性的影响，均可能造成某一部位的组织或器官发生畸形。可见妊娠12周内是药物致畸最敏感的时期。

3.妊娠4个月以后

胎儿各器官已形成，药物导致胎儿畸形的可能性下降，已不再能够造成大范围的畸形，但对有些尚未分化完全的器官，如生殖系统仍有可能受到不同程度的影响，神经系统因在整个妊娠期间持续分化发育，故药物对神经系统的影响可以一直存在。

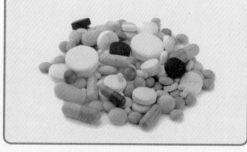

含可待因的镇痛药物（怀孕最后3个月禁止使用）、促进子宫收缩的药物，如麦角；含磺胺成分的抗生素（怀孕最后3个月禁止使用），活菌疫苗，如麻疹、风疹、腮腺炎、黄热病疫苗；镇静剂，如苯巴比妥、安定。

我国孕妇用药分级

目前我国对孕妇的用药借用了美国药物和食品管理局制定的标准，按药物的不同危害分级如下。

A级药物：对孕妇安全，对胚胎、胎儿无危害，如适量维生素A、维生素C、维生素D、维生素E等；

B级药物：对孕妇比较安全，对胎儿基本无危害，如青霉素、红霉素、地高辛、胰岛素等；

C级药物：仅在动物实验研究时证明对胎儿致畸或可杀死胚胎，未在人类研究证实，孕妇用药需权衡利弊，确认利大于弊时方能应用，如庆大霉素、异丙嗪、异烟肼等；

D级药物：对胎儿危害有确切证据，除非孕妇用药后有绝对效果，否则不考虑应用，如硫酸链霉素(使胎儿第8对脑神经受损、听力减退等)、盐酸四环素(使胎儿发生腭裂、无脑儿等)等是在万不得已时才使用；

X级药物：可使胎儿异常，在妊娠期间禁止使用，如甲氨蝶呤(可致胎儿唇裂、腭裂、无脑儿、脑积水、脑膜膨出等)、己烯雌酚(可致阴道腺病、阴道透明细胞癌)等。

在妊娠前3个月，以不用C、D、X级药物为好。出现紧急情况必须用药时，也应尽量选用确经临床多年验证无致畸作用的A、B级药物。

> ## 常用药物说明
>
> 1.肠胃药：肠胃用药大多属于B级药。准妈妈肠胃不舒服时，最好立即就医，请医生为自己开合适的药物。
>
> 2.便秘药：便秘是怀孕期间常见的问题，可服用便秘药来缓解。便秘药的作用方式可分为两种，一是让粪便变软，一是刺激大肠，建议准妈妈最好选择让粪便变软的便秘药，使用上会更加安全。
>
> 3.感冒药：大多数感冒药都属于B级或C级的药物，准妈妈要在医生的指示下服用。需要提醒的是，阿司匹林有可能引发出血，怀孕后期最好不要服用。
>
> 4.头痛药：对乙酰氨基酚(扑热息痛)是最常见的头痛药，属于安全药物，怀孕期间可以服用。

怀孕期间用药须知

准妈妈要知道，不是药吃得越多，病就好得越快。用药的时间和剂量一定要严格遵照医生规定。如果服药过量，可能不仅不能治愈疾病，还会增加其他疾病会增加其他疾病。

以下就是几点正确服药方式的建议，提供给你作为参考。

并不是药吃得越多，病就好得越快。准妈妈用药的时间和剂量一定要严格遵照医生规定。如果服药过量，可能不仅不能治愈疾病，还会增加其他疾病。

不要擅自服用先前医生所开的药

物，自行将剂量降低。过量服药确实会带来危险，但是孕妇也不要擅自将医生规定的用药剂量降低。有些孕妇认为降低药量对胎儿的影响也会降低。其实，用药剂量过低，不但无法治愈疾病，还可能对胎儿生长发育造成不良影响。

如果不是医生建议服用，孕妇不可服用混合药物，因为药物混合后，其药效会发生不确定的变化。

如果怀孕期间服用一种药物时，需要服用其他药物，一定要咨询医生。因为，某些药物在单独服用时没有什么危险，但是如果和其他药物混合服用，就有可能产生危险。

服药时要全面考虑。因为服用某些

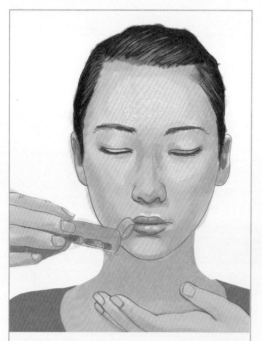

◎孕妇不该乱吃药，但也不能因为恐药而拒绝吃药，导致病情严重。孕期孕妈咪应该要保持清楚的观念，遵从医生指示，不要完全不吃药，才是对您自己与宝宝最安全的做法。

药物确实可能会给胎儿带来危险，但是疾病可能对胎儿的健康更加不利。例如，呕吐或腹泻有可能造成胎儿脱水，鼻塞让你呼吸困难，这种情况下都要尽快服药，否则，疾病对胎儿造成的影响可能比你所担心的药物影响更大。

根据用药时间判断用药情况

1. 受精前到妊娠第3周——基本无影响。服药时间发生在孕3周以内，称为安全期。这个时候胚胎细胞数量较少，一旦受到有害物的影响，细胞损伤难以修复。也就是说如果这个阶段服药，导致胎儿质量不高的话胚胎就难以存活，而会自然淘汰、流产。

2. 妊娠3周到第7周末——最易导致畸形。胎儿的中枢神经在这个时期形成，心脏、眼睛、四肢等重要器官也开始形成，极易受药物等外界因素影响而导致胎儿畸形，属"致畸高度敏感期"。此时如果服用不安全的药物，最容易导致胎儿畸形。

3. 妊娠8周到第11周末——不可大意。属中敏期，这时主要是手指、脚趾等小部位的形成期，因此对药物产生的影响不会像前三周那么大，但是用药时还是要慎重对待的。

4. 妊娠12周到第15周末——小心激素。由于药物引起异常的可能性已经很小，但依然存在。而且这个时候外生殖器还未形成，因此对于激素的使用要特别注意。

5. 妊娠16周到分娩——影响机能发育。这时药物可能会影响到胎儿机能的发育，依然要在医生的指导下，权衡利弊之后再服用。

别完全相信成药上的说明。因为，这些文字仍是倾向保护药商，而不是消费者。说明上的药物副作用，多半是用动物试验的结果，人类临床试验很少，而以孕妇为对象的临床试验更少。因此，孕妇在服用时的安全剂量，可能与实际有相当程度的差异。如此一来，药商多半会在药品上载明除非经过医生许可，否则不建议孕妇自行服用，来避免可能导致的纠纷。

如果用药之后，才发现所服药物可能会影响胎儿健康，准妈妈也不要太担心，因为大部分的副作用都是在长期服用或大量服用之后，才会出现。

要考虑到药物可能对胎儿造成的影响。胎儿的肝脏和肾脏都发育不成熟，药物的毒素不能被轻易排出，孕妇服用的药物都会在胎儿体内积存相当长一段时间才会被排出体外。

轻微的疾病可以考虑用比较安全的方式来替代药物。例如，如果感冒了，可以不用服药，多喝水，喝姜汤等都很有效果。

在医生指导下用药

在怀孕期间，孕妇服用任何药物都需要遵照医嘱。那些怀孕前生病时经常服用的药物，在怀孕期间可能会对孕妇及胎儿造成危险。因此，孕妇服药前要先向医生咨询，咨询的内容包括以下几点。

所患疾病是否必须服药才能治愈，如果不服药，是否有其他方法替代。

如果不吃药，病情是否会自愈，是否会恶化，对自身和胎儿有什么影响。

服用的这些药物对自身和胎儿是否有副作用，有什么副作用。

用药剂量及服药时间。

其实准妈妈们只要严格按照医生指示用药，即使副作用说明上说"孕妇慎用"的药物，也可以放心使用。

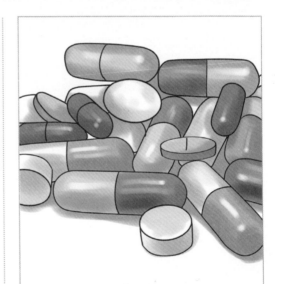

◎孕期不可滥用药，但并非是不用药，大多数药对胎儿还是安全的，所以孕期患病还是要在医生指导下正确用药，切不可"忌药讳医"。

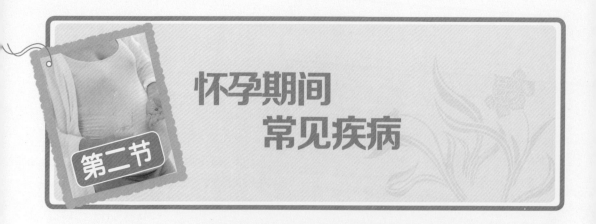

怀孕期间
常见疾病

第二节

鼻塞与鼻窦炎

① 鼻塞与鼻窦炎的产生

怀孕时，孕妇的鼻腔黏膜很容易发生充血肿胀，导致鼻塞。这种情况和阴道黏膜充血可能是同一种激素在起作用。这种情况下，孕妇会觉得自己像感冒了一样，鼻子不通气，尤其患过敏性鼻炎的孕妇，怀孕期间鼻塞现象会更加严重。

鼻塞产生后，肿胀的鼻腔黏膜会阻碍鼻内分泌物排出鼻腔，这些分泌物堆积在鼻腔中，久而久之，就会导致使鼻窦感染，形成鼻窦炎。患了鼻窦炎，鼻子或眉毛上方会感到肿胀或疼痛，容易流鼻涕，容易产生疲倦感，症状就好像是患了严重的感冒一样。

② 如何缓解鼻塞

多喝热水，帮助疏通鼻腔。经常用冷水冲洗鼻腔，帮助充血的血管收缩，缓解鼻腔肿胀。

避免鼻子接触过敏源和污染物，例如烟雾或粉尘。

每天用淡盐水清洗鼻腔，帮助鼻腔消毒，缓解肿胀。

用热毛巾敷脸，尤其是鼻腔处，另外，洗热水澡时的蒸汽，也有助于改善鼻塞的状况。

多活动，促进血液循环，缓解鼻腔血肿。

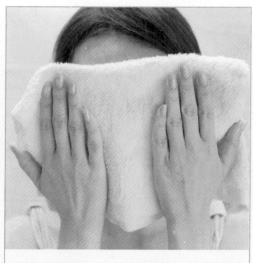

◎用热毛巾敷脸，尤其是鼻腔处，可有效疏通鼻腔，改善鼻塞状况。

❸ 鼻窦炎的处理

鼻塞喷剂。鼻塞喷剂所含的药物，除了会帮助收缩鼻腔血管，还会促进胎盘血管收缩，从而影响胎儿供血量，因此，这种药物要在医生指导下谨慎使用，孕妇千万不能擅自使用这种鼻塞药物。

常见的鼻塞喷剂如下。

阿弗林：这是一种相对安全的鼻塞喷剂，一天使用两次，连续使用数天也不会对胎儿造成危害。

吸入式类固醇：严格控制使用剂量，对胎儿还是比较安全的。

含有麻黄素、苯丙醇胺（去甲麻黄碱）和去氧肾上腺素（苯福林）成分的鼻塞喷剂，孕妇一定要禁止使用，这些药物确定会影响胎儿供血，对发育中的胎儿造成伤害。

抗组胺类药物。我们在前面已经提到的含有氯苯那敏和曲吡那敏成分的药物孕

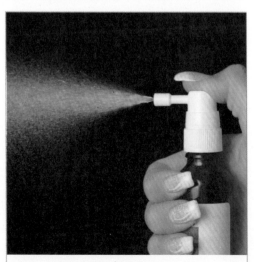

◎不论是哪种鼻塞喷剂，孕妇都不应随意使用，以免给胎儿带来危害。

妇可以安全使用，而含有苯海拉明和特非那定成分的药物，孕妇一定要谨慎服用。

研究指出，早产儿眼睛发育受损，很可能与怀孕期间服用了含有苯海拉明和特非那定成分的药物有关。因此，除非你能确定你的鼻塞是过敏性的，并且鼻塞已经使你呼吸困难，否则，你还是尽量使用前面提到的缓解鼻塞的方法，而不要采用药物治疗。这些谨慎使用的药物一定在医生知道时才可以使用，而那些可能给胎儿带来危害的药物要绝对避免使用。

❹ 其他治疗方法

抗过敏剂。如果你怀孕前有过敏性鼻炎，而且之前就开始注射抗过敏剂，那么医生会建议你继续注射，抑制鼻炎发展，只是剂量可能会做一些调整。如果之前没有注射过抗过敏剂，医生会建议你仍然不要注射抗过敏剂。色甘酸钠是一种对季节性过敏性鼻炎和花粉过敏的鼻炎特别有效的抗过敏性药剂，而且长期使用对孕妇和胎儿不会造成不良影响。但是鼻塞后再使用，效果甚微。

咳嗽糖浆。怀孕期间服用咳嗽糖浆一定要谨慎，最好不要含有碘或者酒精等成分，最好是在夜间服用，或者是咳嗽得太厉害时使用。不过，目前的研究并没有发现咳嗽糖浆会对胎儿造成什么不良影响。

饮食调和。孕期可多吃些富含维生素C、维生素E的食物，如青菜、西红柿、橙子、红枣、豆类、瘦肉、乳类、蛋类等，可以增强血管弹性，改善鼻腔黏膜的血流妊娠性鼻窦炎。

气喘

气喘，又称"哮喘"，是由支气管过敏引起的一种呼吸道疾病，支气管受到刺激会发生收缩，支气管黏膜充血肿胀，支气管腔会变得非常狭窄。呼吸时只有少量空气通过，因而导致呼吸困难。

孕妇为了给体内的胎儿输送足够的氧气，呼吸系统会加倍努力地工作，因此，如果孕前有气喘病，怀孕会使病情加重，除了给孕妇本人增加痛苦，还会给腹中的胎儿带来伤害。孕妇呼吸时上气不接下气，会导致体内胎儿缺氧，严重时还可能会窒息死亡。因此，预防和治疗气喘，对于孕妇和胎儿来说都很有必要。

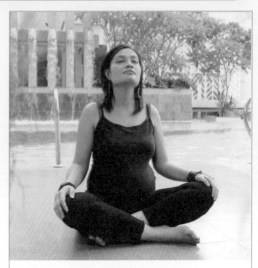

◎保持鼻腔畅通，多使用鼻腔呼吸，可有效减少孕期气喘的发作频率。

① 预防气喘的方法

如果怀孕前就有气喘病，在受孕前就要和医生讨论自身状况和病情，以便决定是否怀孕，及怀孕时如何防止气喘发作。如果怀孕期间气喘发作了，一定要及时就医，因为怀孕的各个时期，相同的药物，也会对孕妇和胎儿产生不同的影响。

孕妇应尽量避免让自己接触到花粉、烟雾、粉尘等过敏源或污染物，以及其他可能诱发气喘的不良因素。

尽量保持房间内空气清新，尤其是睡觉时，可以在室内放一个空气过滤器，增加空气清新度。

保持鼻腔畅通，使用鼻腔呼吸，减少用嘴呼吸的机会，也是预防气喘发作的一个好办法，可以使用前面我们提到的缓解鼻塞的办法，保持鼻腔畅通。

运动的时候要当心，不要让自己累得喘不过气来，以至于头晕眼花。一定要让健身教练知道你怀孕了，或者最好只参加特别为准妈妈办的健身课程。

别吃太多高脂肪、高盐和高糖的食物，因为这类食物会增加体重，并使你喘不过气来的现象更严重。每天多喝水，并减少摄入咖啡因和其他导致你更尿频的饮料，以免脱水。

如果感觉气喘有发作的迹象，一定要马上就医，让医生决定最适合的治疗办法，千万不要拖到呼吸困难了才去治疗。

② 治疗气喘的药物

色甘酸钠，是一种比较安全的预防气喘的药物，主要用于季节性哮喘病，但该药药效发挥作用需要时间很长，如果哮喘已经发作，在使用这种药物就没有任何作用了。

沙丁胺醇喷雾剂，这种药物能有效抑制组胺等导致过敏的物质的释放，防止支气管痉挛。但是这类药物使用剂量过大时会加快速孕妇及胎儿心跳，导致血压升高，使孕妇血糖浓度上升。因此，这类药物一定在医生指导下使用。如果使用方法和剂量正确，这类药物还是安全而有效的。

含有肾上腺素成分的药物，只有在哮喘发作严重，并且医生允许使用的情况下才可以使用，否则要尽量避免使用。

此外，像一些吸入式类固醇药物也要在医生的指导下使用，确保孕妇和胎儿安全。

如果怀孕前就患有气喘病史，并一直接受固定的治疗和预防方法，那么怀孕后医生会建议你继续使用原来的治疗和预防方法。否则，哮喘一旦发作，不能得到及时的治疗，对胎儿的伤害可能会更大。

尿道感染

尿道感染是比较常见的孕妇疾病，这是由于女性本身尿道就短而直，很容易感染细菌而产生炎症。加上怀孕使子宫膨胀，在骨盆中所占的空间也越来越大，压迫膀胱、尿道、肾脏等器官，容易造成这些器官的病变。尿道感染后会出现下腹部疼痛、尿频、尿急、尿道刺痛、尿血等症状。病情严重的会引发肾盂肾炎，导致腰部剧烈疼痛、发热、恶心呕吐、打冷战、心跳加速等不适症状。如果孕妇发现这些尿道感染的症状，除了及时医治，控制病情发展外，还要采取必要措施减少再次感染或病情加重的概率。

① 预防尿道感染的方法

注意个人卫生，经常清洁外阴，勤换内裤。

多喝开水，保证一定的排尿量，尿液可以帮助冲走尿道口的有害细菌，减少感染发生的机会。

不要憋尿，每次排尿时要尽量将膀胱排空。

注意性生活卫生，减少感染的机会。夫妻双方要保证外阴清洁，以免交叉感染。性生活前后，要养成排尿的好习惯。

尽量穿比较宽松的内裤。

定期体验，以便及时发现泌尿系统病变，及时治疗。

② 尿路感染的治疗

如果发现孕妇有尿道感染的症状，一定要马上到医院检查，尽快找到发病的原因，采取安全可行的治疗方法。治疗孕妇尿道感染时，医生通常会使用一些比较安全的抗生素。用药剂量取决于个人体质，宜忌病情和怀孕状况。但是，大多数抗生素对胎儿都有一定的影响，因此，一定要在医生指导下食用。否则，有可能导致早产或者流产。

消化道疾病

当消化道受到细菌感染时，就会出现呕吐、恶心、胃酸、胃痛、腹痛、腹泻、胸闷、发烧等症状。孕妇患了消化道疾病，一般不用担心细菌会伤害到胎儿。但是，如果消化道感染导致上吐下泻不止，就可能造成孕妇体内水分、盐分大量流失，导致脱水，从而影响孕妇和胎儿健康。

① 预防脱水的方法

肠胃不适导致上吐下泻时，尽量卧床休息。

要多喝开水，补充身体流失的水分，喝水时小口小口饮入效果比较好。

及时补充含有电解质的溶液，防止腹泻和呕吐使体内电解质失衡。电解质溶液在药店就可以买到。市面上出售的一些饮料，因为含有能被感染炎症的肠胃所吸收的糖分，所以也能帮助人体补充电解质。如果自制电解质溶液，可以榨一些果汁，橙汁、葡萄汁、苹果汁、菠萝汁等都可以，果汁里不要再放糖了，因为水果本身已经含有大量的糖分了，糖分过多会让腹泻的症状恶化。果汁里要加适量的盐，如果盐分不够，就无法起到补充电解质的作用。

如果是恶心、呕吐使孕妇脱水的话，可以吃一些水果冰棍儿或冰块，不仅可以缓解恶心的感觉，还可以补充水分。

腹泻和呕吐在造成水分和盐分流失的同时，还可能造成营养流失。因此，还需要补充一些容易消化吸收的食物，如面食、土豆、香蕉等，以保证体内有充足的营养提供给胎儿。

② 治疗呕吐的药物

多潘立酮：是一种安全有效的止吐剂，每天分几次服用，每次一小勺，可以帮助快速缓解呕吐症状。

丙泰拉嗪和盐酸曲美苄胺：这两种药物只有在呕吐现象比较严重时，才能在医生指导下谨慎服用，这样才比较安全，才不会对孕妇和胎儿产生不利影响。

③ 治疗腹泻的药物

孕妇使用任何止泻药物都要在医生的指导下进行。因为止泻药物除有不良反应外，不少药品还有潜在的致畸可能。腹泻多半是机体急欲将消化道内的细菌和有毒物质排出体外的一种本能反应。因此，如果没有经过医生的允许擅自服用止泻药，药物就会抑制细菌或者有毒物质排出体外的

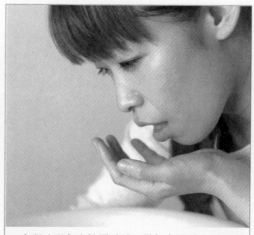

◎在呕吐现象比较严重时，孕妇应及时向医生求助，服用安全的药物止吐。

常用的止泻药

洛哌丁胺（易蒙停），这是目前公认的安全有效的止泻药。

硅酸铝和果胶合成的止泻剂，孕妇服用也比较安全，但是止泻效果不是很显著。

碱式水杨酸铋，由于其主要成分水杨酸盐与阿司匹林相同，这种成分可能会导致孕妇出血，而且在动物实验中发现铋可以导致胎儿畸形。因此，医生一般不建议孕妇服用此类药物。

速度，可能导致更严重的后果。所以，孕妇腹泻除非严重到脱水的地步，医生是不会轻易开止泻药的。

总的来说，如果腹泻不太严重，让身体自然地将细菌和有毒物质排出体外，之后，腹泻自然会不治而愈。

另外，如果呕吐或腹泻比较严重，即将导致孕妇脱水，医生一般通过静脉注射，补充孕妇体内的水分和电解质，避免发生脱水影响孕妇和胎儿健康。静脉注射在临床上，不但安全性高，而且见效也非常快。

发热

发热，又称为发烧。它是由于某些原因使基础体温升高的现象。基础体温具有个人差异，而且受多种因素，如时间、姐姐、环境、生理周期等影响。因此判断是否发烧，最好是和正常情况下的基础体温值相比较。一般情况下，腋下测量体温值超过37.4℃即可定为发热。但是女性怀孕后，受到孕激素和新陈代谢加快的影响，基础体温要比平常高1℃左右。一旦体温继续上升，孕妇就会感到不适，体内胎儿也会受到影响。动物实验显示，怀孕早期，如果孕妇的体温升高到39℃以上，胎儿脊椎发生畸变的概率会随之增大。

预防发热的方法

保持通风。孕妇经常待的房间要定时通风换气，保持空气流通。孕妇也要经常到户外走走，呼吸新鲜空气，使自己的体温保持在正常水平。

多喝开水。由于基础体温较高，孕妇比较容易出汗，而且呼吸也比平时急促。因此，要多喝开水，而且呼吸也比平时急促。因此，要多喝开水，而且要小口小口地喝，补充体内流失的水分，帮助有毒物质排出体外。

合理膳食。饮食一定要注意营养搭配，戒除暴饮暴食、偏食等不良习惯。这样，既能满足身体对营养的需求，又可防治营养过剩。

衣着适度。要根据气温变化适当增添衣服，既不要穿得过多使体温过高，也不要穿得过少受凉感冒。另外，衣服要宽松舒适，不要紧贴在皮肤上，要让皮肤能够接触到空气。如果孕妇容易出汗，还要及时更换衣服。

感冒

感冒，又称伤风，是一种常见的呼吸道传染疾病，多发生在天气突变、气温较低的时候。

感冒可以引起咳嗽、鼻塞、流鼻涕、发热等不适症状。流感病毒可能会通过胎盘传染给体内的胎儿，影响胎儿的正常发育。尤其是怀孕的前3个月，是胎儿发育的关键时期，如果此时孕妇们感冒并且伴随发烧，对胎儿的影响更大，有可能会导致胎儿大脑发育畸形、器官发育畸形，甚至会有患先天性心脏病的危险。如果在怀孕中期感冒，并伴有高烧、头痛，则有可能引发早产；如果感冒并引发肺炎，则会造成更加可怕的后果。所以，准妈妈不要小看小小的感冒。

① 感冒的预防

怀孕期间一定要养成规律的生活习惯，早睡早起，保证充足的睡眠。

根据天气变化适当增减衣服，不要穿着过多或过少。

适当的运动。孕妇平时要经常锻炼身

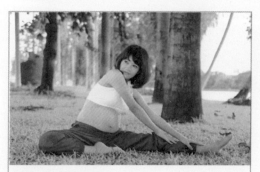

◎孕妇平时坚持锻炼，可有效增强体质，预防感冒等疾病的产生。

体，孕妇体操、散步、慢跑、爬山等运动项目，既可以增强体质，提高机体抗病能力，又可以防止外感性发热。多晒太阳，多呼吸新鲜空气对身体也大有好处。

避免遭受风寒。孕妇不要在风口处睡觉，因为在睡眠状态中，机体抵抗力较弱，容易被冷风侵袭而导致发烧。

洗热水澡，有助于改善血液循环，消除疲劳，缓解身体疼痛等不适。

避免接触疾病传染源，尽量少去人多拥挤的公共场所，因为这些地方人多而杂，容易感染各种疾病。

此外，多喝开水、合理膳食等方法，对于预防感冒也同样有效。

只要我们采用合理科学的方法，感冒还是可以预防的。为了腹中胎儿的健康，孕妇要在预防上做足工作。

② 感冒的治疗

普通感冒的治疗：首先要好好休息，补充水分，保证营养均衡，同时要保持愉快平和的心情，增强免疫力，让身体有充足的能量消灭病毒，使感冒自然痊愈。但如果病情严重，就应该及时就医，针对具体病因，做出准确处理，切忌自行服药。

病毒引起的流行性感冒：流感病毒，对胎儿影响较大，因此，感染流行性感冒后，准妈妈一定要及时就医，以便医生在第一时间找到病因，对症下药，防止病情进一步发展。用药时，一定要严格按照医生的指示，以便有效控制病情发展。

病毒感染

医学研究证明，已知和人类有关的300多种病毒中，至少有10种病毒能通过胎盘对胎儿产生影响。胎盘是保护胎儿的屏障，对有毒物质及细菌具有一定的阻碍作用。但是怀孕早期，胎盘发育尚未成熟，屏障的功能还不能很好地发挥。这时母体感染病毒，病毒就很容易通过胎盘进入胎儿体内，影响胎儿细胞分裂与器官发育。甚至可能导致胎儿流产、早产或死亡。

本书前面已经介绍了很多可能导致胎儿畸形的病毒，如风疹、流感、水痘、病毒性肝炎，等等。此外还有以下几种。

巨细胞病毒。其临床症状和一般感冒症状很像，有发热、头痛、咽喉肿痛、淋巴结肿大等，但通过血清检查能诊断出是否感染了巨细胞病毒。

孕妇感染了巨细胞病毒，很容易通过胎盘传染给胎儿，如果在怀孕最初4个月发现感染了巨细胞病毒，应立即中止妊娠。巨细胞病毒感染对胎儿的伤害比风疹病毒更加严重，即使怀孕期间没有出现流产、早产和死胎，新生儿也会因黄疸、溶血性贫血夭折。有幸存活的孩子也会出现各种发育畸形，如小头、脑积水、发育迟缓、智力低下、先天失聪失明、色盲等。目前没有研制出有效预防和治疗巨细胞病毒感染的疫苗，为了避免畸形儿出生，只能采取中止妊娠的方法。

单纯疱疹病毒。孕妇感染后，多表现为面部及外生殖器出现成簇的水疱。怀孕早期或中期，孕妇感染这种病毒，可能会通过胎盘感染胎儿，导致胎儿先天畸形，最常见的是小头症，还可能出现小眼、视网膜发育异常、大脑钙化、智力低下等症状。临近分娩时，孕妇感染这种病毒，在分娩时会直接传染给新生儿，使新生儿出现全身发热、皮肤出现疱疹、黄疸等病症，甚至出现脑炎、循环衰竭而死亡。

腮腺炎病毒。孕妇感染这种病毒，可能导致胎儿发育畸形或死亡。

孕妇是流行性腮腺炎的易感人群。腮腺炎病毒是"细胞溶解性"病毒，可感染妇女卵巢，导致卵巢炎症，并可使卵细胞受到破坏，还可以通过胎盘而感染胎儿。处于孕早期的孕妇，如果患流行性腮腺炎，母亲的卵巢受到感染，不能维持胎儿生长，导致胎儿死亡率明显增加。除此之外，腮腺炎病毒还可引起胎儿畸形。

脊髓灰质炎病毒。孕妇感染这种病毒，可能导致胎儿死亡，幸免存活下来的新生儿可能会出现新生儿短暂性麻痹症。

病毒影响胎儿发育的三种途径

- 感染精子和卵子，使受精卵发育异常，导致早期流产
- 通过胎盘感染胎儿
- 分娩时通过产道分泌物感染胎儿

肾脏病

怀孕后，孕妇全身各个器官的生理机能都会发生很大变化，肾脏的工作负担会加重，容易患上肾脏疾病。如果孕妇在怀孕前就患有肾脏疾病，怀孕会使原有病情加重，甚至发展成慢性肾功能衰竭，导致全身水肿、排尿量减少、血压增高，进而威胁母婴安全。因此，一旦肾脏出现异常要及时治疗，以免导致不良后果。

① 慢性肾炎

慢性肾炎是由多种原发性肾小球疾病导致的慢性疾病，主要临床表现为蛋白尿、血尿、水肿、高血压。慢性肾炎容易导致胎儿宫内发育迟缓或者死胎，因此孕妇在怀孕期间应随时监护胎儿状况，通过B超了解胎儿发育状况，监测胎盘功能，羊水有无异常，胎儿在宫内是否出现缺氧症状，以便及时发现和处理胎儿的异常情况。怀孕满28周后，最好能住院观察，采取合理方法控制病情的同时，确保胎儿健

康发育。如果病情严重，危及母婴安全，应考虑尽早终止妊娠。

慢性肾炎孕妇应食用富含优质蛋白、维生素的食物，并适当减少盐分摄入。体质较弱或合并贫血症的慢性肾炎孕妇，可适当补充营养。怀孕中期后，应延长卧床休息时间，并采取左侧卧位，坚持定期产检，注意血压变化，验尿观察蛋白尿也尤为重要。慢性肾炎患者平时还要注意加强锻炼，增强身体抵抗力，避免感染其他疾病，加重原有病情。

② 急性肾炎

女性在怀孕期间身体免疫力较差，非常容易感染病毒，引发急性肾炎，这种现象十分危急，因此一定要做好防备工作。一般来说，怀孕期间的急性肾炎，如果不经治疗，也可自行痊愈，但是，患病会给孕妇带来的极大的痛苦与不适。因此，孕妇一定要采取有效措施预防这类疾病的发

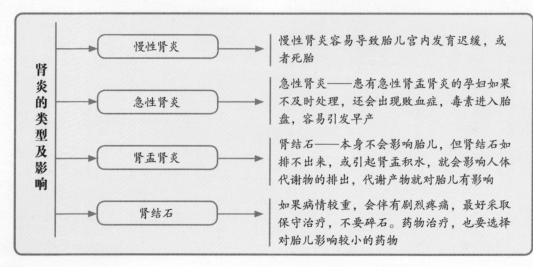

肾炎的类型及影响		
	慢性肾炎	慢性肾炎容易导致胎儿宫内发育迟缓，或者死胎
	急性肾炎	急性肾炎——患有急性肾盂肾炎的孕妇如果不及时处理，还会出现败血症，毒素进入胎盘，容易引发早产
	肾盂肾炎	肾结石——本身不会影响胎儿，但肾结石如排不出来，或引起肾盂积水，就会影响人体代谢物的排出，代谢产物就对胎儿有影响
	肾结石	如果病情较重，会伴有剧烈疼痛，最好采取保守治疗，不要碎石。药物治疗，也要选择对胎儿影响较小的药物

生。适当运动，提高身体抗病能力；充分休息，以免过度劳累，减低免疫力；注意营养的合理搭配，因为营养不良可能会导致免疫机制失衡；注意个人卫生，勤换内裤，勤洗外阴等；坚持定期体检，及时发现异常，采取措施处理。

孕妇急性肾炎的发生没有任何预兆，所以孕妇一定要提高警惕，做好预防工作。

❸ 肾盂肾炎

肾盂肾炎是孕妇常见的泌尿系统疾病。怀孕期间，在雌激素和孕激素的影响下，输尿管扩张，管腔扩大，蠕动缓慢，尿液常常滞留于输尿管和肾盂内，为细菌滋生创造了条件，从而引发肾盂炎症。另外，女性尿道口邻近阴道口和肛门，且其尿道又较短，阴道和肛门处的细菌很容易侵入尿道，并感染肾盂，引发炎症。怀孕期间，孕妇对疾病的免疫力下降，容易感染各种炎症，如牙龈炎、慢性咽炎等，引发炎症的细菌，可能会通过血液循环进入肾脏，导致肾盂发炎。

肾盂肾炎可分为急性和慢性两种。急性肾盂肾炎发病急，会伴有发热、腰痛、尿刺痛、尿频、尿急等症状。如果孕妇出现这些症状应立即就医。如果确诊是肾盂肾炎，应积极配合医生治疗。否则疾病反复发作，会导致胎儿发育迟缓、早产、畸形，甚至是死胎。

❹ 肾结石

怀孕后孕妇的输尿管扩张，再加上内分泌也发生了很大变化，可能会引起肾盂和输尿管异常、蠕动变慢、尿液滞留，从而诱发肾结石。

如果结石比较小，且没有不适症状，可通过饮食调节，控制病情，等分娩后再做系统的治疗。如果病情较重，伴有剧烈疼痛，就需要立即治疗，不要拖延，以免由于疼痛而引起流产或错过最佳治疗时机。最好采取保守治疗，不要碎石。药物治疗，也要选择对胎儿影响较小的药物。

孕妇可以通过以下方法预防肾结石的发生：

多喝白开水，增加排尿量，促进输尿管蠕动，防止尿液积存，浓度变大，形成结石。

合理饮食，多吃黑木耳，因为黑木耳中富含多种矿物质和微量元素，可以作用于结石，使结石剥落、溶解，随尿液排出。少吃可能诱发结石的食物，如动物内脏、咖啡、菠菜等。

适量运动，既能促进肾盂、输尿管蠕动，又能通过姿势的改变，避免子宫长期压迫尿道。

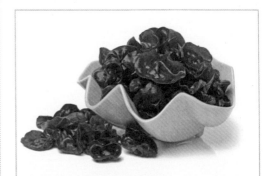

◎黑木耳所含的发酵和植物碱，具有促进消化道与泌尿道各种腺体分泌的特性，并协同这些分泌物催化结石，滑润管道，使结石排出。

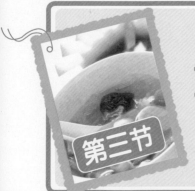

妊娠期
调理药膳

第三节

妊娠呕吐药膳

妊娠呕吐多出现孕早期，通常表现为恶心、呕吐等。严重者食欲不振、影响进食，如果不加以干预，可能会导致孕妇营养不良，更无法满足胎儿对营养的需求。

缓解孕期呕吐药膳中所用的药物有：鲜生地、砂仁、苏叶、陈皮、茯苓、炙甘草、当归等；食物有：鲫鱼、鸡肉、猪肉、燕窝、鲍鱼、牛肉、新鲜蔬菜等。

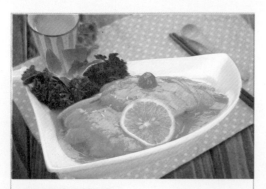

柠檬软煎鸡

材料 柠檬50克，鸡肉400克，盐3克，味精1克，生抽10克，淀粉15克，柠檬适量，朱古力屑少许。

做法 ①柠檬洗净，切片；鸡肉洗净，切片。②锅内注油烧热，下鸡肉煎至变色，加入柠檬一起炒匀。③再加入盐、生抽炒至熟后，加入盐、味精调味，用淀粉勾芡，撒上朱古力屑即可。

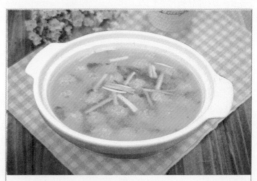

酸菜肉丸钵

材料 猪肉400克，酸菜100克，盐3克，味精、鸡精各2克，料酒5克，姜末、蒜末各10克，葱25克，清汤适量。

做法 ①猪肉洗净，沥干剁成蓉；酸菜洗净沥干，切末；葱洗净，切段。②猪肉蓉中加入盐、味精、鸡精、料酒和蒜末、姜末，搅拌均匀，制成大小适中的丸子。③砂锅中加清汤烧沸，下丸子煮至断生时加入酸菜煮熟，调入葱段，稍煮即可。

妊娠肿胀药膳

孕期水肿一般来说与身体的内分泌发生改变有关，怀孕后胎盘分泌大量的雌激素，促进了水分和盐分在人体内潴留的作用，所以产生了水肿的现象。另外，到了孕中晚期的时候，随着子宫不断增大，增大的子宫压迫了盆腔和下肢的静脉，孕妇四肢、面部肿胀通常会出现水肿。中医认为，这主要是孕妇体虚内热，湿气积存，郁积不散导致的。

大部分情况下，水肿属于妊娠期正常现象。但如果水肿已经超过了小腿的部位，或者经过卧床休息后，第二天水肿还是不能消失，则建议到医院去检查，看这些水肿是否属于其他疾病所发出的信号，如妊娠高血压、心脏病、肾病等。

对于一些正常的孕期肿胀，孕妇可以通过饮食来调理，如在日常生活中要控制好盐的摄入量，一般每日盐的摄入量不超过6克为宜，而对于一些含盐量较高的腌制品，准妈妈应该尽量少吃或不吃。另外，准妈妈还可以通过食用药膳来减轻或消除妊娠肿胀。

缓解妊娠肿胀的药膳中所用的药物有：赤小豆、冬瓜皮、茯苓、茯苓皮、夏牡丹根、太子参、桑寄生、西洋参、杜仲等；食物有：鲤鱼、鲫鱼、鸭肉、甲鱼、鲍鱼、鱼翅、冬瓜、黑豆等。

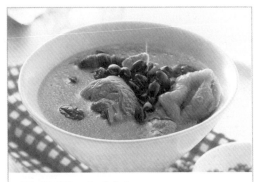

巴戟黑豆鸡汤

材料 巴戟天15克，黑豆100克，鸡腿150克，胡椒粒15克，盐5克，红枣2颗。

做法 ①将鸡腿剁块，放入沸水中汆烫，捞起洗净。②将黑豆和红枣洗净，和鸡腿、巴戟天、胡椒粒一起放入锅中，加水至盖过材料。③以大火煮开，转小火续炖40分钟，加盐调味即可食用。

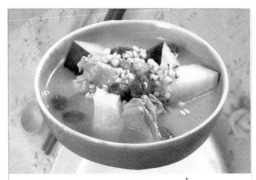

冬瓜薏米煲老鸭

材料 冬瓜200克，鸭1只，姜10克，盐3克，鸡精2克，胡椒粉2克，香油5毫升，红枣、薏米各少许。

做法 ①冬瓜洗净，切块；鸭肉治净，剁件；姜去皮，切片；红枣洗净。②锅上火，油烧热，爆香姜片，加入清水烧沸，下鸭焯烫后捞起。③将鸭肉转入沙钵内，放入红枣、薏米烧开后，放入冬瓜煲至熟，调入盐、鸡精、胡椒粉，淋入香油拌匀即可。

胎动不安药膳

妊娠期出现腰酸腹痛，胎动频繁，下腹坠胀，或阴道有少量出血者，是流产的早期症状，中医称为"胎动不安"。

一旦发现胎动不安后，一些女性想尽一切办法，也要把胎儿保住。事实上，这样做是不对的。研究发现，各种流产中，若经积极治疗仍不能奏效，50%左右的胚胎存在某些缺陷，还是终止妊娠为佳。综上所述，保胎治疗有其临床实用价值。但是，如果不客观地分析病情，仅凭主观意愿盲目要求医生保胎则有害无益。

因此，当孕妇出现胎动不安时，对有外伤史、他病史、服药史者，应在诊察胎儿状况的基础上确定安胎还是去胎。安胎大法以补肾固冲为主，并根据不同情况辅以益气、养血、清热等法，总宜辨证施治。经过安胎治疗，腰酸、腹痛消失，出血迅速停止，多能继续妊娠。若经治疗后腰酸、腹痛加重，阴道流血增多，以致胎堕难留者，又当去胎益母。

另外，在治疗的同时，还可以通过食用药膳来保胎、安胎。治疗胎动不安的药膳中所用的药物有：淮山药、桑寄生、太子参、传续断、白芍、砂仁、紫苏梗、陈皮、炙甘草、菟丝子、女贞子、阿胶、旱莲草、茯苓等。食物有：猪肉、虾、鱼类、禽蛋类、木耳、蔬菜等。

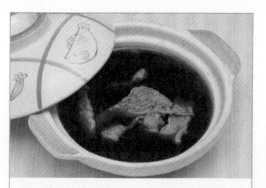

阿胶牛肉汤

材料 牛肉100克，米酒20毫升，阿胶15克，生姜10克，盐适量。

做法 ①将牛肉去筋，余水，切片备用；生姜洗净，切小片。②将切好的牛肉片与生姜、米酒一起放入砂锅，加入适量的水，先用大火煮沸，再转用小火煮30分钟。③加入洗净的阿胶以及盐，待溶解后，搅拌均匀即可。

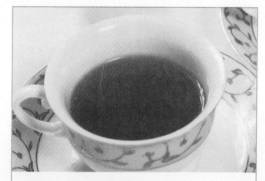

菟丝子苁蓉饮

材料 菟丝子10克，肉苁蓉10克，枸杞20粒，冰糖适量。

做法 ①将菟丝子、肉苁蓉、枸杞洗净备用。②将菟丝子、肉苁蓉、枸杞、冰糖一起放入锅中，加水后煲20分钟。③将煮好的茶倒入壶中即可饮用。

妊娠小便不利药膳

妊娠数月后，小便次数频繁，尿点滴而下，并伴有疼痛，称为小便不利。这种症状又称为子淋、小便难（包括妊娠急性膀胱炎）。妊娠期小便不利，多是由孕妇阳盛阴衰，虚火旺盛，湿气瘀滞，膀胱受压；或是体弱气虚，水分滞留，下行缓慢，导致小便不利。

妊娠小便不通因虚热而致者，妊娠数月，小便频数不利，时有涩痛，小便色淡黄，有时颧骨赤红，神疲乏力，头重目眩，心烦眠差，气短便结，舌红，苔薄、微黄而干，脉虚数；因湿热而致者，见身孕数月后，小便黄赤，艰涩难解，解时刺痛，频数而短，面微红，口干且苦，心烦急躁，或口糜舌疮，便秘，舌红，苔黄厚燥或腻，脉滑数有力；因气虚而致者，怀孕多月，小便频数而淋滴，欲排而不能制约，解后疼痛，尿量不衰，尿白，时或淡黄，腰胀且酸，舌淡苔正，脉缓无力。

妊娠小便不通者饮食宜清补通利为主，新鲜蔬菜、水果为宜，忌吃油腻壅气、助痰生湿食品，补充维生素及蛋白质，多食豆制品、麦麸、玉米等。

适用于妊娠小便不利的药膳中所用的药物有：金钱草、车前草、薏苡仁、车前子、茯苓等；食物有：鸭、鲫鱼、鲤鱼、冬瓜、马蹄、白萝卜等。

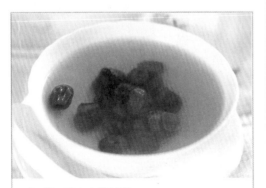

车前子田螺汤

材料 田螺（连壳）1000克，车前子50克，红枣10个，盐适量。

做法 ①先用清水浸养田螺1～2天，常换水以漂去污泥，洗净，钳去尾部。②用纱布包好洗净的车前子；红枣洗净。③把全部用料放入开水锅内，武火煮沸，改文火煲2小时即可。

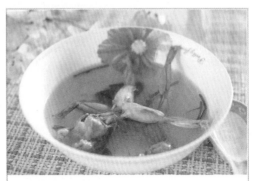

金钱草煲蛙

材料 金钱草30克，田鸡2只（约200克），盐5克。

做法 ①金钱草洗净，投入砂锅，加入适量清水，用文火约煲30分钟后，滤取药汁。②田鸡宰洗干净，去皮斩块，投入砂锅内。③加入盐与药汁，煲至熟烂即可。

妊娠便秘药膳

便秘是孕期最常见的烦恼之一，也是孕期经常疏忽之处。怀孕期间，孕妇体内黄体会产生大量孕激素，使肠道平滑肌松弛，蠕动减慢，粪便在产道中积存时间过长，水分被逐渐吸收，使大便干结而致便秘。日益增大的胎儿和子宫，压迫直肠也会引起便秘。尤其是妊娠晚期、胎头入盆后，胃肠道特别是直肠受到的机械性压力越来越明显，常常伴有痔疮形成。有许多妇女在尚未怀孕时就有便秘的毛病，怀孕后，行动不方便，尤其是不习惯下蹲式厕所，加上痔疮发作疼痛，使得孕妇对排便有种恐惧感，并有意识减少排便，使便秘情况更加严重。

为预防便秘的发生，孕妇应参加适度劳动，并注意调剂饮食。在平时饮食重要注意要含有充足的水分，要多吃含纤维素较多的新鲜蔬菜和水果。早晨起床后，先喝一杯凉开水，平时要养成良好的大便习惯。如果已发生便秘，切不可乱用泻药，尤其是怀孕十六周内的孕妇，否则会引起流产、早产。对于一些症状较轻的孕妇，可以采用食物疗法。

缓解妊娠便秘的药膳中所用的药物有：当归、肉苁蓉、火麻仁、核桃仁、柏子仁、松子仁、黑芝麻、蜂蜜等；食物有：香蕉、牛奶、花生、菠菜、苋菜、白菜、猪油、梨、无花果等。

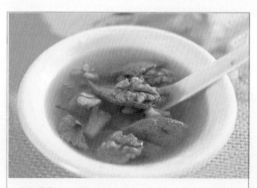

核桃仁猪肝汤

材料 核桃仁50克，猪肝200克，料酒、葱段、姜片、胡椒粉、盐、猪油各适量。

做法 ①将猪肝洗净，切片；核桃仁洗净。②炒锅上火烧热，放入猪油，油热后放入猪肝片、姜片、葱段炒，烹入料酒，加盐继续炒。③注入适量清水，放核桃仁，待煮至猪肝熟透，放入胡椒粉、盐调味即成。

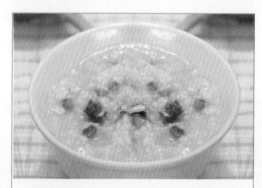

五仁粥

材料 花生仁、核桃仁、杏仁、决明子、柏子仁各20克，小米70克，绿豆30克，白糖4克。

做法 ①小米、绿豆均泡发洗净；花生仁、核桃仁、杏仁、决明子均洗净。②锅置火上，加入适量清水，放入除白糖以外所有准备好的材料，开大火煮开。③再转中火煮至粥呈浓稠状，调入白糖拌匀即可。

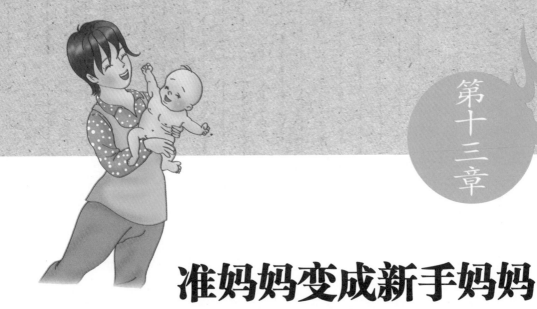

第十三章

准妈妈变成新手妈妈

●产妇在经过长达280天的怀孕过程后，一朝分娩，生下了小宝宝，那么，在分娩后的8周就是产后的恢复期，在这期间，产妇要注意了解产后生活护理与保健、哺乳、饮食调养以及产后体形恢复等方面的知识，只有进行多方面的呵护，才能让产妇恢复得更好、更健康。而新宝宝的诞生，更是让新妈妈心中充满了幸福，同时又有一些紧张与担忧：这么娇嫩的宝宝该如何去呵护，才不让他受到伤害呢？本章节将对这些问题进行一一介绍。

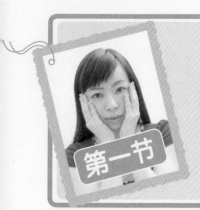

新妈妈 产后护理

第一节

产后两小时新妈妈要留在产房内观察

每个产妇在刚生完孩子之后，都不要急着出院，至少要待在医院里观察2小时，预防出血及其他分娩并发症，检查一下宝宝的情况。

产后出血是产妇最容易出现的状况，也是导致产妇死亡的第一原因，所以每个医院在产妇产子两小时之后都要严密观察出血状况，且产妇自己无论多么疲劳，也都要看看自己的出血量，在上厕所的时候将用过的卫生护垫收集起来，一旦发现异常，立刻告知医生。

除了出血状况，医生一般还要观察产妇的血压、心率、子宫收缩等等情况，防止给孕妇的生活造成更大的麻烦。

如果产妇身体无恙，一般在宝宝出生半个小时后，她就可以与自己的宝宝见面了。医生通常会将新生宝宝抱到妈妈胸前，让妈妈和宝宝的肌肤充分接触，并尝试着让宝宝吸吮。这个过程的意义不仅仅在于哺乳，更重要的是可以防止新生儿体温下降，让宝宝产生更多的安全感，这有助于安抚宝宝的情绪。

这2小时之内，如果产妇和宝宝均无明显的不适，那么产妇可以尝试着下床喝点水，这样一方面可以补充分娩过程中流失的津液，另一方面可以促进膀胱肌肉的收缩，为产后第一次排尿做准备。如果饿了的话，可以吃些易消化的食物，再美美地睡一觉，尽快恢复体力，为哺乳做好准备。

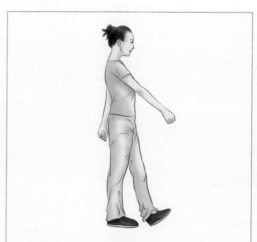

◎产后两小时后，如果产妇感觉身体状态良好，就可下床走走，以促进排尿。

产后第一天的生活安排

产妇在生产后的24小时内，要非常注重自我的护理，包括观察出血量、多休息、多喝水，等等，这些小细节都能决定产妇的身体状态。根据事情的轻重缓急，产妇要特别注意以下几个方面。

① 观察出血量

产后出血是产妇第一天最需要关注的问题。产妇在分娩后两小时内最容易发生产后出血。产后出血的问题可大可小，但出血过多可导致休克、弥漫性血管内凝血，甚至死亡。所以产妇第一天要做的事，就是通过观察卫生垫情况来了解恶露的量、色，谨防产后出血。

② 注意休息

分娩是一个很耗体力的过程，产妇在分娩之后一定要加强休息，除了给宝宝哺乳之外，其余时间应尽可能地休息，不要做任何需要费神费力的事。如果孩子有哭闹情况，家人或护士要将宝宝暂时抱走，以免影响产妇体力的恢复。

③ 保证足够的营养

生产之后的第一天，尽管产妇可能没胃口或没力气吃饭，至少也要喝点比较营养的粥。如果胃口很好的话，吃一些脂肪含量高的食物也没关系。因为她现在的身体很虚弱，极度需要补充能量，况且还要为哺乳做准备，必要的情况下可以注射营养点滴。

④ 适当活动

传统认为，产妇在产后的一个月都要卧床休息，不能参加任何活动。这种做法是不健康的，不利于孕妇的血液循环和新陈代谢，恢复得比较慢。只要产妇身体没有异常，分娩后8小时，就可以下床稍稍走动走动，也可以做一些骨盆肌肉锻炼，不要一直躺在床上。

当然，如果是剖宫产或者其他分娩不顺利的产妇，术后24小时之内一定要卧床休息，不要乱动，即使自己翻身也要请家人或护士帮忙。

⑤ 多喝水

如果是顺产的产妇，那么下了产床后要多多地喝水，因为在生产过程中，胎头下降会压迫膀胱、尿道，使得膀胱麻痹以及产后腹壁肌肉松弛，而排不出尿。而膀胱过度充盈会影响子宫的收缩，也会导致产后出血。此外，由于产程中失血，以及进食过少也会导致体液丢失，因此要注意多喝水补液。

⑥ 其他活动

产妇第一天需要"处理"的事有很多，如给宝宝喂初乳，学习哺乳等，这些都是新妈妈在休息充分的前提下必须要做的事，家人要注意协助。

产后第二天的生活安排

产后第二天，产妇的精神通常会好很多，这一天的注意事项，除了营养充足、休息充分之外，就是做好通乳、哺乳的工作。宝宝在出生后还没有自主进食的能力，而且没有与新妈妈进行直接沟通的能力，只会通过哭声来表达自己的情感。此时，新妈妈们要更多地了解一些母乳喂养宝宝的方法常识，才能更好地喂养宝宝。

除了母婴身体健康异常的妈妈和宝宝，一般产妇从第二天开始就要准备哺乳了。有的产妇在分娩之后半个小时就有奶水分泌，也有很多产妇的乳房只有憋、胀感，尚无奶水分泌，这就要学习通乳，为哺乳做好一切准备。

通乳要从两方面入手。

（1）多吃催乳的食物，如牛奶、鸡蛋、鱼肉、猪蹄、花生等，同时还要补充一些黄绿色蔬菜，多吃维生素含量丰富又热量低的食物。

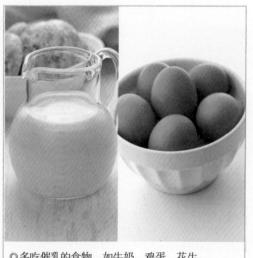
◎多吃催乳的食物，如牛奶、鸡蛋、花生。

（2）多做促进母乳分泌的按摩。产后第二天到一周，是新手妈妈的乳房最容易产生胀痛的时候，所以从产后第二天开始，新手妈妈要对自己的乳房进行按摩，其基本动作如下。

①用热毛巾在自己的乳房上敷5分钟。

②先以乳头为中心逐渐向外按摩，再由外而内向乳头按摩，如此反复，持续5分钟。

③用两个手指像剪刀那样轻轻地钳住自己的乳头，其余手指则按压住乳晕，尝试着做哺乳的动作。

这样的按摩动作，新手妈妈只要有机会，就可以按摩一会儿。注意在按摩的时候心情要自然放松，不要焦虑、紧张或有其他消极的想法，否则不利于奶水的分泌。

一般生产过程正常的话，第二天就可以下床活动活动了，这对产妇身体的恢复有好处。这时候产妇能做的运动很简单，如可以做一些深呼吸的动作，慢慢伸展一下手臂，活动活动腿部，转转头，轻轻地转转腰，或者握拳然后把手尽量地张开以锻炼自己的手指，等等。这些锻炼的运动量虽然很小，但却可有效增强产妇全身肌肉的力量，对于产后腹部肌肤的松弛有较好的矫正作用，为重新塑身打下良好的基础。

除了以上基本护理，产妇还要注意观察自己的大小便情况，注意做好尿失禁和便秘的预防工作。

图解孕产妇全程保健全书

328

产后第三天的生活安排

产后第三天对产妇来说是比较关键的一天，要做好预防发热、感染、便秘等工作，防止产后各种不适症。同时，仍然要注意营养丰盛，休息充足，适当做些运动。

身体发热是一般产妇的正常现象，但却不能出现持续高温或高温异常，否则有可能产生产褥感染。新手妈妈有空就要量自己的体温，若一日之内有两次测量在38℃以上，要及时通知医生。有时候产妇乳汁不通时也会引起发热，如果不是病理性的发热，产妇要经常按摩乳房，多给宝宝喂奶甚至用吸奶器人工哺乳，这样有助于使产妇的体温有所下降。

到了第三天，除了会发现是否有感染迹象，如果产妇生产至今都没有排便，这就发生了产后便秘了，一般医院会建议立即灌肠。为了避免这一点，产妇除了记得要多吃青菜多喝水之外，还要做一些提肛运动。

提肛运动就是有规律地往上提收肛门，然后再放松，它可以改善局部血液循环，预防痔疮，产妇在起床前或者临睡前做几分钟提肛运动可有效防治便秘。在具体操作时，可在吸气的时候用力紧缩肛门，在呼气的时候自然放松肛门。从第三天开始做，不但可有效缓解产后便秘，还能改善盆腔血液循环，增强肛门括约肌的收缩能力，避免和减少肛门疾病的复发。

除了提肛运动，从第三天开始，产妇还可以做一些动作轻微的缩腹运动。如每天早上醒来，先举起双臂，同时努力吸气，收腹，然后再慢慢放平两臂，自然放松小腹。如此反复几次，每天练习数次，就能起到增加腹肌力量、改善产后小腹隆起、产后肌肉松弛的作用。

到了第三天，多数产妇已经逐渐领悟到哺乳的窍门，容易忽视乳房的保健问题。除了注意各种乳腺炎，这时候还要关心一下乳房的变形问题。怀孕后由于受激素的影响，乳房内的脂肪组织及乳腺组织皆会增生，而使得乳房明显变大。当然此时乳房表面的皮肤也会被撑开。而产后，激素量会减低，若加上没有哺乳，则产妇的脂肪及乳腺组织皆会快速减少，已被撑大的乳房皮表在内容物减少的情况下，自然就松垮了下来。所以产妇还要准备做一些预防乳房下垂的工作，如选择适当尺寸的胸衣、涂抹紧致丰胸精油、用水龙头冲击乳房等，增强乳房的紧致度。

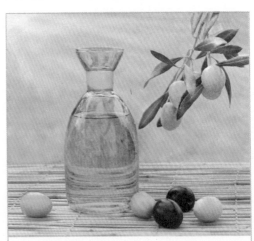

◎产后要多注意乳房的保养，可以通过涂抹精油、按摩等方式，预防乳房下垂。

产后第四天的生活安排

产后第四天，产妇要解决两大问题。

① 预防乳房疼痛、乳腺炎

很多产妇在生完孩子之后有乳房疼痛或者乳腺炎的问题，这些问题通常会在第四天被首次发现。之所以会出现这种情况，是因为产妇的身体已经正常地分泌乳汁了，只是乳汁排泄有些不畅而已。如果只是轻微的疼痛，产妇可以经常按摩按摩，也可以用热毛巾和冷毛巾交替湿敷，这样可对乳房起到刺激作用，打通不畅的排泄通道。

不过对于哺乳期的产妇来说，乳房胀痛是很正常的现象，除了上述两种基本的人工疏通，最常见的是多给宝宝喂奶，将乳房内充溢的乳汁都转移到宝宝身体上。由于最初哺乳时妈妈的乳房太大太硬，宝宝通常难以含住乳头，妈妈在给宝宝喂奶的时候，可以适当地将乳房往前推，致使乳头突出出来，让宝宝含住乳晕，待宝宝自动吸奶的时候，妈妈乳房的胀痛感就会慢慢消失。

乳腺炎的起因比较复杂，产妇只要处理好乳房疼痛的问题，平常注意清洁，喂奶之后记得排空乳房，一般不会有乳腺炎的隐患。

② 伤口的愈合及恶露的处理

如果产妇在分娩过程中做了会阴侧切手术，第四天一般就是拆线的日子。产妇要注意配合医生，拆线之前不要自行活动。拆线完毕之后，产妇还要动手清洗自己的恶露，并通过恶露的量、色来推断自己的身体状况，一旦发现恶露突然增多或者出现红色血迹，要立刻求助医生。

拆线完毕的产妇就可以自如活动了，所以第四天的产妇除了可以坚持锻炼前三天的活动，还可增添一些更有助于恢复健康的运动，如倾斜骨盆的运动、绷紧骨盆肌肉的运动，等等。这些运动动作舒缓，在床上就可以完成，产妇可以轻轻松松地就达到锻炼肌肉的作用。

另外，妈妈在第四天的时候该学会给宝宝换尿布了。随着宝宝来到人世间时间的增长，宝宝的吃喝拉撒睡也慢慢进入正轨，妈妈除了学会负责好宝宝"吃"的问题，妈妈还要注意宝宝"拉"的问题，产妇要多练习，以掌握给宝宝换尿布的注意技巧，防止宝宝哭闹，另外还要做好宝宝皮肤的护理工作，谨防宝宝尿布疹。

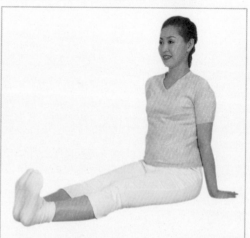

◎第四天，拆线后的产妇可以开始做些锻炼了，以促进身体更快恢复。

产后第五天的生活安排

随着产妇对自己的新角色越来越熟悉，营养均衡、休息充分、催乳哺乳、运动锻炼等已逐渐纳入产妇的日常行为规范，产妇在适应这些生活的同时，还应注意提防健康隐患，谨防产后抑郁。

研究表明，产后第五天是产妇情绪最低落的一天，若不及时调整，很可能会导致产后抑郁。

德国科学家研究发现，造成产妇产生抑郁的元凶，在于产妇大脑中单胺氧化酶A含量的急剧增高。单胺氧化酶A能分解血清素、多巴胺和去甲肾上腺素等神经传递物质，而这些物质的作用在于维持人正常的情绪，单胺氧化酶A会导致这些物质大量减少，从而影响高级的脑活动，间接对人的情绪产生负面影响。

产妇的身体会在生产前后发生很大的变化，在生产之后3~4天，雌性激素会突然降低很多，与此相应的是，脑中的单胺氧化酶A含量会急剧增加，并且在第五天增加到高峰，这一天就是产妇情绪最低落的一天。

如果产妇及其家人没意识到第五天对产妇的重要性，那么产妇会一如既往地为新生宝宝忙碌，此后会逐渐出现休息不足的情况，加之宝宝的哭闹、初为人母时护理上的麻烦及产后身体的不适等等不良刺激，产妇的情绪可能会日复一日地低落，稍微遇到什么不如意的事就会沮丧、食欲不振，甚至会有伤心落泪的不理智举动，严重时甚至会讨厌自己的宝宝，后悔生下

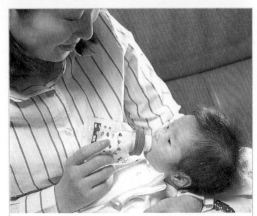

◎第五天，产妇的情绪可能波动加大，家人可多多帮忙照顾婴儿，减轻产妇的负担。

他，个别性格古怪的产妇甚至有杀死自己孩子的冲动。

为了避免这种情况的发生，产后第五天，家人要多帮着产妇照顾孩子，不要让她过度操劳。尤其是丈夫应该尽量陪伴，分担育婴责任，减轻产妇的劳累和心理负担。凡事谦让一点，忍耐妻子的挑剔与野蛮行为，不要让产妇有任何心理上的不快。但家人要注意，不能仅仅这一天比较关照产妇，而是在整个产褥期都要对产妇多多体谅，让她心情愉悦地度过这段生理、心理都比较特殊的时期。这不仅仅是家庭和谐的需要，更是确保宝宝身心健康的需要，因为妈妈的情绪和健康状况直接影响着宝宝的健康发育。

除了情绪的问题，在第五天，产妇同样要注意下身的出血及胸部疼痛情况，剖宫产产妇还要注意伤口的愈合情况，注意饮食和休息，一旦发现自己和宝宝身体出现异常，立刻咨询医生。

产后第六天的生活安排

若产妇身体没有任何异常的话，一般到第六天，产妇和宝宝就要出院回家了，家人要在不妨碍产妇和宝宝正常活动的前提下做好出院安排。

出院之前，无论自己和宝宝目前多么健康，产妇都有必要详细咨询医生一些出院后的注意事项，了解自己和宝宝目前的身体状况，以后可能会出现什么问题，以及怎样应对的问题。每个产妇和宝宝的情况都是不同的，为了便于医生做出准确的判断，产妇还要如实禀告医生产前的身体情况。若有必要的话最好将医生的嘱托记录下来，以备将来不时之需。或者将医生和护士的联系方式记下来，便于以后有问题及时咨询。

除了身体上的不适，到了第六天，产妇的身体已经基本恢复正常了，可以参加一些更有意义的锻炼，如可练习一下专为产妇量身定做的产褥操。

以下两种产褥操是比较适合这时候的

产妇：

① 盆底肛提肌运动

盆底肛提肌运动与单纯的骨盆肌肉锻炼不同，它的重大意义在于可以预防产妇子宫后倾，增强产妇子宫、膀胱、阴道壁肌肉和韧带的弹性。产妇从第六天开始，每天锻炼3～4次，可预防各种肠道疾病。

其动作要领如下。

（1）产妇仰卧在床上，双腿自然弯曲。

（2）分开双膝，然后再用力合起，接着做缩肛和憋尿的动作。

（3）丈夫将双手放在产妇双膝内侧，根据产妇的肌肉运动方向，提醒产妇做节律的收缩和放松肛门。

此锻炼产妇可以坚持到宝宝两个月。待产妇自己感觉到大腿根部的肌肉在运动时，可放弃丈夫的帮忙，自己坐在椅子上反复做以上运动。如果自身感觉良好的话，可以逐渐加大运动量。

② 收缩阴道壁肌肉的运动

收缩阴道壁肌肉的运动即收腹运动，产妇无论是坐还是卧，随时随地都可以进行。其动作要领非常简单，产妇只要努力收自己腹部的肌肉并努力保持数秒再放松即可，无其他肢体动作要求。从第六天开始，产妇若能每天坚持一百次收缩阴道壁肌肉的练习，那么不但可以快速排出体内恶露，而且还会恢复结实紧致的小腹，不会因为生孩子而改变体型。

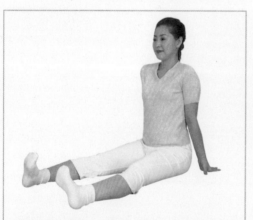

◎产后第六天起产妇可多多进行腹部肌肉的练习，宜促进体内恶露的排出。

产后第七天的生活安排

产后第七天，如果没有任何不顺的话，产妇和新生儿配合得已经十分默契了。产妇乳房胀痛感将会大大减轻，身体进入平稳恢复期。宝宝的吸吮能力也会越来越强，体重开始稳步增长。

所以从这一天开始，家人更要替产妇做好协助工作，丈夫要学会做除了哺乳之外一切产妇能做的事情，如换尿布、给宝宝增减衣物、哄宝宝睡觉、懂得宝宝想要干什么等等，一个降生了新生宝宝的家庭将慢慢步入正轨。

为了宝宝的发育，也为了产妇身体的恢复，从今天开始，在饮食方面，家人需要下一番苦功了。家庭主妇（或煮夫）除了经常储备鱼肉蛋等不可缺少的营养物质，更要掌握一定的烹饪技巧，知道怎样搭配食物更营养，知道哪些食物对产妇和宝宝是忌讳的，对母婴的饮食需求有一个基本的了解。另外，由于产妇和宝宝所需的能量比较多，可能需要加餐，家中还要有一个人专门负责产妇和宝宝的吃饭问题，不要让任何一个人挨饿。如果公婆和丈夫对完成这些有难度的话，最好请一个月嫂照顾一段时间，不必太担心经济方面的原因，因为这一个月的营养无论对产妇还是宝宝都是至关重要的。

至于产妇自己，除了照顾孩子，就是多吃多休息，不要想其他的事，为更好地照顾宝宝保存体力。对于自己和宝宝的身体状况，产妇仍然要注意观察恶露的量、色，伤口的愈合，宝宝是否有其他异常等等。关键是要注意宝宝脐带的脱落情况，一般宝宝的脐带会在这两天脱落，妈妈为宝宝洗澡的时候要注意。

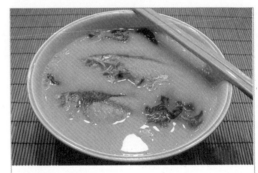

萝卜鲫鱼汤

材料 白萝卜1个，鲫鱼2条，木耳10克，姜、葱、盐、料酒各适量。

做法 ①鲫鱼治净，用料酒腌制20分钟；白萝卜去皮洗净，切成丝；木耳泡发，择净，撕成小朵。②起油锅，将鲫鱼煎成金黄色待用。③另起锅，加入清水，放葱、姜大火烧开，水开后下入煎好的鲫鱼，再开后，加入萝卜丝、木耳，转为小火炖煮30分钟，出锅前加少许盐调味即成。

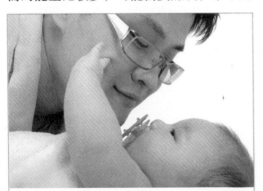

◎家人更要替产妇做好协助工作，丈夫要学会做除了哺乳之外一切产妇能做的事情，如换尿布、给宝宝增减衣物、哄宝宝睡觉、懂得宝宝想要干什么等。

产后一周后的生活安排

分娩一周后，无论对于宝宝还是对于产妇，生活都已经步入正轨。如果是正常产的新妈妈，在产后2~3天即可出院。剖宫产的新妈妈今天也可以出院啦。

在一周后，如果新妈妈需要进行较剧烈的活动或早早恢复上班，可以开始短时间使用收腹带。怀孕期间，子宫变大、腹壁松弛，都会导致产后肚子变大、腹肌变松。因此，在生产后一周内用收腹带是有好处的，尤其是剖宫产的女性，还有助于加速伤口愈合。但收腹带不能一天到晚都系着，躺在床上或坐着休息时应该解开，等下床活动时再系。因为长期使用收腹带会影响血液循环，限制腰肌、腹背的活动，令恢复时间延长。使用收腹带时，在穿上一两个小时后，就应该解开，让腰腹放松一会儿。另外，购买收腹带时，要注意挑选材质柔软、透气性强的产品。

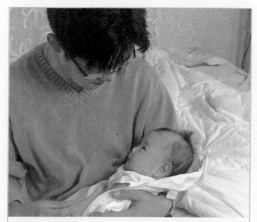

◎一周后，无论对于宝宝还是对于产妇，生活都已经步入正轨，家人要帮助产妇带孩子，避免产妇劳累。

此时，家人除了依旧注意加强产妇营养外，更应该做的事就是帮助产妇带孩子，避免产妇劳累。很多产妇生完孩子之后之所以会瘦，不仅仅是因为孩子带走了产妇一部分能量，还因为产妇为了照顾孩子操心太多，累瘦了。家人若不注意及时帮产妇分担一些劳动，就容易使产妇疲劳过度，这样不但会损害产妇的身体健康，而且也不利于宝宝的发育。因此，在保证母婴营养充足的前提条件之下，家庭中的每一个家庭成员，都要积极帮产妇分担家务，保证产妇休息充分。

从第二周开始，丈夫也要全身心地投入到育儿的伟大事业中去，不要将哄孩子、洗尿布之类的活儿看作妻子的分内工作，而要以为妻子和宝宝创造一个更好的哺乳环境为己任，因为宝宝不能没有爸爸的爱。虽然最初几个月宝宝对妈妈的依赖感更强，但若缺少了父亲的支持和疼爱，妈妈依然没有精力为他分泌奶水，没有精力全身心地照顾他。所以在宝宝的生长发育中，丈夫若能认识到自己的使命并努力完成，不但产妇的情绪会好很多，宝宝也会觉得幸福快乐。

在具体实践上，丈夫要做的工作，就是力所能及地做所有家务活，负责除哺乳之外宝宝吃喝拉撒睡所需的所有大小事宜，不要让妻子分心，而让她毫无牵挂地将所有精力都放在宝宝身上。

产褥期的注意事项

民间常将产褥期界定为一个月，因此产褥期又称坐月子，这个时间界定其实是不科学的。

对于产褥期的时间，现代医学教科书明确规定：产褥期是指胎儿、胎盘娩出后的产妇身体、生殖器官和心理方面调适复原的一段时间，需6～8周，即42～56天。

产褥期对女人来说是一个非常时期，它跟妊娠期一样，都属于女性生理异常时的状况。产妇只有除乳房以外全身的身体器官都恢复正常之后，才算产褥期结束。在此期间的所有时间，都属于身体器官的恢复期，都属于产褥期。

女人身体器官的恢复不是一蹴而就的。在过去的九个多月时间里，为了供给胎儿生长发育所需的一切养分，女人全身的器官发生了重大的变化：心脏负担增大，心脏发生移位，血流速度加快，膈肌抬高，肺通气量大大增加，肾脏增大，输尿管增粗，肌张力减低，骨、关节、皮肤、韧带、内分泌等等所有脏腑器官都发生了一系列的变化，长达9个多月积累起来的变化若想恢复到正常的状态肯定需要一个相当长的时间，一个月通常来说不够的，家人不能急着让产妇从事正常女人所承担的责任，否则容易损害产妇的身体健康，使产妇得所谓的"月子病"。

俗话说，女人在月子里得了病最难治。产褥期是女人身体恢复的阶段，如果女人的身体器官在这段时间没恢复好，她下半生的健康都可能会受到影响。

为了避免各种各样的月子病，产褥期产妇要注意以下几方面的问题。

❶ 注意保暖，避免寒凉

女人在生孩子的时候体力损耗极大，产后容易虚弱，体质明显下降，稍微受到寒凉袭击，就容易感冒，更容易致使关节受到风、寒、湿的入侵，容易形成难以治愈的生育性风湿、关节痛。所以在产褥期，产妇最好不要接触凉水，不能吃寒凉性食物，如果需要洗头和洗澡的话，要及时擦干，避免着凉。产妇所居住的环境，室温以25～26℃为宜，家人要做好调整，切忌忽高忽低。对于气候干燥的北方来说，保持室内适宜的湿度也非常重要。一般来说，室内湿度以55%～65%为宜。

此外，由于气血虚弱的缘故，产妇在产褥期最好也不要吃生冷食物，否则易产生腹泻，既影响产妇身体的恢复，也会通过母乳影响到宝宝的肠胃功能。

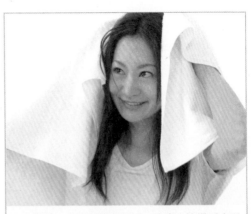

◎产褥期，产妇要注意保暖，洗头、洗澡后应及时擦干，避免寒气入侵。

② 注意休息，劳逸结合

在产褥期，产妇最基本的活动就是休息，避免疲劳。妊娠和分娩过程已经造成了产妇体质的极度虚弱，如果再过于疲劳的话，产妇的体质会更虚弱，容易落下病根。如产妇站立时间过长，很可能会导致腰酸、背痛、关节的疼痛；参与其他活动过多的话，产妇可能还会有虚弱、头晕等症。因此，在整个产褥期，产妇必须多卧床休息，不要长达一两个小时保持同一个姿势或者劳动，尽量避免看书、看电视等伤害视力的活动，也不要有大悲大喜情绪激烈的时候，尽力让身体多休息。

劳逸结合是指产妇可以适当做一些活动，如扭一扭腰部，伸伸胳膊，等此类动作比较舒缓的运动。产后的早期活动既可以促进子宫复原和恶露的排出，促进膀胱功能的恢复，减少静脉血栓的形成，还可以促进盆底肌肉和韧带的恢复。顺产的产妇一般次日就可以下床行走。对于难产、剖宫产产妇，可以将活动时间延后。

值得注意的是，提倡产后早期活动并不是指过早地进行体力活动，尤其是有负重的重体力活动。过早从事重体力活动，可能引起生殖系统韧带恢复不全，导致子宫及阴道壁脱垂。

③ 饮食营养全面

由于胎儿持续生长的原因，产妇在分娩之后所需的能量不但没有降低，反而会随着哺乳而不断增加，身为哺乳期的女人更应该加强营养。而且，由于生产过程中的能量和体力损耗，女人需要更多的能量来恢复体力，增强体质。鉴于这两个重要原因，家人一定不能忽略产褥期女人对营养的需求，应当像照顾妊娠期女人的饮食一样照顾产褥期的女人。产褥期膳食的原则，要求营养价值高、食物品种多、松软可口、多食汤类、少量多餐、干稀搭配、荤素适宜。需要注意的是，有个别地区饮食习惯是产后不忌吃生冷青菜、水果，不让产妇吃荤食，还有的产妇偏食、忌嘴等这些都不符合产妇营养原则应予以纠正。

除了以上注意事项，家人还要注意不要做对产妇情绪不利的事，给母婴提供一个安静的居住场所，督促产妇做健康检查，等等。

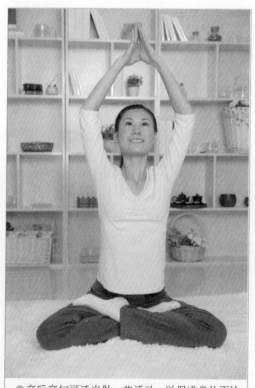

◎产后产妇可适当做一些活动，以促进身体更快恢复。

产褥期结束莫忘做健康检查

很多女性对孕前检查、产前检查都十分重视，而对产后检查却较易忽视，甚至不以为然。其实，一次体贴全面的产后检查对产妇的身体健康非常重要。因为产后检查能细致地排查出新妈妈身体的异常，可以及早进行处理，还能避免因患病新妈妈对新生儿健康造成的不良影响。整个产褥期产妇的身体一直在恢复中，至于恢复情况则不能以产妇的主观感觉为准，在产褥期结束时产妇应对自己身体做一次全面的体检，体检项目主要有以下几种。

❶ 体重

产妇在产褥期体重比分娩后有所增加是正常的，因为她还需要为哺乳储备能量。但若增加得太多，在恢复原有健康体型时可能就有难度了，平常要坚持锻炼身体。

❷ 血压

产后测量血压是了解产妇身体状况

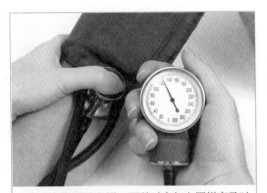

◎产后定期测量血压，可以对产妇血压增高及时采取措施进行控制，防止高血压等危险的发生。

的一项基本指标。血压属常规检测，常常被误解为是"例行公事"，不能引起新妈妈的重视。事实上，血压的变化会对身体产生多方面的严重影响。血压升高时间长容易导致全身血管痉挛，使有效循环血量减少，而缺血和携氧量的降低则可能危害到全身的器官、组织。定期测量血压可以对产后血压增高及时采取措施进行控制，防止以上危险的发生，把握血压的波动规律，减少由血压变化带来的健康危害。

❸ 尿常规

检查尿常规是为了检测产妇在怀孕期间的妊娠中毒症是否得到根治。

❹ 血常规

妊娠贫血或产后出血的产妇要检查血常规，正常产妇也可通过此项检查来了解自己的健康状况。

❺ 盆腔器官检查

盆腔器官检查，即检查产妇会阴裂伤的愈合程度、产道的愈合程度、骨盆底肌的恢复程度、组织的恢复程度、阴道壁是否有膨出等。通过此项检查，产妇可了解自己子宫的恢复程度，是否有脱垂，是否有炎症，以便及早发现问题并纠正。

❻ 其他检查

有其他病症的产妇，还要接受相关的检查，具体检查项目要看医生的建议。

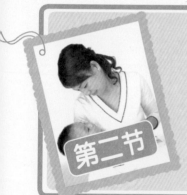

分娩后的身体不适对症护理

第二节

产后虚弱症

产后虚弱是一种综合病症。产妇在怀孕、生产期间，会消耗掉过多的能量和营养，容易导致身体机能低下，免疫力降低，进而出现体虚、多汗、头晕、眼黑等症，身体极度虚弱。

小便不利和大便不畅也是体质虚弱的表现。人体在排泄的时候，需要动力支持，当人元气充足，气的推动力较强，体内垃圾才可以快速地排泄出来。产妇由于经历了分娩的过程，气血不足，五脏六腑难以得到濡养，身体各个器官的工作就会受到影响，泌尿系统、肠胃系统也会变得虚弱，不能正常排泄，大小便因而也变得不正常起来。

还有一部分产妇，由于分娩所受损伤较大，产后极易出现头痛、食欲不振、恶心、发冷等气虚血虚的症状。在中医上，气有推动全身血气循环的作用，当元气不足的时候，全身经血的流通都会受到阻碍，各个脏腑功能也会失调，若影响到脾胃，就会有食欲不振、恶心等症，若头部

血气不畅，则会导致头痛。另外，气还有固表的作用，元气就像守护身体的卫兵，气虚时，卫兵的保卫能力比较低下，寒邪容易入侵身体，所以人才会觉得寒冷。

总而言之，生产之后最初几天，由于生理变化很大，产妇饱受折磨的机体是非常虚弱的。产妇不要急着从床上下来，一定要多休息，至少要等眩晕感消失之后，才可慢慢下床走动。在此时，家人要照顾好产妇，不要让她一个人行动。

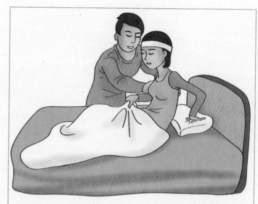

◎产后最初几天，产妇的机体是非常虚弱的，因此不要急着从床上下来，一定要多休息。

全身颤抖、打冷战

很多人原本以为，女人生完孩子应该浑身轻松，可很多产妇在产后一两个小时之内会有全身颤抖和打冷战的现象，有时候这种状况还会持续更久，因此就有人担心分娩是不是造成了癫痫。

其实这种担心是不必要的，造成这种颤抖可能跟以下两种因素有关。

❶ 疼痛所致

有句话叫作"疼得发抖"，即疼痛感会让人不由自主地发抖。产妇在分娩时要忍受长时间的疼痛，胎儿一娩出，产妇全身感到轻松，有时会出现全身不可控制的抖动，也就不足为奇。

❷ 寒冷所致

分娩会损耗卫气，因而导致气不固表，寒邪入侵，机体因此会感到寒冷，因而发抖。卫气，顾名思义，保卫之气，它就像一座城堡的卫兵一样在全身巡逻，及时发现并抵挡入侵人体的各种邪气。一旦卫气受损，身体的护卫力量就会减弱，寒邪趁机入侵机体，人就会感到寒冷。产妇卫气受损很严重，体质又比较虚弱，所以各种邪气蜂拥而来，机体难以招架，因而打冷战、颤抖。

疼痛所致的颤抖比较容易治疗，喝点红糖开水，放松一下心情，多休息，这种打冷战的情形在产后一两个小时内就会消失。

但如果是寒冷所引起的颤抖就不能大意了。因为产妇生孩子时毛孔都舒张开来了，很容易引起寒邪的大规模入侵，难以驱散完毕，很容易留下病根，严重时可能使该产妇下半生都畏寒怕冷，稍微受凉就感冒、打冷战，所以产后要做好保暖工作，如为产妇加盖被子等。如果这种因寒冷引起的颤抖持续时间较长，在产后一两个小时内没有消失，就应尽量在坐月子的时候治疗彻底，不要留下后遗症。

如果采用食补需要注意，因为产妇在分娩过程中消耗了大量体力，分娩后体内激素水平下降，胎儿和胎盘的娩出，都使得产妇代谢降低，体质大多从内热到虚寒。所以在产后产妇的身体更不适宜大补，大补之物可助内热，使产妇虚火上升，有可能出现口舌生疮、大便秘结等症状，也可能通过乳汁使婴儿内热加重。故对于产后虚寒引起的颤抖等症状，宜用温补，如食用西洋参、党参、枸杞、当归等，都可以起到很好的温补效果。

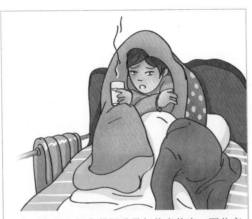

◎产后寒气入侵容易导致孕妇体虚体寒，因此产妇产后一定要做好保暖工作。

乳房发胀，痛感明显

通常，在产后第二天或第三天，新妈妈的乳房会开始变大、变硬。有些新妈妈还会感受到明显的胀痛感，甚至可以看见乳房表面充盈的静脉，这就是乳房肿胀。

乳房发胀是一个自然的生理过程，这是激素作用使然。产后，女人体内的黄体酮和雌激素会明显减少，取而代之的是泌乳激素。随着泌乳激素的不断增多，乳房就会膨胀起来，开始分泌乳汁。

乳房在几天之内突然发生这么大的变化，加上哺乳经验不足，一般产妇会对这种状况难以适应。为了缓解这种肿胀的不适感，也为了及早教会宝宝科学吃奶，新手妈妈要做到以下几点：

（1）在乳房还是柔软状态、没有肿胀时，产妇就应该教会宝宝怎样正确含住乳头。宝宝的正确姿势，应该是双唇和双龈完全罩住乳晕，包住整个乳头。如果宝宝不能做到这点，产妇可用手挤掉一些奶水，让自己的乳晕变得更柔软一些，帮助宝宝的双唇和双龈完全罩住乳晕。或者用手帮宝宝长大嘴巴，使它的下唇往外翘，帮助宝宝含住整个乳头。

（2）哺乳前，用手从乳房的四周向乳头方向按摩，这样有助于促进乳汁通畅，改善奶水憋、胀的情况。

（3）如果乳房肿胀得严重，可用冷敷的方法来改善乳房坚硬、胀痛的问题，不要采用热敷，否则肿胀感会加剧。

（4）当然，解决乳房肿胀的最好办法，就是让宝宝多吃奶，让多余的奶水转移到宝宝的肚子里去。不用担心这样会撑着宝宝，这样反而可以确保宝宝之后发育的需求。所以如果宝宝一次睡觉时间比较长的话，可以将它唤醒喂奶。

（5）佩戴合适的胸罩。佩戴大小合适的胸罩，就有助于乳房的血液循环，减轻肿胀和疼痛感。

一般乳房胀痛只会持续一两周，如果肿胀持续时间特别久，或者产妇的乳房出现红、肿、热、痛等胀痛严重的情况，产妇就要及时就医，避免造成乳腺炎。

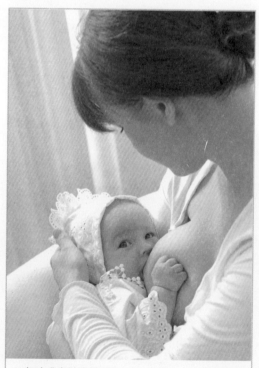

◎解决乳房肿胀最好的办法，就是让宝宝多吃奶。

背部疼痛厉害

很多女人在生完孩子之后几周，甚至此后相当长一段时间之内，都会有背部疼痛的毛病。

造成产后背痛的原因是多方面的。

首先，怀孕这件事本身就容易引起背痛。在怀孕期间，胎儿发育使子宫增大，同时腹部也变大，体重增加，变大的腹部则向前突起。为了保持身体的平衡，孕妇不得不挺直甚至扬起腰板，可以说整个婴儿的体重、羊水等物质都是由整个背部承受着，容易导致内体耻骨松弛剂，使得韧带和关节变松，进而导致背部受伤，所以孕妇的腰背部常常感到酸痛。

其次，分娩的过程也会引起背部疼痛。分娩是一个长时间的痛苦过程，这个过程会伤害身体各个部位。如果在生产过程不太顺利，需要在腰部注射麻醉剂的话，背部的疼痛感会加剧。而且现在产妇分娩时多采用"仰卧截石位"，产妇在产床上时间较长，且不能自由活动，分娩时要消耗掉许多的体力和热量，致使腰部和腿部酸痛加剧。此外，很多女人产后抱起孩子和放下孩子的时候，或者长时间坐着给孩子喂奶的时候，麻醉造成的背痛尤其明显。

最后，在坐月子的时候，如果没有注意保暖，致使风湿寒气进入体内，也会引起产后背痛。分娩是一件非常损耗元气的活动，极易导致产妇体质下降，免疫力降低，吹风、吹空调、出汗、过夫妻生活等行为都可能导致风湿寒气的入侵，引发产

后风湿，造成腰酸背痛。另外，在坐月子期间，有的产妇不注意科学的休养方法，活动锻炼不得法，有的产妇则过早地参与劳动，还有的产妇产后睡弹簧床，这也不利于腰背部的恢复，导致腰背疼痛加剧。

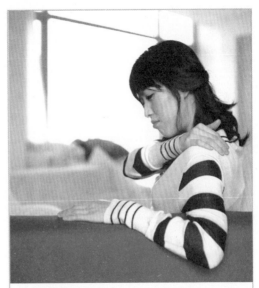

◎产后背痛，在中医中属于"月子病"的一种，相对来说难以根治，所以最好在生产后就注意休息，尽可能多地平躺。

产后背痛，在中医中属于"月子病"的一种，相对来说难以根治，所以最后在生产后就注意休息，尽可能多地平躺，让脊椎四周支撑身体直立的肌肉减少负担，同时在进步的过程中加入一些具有疏经活血、增加血液循环的食物或药品，另外不要过分劳累，避免腰背肌肉进一步受刺激，否则会引起血管及肌肉的收缩，不但疼痛感会加剧，而且会形成经常性疼痛，难以治愈。

排尿困难，有灼热感

一般来说，女性在顺产后4～6小时内就可以自己小便了，但是由于外阴存在创伤，所以她会因惧怕疼痛而不敢用力排尿，这样极易导致尿潴留。一旦发生了尿潴留或尿不彻底，则可能让细菌侵入，引发尿路感染。如果在分娩6～8小时后甚至在月子中，仍然不能正常地将尿液排出，并且膀胱还有饱胀的感觉，甚至在排尿的时候阴部还会有灼热感。这种现象叫作"尿潴留"，它是常见的产后并发症之一，一般第一胎或者分娩过程比较长的产妇容易出现这种状况。

导致产妇出现尿潴留的原因，不外乎以下三方面：

（1）在分娩的时候，胎儿的头部经过产道会向四周挤压，当挤压尿道的时候，尿道会发生一定的变化，因而产妇在第一次排尿的时候，会因为尿道的改变而觉得排尿困难。

（2）胎儿在出生的时候，子宫已经非常大了，会严重挤压膀胱，使膀胱肌肉的张力降低。在生产的过程中，胎儿的头部又长时间地压迫膀胱，容易导致膀胱充血水肿。诸多因素导致膀胱肌肉张力的下降，收缩功能的降低，无力将里面的尿液排出来，造成了排尿困难。

（3）产道太小，婴儿的身体相对过大，所以在分娩的过程中，产妇的会阴部会遭到极大的拉伤，疼痛感很强。一部分产妇排尿困难的原因，就是因为会阴部伤口很痛，尿液经过不但疼痛加剧，而且还会有灼热感，因而拒绝排尿，造成了排尿困难。由于这种情况造成的排尿困难，只有等阴部损伤稍微减轻一点时才会缓解。

无论哪种原因，尿潴留都是不能小觑的。尿液长时间滞留体内，产妇会觉得很胀，不舒服，而且还容易导致膀胱炎。所以产妇不要因为怕疼而忍着不排尿，分娩之后要多喝流质，促使尿液的快速排出。也可在旁边放些水流的声音，产妇听到之后身体可能会不由自主地排尿。还可用温水浸泡臀部，使下身肌肉彻底放松，让尿道变得更通畅。若分娩时做了会阴切开手术，伤口特别疼，那么还可向医生索要会阴冲洗瓶，这样可以稀释尿液，减轻尿液经过时带给会阴部的灼热感进而减轻排尿的困难。如果上述这些方法统统没用，或者条件不允许，医生会用导尿管帮你排空膀胱。

总之，产妇体内的体液原本已经很多了，不能再滞留过多的液体，尿液在分娩之后的8小时之内一定要排泄出来，及早开始泌尿系统的运作。

缓解产妇出现尿潴留的方法	多坐少睡。顺产的产妇可在产后6小时坐起来；剖宫产产妇术后24小时可以坐起。
	热水治疗法。用开水熏下身，让水汽充分熏到会阴，以促进膀胱肌肉的收缩，利于排尿。
	按摩法。在排尿前用手按摩下腹部膀胱15次。

腹部很痛，像痛经一样

很多产妇生完孩子之后会感到腹部很痛，像痛经一样，这就是俗称的"产后痛"，学名为产后子宫痉挛。轻者不需治疗，腹痛可逐渐消失。

产后痛的原理与生产时候的疼痛感是一样的，都是由于催产素引起子宫收缩所致。子宫收缩时，引起血管缺血，组织缺氧，神经纤维受压，所以产妇感到腹痛。催产素是生产过程中常用的药物，其目的是为了缩小子宫并减少出血，有止血作用，而且可以将子宫内部残留的血块及时排出，促进子宫的尽快恢复。有的医生还会在生产之后再开些帮助子宫收缩的药物，这样子宫的收缩就会加剧。当子宫收缩停止时，血液流通，血管畅通，组织有血氧供给，神经纤维解除挤压，疼痛消失，这个过程一般在1~2天内完成。

初产妇因子宫纤维较为紧密，子宫收缩不甚强烈，易复原，且复原所需时间也较短，疼痛不明显。产妇若是生第二胎或者更多胎的时候，由于子宫肌纤维多次牵拉，子宫肌肉的力量较差复原较难，难以持续收缩，疼痛时间相对延长，且疼痛也较初产妇剧烈些。另外，有的产妇在给宝宝喂奶的时候，宝宝吸吮的过程还会刺激出一种激素，会引起子宫的进一步收缩，产妇也会有明显的疼痛感。

由此可见，产后疼痛是一种正常的生理现象，这种疼痛感一般会在产后持续两三天。但若疼痛异常或者持续时间较长，产后一周、一个月甚至更久都没有得到缓解，并为连续性腹痛，或伴有恶露量多、色暗红、多血块、有秽臭气味，多属于盆腔有炎症。这时候就要寻求医生的帮忙了，可以让医生根据情况减少子宫收缩药的使用量，或者开一些止痛药，也可以在产后适当下床走走以排空子宫积血，同时可在保健医生指导下做加强腰背肌和腹肌的运动，增加腰部稳定性。

另外，要产妇注意避免吃寒凉和刺激性的食物。另注意腰部保暖，避免受凉，不然会加重疼痛。

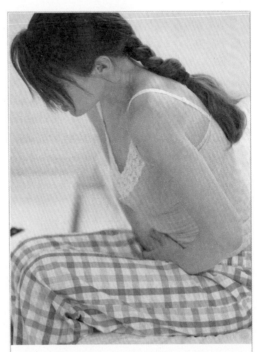

◎产后疼痛是一种正常的生理现象，这种疼痛感一般会在产后持续两三天。

会阴疼痛、肿胀

会阴部是指女性外阴部，它是胎宝宝从妈妈腹中娩出的下出口部。女人在产后，会阴部会出现疼痛、肿胀的不适感，如果生产过程不顺利的话，疼痛感还会加剧，甚至会出现麻木的感觉。

这是因为分娩是一个相当痛苦的过程，一个重达几千克的宝宝经过阴道来到人世间，势必会严重损害到阴部。会阴的过度拉伸、摩擦，必然会出现裂伤和肿胀的感觉，在小便的时候还会有刺痛感。通常这种感觉会在产后数天消失。但如果分娩非常辛苦，造成了会阴的撕裂，或者在分娩的过程中在会阴部位剪了一刀，那就还要做缝合手术，不但疼痛异常，而且还有缝线在上面，不适感更强。有的产妇可能还需要做会阴侧切手术，疼痛感可想而知。

产后会阴的疼痛会随着时间的推移而逐渐减轻，若疼痛感比较强，或者持续时间较长，可请医生视情况开止痛片。另外，产后还要多做骨盆底肌肉练习，这样可促进会阴部的血液循环，不但可帮助会阴及早恢复，也可恢复骨盆底的弹性和控制力。

由于会阴位于尿道口、阴道口、肛门交汇这一特殊部位，很容易被尿便污染，加之又有产后恶露通过，非常易于发生感染，使伤口不易愈合。因此，产妇回家后要在护理上多加注意，尤其注意以下三点：

尽量避免接触到损伤的地方，日常勤换卫生巾，换的时候注意洗手以防感染。若疼痛感稍轻，小便之后记得用温水洗一下会阴部，并用干净的毛巾轻轻擦干。

大便完毕，在擦拭的时候，要从前往后，不要从后向前，否则容易把直肠内的细菌带到会阴部位，容易造成感染。

坚持热敷和冷敷。即用热毛巾或冰敷袋敷会阴部一会儿，热敷（或者泡热水澡）有助于增加血流量，促进伤口的复原；冷敷可以麻痹疼痛，减轻会阴部位的肿胀感。这两种方法虽然看起来矛盾，但却都有助于帮助会阴恢复，减少疼痛感。

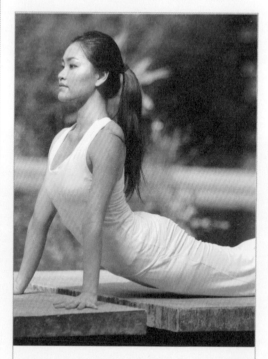

◎产后女性可多做骨盆底肌肉的练习，有助会阴及早恢复。

阴道出血

分娩之后的几天甚至几周内，产妇的阴道会排出一定量的血块，中医上将这种出血状况称作"恶露"。正常的出血情况，应当与月经最初几天的量差不多，里面还会有高尔夫球大小或者葡萄大小的血块。一周左右，出血的状况会有所缓解，出血量比较少，颜色也由鲜红色变成红褐色或更淡的颜色。在此后的数周，这种淡淡的血色会逐渐变淡，直至变成接近无色的分泌物。有的产妇在出血的同时还伴随有腹部疼痛也是正常的，可以平躺，在子宫上敷冰袋缓解。

产后阴道内出血属于正常现象，但若时间持续过长，或者突然出现不规则的出血，就要特别注意了。

正常来说，产后阴道的出血量应该是越来越少的，颜色是越来越淡的。如果过了一周之后，出血量仍然很多，卫生巾上仍然沾满鲜血，就要及时告知医生，排除脏腑有其他疾病的可能。

产妇在出血的时候，如果伴有发冷、出冷汗、脸色苍白心跳加速等症，也要及时就医。出现这种情况，可能是因为子宫收缩不良、感染、胎盘碎片残留等症造成的，待医生检查之后看是否正常。

最令人担心的是产后出血。发生产后出血的产妇，不但出血量大，而且同时有头晕、嗜睡、食欲不振、腹泻、浮肿、畏寒等症，严重时甚至会出现休克。这种情况通常发生在胎儿出生后两个小时之内，医生会做好检查的。为了避免这种情况的发生，女人在分娩的时候不要有太大的思想包袱，高度紧张容易导致子宫收缩力不好，导致血管不闭合，发生大出血。另外，血液病、肝炎患者在分娩后也容易出血，病人提前要做好充分的准备。

如何预防产后出血

注重孕期营养：多食用含钙丰富的食物，或适当补充钙剂，可以预防分娩时的子宫收缩乏力；孕期预防贫血，食用含铁丰富的食物，提高准妈妈分娩时对失血的耐受能力。

控制体重：孕期控制体重增加(孕期不宜增重12～15千克)，防止胎儿过大(3.5千克以内为好)，减少难产机会。

储备体力：分娩时，注意休息和营养摄入，保存好体力。

注意卫生：产后注意外阴清洁，鼓励纯母乳喂养，有利于子宫收缩，防止产后大出血。

应急处理：在院内发生的产后出血，医生会做妥善的处理。新妈妈出院后一旦出现多于月经量的大出血，应该立即送往医院。如果在产后10天内，子宫尚未进入骨盆腔，在腹部可以触及子宫底时，新妈妈在去医院途中不断地刺激子宫底部，用力按摩，促进子宫收缩，也可以起到暂时减缓出血的作用。

及早哺乳：早期哺乳可刺激子宫收缩，减少阴道流血量。

产后便秘

分娩对女人身体的影响是方方面面的，不但泌尿系统会受到影响，肠胃系统也会变得虚弱，许多产妇都有产后便秘的情况。

造成产妇便秘的原因一般有以下几种。

（1）生理原因。在怀孕期间，子宫不断地增大，腹部和盆腔的肌肉被子宫胀松，导致部分鸡肉纤维断裂，肌肉收缩无力，肠子蠕动减弱，因而造成便秘。

（2）药物麻醉作用。为了促进分娩过程的流畅，产妇通常会被打一些麻醉针剂，这些针剂对产妇全身器官的技能都有麻醉作用，肠子也会因为"受到麻醉"而工作效率降低，蠕动较慢，银耳造成便秘。

（3）产妇体质虚弱，无法通过靠腹压协助排便，造成了排便的困难。

（4）产后头几天，由于身体虚弱，产妇不得不卧床休息，活动很少，因而导致肠蠕动不活跃，排便困难。

（5）多数产妇在生产后的头几天，所吃所饮皆为滋补之物，饮食单调，极缺乏纤维食品，尤其缺乏粗纤维，也会对肠蠕动造成不利影响，不利于排便。

（6）心理因素。产妇在分娩后精疲力竭，加之会阴部的疼痛，心理上来说是不愿意用力排便的，所以出现排便困难。

鉴于以上诸多因素，所以要想改善产妇大便难的问题，可从以下几方面做起。

（1）产后适当活动，尽早下床，不要长时间地卧在床上。即使分娩后前几天不能下床，在床上也要多翻身，能坐起来就坐起来，这样有助于增强大肠的蠕动。

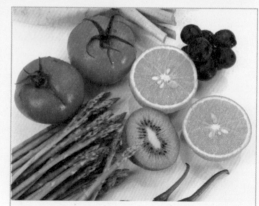

◎为改善产后便秘情况，产妇可多吃些新鲜蔬果，补充纤维素，促进大便的排出。

（2）营养均衡，除了吃滋补性食物，还要适当吃些粗粮，多吃新鲜蔬果，平常多喝水，多喝汤。

（3）最好多喝天然的润便剂，如锅中果汁，少喝可乐、咖啡等含咖啡因的饮料。另外，还要多吃芝麻油、花生油、豆油等植物油，植物油有润肠通便的作用。

（4）适当进食一些有助于产气的食物，如豆类、红薯、土豆等，这些食物有助于产妇放屁，所谓"屁是屎头"，放屁有也有助于排便。

（5）放松心情，保持精神愉快。不要太担心会饮部的上海，只要不太用力，一般不会加重疼痛感。

（6）适当做提肛操。提肛操有助于刺激直肠，刺激大便的排出，而且对阴部的恢复也有一定的好处。

由此可见，产后便秘虽然难以避免，但是只要养成良好的生活习惯，相对于其他产后症来说，它也是比较容易改善的。

容易胀气

分娩之后，医生通常会告诉产妇，不要马上吃东西，否则容易胀气。

分娩时，手术中所用到的各种药物会对肠胃产生刺激作用，这种刺激会导致肠蠕动减弱，如果产妇肠道内的气体未能及时排出，分娩之后又进食了，气体就会滞留在肠内，形成胀气。

同时，由于生产过程用力过多，产妇的体质也会有所下降，造成肠胃系统的虚弱，也容易在肠内滞留气体。尤其是剖宫产的产妇，肠胃系统更加虚弱，容易发生肠粘连，根本无力消化食物，所以剖宫产的产妇第一天必须禁食。

胀气不但会让产妇很不舒服，而且不利于身体的恢复，有时候还会堵塞乳腺管，影响哺乳。所以为了防止产后胀气，产妇分娩之后，首先需要通气，不要吃、喝任何东西，如果有饥饿感，可使用静脉补液提供营养。等放屁之后，才可以喝点清淡的汤水或粥水。如果仍旧有胀气现象，可以申请医生为自己打一支甲氧氯普胺（胃复安），在身体健康允许的情况下，还可以下床走动走动以促进肠胃系统的恢复。

有的产妇体质差，恢复得较慢，经常出现胀气的情况。除了适当地走动，在日常饮食中还要注意"少吃多餐"。剖宫产的产妇，如果在产后很长一段时间内肚子仍旧有胀气现象，还可以通过坐摇椅的方式改善。

最后，由于肠胃系统虚弱，产妇最好不要吃辛辣刺激的食物，如辣椒、胡椒、花椒、洋葱、大蒜、生姜等，也不要吃生冷食物，如梨、西瓜、冷饮等寒凉类食物，更不宜吃羊肉、鱼虾等发物。这些食物都会进一步刺激肠胃，不利于身体的及早康复。

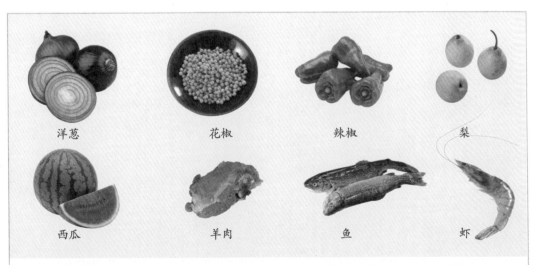

洋葱　　花椒　　辣椒　　梨

西瓜　　羊肉　　鱼　　虾

◎这些辛辣刺激及生冷寒凉的食物都会进一步刺激肠胃，不利于身体的及早康复，产妇最好都不要吃。

产后抑郁症

产后抑郁症也叫产后忧郁症，是妇女在生产后由于生理和心理因素造成的抑郁症，临床表现为紧张、疑虑、内疚、恐惧等，极少数严重的会有绝望、离家出走、伤害孩子或自杀的想法和行动。

从心理方面分析，妇女妊娠后，特别是第一次妊娠，精神上会有较大的压力，会担心分娩是否会疼痛，生产后自己的身

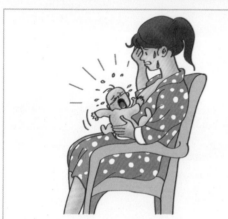

◎女人在生产后的情绪会发生很大的变化，可能会有爱哭、烦躁、焦虑、易怒等症状的情绪，这就是产后抑郁症，要注意调节。

体能否恢复到过去的状态，老公有否趁机出外拈花惹草，生的是男孩还是女孩，小宝宝会不会很健康等等。在生产后，产妇从兴奋转入疲倦，情绪从高亢转入比较低落，部分产妇会出现感情脆弱、焦虑、爱哭、小事爱计较、烦躁、焦虑、易怒、睡眠不好、性欲减退，甚至有自杀或杀婴倾向等一系列症状的表现。一般产后两三天会出现上述症状，10天左右症状将自动减轻或消失。倘若症状持续恶化，需要注意是否患有产后忧郁症。产妇患上产后抑

郁症后，若不注意调节，不但影响产妇的健康，也影响家庭的和谐，更会抑制婴儿的发育。调查发现，妇女产后3个月内发生精神障碍及抑郁症的患者比正常人群发病率高很多，产后3~7天更是发生精神障碍的高峰期，所以产妇在生产之后除了应当充分享受到身体上的呵护外，还要得到精神上的安慰。在我国，由于有公婆的照

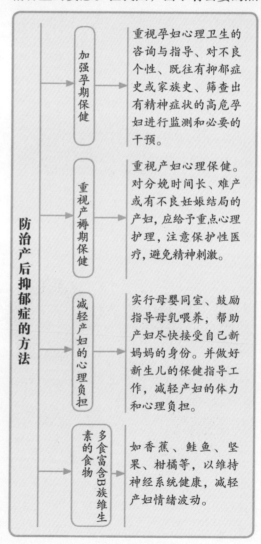

防治产后抑郁症的方法

加强孕期保健	重视孕妇心理卫生的咨询与指导、对不良个性、既往有抑郁症史或家族史、筛查出有精神症状的高危孕妇进行监测和必要的干预。
重视产褥期保健	重视产妇心理保健。对分娩时间长、难产或有不良妊娠结局的产妇，应给予重点心理护理，注意保护性医疗，避免精神刺激。
减轻产妇的心理负担	实行母婴同室、鼓励指导母乳喂养，帮助产妇尽快接受自己新妈妈的身份。并做好新生儿的保健指导工作，减轻产妇的体力和心理负担。
多食富含B族维生素的食物	如香蕉、鲑鱼、坚果、柑橘等，以维持神经系统健康，减轻产妇情绪波动。

顾，这种产后精神上的障碍明显低于西方国家，但也有相当一部分存在。

抑郁症除了对产妇本人的伤害，还会对婴儿的健康发育产生很大的威胁。产后抑郁症会造成母婴连接障碍，即母亲不良的精神状况会通过母婴之间的情绪纽带传导出来，对孩子造成不利影响。如产后抑郁严重的女人，可能会不愿意照顾孩子，使孩子产生各种损伤。有的妈妈甚至会做出伤害自己孩子的行为。即使没有这些过激行为，在这种状况下长大的婴儿由于缺乏母亲的关爱，会变得精神紧张，缺少满足感，容易疲劳，语言发育迟缓，活跃能力低下，睡眠质量不高，还可能会导致动作发育不良。

研究表明，以下几种因素更容易促发女人产后抑郁：

（1）有抑郁症史；

（2）与丈夫关系差；

（3）儿童期很少受到父母支持与关爱；

（4）儿童或少年期与父母双方或一方分离；

（5）成年期很少得到父母支持；

（6）在住房或收入方面有经济困难；

（7）过去或现在有情感问题；

（8）自信心不足；

（9）未婚生育；

（10）产妇性格内向，脾气古怪。

若产妇有上述一种或数种情况，家人提前就应该有思想准备，注意给予她精神上的关怀，注意帮助她疏导心理障碍，避免产后抑郁症的发生。

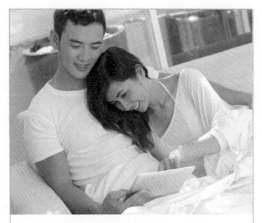

◎当产妇出现多种抑郁情绪时，家人要多多关注，及时疏导心理障碍，以免产妇患上产后抑郁症。

产后与未孕之前相比，女人不仅仅是体型和心理上的改变，生理上的改变更是最直接的，也是最痛苦的。例如，产妇孕前可能是精力充沛的，走路风风火火的，可晋升为新妈妈之后，一下子就变得"委婉"起来，直不起腰，迈不动步，连上厕所都需要人扶着，因为艰难的分娩过程已经损耗了她大部分精力。

再如，有的女人在孕前身体没有任何疾病，但生完孩子之后却发现自己容易腰酸背痛，这种状况在下半生可能都没法改变。

与此类似的不适反应还有很多，如大小便不再像以前那么痛快，乳房也没有以前那么舒适，皮肤也没有以前那么好，晚上睡觉也没有以前那么香等，这一系列生理上的改变都是以前未有过的。

这一切都是一个新妈妈正常的生理反应，每个产妇一生都要多多少少地经历其中几项，因此在做好心理改变的同时，女人还要正视自己生理的变化，及早做好应对措施。

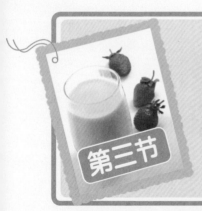

分娩后的健康饮食

第三节

生完孩子当天吃什么

　　分娩是一项严重损耗体力的活动，因此产妇急需能量来补充营养。但产妇却又不能马上吃鱼、肉等营养价值高的食物，因为她的肠胃功能还很弱，尤其是做了剖官产的产妇，只能吃一些易消化的食物。这时候家人可为她准备一些流质或半流质食物，如糖水煮荷包蛋、蛋花汤、藕粉、花生粥等。同时，富含膳食纤维的新鲜蔬菜和水果，不仅能让产妇增加维生素的摄入，而且对防止便秘也有帮助。另外，要

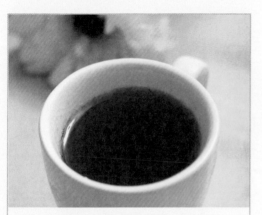

◎刚生完孩子时，产妇可以多喝一些红糖水，以补气养血，但是产后一周后就不能再喝了。

注意荤素搭配，膳食多样化，以帮助产妇开胃口。若是产妇有贫血症状，就要多吃些猪肝、鸭血和菠菜；若是产妇有抽筋和关节痛症状，则要继续服用钙片。此外，为了泌乳正常，晚上产妇也可以再进食一次半流质或点心一类的夜宵。

　　产妇在分娩的过程中还会流失大量血液和津液，所以生完孩子还可以多喝一些红糖水，有助于补血补津。但要注意产后1周之后，产妇就不要喝红糖水了，红糖水有活血作用会使恶露的血量增多，造成产妇不知不觉中失血。

　　经历了剖宫产的产妇，在术后还可以适当喝点萝卜汤，因为萝卜有排气的作用，产妇因麻醉作用没消除而导致的胀气可以得到改善，而且肠道越早开始排气，产妇就能越早开始进食，间接促进产妇身体器官的恢复。

　　总之，分娩当天，由于肠胃功能没有得到恢复，产妇要以清淡的流质食物为主，不能急着补充营养。

产褥期的饮食原则

鉴于产褥期女人身体的特殊性，产妇的饮食必须遵循以下几项原则。

❶ 清淡，不要太油腻

女人在产褥期卧床休息的时间比较多，如果吃了太油腻的食物，不但不容易消化，而且会堵塞乳腺管，导致奶汁在乳房中出不来，不利于宝宝的吸吮，新手妈妈乳房的胀痛感会加剧。所以产妇饮食要保持清淡，想吃荤菜的话，可以多喝汤，如牛肉汤、排骨汤、猪蹄汤等。

❷ 多吃流质和半流质食物

在产褥期期间，产妇多吃流质和半流质食物，如各种粥汤，这样不但可以减轻肠胃的负担，而且有助于排便。

❸ 粗细搭配，营养均衡

与妊娠期一样，女人在产褥期的饮食也要全面，既要多吃肉、蛋、奶等营养价值高的食物，也要吃蔬菜、水果之类维生素含量丰富的食物，还要适当吃些粗粮杂粮以帮助肠胃的蠕动，营养全面，粗细搭配适宜，这样无论对产妇自己还是对嗷嗷待哺的宝宝都是必需的。

❹ 适当吃些催乳的食物

产后一周后，可以给产妇吃催乳的食物，不但可以增加乳汁的分泌，满足宝宝的需要，而且能减轻产妇乳房的胀痛感，避免乳腺炎。常见具有催乳作用的食物有

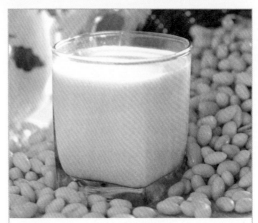

◎豆浆、牛奶、小米粥等食物都有很强的催乳功效，产妇乳汁分泌不足时可多食用。

牛奶、豆浆、小米粥、鸡汤、肉汤、鱼汤、虾肉、猪蹄、花生、黄豆、黄花菜等，家人可配合菜谱每天给产妇做一些吃。

❺ 忌食温燥、生冷、酸涩类食物

温燥类食物有辣椒、洋葱、韭菜、大蒜、胡椒、茴香等，这些食物有助内热的作用，产妇吃后容易上火，加重大便燥结的症状，而且还会影响母乳质量。

生冷类食物有梨、西瓜、黄瓜、茄子等，这类食物不宜消化，容易损伤产妇脾胃，间接影响乳汁的分泌。生冷类食物还容易影响血液循环，致使瘀血滞留，使产妇产生腹痛，不利于恶露的排出。

酸涩收敛类食物有南瓜、莲子、柿子、芡实、乌梅等，这类食物容易阻滞血行，不利于产妇恶露的排出。

产后必须进食的食物

❶ 小米粥

小米粥营养丰富，无论是铁含量，还是维生素含量，都比大米高几倍，是产妇补充能量必须吃的食物。

❷ 鸡蛋

鸡蛋所含的营养成分全面而均衡，产妇每天吃两个鸡蛋可以起到增强体质、促进乳汁分泌的作用，宝宝通过母乳吸收之后还有助于大脑的发育。

❸ 鲤鱼

鲤鱼促进子宫收缩，促进恶露的排出，有利于产妇身体的恢复。产妇若有产后水肿的病症，喝鲤鱼汤还能起到利尿消肿的作用，可有效防止产后浮肿。

❹ 山楂

山楂有促进子宫收缩和止血的作用，对于产妇产后出血和产后恶露不尽有较好的治疗作用。

❺ 肉汤、排骨汤

牛肉汤、排骨汤、鸡汤等肉汤不但营养丰富，而且口感很好，有助于刺激产妇食欲，也能促进乳汁的分泌，对产妇和宝宝均有好处。

❻ 新鲜蔬果

产妇多吃新鲜蔬果可以增强身体免疫力。新鲜蔬菜含有大量维生素、纤维素和微量元素，既能有效防止产妇便秘，又能补充微量元素。

❼ 面汤

面汤是典型的流质食物，有助于补充水分，缓解便秘。家人若在面汤里放些西红柿、鸡蛋等营养物质，可增强补益效果。

❽ 牛奶

牛奶富含优质蛋白，且含多种对人体有益的成分，产妇在产褥期经常喝牛奶不但可以促进身体的及早康复，而且还可加快乳汁的分泌，对宝宝的发育有好处。

此外，红糖、桂圆、红枣、芝麻、木耳、胡萝卜、黑豆、花生等食物对产妇也较好的补益作用，产妇最好每天也适当进食一些。

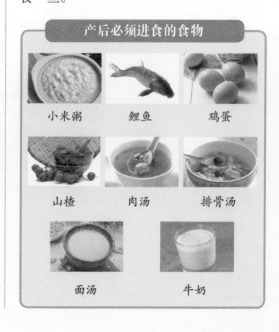

产后必须进食的食物

小米粥　　鲤鱼　　鸡蛋

山楂　　肉汤　　排骨汤

面汤　　牛奶

剖宫产的饮食注意事项

与顺产的产妇相比，剖宫产产妇经历了深度麻醉、开腹等治疗手段，身体受到的损伤更大，因此对食物的营养需求也更高，要注意的事项也更多。所以产妇在保证营养丰富、营养均衡的前提下，还要注意以下细节问题：

剖宫产之后6个小时之内，产妇应当平卧，不吃任何东西。因为此时麻醉药仍然抑制着胃肠的蠕动，勉强进食只会导致腹胀。产妇若感到饿，可以给它注射营养点滴，也可以让她先喝点有助于促进肠胃蠕动的萝卜汤。

6个小时之后，产妇宜服用一些排气类食物（如萝卜汤等），以增强肠蠕动，促进排气，减少腹胀，并使大小便通畅。还可以喝少量的流质食物，如粥、汤等，但不能胀气类食物，如糖类、黄豆、豆浆、淀粉等，产妇也要少吃或不吃，以防

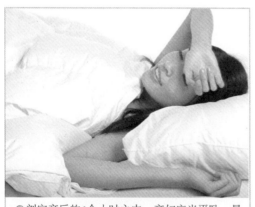

◎剖宫产后的6个小时之内，产妇应当平卧，最好不吃任何东西，以免引起呕吐窒息。

腹胀。

剖宫产第二天，产妇通常已经排气过了，可以进食了。但由于肠胃功能仍然没有完全恢复，仍然不能吃鱼、肉、蛋等营养丰富的食物，只能吃一些稀粥，下一些薄面条，或者吃一些肝泥、肉末，喝点蛋羹，主食仍然是流质食物或半流质食物。为了保证充分的营养，产妇可以采取少吃多餐的形式，每天进餐四五次。

剖宫产第三天及以后，麻醉药的作用已经完全消除，产妇可以像正常产妇一样进食了，就可以按照一般产妇的饮食原则开始进食，全面补充，营养均衡。可以喝一些不油腻的汤水类进补，但是不可加酒。药膳食补可添加黄耆、枸杞、红枣等中药材。药膳食补可添加黄耆、枸杞、红枣等中药材。猪肝有助排恶露及补血，是剖宫产产妇最好的固体食物选择。产后第三周，药膳食补可用四物、八珍、十全（冬日用）等中药材，可以增加一些热量，食用鸡肉、排骨、猪脚等。为了促进腹部伤口的愈合，产妇还可多吃一些蛋、肉、鱼汤等高蛋白质的食物。也可吃一些花生、鲤鱼等具有催乳作用的食物。家人在炖汤的时候注意，汤水不能太油腻，否则不利于产妇的消化。

需注意的是，生冷类食物，如白萝卜、西瓜、梨等，必须禁食40天。

适合新妈妈食用的食物

整个孕育产过程中，女人损耗了不少的元气，形成了所谓的"百节空虚"。要填补诸多的"虚"证，新妈妈最好常吃下面这些食物。

（1）富有营养的食物。如蒸蛋羹、豆制品、鲫鱼、小麦制品、小米粥、红枣、糯米酒鸡、排骨汤、猪蹄汤、芝麻，等等。这类食物营养丰富，含有足够的热量，既能促进产妇食欲，又可促进乳汁的分泌，对于产妇的生殖道、消除恶露及确保宝宝健康都有一定的积极作用。

（2）易消化、清淡的食物。如豆

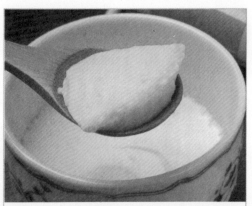

◎产妇平时可多食用蒸蛋羹、鲫鱼等食物，这类食物营养丰富，可有效增强食欲，促进乳汁分泌。

腐、薏仁粥、瘦猪肉汤、蒸蛋、酸奶，等等。产后，产妇常常卧在床上，胃肠道的蠕动较少，稍微吃点东西就会胀气、食欲不振，不利于身体的康复，因此家人常为产妇准备一些清淡的粥、汤，尽可能让消化不良的产妇多吸收一些营养物质。

（3）温补的食物，或者具有补血作用的食物，前者有红枣、桂圆、火腿，

后者有金针菜、发菜、胡萝卜、面筋，等等。前者适合在恶露排干净之后食用，可起到活血益气、健身补体的作用，后者则适合刚刚分娩不久食用，可以有效补充产妇因分娩失血造成的血虚症。

（4）符合精、杂、稀、软四大原则的所有食物。"精"指精致，量不多。食用过量容易导致肥胖，肥胖会使体内糖和脂肪代谢失调，引发各种疾病。"杂"指食物品种多样化，不忌口。粗粮和细粮都要吃，而且粗精营养价值更高，比如小米、玉米粉、糙米等所含的维生素B都要比精米、精面高出好几倍。"稀"指水分多，如鲫鱼汤、猪蹄汤、排骨汤等，但须汤肉同吃。另外，汤饮的进量要适度，以防引起妈妈胀奶。"软"指食物烧煮得要软一些，方便产妇消化。这其实是对产妇厨师的一个总要求，产妇平常只要按照这个标准进食，就能在消化吸收良好的情况下补充足够的热量，满足母婴的需求。

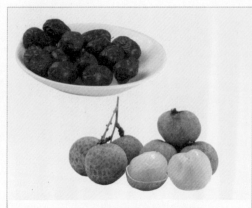

◎产妇还可适当食用具有补血补气功效的食物，如红枣、桂圆等。

产褥期饮食误区

受传统观点的影响，产妇在坐月子期间的饮食方法，有些其实是错误或者不科学的。特别是一下误区，一定要注意。

❶ 产后要大补

产后滋补是没有错的，因为产妇需要更多的能量来恢复身体和哺乳，但却不宜大补，不能天天将人参、当归、黄芪等补血补气的药材煲入汤中给产妇喝。所谓"虚不受补"，产妇很可能吃了这类活血排瘀的食物之后便秘或者产后出血。

❷ 产后立即喝汤，多喝汤少吃肉

大家都知道适当给产妇喂些汤喝是没错的，但却不能不讲究方法。在分娩之后产奶之前，产妇最好不要喝汤，否则会堵塞乳腺管，不利于乳汁的分泌，因此只有等到乳腺管畅通之后，才能给产妇喝汤。

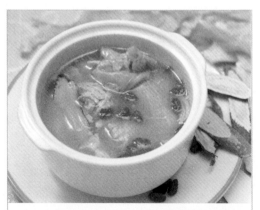

◎产后产妇不要盲目喝汤进补，每个人的体质不同，对营养的需求也不相同，适当地喝汤进补是可以的，但不适当或过量的进补反而对身体不利。

另外，汤中的肉营养更多，所以产妇在喝汤的同时一定也将肉吃掉。

❸ 坐月子时不能吃蔬菜、水果

产后，产妇要多吃温热性食物，少吃或不吃寒凉生冷类食物，但这并不能说明产妇不能吃蔬菜和水果。事实证明，不吃新鲜果蔬的产妇得产褥期便秘症的概率更高，况且新鲜果蔬还有补充维生素C和纤维素的作用，这些都是肉蛋奶等食物所无法满足的。实际上蔬菜经过加热烹饪之后未必就属于寒凉类食物，产妇若不敢吃水果的话，至少也可在正餐不久后吃半个。

❹ 产后一定要喝黄酒，或者煲汤时加入料酒

黄酒和料酒有活血化瘀的作用，有助于产后恶露的排出，所以分娩之后一周之内，产妇在膳食中可以适当加入一些料酒或黄酒。但却不能食用过量，更不能长时间食用，否则不但会让产妇上火，而且酒精还会通过乳汁影响到宝宝的发育，更会导致产妇恶露不绝，造成继发性失血。

❺ 产妇要忌口

有的地区在坐月子的时候，还要求产妇忌口，这种说法是片面的。产妇忌口主要在于生冷寒凉、油炸食物等人体难以消化吸收的食物，其他食物则是不忌的。相反，为了实现营养均衡，产妇的饮食还应多样化，尽可能吃所有能吃的食物。

哺乳母亲的营养

有数据显示，除非产妇正在吃营养丰富的食物，否则怀孕及分娩的过程很可能导致产妇营养不足的情况。对于乳母来说，如果产后营养跟不上，很可能会影响宝宝智力的发育。因为母亲的营养不良可直接导致宝宝脑重量及脱氧核糖酸含量的减少，还会严重影响宝宝大脑各部位细胞数量的增长，严重影响宝宝智力的发育，由此可见营养不足对婴儿的危害。

所以，宝宝出生之后，妈妈若要准备用母乳喂养的话，就必须做好将能量从自己身上转移到宝宝身上的准备，比妊娠期间吃得更多、更营养，不要太担心自己的身材，唯其如此，才能满足不断生长发育的宝宝对能量的需要。

由于照顾婴儿的需要，产后新手妈妈可能无暇做饭或像孕期那样有规律地补充营养，这就需要产妇提前对所需能量及营养元素的多少有一个基本的了解，然后每天参照这些数据，在有时间的时候及时完成能量的补充，保证自己和宝宝最基本的需求，避免营养不良。如乳母每天所需要的蔬菜不能少于500克，因此妈妈就可以靠吃水果来补充维生素或矿物质，或者在宝宝睡觉的时候炒一两个蔬菜，能多吃的时候就多吃一些，避免乳汁中缺少维生素、矿物质或纤维素。

在哺乳期内，每个新手妈妈体内至少已经储存了2~4千克的能量，但这远远不够。一般来说，哺乳期妇女每天所需的能量，至少要达到13382千焦，蛋白质的日摄入含量90~100克，钙的日摄入含量2克，铁的日摄入含量15~18克，维生素A日摄入3900国际单位，维生素C日摄入150毫克，等等，各类营养素的含量都有一个定性标准。

但在日常生活中，以每种营养物摄入量为单位来进食也不太现实，有些营养元素只需要一点点就行了，无法用现有的家庭工具来衡量。具体怎样进食才能满足营养需求，新手妈妈可参照下表。

食物种类	摄入量范围 / 克	摄入量平均值 / 克
谷类	350~450	400
蔬菜	500	500
蛋类	50~75	62.5
肉、禽	100~150	125
大豆类及制品	60	60
奶类	300~550	425
鱼虾	50~75	62.5
水果	100~200	150

也就是说，新手妈妈在每日的饮食中，蔬菜类食物不能少于总进食的2 / 3，谷类食物不能少于总进食的1/5，鱼类、禽类、蛋类比例应平衡，各约50克。

如果单纯将摄入量范围的数据加起来，每个产妇每天可能需要进食1510~2060克食物，即一两斤的样子。乍一看似乎产妇的肠胃难以承受，产妇可以采取少吃多餐的形式，每天吃4~5餐，这样可以促进营养物质的充分吸收，也可减轻肠胃负担。

保持液体的摄入

临床实践表明，哺乳期的妇女，经常会有口干、口渴或者便秘的症状。这不仅仅是因为液体转化为奶水喂给宝宝了，还因为女人在哺乳时会产生一种令人口干舌燥的激素，所以哺乳期女人要多喝水，补充足够的液体。奶水是典型的液体，乳母每天至少给宝宝吃500～600毫升奶水，这些水分都来源于产妇。如果产妇摄入液体不足的话，不但自己的新陈代谢会受到影响，还会导致奶水的不足，影响宝宝的发育。所以妈妈平常在喂奶的时候，旁边最好放一杯水，避免体内液体不足。

研究表明，乳母每天至少要喝1500毫升（约6大杯）液体，否则不足以维持母婴对水分的正常需求。需要说明的是：

（1）妈妈每天喝水最好不要超过2500毫升，即不得超过10大杯，否则会降低奶水的质量，产妇自己也会因为体内水分太多而不舒服。

（2）哺乳宝宝所摄入的液体的来源，以粥、汤、白开水为宜，不能喝酒、咖啡、茶水。酒水进入母乳之后，不但味道会有所改变，宝宝吃了之后脾气还会变得暴躁，容易犯困，影响发育。咖啡和茶水中的咖啡因进入母乳之后，宝宝会感到很不舒服，容易发怒。因此在哺乳期间，女人最好不要喝饮料，如果想喝，也要等到喂奶之后，且每次只能喝一小杯，不宜过量。

哺乳期不能吃的东西

1.麦乳精

因为麦乳精中的麦芽会抑制乳腺分泌乳汁，使乳汁减少，对宝宝健康不利。

2.辛辣、刺激性食物

如韭菜、蒜薹、辣椒、胡椒、茴香、酒等食物哺乳期妈妈尽量少吃刺激性食物，刺激性食物不仅容易伤津耗气损血，加重气血虚弱，并导致便秘，还容易通过乳汁进入宝宝体内，影响宝宝健康，不过少量的调味品，如胡椒、酸醋等，还是可以的。

3.油炸食物、脂肪高的食物

这类食物不易消化，哺乳期妈妈消化力较弱，而且油炸食物的营养在油炸过程中已损失很多，哺乳期吃了对产后恢复健康不利。

4.韭菜、麦芽水、人参等食物

这类食物会抑制乳汁分泌，导致母乳供给不足。

5.腌制的肉、鱼

成人每天食盐量为4.5～9克，根据平时习惯，不要忌食盐，也不要吃得太咸。食盐过多，会加重肾脏的负担，对肾不利，也会使血压增加。而且这些东西也不新鲜，多吃也不利宝宝健康。

6.烟酒、咖啡等

吸烟的危害对宝宝有多大影响这个大家都知道，虽然少量的酒可以促进乳汁分泌，但是过量了就会抑制乳汁分泌。咖啡中含有咖啡因，哺乳期妈妈也最好少喝或不喝。

减少热量的摄入

产后恢复体型既是出于对美的考虑，也是健康的需要，大多数产妇都有急于恢复体型的渴望，因此在产后不久就开始雄心勃勃的减肥计划，在饮食中也尽量减少热量的摄入。这样做其实极度不科学。

产后塑身产妇不能操之过急。如果产

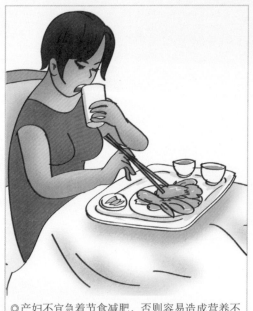

◎产妇不宜急着节食减肥，否则容易造成营养不良，影响哺乳。

褥期还没结束，或者宝宝尚不及半岁大，就强制性地让自己减少热量的摄入，不但不利于自己身体器官的康复，还会影响到奶水的分泌和奶水的质量，直接影响宝宝的健康发育。

一般来说，新妈妈们在1～2年的时间内基本都恢复了体型，哪怕并没有刻意减肥或塑型的。这是因为正常哺乳本身就是一种减肥，哺乳每天要消耗大量的热量和营养来满足宝宝的需求，每天可以多消耗

500～700千卡热量，差不多相当于慢跑1小时消耗的热量。因此，想要快速恢复体型的妈妈们，只要正常进行母乳喂养就可有效恢复体型了。产后早早节食、参加运动必然要影响母乳的质和量，从而间接地影响宝宝的健康。

如果体型对你很重要，建议哺乳期内主要靠饮食控制，少吃主食（但不能完全不吃）和甜品，多吃高蛋白的食物；一旦孩子断奶就循序渐进地制定运动计划来减肥，每天晨起和傍晚这两个时间段运动的燃脂效果最好。

以母乳喂养的产妇若想实现减肥和营养双重目标，日常饮食中可以少吃一些脂肪含量高的食物，如奶酪、肥肉等，少吃甜食甜品，不吃煎炸食物，同时多吃维生素和矿物质含量丰富的食物，如各种新鲜果蔬；多喝牛奶、豆浆、酸奶等营养价值较高的食物，适当吃一些粗粮，如全麦面包，这样才能满足机体对各种营养元素的需求。

其实，恢复体型主要不是靠减少食物的摄入量，这是一种不健康的减肥方式。最健康的减肥方式是运动，产妇可以不用太大的运动量，只需每天推着宝宝的小车多走走，或者适当做一些塑身运动就可起到美体的作用。重塑体型不等于减肥，产妇只需将腰部和大腿的赘肉减掉就行了，比孕前稍微胖一点儿是正常的，这才是一个成熟少妇所应该具有的形象。

新妈妈滋补菜谱

产后，基于恢复身体和哺乳的需要，产妇需要吃一些营养滋补的食物。

新妈妈所需要的滋补，应该是"平补"，即通过日常饮食慢慢调养。与"大补"相比，"平补"比较缓和，补益作用比较和缓，只需在日常饮食中适当加入一些有补益作用的食物即可，且注意长期坚持。

对产后新妈妈具有较好滋补作用的饮食介绍如下。

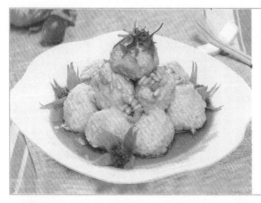

松仁清蒸白萝卜丸

材料 白萝卜300克，松仁50克，青椒、红椒各20克，盐3克，淀粉、酱油、醋各适量。

做法 ①白萝卜去皮洗净，剁蓉；青椒、红椒均去蒂洗净，切丝。②将淀粉加适量清水、盐和成糊状，放入剁好的萝卜，充分搅拌，做成丸子入蒸锅蒸熟后取出摆盘。③锅下油烧热，放入松仁、青椒、红椒滑炒，熟后盛在丸子上，用酱油、醋调味淋在丸子上即可。

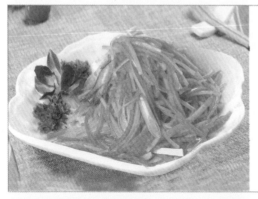

胡萝卜炒茭白

材料 胡萝卜、茭白各300克，大葱15克，酱油5克，盐3克，鸡精1克。

做法 ①胡萝卜、茭白洗净，均焯水捞出切丝；大葱洗净切斜段。②锅倒油烧热，倒入茭白、胡萝卜、大葱一起炒。③调入盐、酱油、鸡精，炒至入味即可。

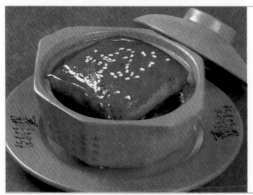

芝麻东坡肉

材料 五花肉300克，白芝麻3克，盐3克，白糖5克，酱油、醋、水淀粉各适量。

做法 ①五花肉洗净，用沸水氽烫，捞出沥干备用。②将五花肉入蒸锅蒸熟，取出装盘。③锅下油烧热，放入白芝麻爆香，放入剩余调味料一起做成味汁，淋在五花肉上即可。

新妈妈催乳菜谱

母乳是否充足、奶水质量是否高是每一个新生宝宝能否健康发育的基本保障，每个女人晋升为新妈妈之后都会关心母乳分泌的问题。

解决母乳不足的方法，除了平息产妇情绪，适当按摩乳房，最常见的做法就是让产妇喝各种各样的催乳汤，尽可能促进乳腺管的及早通畅，及早让宝宝吸吮到妈妈的营养。

常用催乳通乳的粥汤有以下几种。

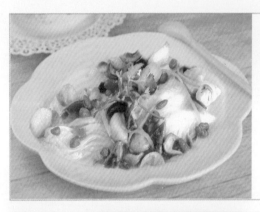

鸡汁上汤白菜

材料 娃娃菜350克，皮蛋1个，香菇50克，枸杞20克，蒜50克，香菜及青、红椒各适量，盐6克，鸡精3克，高汤适量。

做法 ①所有材料洗净。②锅中倒油烧热，加入蒜瓣爆香，先后入香菇和娃娃菜煸炒至变色，加入适量高汤，放入枸杞和皮蛋，烧开。③加入盐、鸡精及青、红椒调味，起锅后撒上香菜即可。

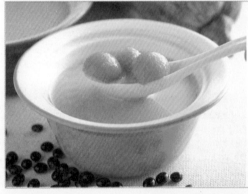

豆奶南瓜球

材料 南瓜50克，黑豆200克，糖10克。

做法 ①黑豆洗净，用水泡8小时，放入搅拌机中加清水搅打，再倒入锅中煮沸，滤取汤汁，即成黑豆浆。②南瓜削皮，洗净，用挖球器挖成圆球，放入沸水中煮熟，捞起沥干。③将南瓜球、黑豆浆装入南瓜盅中，加糖即可。

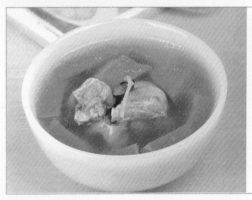

木瓜猪蹄汤

材料 猪蹄1个，木瓜175克，精盐6克。

做法 ①将猪蹄洗净、切块、氽水，木瓜洗净、切块备用。②净锅上火倒入水，调入精盐，下入猪蹄煲至快熟时，再下入木瓜煲至成熟即可。

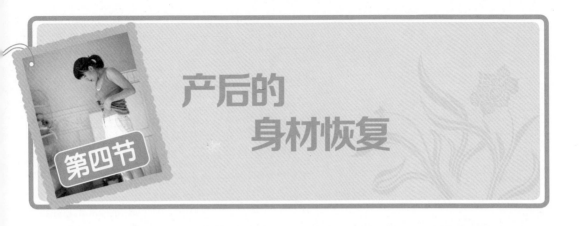

产后的
身材恢复

第四节

产后自我按摩

产后第二天，新手妈妈就可以进行自我按摩来刺激子宫肌肉的收缩，促进体内恶露的排出。

按摩的时候，新手妈妈仰卧在床上，找出肚脐下三寸处的腹壁和子宫底部，然后伸出拇指做顺时针画圈按摩1分钟，然后在同样的位置做逆时针画圈按摩1分钟，如此反复交替。

最后是在腹部两侧及中下部做按摩推拿，按摩的方向沿结肠环走向。此处按摩

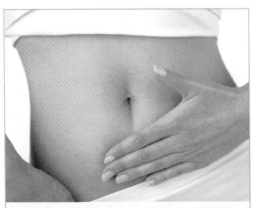

◎产后第二天，新手妈妈可以通过自我按摩腹部以促进体内恶露的排出。

与腹壁和子宫底部的按摩结合起来做，每次做5~10分钟，每天按摩1次。

这套动作有助于刺激子宫肌肉收缩，通过肌肉的收缩来刺激宫内的恶露，并促使它顺利排出。由于这是一种按摩的方式，所以还可增加产妇腹部肌肉的张力，这对于刺激胃肠蠕动、预防内脏下垂及预防静脉血液的滞留都有积极意义。

除了腹部的按摩，多数新手妈妈产后都有腰痛的毛病，还可试试腰部的按摩。按摩的时候，产妇将一只手放到自己的腰部，以手掌反复地推搓，直到皮肤有温热感。然后，以双手的拇指沿着两侧的腰肌，从上到下按压3~5次。接着，双手握拳，沿着腰肌从上向下交替叩击，直到皮肤有温热感。最后，双手伸开，以手掌在腰骶部由上至下地推摩，直到皮肤有温热感。这套动作产妇可以每天做一次，每次做5~10分钟，坚持一个月，不但可以改善腰痛的毛病，而且还可辅助治疗分娩时产生的气血亏虚。

产后第一周健美操

尽管孕产过程对女性的体型造成了很大的损伤，但新手妈妈也不必太担心，只要坚持正确的锻炼方式，一样可以重拾美丽的体型。这里有一套专门为产妇量身打造的健美操，锻炼顺序及动作要领如下。

❶ 产后第一天

（1）盆底肌肉运动：产妇自然站立，慢慢蹲下，再缓慢地站起即可，反复练习。

（2）脚踩踏板运动：产妇无论坐、卧、躺均可，用力让自己的脚踝向上弯，再向下弯，反复练习。

（3）腹部肌肉运动：产妇仰卧在床，双臂伸直放在身体两侧。深吸气时使腹壁下陷，缓慢呼气时放松腹肌，反复练习。

（4）胸式呼吸：产妇仰卧在床，双手放在胸前，慢慢地呼气、吸气，动作幅度以能感觉到胸部的运动为宜，反复练习。

（5）腹式呼吸：产妇仰卧在床，双手放在腹部，吸气时使腹部凸起，呼气时使腹部下陷，反复练习。

（6）踝部操：产妇仰卧在床，双脚相互交叉做屈伸运动，同时做完左右交替转动，反复练习。

（7）抬头操：产妇仰卧在床，吸气时慢慢抬头，停留一会儿，然后呼气并慢慢将头部缓缓放下，反复练习。注意此动作中膝盖不要弯曲，保持腿部伸直。

（8）骨盆倾斜操：产妇仰卧在床，双手放在腰上，轮流将左侧腰、右侧腰抬起再恢复正常，反复练习。

❷ 产后第二天

（1）双臂操：产妇仰卧在床，手掌向上，双臂水平展开，与肩呈一条直线，再向上举起双掌，使双臂与身体垂直，同时合拢双掌，反复练习。

（2）下肢操：产妇仰卧在床，四肢自然伸直，然后双腿轮流向上慢慢抬起，再放下，反复练习。

❸ 产后第三天

骨盆和肛门操：产妇仰卧在床，双腿自然弯曲，双手放在腹部，然后做提肛运动，反复练习。

❹ 产后第四、五天

（1）腹肌操：产妇仰卧在床，双手放在背下，借助腹部的力量让背部拱起，再让身体恢复正常，反复练习。

（2）恢复操：产妇面朝下趴在床上，头枕放在腹部，脸侧向一边自然呼吸。这个姿势每天可以保持数10分钟。

❺ 产后第六、七天

抬腰操：产妇仰卧在床，双手放在脑后，双膝弯曲成直角，用双手和双足支撑身体，慢慢抬起腰部，停留一会儿，再慢慢呼气，同时将腰部放下，反复练习。

产妇在产褥期内坚持做上述运动即可起到美体的作用。

产后第二周到产后一个月健美操

产后第二周之后，产妇的身体和精神渐渐恢复，这时可以稍微增加几种健美操以增加运动量。

❶ 向后弯曲运动

动作要领：产妇坐在床上，双腿自然弯曲并稍微分开，双臂自然合拢在胸前。呼气，同时让自己的骨盆稍向前倾斜，身体慢慢向后弯，直至感觉腹部肌肉被拉紧。这个姿势可以保持一会儿，直到自己坚持不住，然后再放松，自然呼吸。此套动作反复练习3～5次。

❷ 向前弯曲运动

动作要领：产妇仰卧在床上，双腿自然弯曲，双脚叉开少许，双手放在双腿上。呼气，同时抬起头部和两肩，努力使自己身体前倾，尽可能地让双手碰到双膝，最后吸气，自然放松。此套动作反复练习3～5次。

❸ 侧向转体运动

动作要领：产妇可侧卧在床上，双臂自然放在身体两侧，以手掌紧贴大腿。微微抬头，同时让身体向左偏转，并使左手滑到小腿上，然后恢复预备动作，以同样的姿势让身体向右转，做右侧转体运动。如此左右两侧轮流进行3～5次。

❹ 仰卧曲腿运动

动作要领：产妇俯卧在床上，两腿伸直平放，然后屈膝，脚跟靠近臀部，一侧做完再做另一侧。此套动作反复练习3～5次。

❺ 俯卧曲腿运动

动作要领：产妇俯卧在床上，两腿伸直平放，然后屈膝，努力使自己脚跟靠近臀部，最后吸气，自然放松。一侧做完再做另一侧，每侧反复练习3～5次。

❻ 侧卧曲腿运动

动作要领：产妇右侧卧在床上，两腿伸直，然后屈左腿；然后换左侧卧，屈右腿。最后吸气，自然放松。一侧做完再做另一侧，每侧反复练习3～5次。

需要注意的是，每个产妇的健康状况不同，在做以上运动时，产妇要感觉到舒适为宜，要根据产妇自身体力情况，动作和次数可增可减，有些动作要领若是达不到的话，不要勉强自己。

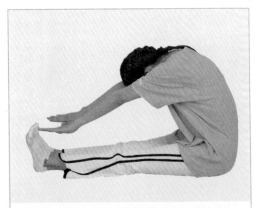

◎产后运动时，产妇要注意一定不能勉强而行，适度最好。

产后局部塑形操

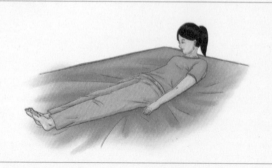

头颈部运动

产后第3天开始做。

产妇仰卧在床上，全身放平，四肢伸直，慢慢抬起颈部，尽量向前驱，使下颌贴近胸部，重复10次。每日1遍。

颈部运动

产后第2天开始。

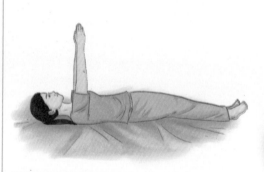

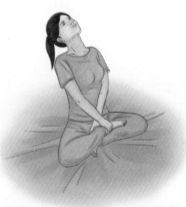

❶产妇平躺，双手自然平放在身体两侧，双臂平行地面向上移动至与肩呈一条直线，然后将双臂向前举至与身体呈90°角，双掌相合，再将双臂向下伸直平放，最后恢复原始姿势。重复5~10次。

❷产妇盘膝坐在床上，双手握住脚踝，头向后仰，做30次。

会阴收缩运动

产后第8天开始做。

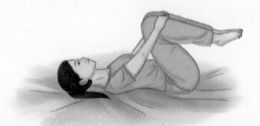

❶产妇平躺在床上，双腿屈起，双手抱住膝盖，向身体靠拢，同时收缩肛门，然后放开双腿，并放松肛门。如此重复5次。

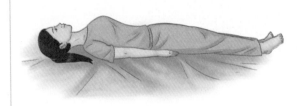

❷产妇平躺床上，吸气，同时慢慢紧缩阴道周围及肛门口肌肉，持续1~3秒，再慢慢放松吐气。重复5次。

腰部运动

产后第10~15天开始。

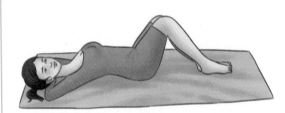

❶产妇平躺床上，弯曲双膝，大腿和小腿呈90°角，两脚分开与肩同宽，利用肩部及足部的力量将臀部向上抬起，两膝并拢，坚持3秒后再将腿打开，慢慢放下臀部。重复做10次。

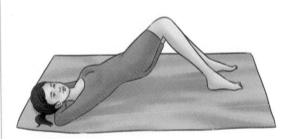

❷产妇平躺床上，双臂齐肩平放，吸气，使骨盆腔向上悬起并左右摇摆，然后慢慢呼吸同时放平身体。重复做5~10次。

产后第15天开始做。

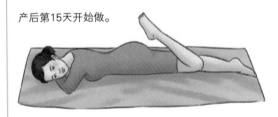

❸产妇平躺在床上，右膝曲起，使脚部尽量贴近臀部，然后再伸直放回原位，左右两腿交替动作。重复做10次。

脚踝运动

产后第1天开始做。

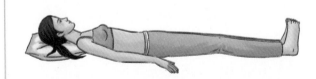

产妇平躺在床上，后脚跟贴地板，伸长脚尖，弓起脚，然后让两脚底对碰。重复做5~10次。

产后第二个月健美操

产后第二个月，产妇的身体恢复得更好了，可以选择一些动作幅度更大的运动来塑身了。

❶ 仰卧抬臀运动

动作要领：产妇仰卧在床上，双腿自然弯曲，然后双腿向外展开使得双脚相对，接着用力向上抬臀，同时努力收缩骨盆底肌，最后自然放松，恢复到准备动作，准备再次练习。

❷ 弓背挺胸运动

动作要领：产妇跪倒在床，双手支撑在床上，接着弓背、收腰、低头，同时努力收缩骨盆底肌，最后缓缓抬起头，做昂首挺胸的动作，停留一会，再放松休息，并接着为下一次练习做准备。

❸ 跪坐直起运动

动作要领：产妇跪倒在床，并使自己的臀部压着脚跟，这个姿势保持一会儿。然后跪立起立，使臀部脱离脚跟，同时收缩臀部肌肉和骨盆底肌肉。接着再次跪倒在床，开始下一轮的练习。

❹ 直立踢腿运动

动作要领：产妇站在椅子前面，手扶着椅背，然后伸出左腿依次做向前、向侧、向后伸运动，接着换右腿做同样的动作，如此轮流练习数次。

❺ 腰部环绕运动

动作要领：产妇自然站立，双腿略微分开来，伸出双手叉腰做顺时针环绕运动，动作幅度越大越好，产妇只要不感觉吃力即可，然后双手换逆时针环绕运动，如此轮流练习数次。

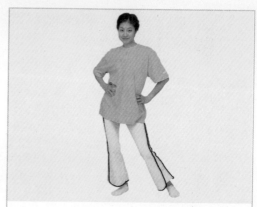

◎运动时，产妇自己注意不要感觉吃力即可，顺、逆时针方向轮流交换着练习。

❻ 挺腹顶臀运动

动作要领：产妇屈膝仰卧在床，然后慢慢上抬，再慢慢放下臀部，反复练习3～5次。运动时，要能感觉到腹部和臀部肌肉的收缩，

总体来说，第二个月的健美操运动幅度都比较大，产妇身体得到锻炼的范围也越来越大，坚持一个月，不但可以恢复健康，更有助于增加全身的灵活性和柔韧性，为重塑体型打下良好基础。

剖宫产妈妈的复原操

剖宫产的妈妈与自然顺产的妈妈不同，由于腹部有伤口的缘故，为了避免在复原运动中伤口疼痛或不小心扯裂，与顺产的产妇相比，剖宫产产妇在前三个月不能做太剧烈的运动。最初只能先进行呼吸练习，再稍微伸展一下肢体，等到伤口愈合之后，再进行较大动作的练习。其详细动作要领如下：

第一步：深呼吸

动作要领：产妇仰卧在床上或垫子上，双手自然放在大腿两侧或置于腹部上，并使掌心贴住身体。先缓缓地吐气，然后略略张开双臂用力吸气。接着，一边吸气，一边慢慢抬起手臂，直至手臂与肩膀呈一条直线。双臂继续缓缓向上抬，直至头顶，然后合掌，屏住呼吸数秒。再慢慢吐气，并将手放到脸部上方做膜拜的动

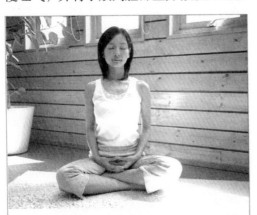

◎剖宫产产妇前三个月内不能做剧烈运动，以免影响身体恢复。运动前可以宜先深呼吸，再进行简单的锻炼。

作。最后将双手向下滑，在此过程中双掌仍然互相接触，同时缓缓吐气，放松，回到准备动作。如此反复做5次。

第二步：活动脚部

动作要领：产妇仰卧在床上，双脚并拢，脚尖伸直。用力弯曲脚脖子。这时要绷紧脚部肌肉，膝盖不要突起。呼吸两次左右，恢复原状。每天早、中、晚各3次，每次10下。

第三步：活动手指

动作要领：伸直手臂，握拳。然后把手尽量地张开。一天可做10次。

第四步：锻炼腹部、腰部

动作要领：产妇仰卧在床，丈夫在旁边准备协助。丈夫先用左后扶住妻子的颈部下方，缓缓抬起她的头部，在此过程中，妻子要暂时闭气一会儿，再缓缓吐气。接着丈夫继续扶住妻子，并用力将她的上半身扶离床，妻子在此过程中始终保持吐气。最后妻子上半身完全坐直之后，缓缓吐气，休息一会儿，然后再一边吸气，一边躺下，恢复到预备动作。如此反复做5次，每天至少坚持练习3次。

第五步：伸展下半身

动作要领：产妇仰卧在床，两手手掌相扣放在胸上。伸直左腿，尽可能地向上抬，然后换右腿，同样努力上抬，如此双腿轮流交替做5次。

剖宫产后做些简单锻炼

通过剖宫产生产的妈妈如果身体无碍的话，分娩半个月之后就可以进行简单的锻炼了，不必等到一两个月后。

❶ 骨盆肌肉练习

经过剖腹生产的妈妈，会阴部位的损伤会小一些，但由于子宫的扩张，她的会阴部位仍然会感到瘀血或肿胀，所以仍然会出现产后尿漏的问题。最好每天做一些强化骨盆肌肉的锻炼。

❷ 抬髋练习

髋是腰以下尾骶部和臀部的统称。孕育过程会使女人重心前移，既容易损伤背部脊骨，又造成形体的不美观，抬髋练习的目的就是锻炼腹肌，促使重心后移。

动作要领：

（1）产妇平躺在床，双脚平放。

（2）深深吸气，以看到腹部鼓起为宜，然后缓慢呼气。

（3）呼气的同时，将尾骨向肚脐的方向抬起，但屁股不要离开床。

（4）尾骨抬到不能再抬的时候，收紧臀部肌肉，保持数秒，然后再放松即可。反复练习10次。

❸ 腿部运动

（1）坐在床上，脚趾头向前伸展。将脚趾头往上扳，然后再把脚趾头往下推。这连续动作做大约20次，迅速移动，使血液循环加快。双脚可以同时往相同的方向移动，一只脚往上，一只脚往下运动。

（2）接着，张开双脚，同时做脚踝的环绕运动，首先要顺时针环绕，然后再逆时钟环绕。

（3）压紧膝盖，贴着床面，然后再放松。这运动有助于大腿部的运动，并促进血液循环。

（4）一次弯曲一只脚，将脚跟滑上床，然后在换膝盖弯曲的时候，伸直另一只脚。

全套动作每天练习5分钟，每天坚持三次。

❹ 仰卧起坐

动作要领：

（1）仰卧在床，双手抱在头后。

（2）深深吸气，然后缓慢呼气，同时用力收腹部肌肉。

（3）抬起头部，逐渐抬起双肩，注意背的下部仍然平躺在床。

（4）慢慢放下头和肩部，恢复仰卧的姿势。如此重复做10次。

剖宫产产妇做仰卧起坐的时候，动作仍然也要轻缓，仍然不求每分钟做了多少个，但求能强化腹部肌肉。

总之，经历了剖宫产的产妇在锻炼的时候，一定要注意安全，动作要轻柔、缓慢，量力而行，不可操之过急。

随时可进行的锻炼方式

产后，多数新妈妈的时间都被宝宝挤满了，很难拿出一块完整的时间来专门锻炼某个部位。这就需要学会见缝插针，寻找一些随时都可以进行的锻炼方式来快速塑身。

最常见的不受时间和地点限制的锻炼形式有以下几种。

❶ 腹式呼吸

人的呼吸是随时随地都可以进行的，腹式呼吸也应该可以随时随地进行。新妈妈在抱孩子的时候，在休息的时候，在过马路的时候，在做饭的时候，等等，只要意识到自己正在呼吸，都可以以腹式呼吸法来代替普通的呼吸，如此可起到锻炼腹部肌肉的作用。

❷ 骨盆肌肉的锻炼

骨盆肌肉的锻炼也不分时间和地点，只要新妈妈一想到这个问题，都可以马上做骨盆肌肉收缩的动作，慢慢养成这样习惯，不但有助于促进子宫的恢复，而且可以提高产后新生活质量。

❸ 臀部肌肉的锻炼

臀部肌肉的锻炼即利用任何可以紧绷臀部肌肉的方式进行锻炼，新妈妈在抱孩子时，在打电话时，都可以有意识地让自己臀部和大腿根本的肌肉紧绷着，或者经常踮起脚尖走路，以收紧臀部肌肉，加强练习。

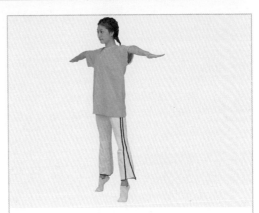

◎臀部肌肉的锻炼即利用任何可以紧绷臀部肌肉的方式进行锻炼，可以偶尔用脚尖走路以加重臀部肌肉的力量。

❹ 挺腰的锻炼

新妈妈只要站着且方便的话，都可有意识地停止腰板，想象身后有一堵墙，这样就能慢慢养成挺腰的习惯，保持身材的挺拔，慢慢改善产后松弛、大腹便便的气质。

也许还有其他锻炼方式可以随时随地地进行。总之，只要新妈妈觉得某个动作不影响自己的正常的活动或生活，又可起到塑身的功效，都可随时随地地进行。

❺ 会阴收缩运动

无论是站着、坐着、躺着，自产后第八天开始，产妇可随时随地进行会阴收缩运动，即有意识地紧缩阴道周围及肛门口肌肉，屏住气，持续1～3秒再慢慢放松吐气。收缩会阴部肌肉，能促进血液循环及伤口愈合，减轻疼痛肿胀，改善尿失禁状况，并帮助缩小痔疮。

产后锻炼注意事项

产妇体质的特殊性决定了她不能像其他正常人一样锻炼，为了安全起见，产妇在锻炼时要注意下面的事项。

① 运动量不宜太大

产后锻炼要适度，如果进行正式的锻炼项目，应征得医生同意和指导。产妇在锻炼的时候一定不能做超出自己能力范围的事，锻炼应让自己感到舒适为宜，不能让自己太过疲劳。一旦发现下身出血量增多，要立刻停止锻炼。

② 运动要循序渐进

运动量的增加要循序渐进，开始锻炼的时间不宜过早，最好等到产后4周开始锻炼，至少也要等到阴道分泌物干净后。剖宫产或有并发症的产妇，应该推迟锻炼。即使身体条件已经允许运动了，产妇也不要急于求成，应从最简单、最舒

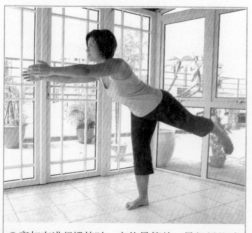

◎产妇在进行锻炼时，应从最简单、最舒缓的动作开始，循序渐渐。

缓的动作开始，运动量则慢慢由少增加到多，循序渐进。切不可一开始就急于做高难度的动作，要等产妇恶露排干净之后才能进行。

③ 锻炼时穿合适的衣服和鞋子

与怀孕前相比，产妇的衣服和鞋子尺码都应该更大一号，衣服应当宽松，以不影响四肢伸展为宜。所穿的胸罩应当更有支撑力，并且在运动的过程中不会使胸罩与乳房相互摩擦。总之只有舒适的衣服和鞋子，才能保证运动时全身血液循环的畅通无阻，才能真正起到锻炼的作用。

④ 锻炼前做好准备

具体来说，锻炼前要做的准备如下。

（1）锻炼前1小时，最好吃点儿高蛋白和碳水化合物类食物，避免运动太过疲劳；

（2）锻炼前先上个厕所，排出膀胱内的滞留水分；

（3）正式运动开始之前，先做热身运动适应一下，同时检查身体是否有不适感，若觉得不舒服，要立即中止锻炼。

即使产妇在运动时已经注意到上述细节问题了，在运动时也不能掉以轻心，一旦发现自己局部疼痛、隐痛，阴道出血，感到头晕、恶心、呕吐，及有呼吸短促、极端疲劳、无力的任何一种情形，要立刻中止运动并及时到医院检查。并在恢复之后，听过医生的建议之后再决定是否运动。

完全恢复后开始常规锻炼

生命在于运动，生命在于锻炼，不管是哪个年龄阶段的人都需要锻炼来保持身体健康。

常规锻炼，顾名思义，正常的锻炼，即产妇不必只做简单的产妇操，可以像正常人一样参加一般的体育活动了，如快走、慢跑、游泳、骑自行车、打太极拳、跳健身舞、跳绳、各类球类运动等。这些运动形式与产妇操相比，时间长，强度大，既能有效帮助产妇减轻体重、恢复体形，同时对于增强女性的体质，保持身体健康最有效。

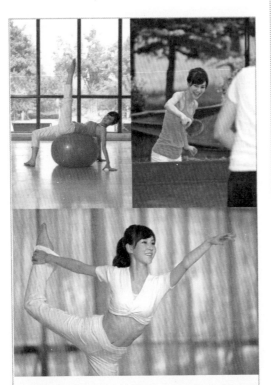

◎常规训练的时间，一般在产后的第二个月，可以像正常人一样参加一般的体育活动，如：瑜伽、乒乓球等。

常规训练的时间，一般在产后的第二个月。但如果是剖宫产的产妇，由于切口愈合时间较长的缘故，她至少要等10周之后，裂口处不再有疼痛感，并且医生认为她已经完全恢复的时候，才可以进行常规的体育运动。

与普通人做常规锻炼所不同的是，产妇的体质毕竟特殊，加上还承担哺乳的重任，所以在锻炼的时候还要注意以下几个方面的问题：

要戴具有支持型的优质胸罩，不要带运动型胸罩。这样既有助于防止乳房下垂，又不至于因为胸部束缚过紧而影响呼吸。

为了防止溢奶，在运动之前，最好对宝宝进行哺乳，排空乳房里面的乳汁。

尽量不要做高难度动作，运动量也不宜过大，否则女人的乳房内会产生乳酸，不利于宝宝吸收奶汁中的营养物质。

产妇做常规锻炼不宜太频繁，以每周运动2~5次为宜。运动的形式要尽量和缓，如快走、骑自行车等，强度稍微剧烈的运动，如篮球等，尽量少做。

注意安全，一旦发现身体某个部位有所不适或者有剧烈的疼痛感，应立即停止锻炼。如果不适感迟迟不消除，则要立即就医。

总之，即使是产妇的身体已经能够承担常规训练的强度了，仍旧要尽可能地轻柔，遵循循序渐进的原则，做到不伤害自己，不危及宝宝。

跟宝宝一块进行

比较轻微的锻炼方式，妈妈还可跟自己的宝宝一块儿进行，既有助于身体的恢复，又可增进与宝宝的沟通，一举两得。

① 锻炼上肢

上肢的锻炼可以在床上进行。妈妈先将宝宝放在床上，再跪在他的前面，将双手放到宝宝身体两侧，无限慈爱地看着宝宝。然后，妈妈伸直肘关节，同时收腹并挺直身体，整套动作完成。为了加强上身肌肉的力量，妈妈可以连续做几次上述动作，每次连续做几分钟，一天练习数次，可有效锻炼腹部，强化腹部肌肉、改善腹部松弛，加强产妇体质，对将来长时间抱婴儿做好准的情况也有帮助。

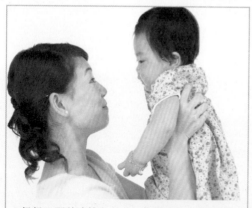

◎妈妈还可以试着和宝宝一起做运动，既有助于锻炼宝宝的身体，还能增加亲子间的感情。

② 锻炼臀部

锻炼臀部的时候，婴儿参与的比较少，不过妈妈如果当着它的面进行的话，会增添宝宝对这个世界的好奇，对宝宝智力的开发有一定的好处。动作要领如下。

（1）面对墙壁站立，双手抵住墙。

（2）伸直背部，同时收腹，收臀。

（3）慢慢向后抬起左腿，维持这个姿势数秒钟，然后恢复预备动作。

（4）再慢慢向后抬起右腿，维持数秒。如此双腿轮流练习几次即可。即可有效强化腿部肌肉，增加腿和腰的力量，对身体的恢复及整体气质的提升有较大的帮助。

③ 锻炼腹部

妈妈仰卧在床，自然曲腿，然后小心将宝宝放到自己的腹部，使婴儿的头部受到自己双腿的支撑。然后妈妈用手抓住自己大腿的两侧，慢慢地抬头，逐步抬肩。在此过程中，颈部要尽量伸直，下颌不要靠近胸部，否则腹部用力就会减小，起不到锻炼腹部的作用。如此重复数遍，每天坚持，即可起到强化腹部肌肉的作用。

④ 锻炼大腿

侧身躺在婴儿旁边。如果是左侧身，妈妈就要曲起左腿，然后慢慢抬高右腿，连续抬10次。然后妈妈可以换边，右侧在宝宝旁边，然后缓缓抬起左腿，连续做10次。如此两腿轮流练习即可，可有效促进下身血液的循环，预防产后风湿疼痛。

总之，妈妈与婴儿一起锻炼，可以收到改善体形、增进与宝宝交流的双重作用，适合在哺乳期经常锻炼。

哪些新妈妈不宜做体操

体操好处极多，既有利于产妇身材的恢复，又利于产妇较快地恢复生理机能，有助于减少子宫脱垂，膀胱、直肠膨出和痔疮等产后病的发病率。但这并不说明，所有的产妇都可通过体操锻炼减少或避免产后各种并发症的发生。

具有下面一种或多种情况的产妇就不宜做体操，否则不但不利于身体的恢复，反而还可能感染疾病或加重机体负担。

（1）产妇体虚、发热者。

不过无论是什么原因引起的体虚、发热，产妇都不宜进行锻炼，若坚持锻炼的话容易造成头晕或脱水了，甚至可能引起产后发热症。

（2）血压持续升高者。若是身体没复原前坚持体操锻炼会加重心脏负担，从而造成产后高血压。但是这部分新妈妈可通过散步、打太极拳等。

（3）有较严重心、肝、肺、肾疾病者。这部分新妈妈如果进行体操等较高消耗量的运动，很容易加重心脏负担，不利于产妇机体的康复。

（4）贫血及有其他产后并发症者。身体复原前坚持体操锻炼会导致产后出血或产后恶露的增多，不利于子宫的恢复。

（5）做剖宫产手术者。剖宫产的新妈妈在产后最初3周内必须避免进行任何高强度的锻炼和工作，且需要充分的休息，伤口愈合前不要做体操锻炼，否则不利于伤口的愈合，也不利于恶露的正常排出，以及子宫功能的恢复。运动还可能使产妇发生延迟性产后出血与产后感染的可能。

（6）会阴严重撕裂者。会阴恢复前做体操锻炼容易拉伤肌肉，造成会阴二度撕裂，影响伤口的愈合，也易形成疤痕。严重的还可能导致产后出血或恶露增多。

（7）产褥感染者。若坚持运动，很容易导致产后出血，致使感染加重。同时为避免感染加重，产妇还应保持精神愉快，心情舒畅，避免精神刺激。

另外，哺乳期的女人容易缺钙而骨质疏松，如果妈妈没有意识到这个问题，在哺乳期后期做一些强度大的运动，如跑步、跳高、打篮球、打网球、举重等，腹部和关节处的压力就会非常大，容易发生骨折，或者长期关节疼痛。所以，哺乳期最好不要做强度大的运动。

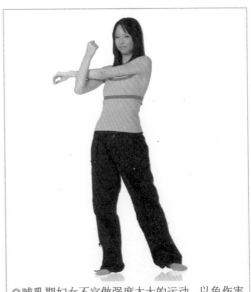

◎哺乳期妇女不宜做强度太大的运动，以免伤害身体。

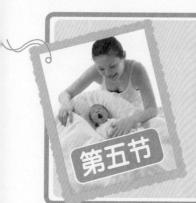

转换成母亲的角色

为人母亲的学问

为人父母是一项大学问，每个妈妈和爸爸都要明白自己的责任和义务，唯其如此，才能保证宝宝的正常生长发育，才能培养出一个健康可爱的宝宝。

身为妈妈，最重要的使命就是快速学习一切宝宝所需要的技能。如掌握正确的喂奶方式，能明白宝宝想要表达什么意思，能弄清楚它为什么哭泣，更要学会处理各种突发情况。但这些技能只能满足宝宝最基本的生活需求，妈妈还要做出一些

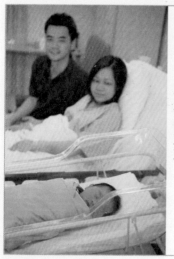

◎宝宝的出生意味着家里又多了一位新成员，荣升为父母，并不是一件容易的事，因为你的负担更重，责任心更要加强。

满足宝宝精神需求的事，如每天逗它一会儿，抱它出去认识认识这个崭新的世界，并逐步训练它的视力、听力，让它体会到更多的快乐。这个沟通过程不仅是宝宝生长的需要，也是沟通母子感情的常用法宝。每天都继续这样的沟通，妈妈才能体会到身为人母的喜悦，了解生养孩子的意义，远离产后抑郁。

不过，女人是筑巢性动物，出于母爱的本能，有的女人可能不放心将孩子交给其他人看管，宝宝的一切都亲力亲为。这样不但会被累倒，而且不利于家庭的和谐。新手妈妈一定要信赖家人，信赖自己的丈夫，大家的出发点都是让宝宝受到更好的照顾，新手妈妈不应该在养育孩子方面与其他家庭成员发生争执。

总之，无论爸爸还是妈妈，一切活动的出发点都应该是疼爱宝宝，让宝宝得到最好的照顾。

睡眠不足是个大问题

据统计，在宝宝出生的第一年时间里，女人的睡眠时间会少400~750个小时；在孩子刚出生的5个月时间里，女人平均每晚少睡2个小时；而在孩子刚出生的3个月时间里，女人的睡眠时间是没法预测的，因为她根本不知道自己的孩子什么时候会睡觉。由此可见，生了孩子，睡眠不足成了新手妈妈一个很大的问题，这个问题如果长时间得不到解决的话，势必会影响女人的健康。

为了自身的健康，女人必须尽快适应有宝宝的生活，及时调整自己的睡眠习惯。具体来说，可以从以下几方面入手：

（1）尽快了解宝宝的睡眠习惯。一般来说，宝宝几周大的时候，它每天有十几个小时都在睡觉；宝宝3个月大的时候，会睡觉14~16个小时；宝宝更大一些的时候，白天睡眠时间会逐渐减少。除了这个规律，宝宝每次睡眠时间不会超过4个小时。这样看来，女人要想跟生孩子之前那样，保证一个晚上七八个小时的睡眠是根本不可能的，她只能像宝宝那样，将一天的睡眠平均分成几次，每次睡一会儿，并且快速养成这种小睡习惯。

（2）让宝宝养成定时睡觉的习惯，只有宝宝作息规律了，妈妈才能得到更好的休息。有的宝宝习惯喂奶之后就睡觉，新手妈妈如果觉得时间差不多了，就给宝宝洗个澡，然后喂奶，让它及早入睡。有的宝宝习惯听着催眠曲入眠，妈妈就定时为它哼唱催眠全。还有的宝宝看着摇车上晃动的球球入睡，妈妈就强化它这个习惯。总之，很多宝宝都有将特定事物当作睡眠信号的习惯，新手妈妈要仔细观察，及时发现并运用，让宝宝养成定时睡眠的习惯。

（3）尽量为宝宝提供良好的睡眠环境，在宝宝睡眠时休息。事实证明，舒适的气氛有助于宝宝入睡，当周围的环境比较舒适时，如安静，或者只听到妈妈温柔哼唱的摇篮曲，宝宝就会觉得比较舒服，可能就想睡觉。妈妈就可以在宝宝睡着之后轻松一会儿。

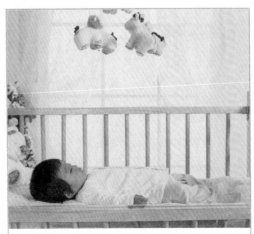

◎睡眠是使神经系统得到充分休息的最有效的措施，父母应为孩子创造一个良好的睡眠环境。

（4）换人照顾一会儿。妈妈长时间照顾宝宝肯定会很累，精力得不到保障，不但有损健康，而且还会影响奶水的质量。所以丈夫要养成主动照顾宝宝的习惯，大家轮流照顾，让彼此都有时间休息。如果双方都能工作无法照料婴儿，就应找亲人帮忙或者寻找一位专业的育婴师照顾婴儿。

婴儿哭闹并非无理取闹

很多新手父母最头疼的问题是，宝宝没完没了地哭。

宝宝第一次哭，是它刚降生的时候。这时候父母听到孩子哭，是兴奋的，因为这说明宝宝很健康——能这样理解，说明父母思想的转弯还是比较快的，知道哭不仅仅可以表示悲哀，也可以表示高兴。可是在第二次、第三次乃至以后的多次哭泣时，初为父母者就会焦虑，总担心宝宝哪里不适，自己一时无法止住它的哭泣，因而感受手足无措，内心异常焦虑。免除焦虑的最好方法，就是回想一下自己第一次听到孩子哭声时的反应，想到"哭"并非象征不幸。

宝宝的唯一语言，就是哭泣。它饿了会哭，渴了会哭，热了会哭，冷的时候也在哭。所以虽然它发出的语言听出来是一样的，实际上却表达了不同的含义，新手妈妈要及时弄懂它的真实需求并给予解决，就能中止宝宝的哭声。如宝宝的哭声会由小变大，并且嘴巴做出吸吮动作时，它这是在说自己饿了，而尖锐地哭并且吐奶的时候，说明它撑着了，天黑的时候哭则表明他害怕黑暗。只要妈妈解决了它这些难题，宝宝多数时候会停止哭闹。

由此可见，宝宝的哭泣并非总在无理取闹，哭闹只是它表达自己需求的一种手段，是一种特殊的语言。初为父母者要习惯听这种语言，不要总是担心自己做错了什么事情，更不必有负罪感，而要及时观察宝宝的身体语言，了解它在"说"什么，然后再有针对性地解决。

婴儿哭闹可能源于腹痛

腹痛是婴儿常有的病症，通常表现为哭闹。这种哭闹与其他哭闹所不同的是，它通常在每晚同一时间发出尖锐的号叫，如果既不是饿，又不是大便了，也不是其他任何常见信号，但无论怎么哄，它仍旧哭闹个不停，那么宝宝多是腹痛了。

婴儿为什么会腹痛，至今没有一个权威的解释，有的医生说是因为奶粉过敏，有的说宝宝消化不良，有的说是因为肠炎，总之病因复杂，病情变化多端，没人能解释清楚。

既然无法解释清楚宝宝为什么会腹痛，治疗小儿腹痛也就没有更好的方法，宝宝只有哭闹个不停，妈妈只有想办法减轻宝宝的痛感。研究表明，婴儿对一种叫作"老虎爬树"的按摩方法比较喜欢，其动作要领如下。

（1）将宝宝抱起来，让它的背部靠在自己身上。

（2）左手绕到宝宝前面，右手从后面将宝宝抱在怀中，然后右手放在宝宝两膝盖之间，手掌平放在宝宝的小腹上。

（3）再将宝宝的双脚收拢到自己的胳膊下，稍微翻转其身体，让它略微面向自己的手掌。

（4）用右手轻轻按摩它的小腹。

如果宝宝仍然将哭闹得厉害，并且表现得很痛苦，很可能是腹腔内的脏器疾病或功能紊乱了，最好到医院检查一下。

新手妈妈和爸爸千万不要忽视宝宝的哭闹，平时要多注意宝宝的这种语言，要懂得宝宝在表达什么，哭闹也许是腹痛，但也许是别的意思，所以，多多地和宝宝交流，并且细心认真地去照顾他，这是一项需要耐心和细心的工作。新手爸妈们一定要多加努力的学习。

别盲目照搬别人的育儿经

女人生了孩子之后，很快会多出一些新朋友，这些新朋友多是孕妇、产妇及哺乳期妇女。她与这些朋友的主要话题，就是怎样照顾孩子，大家彼此交流育儿经验，探讨育儿方法，或者津津乐道地讲述自己孩子的种种。这种做法是科学的，只有交流和沟通才能促进进步。

在与他人交流育儿心得的时候，切忌盲目照搬别人的育儿经验。如有的妈妈看到别人的宝宝都能定时定量的吃饭，就将别人的方法拿过来用到自己宝宝身上，结果宝宝却不肯接受。有的妈妈会在宝宝晚间哭闹的时候打开彩灯，让五颜六色的闪灯来转移孩子的注意力，但这并不意味着你用这种方法也有效。这是因为每个宝宝的喜好是不同的，因此新手妈妈不要一味照搬别人的经验，而应该服从自己的母爱本能：你觉得怎样对付宝宝比较好，就怎么做。母亲和宝宝有一种奇妙的生理联系，你比较喜欢的方式通常就是宝宝最喜欢的，如果宝宝暂时没有接受，可能只是你们的沟通稍微有所偏差，待你真正弄明白宝宝意思之后，相信很快就会处理好。

妈妈最不应该做的是，向一个没做过妈妈的女人寻求帮助。最初荣升为妈妈的时候，女人在照顾孩子的时候通常会手足无措，不免会向亲朋好友发牢骚。如你会说自己被宝宝的苦恼弄的头大，她们也许会说：小孩子不都是这样，你就让它个够，哭够了它自然就不再哭了。这样的朋友你对她们发牢骚而已，她们应付宝宝的方法完全不适合你。

即使是育儿专家的话，妈妈也不能全盘接受。专家们的话虽然有时候很有道理，但他们与你的宝宝毕竟没有天然的生理联系，难以明白你宝宝的真实想法。所以照顾宝宝没有哪种方法是万能的，母亲的直觉和本能才是最重要的，如果忽略了这一点，只会造成你与宝宝的隔膜。

总之，在育儿方式这个问题上，只有一个真理：适合别人的不一定适合你，你要有一套自己的方式方法。荣升妈妈之后，你最应具备的心态就是相信自己，相信自己能与宝宝和谐相处。尽管最初你可能会无从下手，但随着亲子沟通的增多，你肯定会有一套适合自己宝宝的育儿方式的，千万不要轻信他人的经验，这样才能为未来母子关系的和谐打好基础。

照顾下孩子的情绪

如果产妇是第二次当妈妈，在此之前已经生过一个孩子，那么小宝宝出生后，还要学会照顾大孩子的情绪。

父母在怀第二胎时，往往会非常兴奋和激动，在家庭话题上谈论未来宝宝就比较多。这样的结果，就是在无形中减少对大宝宝的关注，大宝宝必然感到失落，认为父母对自己发生了变化，激发大宝的焦虑和不安。如果父母在孕期忽视大宝的感受，会在无意中造成伤害，以至于等新生儿出生以后，孩子感到不平衡和出现不必要的嫉妒。因为孩子非常怕弟弟妹妹出生后，会影响到父母，尤其是母亲对于自己的爱发生变化。当父母过于宠爱第二个孩子的时候，大孩子的性格就会变得消极，有时候可能还会做出伤害小宝宝的举动。

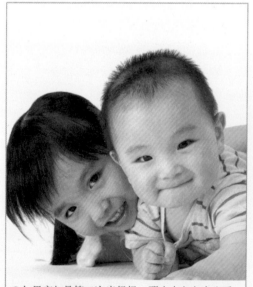

◎如果产妇是第二次当妈妈，那么小宝宝出生后，父母还要学会照顾大孩子的情绪，不要厚此薄彼。

为了避免这种现象，父母就要做出一些让大孩子觉得自己依旧受重视的事。

如，父母们可以故意请大孩子照顾自己的小弟弟或小妹妹，让他拿尿布、陪宝宝玩玩具，让他明白自己的重要性。这是种很尊重大宝的方式，而大宝也会因为即将成为哥哥或者姐姐而感到兴奋和充满期待。也可鼓励他逗小宝宝玩儿，让他知道小宝宝的可爱，明白小宝宝不会伤害他的感情。如果大孩子对小宝宝表现得比较友好，妈妈要及时给予表扬，让他知道刚才的行为是正确的，也可借此促进他们兄弟姐妹之间的感情。在小宝宝睡着的时候，妈妈还要单独抽一些时间来陪大孩子，不让他有被冷落的感觉。

如果及早意识到大孩子争宠的问题，最好提前做好防范意识。如妈妈在生产之前问大孩子是否介意添一个小宝宝，如果他不乐意，要及时让他明白添个小宝宝的好处。

研究表明，两个孩子之间年龄如果小于18个月，大孩子不会争宠，这时候他还没有这方面的意识。如果差别3岁以上，大孩子也不会争宠，因为他已经懂事了，并且会为增添了一个新的家庭成员而兴奋。但如果两个孩子的年龄介于18个月到3岁之间，则容易出现大孩子吃醋的情况，妈妈若能及时了解这些信息，有助于及早采取措施来解决此方面的问题，确保家庭和谐。

端正心态很重要

初为人母，你要面对的麻烦远比想象的要多。宝宝一会儿饿了，一会儿拉了，一会儿尿了，你上一个麻烦还没处理完，宝宝又制造出了新的麻烦，新手妈妈手忙脚乱，仍然无法满足宝宝的基本需要。听着宝宝哇哇的啼哭声，新手妈妈不免烦恼、抓狂，情绪失控，忍不住落泪或发脾气，甚至产生"产后忧虑症"。

台北精神科医师李信谦特别提出澄清，真正被诊断为"产后忧虑症"的产妇，其实在临床上的例子并不多，很多妈妈只有轻微的情绪问题，只要靠着一些舒压的方法，是可以让新手妈妈尽快、喜悦的适应自己的新角色，度过这个尴尬的情绪转折期。

因此，分娩之后的两三天，新手妈妈最需要学会的就是控制自己。因为新生宝

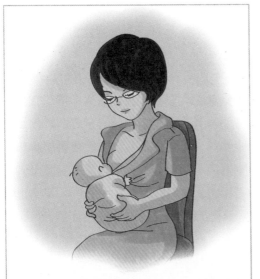

◎初为人母，新妈妈首先要端正心态，调整好情绪，树立能照顾好宝宝的信心。

宝的唯一语言，就是啼哭，尽管有时你看不出发生了什么情况，但它只要哇哇地哭了，肯定有事情发生。如果你真正疼爱孩子的话，就不会为宝宝的不懂事而恼火，而是反省自己哪里做得不够好，然后仔细、耐心地寻找原因。只要你多观察，多琢磨，总会听懂宝宝的特殊语言。当看到宝宝满足的微笑，你会不会很有成就感呢？为宝宝的开心而自豪，这才是一个母亲应该有的情绪。

控制自己的情绪，还要从根本源头入手，新手妈妈首先要端正心态，树立起"我能照顾好宝宝的信心"。因为母子连心，宝宝是你生命的延续，请你一定相信你们的心灵是相通的。尽管一时你可能无法领会到它想要做什么，随着与宝宝相处时间的增长，你会很快发现它的喜好并做出完美的解答。

另外，新妈妈要不吝开口寻求帮助。坐月子期间，妈妈必须要有人帮忙。家人的协助、间接、直接地关怀，会是孕妇很大的支持力量。新妈妈坐月子其实是最佳的抗忧郁剂，通过产后充分的休息及家人的支持，新妈妈必然很快就恢复体能、平稳情绪。

总之，在抚育宝宝的过程中，无论遇到多少麻烦，都不是问题的核心，关键是自己的心态要端正，新手妈妈犯不着跟自己的宝宝生气。随着经验的丰富，你对宝宝的照顾会越来越得心应手，你将会真正体会到为人母亲的喜悦。

如何建立亲子关系

母亲和宝宝有一个天生的机制，这种机制可以帮助她们彼此互相了解。很多新手妈妈之所以手忙脚乱，只是因为经验尚缺，需要更多帮助罢了。而度过这段磨合期的关键，则是需要妈妈尽快和宝宝建立起亲密的关系。

母婴的亲密关系是指：妈妈要了解宝宝的生活习惯，能通过宝宝的身体语言来看出宝宝的心思，能顺利地让宝宝向着自己预定的目标发展。母婴之间的关系只有达到了这种境界，妈妈才会更了解宝宝，知道它会因什么而哭，因什么而安静，喜欢被怎样抱着，等等。

新手妈妈若想尽快进入角色，就要掌握三大原则：母乳喂养，搂抱，亲子沟通。坚持这三大原则会尽快激发一个新手妈妈的母性本能。

母乳不但是宝宝生长发育的物质需要，更是精神食粮。研究表明，哺乳的过程其实是一个母性激素释放的过程，这样一种激素，不但可以让母爱得到最大限度的展现，而且也能使宝宝保持与母亲一样的心态，宝宝在吸奶的同时，也将母亲体内平静、充满关爱的情绪吸进体内。母子都保持同样的心态，沟通自然就简单得多，以至于一旦宝宝出现什么状况，妈妈有时连思考都不需要就知道怎么解决。

搂抱是一种比较亲密的肢体接触。妈妈每天数小时地抱着婴儿，不但能增加婴儿对妈妈的依赖感，平静它的情绪，更重要的是，妈妈可以近距离地观察宝宝的一

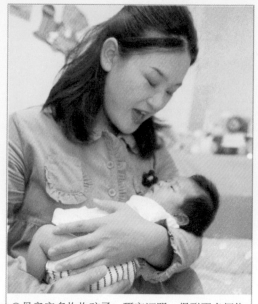

◎母亲应多抱抱孩子，研究证明，得到更多拥抱和对话的宝宝，智力和语言能力会发展得更快。

切喜好，让自己尽快了解宝宝的习惯爱好，看出宝宝的心思。一旦宝宝要表现某种需要的时候，妈妈能在最短的时间内知道，有助于母子二人和谐相处。

母婴之间的沟通是非常奇特的，这种沟通不像常人那样以语言为主要特征，而是一种状态。母亲在宝宝一出生的时候就立刻抱着它，教导宝宝学会吸奶，温柔的注视和爱抚等，这些都属于亲子沟通的范畴。宝宝在出生后24小时内，妈妈如果尽可能多地与宝宝进行这样的亲子沟通，母子之间的情感也就更融洽。临床实践证明，出生后跟妈妈居住在一个房间的婴儿，要比不在同一个房间的婴儿，哭的时间更少些，这正是婴儿与妈妈"沟通"之后更有安全感的缘故。

宝宝的健康成长需要妈妈更多的呵护，这种呵护就是一种母爱本能，妈妈只有时刻与宝宝保持亲密接触了，才能快速激发母爱本能，降低产后抑郁的发生率。

尽快重新安排家庭生活

宝宝的到来虽然给家庭带来一时的振奋，但未来毕竟属于整个家庭，初为人母者要尽快根据全体家庭成员的实际情况重新安排生活。下面几个方面的问题是不得不考虑的。

1 夫妻关系的调整

很多丈夫会抱怨，女人生了宝宝之后对自己在意比较少了，感到自己受到了冷落。宝宝的确打破了夫妻的二人世界，原本只有彼此的空间突然多出一个"第三者"，家庭成员之间的情感难免会发生变化。

女人荣升为母亲之后可以将情感转移到宝宝身上，但却不能将此当作忽略丈夫的借口。即使你无暇照顾他，至少还能对他说一些柔情密语，让他觉得自己没有被抛弃。

2 是工作还是做全职太太

由于经济情况及个人追求的不同，产后，每个女人都要考虑这个问题。

如果出去工作，妈妈就要考虑谁来照顾宝宝的问题，并同时解决好喂奶、加强亲子关系等问题，同时还要解决自己的心理问题，不能一边工作一边愧疚，否则压力会很大。

如果选择留在家里做全职太太，就要承担起照顾、教育宝宝的责任。妈妈不但

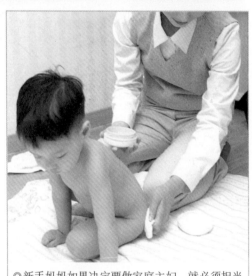
◎新手妈妈如果决定要做家庭主妇，就必须担当起照顾宝宝的责任。

要打点好宝宝的一切，还要教他学会自己控制大小便、玩游戏等技能，这些虽然是小事情，但如果妈妈陪她一起玩、一起快乐的话，孩子的性格会受到积极影响。

只是全职太太不要将目光局限于家中，在照顾宝宝的同时还要多关注时事，不要丢失自己的个性，一个落伍的妈妈是不会教导孩子更多东西的。

3 业余生活的调整

生孩子之前，女人可以经常熬夜上网，约一帮朋友K歌、跳舞，可以挎着大包小包地逛街。宝宝的到来宣告了一切娱乐活动的中止。

这种中止应该是暂时的，待身体复原之后，女人依然可以有自己的娱乐活动，只需将自己的生活安排好即可。荣升为妈妈后，女人也没有必要将自己的全身都拴在孩子身上，在孩子有他人照管或睡着的时候，自己依然可以享受娱乐活动，这样才不会丧失自我，而且妈妈情绪的放松还对宝宝产生积极的影响。

别什么事都大包大揽

新手妈妈很快就会发现，在照顾宝宝的过程中，可能会遇到各种各样意想不到的难题，这些难题不是你一时之间就能解决的，所以什么事情也不必大包大揽，亲力亲为，很多事都可以在他人的帮助下完成。家中有公婆的，新手妈妈凡事要多向他们请教。因为长辈们不但拥有丰富的育儿经验，而且他们不会比你忙碌，最重要的是他们喜欢照顾孙辈。尤其是分娩之后选择上班的女人，宝宝的最佳照顾人选当然是自己的长辈。即使是全职太太，在分身无术的情况下，仍然可以请公婆帮自己为宝宝做一些事，如冲泡奶粉、换尿布等，至少你可以在他们做这些事的时候休息一下，不至于因为压力太大、情绪太紧张而影响到宝宝的情绪。

需要说明的是，如果请公婆照顾自己的孩子，最好不要在怎样照顾孩子这个问题上与他们发生冲突。长辈的观念可能传统一些，但他们总不至于故意害孩子，只是大家育儿观念有所不同而已。如果不满意公婆的照顾，等孩子稍大一些你不再那么忙碌的时候，你完全可以再给予纠正。如果实在不放心，那么就与公婆平心静气地沟通一下，让他们意识到你抚育方式的优点。

经济条件允许的话，家中还可雇佣一个月嫂，让月嫂分担你一部分保姆、护士、厨师、保育员的工作，减轻你的产后压力，让你能专心照顾宝宝。

如果新手妈妈在照顾孩子的时候遇到一些难以处理的问题，新手妈妈无论尝试哪种方法都无法解决，如宝宝喜欢喝配方奶粉，不肯吃母乳，这就要采取一点措施了，可以听听专家的建议，问问其他产妇的经验，然后再根据大家的建议尝试着让宝宝改变。集思广益，总赛过新手妈妈一个人兀自苦恼。

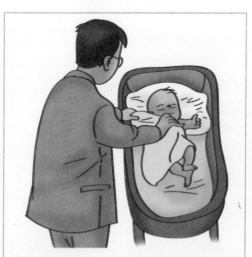

◎独自照顾宝宝是一件十分耗费体力的事情，新手妈妈有很多事都可以在他人的帮助下完成，可以多向长辈们请教，实在太忙，也可以请丈夫或公婆帮自己为宝宝做一些事，如换尿布、陪宝宝玩等。

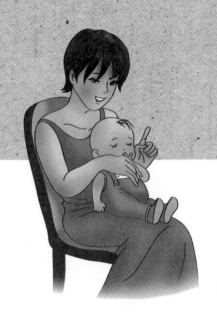

第十四章

新生儿的喂养

●作为新妈妈，在经历了怀胎十月的辛苦之后，看到可爱的小宝宝心里难免是十分欢喜的。可是新生宝宝的护理和喂养是需要注意很多细节的，如何喂养初生小宝宝是每个新妈妈都提心吊胆的事。本章详细讲解新生儿哺乳常识、哺乳技巧，以及宝宝出生后的护理，只要新妈妈多多用心，宝宝自然能健康地成长。

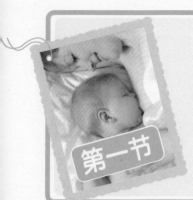

必须掌握的哺乳常识

第一节

母乳喂养好处多

尽管现代文明发达，人类已经能生产出更多对人类更有益的婴儿奶粉，但营养学家仍旧呼吁采用母乳喂养。母乳有着奶粉喂养无法比拟的好处，如：

（1）母乳喂养可以提高新生儿的抗病能力，增强新生儿的体质。因为母乳中含有较多的溶菌素，它可以杀死很多有害病菌，降低新生儿受到病菌滋扰的可能性。

（2）母乳中的优质蛋白质含量较高，尤其是乳蛋白和酪蛋白。这两种蛋白能保证氨基酸完全代谢，有助于促进新生儿的新陈代谢，对孩子的健康和发育有好处。

（3）母乳中的半胱氨酸和氨基牛磺酸也比一般奶粉中的高，这两种物质有助于促进婴儿的智力发育，有助于促进婴儿的脑部发育。

（4）母乳中还有大量易吸收的不饱和脂肪酸、糖类、微量元素，这些物质不但有助于促进婴儿身体发育，还可增强体质，预防各种新生儿疾病。

（5）坚持母乳喂养，还可增强与孩子的心灵交流，使孩子对外界更有安全感，有助于培养其优良的脾性。

（6）母乳喂养对产妇的健康也有积极作用。现代医学认为，产妇的哺乳行为有刺激子宫的作用，可减少产后出血，排出子宫恶露，有效降低卵巢恶性肿瘤的发生概率。

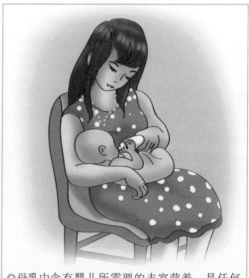

◎母乳中含有婴儿所需要的丰富营养，是任何乳制品不可替代的优质乳，母乳喂养有利于婴儿健康成长。

乳汁会发生哪些变化

乳汁是由乳腺分泌出的白色或略带黄色的液体，含有脂肪、蛋白质、糖等各种营养元素及钙、锌、铁等矿物质。这些营养元素和矿物质有一定的比例搭配。根据乳汁成分搭配比例的不同，乳汁可以分为初乳、过渡乳、成熟乳、前乳、后乳等，这些不同的乳汁，可以满足宝宝在不同时期对各种营养物质的需要。

乳汁中各营养成分比例会随着哺乳时间和哺乳过程不断发生变化，各种乳汁及成分含量见下表。

成分又是最少的。对宝宝来说，初乳中的蛋白质是极有价值的，不但比正常奶汁含量高，而且含有免疫球蛋白、乳铁蛋白、生长因子、巨噬细胞、中性粒细胞和淋巴细胞等多种珍贵蛋白，这些物质可有效防止新生宝宝感染各种疾病，有助于帮助宝宝建立起强大的免疫系统。

初乳中还含有多种抗体，喂母乳的孩子在生后半年以内很少生病，主要原因就在于接受了母乳中的抗体，尤其是初乳中抗体的原因。

	初乳	过度乳	成熟乳	晚乳
时期	产后1～12天	产后13～30天	产后2～9个月	产后10个月以后
蛋白质	2.25%	1.56%	1.15%	1.07%
脂肪	2.83%	4.87%	3.26%	3.16%
糖	2.59%	7.74%	7.50%	7.47%
矿物质	0.3077%	0.2407%	0.2062%	0.1978%

在这几种乳汁中，初乳的营养价值是最高的，成熟乳的分泌时间是最长的。在正常情况下，各种乳汁营养元素的搭配比例就是这样。但在特殊情况，如产妇在愤怒、焦虑、疲劳等情况下，内分泌系统会受到影响，乳汁也会发生变化，可能会含有某种毒素，婴儿吃奶后就可能变得烦躁不安，甚至夜睡不宁、喜哭闹，并伴有消化功能紊乱等症状。

初乳是女人在产后分泌出的第一种乳汁，乳汁比较稠，为浓黄色，最大特点是营养价值高。与其他乳汁相比，初乳的蛋白质、矿物质含量是最高的，脂肪和糖的

唯一不足的是，由于初乳中乳糖含量低，矿物元素含量高，所以口感微咸，加之颜色不佳，所以有些人就认为初乳比较"脏"，营养价值不高，就将初乳挤掉而非给婴儿食用，这种做法反而丢掉了婴儿宝贵的财富。因此，即使以后不打算以母乳喂养的母亲，至少也要在最初几天给宝宝吃初乳。

因此哺乳期妈妈很有必要了解乳汁的这些变化，不但可以定期掌握宝宝体内各项营养元素的吸收情况，而且还可适时调整自己的情绪，以防乳汁变化给宝宝健康带来不利影响。

乳汁的分类

按照产后时间的不同，有人将母乳分为了初乳、过渡乳、成熟乳和晚乳。其中，初乳和成熟乳最为重要。

初乳是女人在产后分泌出的第一种乳汁，乳汁比较稠，为浓黄色，最大特点是营养价值高。与其他乳汁相比，初乳的蛋白质、矿物质含量是最高的，脂肪和糖的成分又是最少的。对宝宝来说，初乳中的蛋白质是极有价值的，不但比正常奶汁含量高，而且含有免疫球蛋白、乳铁蛋白、生长因子、巨噬细胞、中性粒细胞和淋巴细胞等多种珍贵蛋白，这些物质可有效防止新生宝宝感染各种疾病，有助于帮助宝宝建立起强大的免疫系统。

过渡乳为初乳和成熟乳的混合物、与初乳相比，过度乳的蛋白质含量逐渐降低，脂肪和乳糖含量逐渐增加，产妇的乳房逐渐有胀满感，产妇能隐隐约约感到，大规模的乳汁就要真正来到。

成熟乳是指在母亲开始哺乳以后的两周后产生的乳汁。成熟乳的成分逐渐稳定，尤其是蛋白质维持在一个相当稳定的水平，成熟乳中的蛋白质含量虽较初乳为少但因各种蛋白质成分比例适当、脂肪和碳水化合物以及维生素、微量元素丰富，并含有帮助消化的酶类和免疫物质而优于其他乳类。

成熟乳有两种类型，前乳和后乳。前乳是每次喂奶开始时产生的，外观较稀薄。它含有丰富的蛋白质、乳糖、维生素、无机盐和水，较少脂肪。前乳水分比较多，脂肪含量少，因此宝宝在吃奶的时候，首先解决了口渴的问题，这也是为什么宝宝不需要喝太多水的缘故。

随着宝宝的不断吸吮，妈妈会发现乳汁发生了变化，颜色逐渐转变为白色，这就是后乳，颜色的转变的是因为乳汁内脂肪含量提高了。随着乳汁的不断分泌，排乳反射回逐渐加剧，后乳被排了出来。后乳储存于乳房的深处，量很少，每次宝宝只吸吮半分钟就能把它吸完。但与前乳相比，后乳的脂肪要更高一些，能为宝宝提供较多的能量。因此妈妈在喂奶的时候，要注意一定要让孩子吃到后乳，确保宝宝将一个乳房内的乳汁吸干净之后，再让它吸第二个乳房，确保能量不被浪费。

需要说明的是，前乳稀，并不说明营养价值低，有的妈妈看到后乳浓，就以为前乳可有可无而挤掉了，这是不明智的，前乳和后乳对宝宝来说都是生长发育的必须。前乳的主要成分是水分、乳糖、蛋白质，还有一些婴儿所需的各种维生素等营养物质，不但可以为宝宝提供身体所必需的水分，而且可为宝宝提供一定的能量。况且，后乳的脂肪含量较高，当宝宝消化不良的时候，就更难以消化后乳了，身体所必需的营养元素只能通过前乳来吸取。

总之，无论是初乳还是成熟乳，营养价值都很高，妈妈在喂奶的时候不能浪费掉任何一种。

人工喂养与母乳喂养结合

母乳喂养虽然能为孩子提供更多的营养，但在特殊情况下，如妈妈需要出外工作时，生病需要吃药时，或者奶水不够时，母乳喂养就不能实现了，必须借助人工喂养的方式。况且，随着科技的进步，奶粉的成分也在逐步接近母乳，因此只要方式得当，人工喂养也同样保持宝宝的健康，人工与母乳综合喂养就成为大多数妈妈的首选。

只是宝宝从母乳喂养转化到人工与母乳综合喂养需要一个过程，妈妈要让宝宝逐渐适应，不要一出去工作就对孩子立刻采取人工喂养的方式。因为乳头和奶瓶毕竟是不一样的，宝宝要重新学一套吸吮动作，妈妈要给它学习的时间。

为了促进学习，妈妈可以在宝宝喂奶之前将自己乳房内的乳汁排空，这样宝宝饿的时候吸吮不到奶，便回应了那句老话：有奶便是娘，无条件地接受奶粉喂养。可能会有些婴儿宁愿挨饿也不接受奶瓶里的乳汁，这时候妈妈可以选择离开，

让其他家庭成员用奶瓶给孩子喂奶，这样宝宝会容易接受一些。

为了化解宝宝对奶瓶的抗拒，在人工喂养之前，家里还要注意给宝宝选择合适的奶瓶，尽量选择与乳房乳汁流出方式相接近的奶瓶，同时选择比较柔软、接近妈妈乳房且流量比母乳流量大的乳头状奶嘴，另外还要确保第一次人工喂养时方式要正确，避免宝宝因为不舒服而对人工喂养产生恐惧心理。在宝宝吃奶的时候，家人还可在它周围放一些能发出声响的玩具，转移宝宝的注意力，从而使宝宝放弃对妈妈乳房的专注。

人工与母乳综合喂养的宗旨是二者互相穿插，而非突然停掉母乳。即使宝宝已经能接受奶粉喂养，妈妈也不要一下子就中断母乳的喂养，下班回来之后仍然需要给宝宝哺乳，不能让宝宝在24小时之内都吃不到母乳。这样可以让宝宝体内及时接受到优质乳汁，也能避免妈妈乳房涨奶的情况。

乳汁的产生过程

乳房是由15～20个乳腺叶组成，每个乳腺叶又有几个乳腺小叶组成，每个乳腺小叶中又有很多一串串葡萄形状的细胞，这些细胞叫作腺泡，乳汁就是由这些腺泡产生和储存的。

乳泡产生乳汁

宝宝吸吮乳房，乳房受到刺激，乳汁从腺泡中进入输乳管。

吸吮刺激乳汁进入输乳管

输乳管有15～20根，它们以乳头为中心呈放射状排列，然后汇集于乳晕，在乳头出形成出口，乳头上15～20小孔就分别是它们的出口，乳汁就从这里流出。

乳汁从乳腺管的出口流出

掌握好人工喂养的方法

1. 配方奶温度要适宜
配方奶的温度应以 50~60℃为宜。在喂奶前，要检查一下奶的温度。

2. 检查奶的流速
喂奶前要提前检查好奶的流速，合适的流速应该是在瓶口向下时，牛奶能以连续的奶滴状流出。

3. 让奶瓶里进点空气
喂奶前应该要把奶瓶的盖子略微松开一点儿，以便空气进入瓶内，以补充吸出奶后的空间。否则奶瓶瓶内容易形成负压使瓶子变成扁形，让宝宝的吸吮也会变得非常费力。

4. 刺激宝宝吸吮奶嘴
在喂奶的时候，可以轻轻地触碰宝宝靠近妈妈一侧的脸蛋，诱发出宝宝的吸吮反射。当宝宝把头转向你的时候，顺势把奶嘴送入宝宝的嘴里。

5. 吃奶后立即拿开奶瓶
当宝宝吃过奶后，妈妈要轻缓且及时地移去奶瓶，以防宝宝吸入空气。

6. 保持安静舒适的环境
给宝宝喂奶时，一定要找一个安静、舒适的地方坐下来，不要把宝宝水平放置，应该让其呈半坐姿势，这样才能保证宝宝的呼吸和吞咽安全，也不会呛着宝宝。

7. 喂奶时也要注重交流
喂奶的时候，妈妈要亲切注视着宝宝的眼睛和他的表情，不要只是静静地坐着，可以对着宝宝说说话、唱唱歌，或是发出一些能令宝宝感到舒服和高兴的声音，同时要保持亲切的微笑。另外吃完奶时可以轻拍宝宝的背部让宝宝打一打嗝。

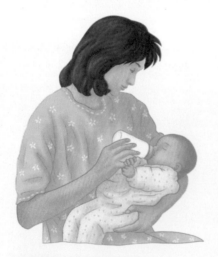

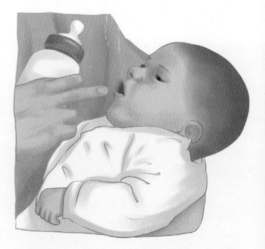

①喂奶前，要先给宝宝穿上围兜。让宝宝在你怀里呈斜躺的姿势，这样比较容易吞下奶。

②摸宝宝靠近你身体一侧的脸颊，他应该会转过头并张开嘴巴。也可以在奶嘴上滴一滴奶，去接触宝宝的嘴唇，以促使他张嘴。

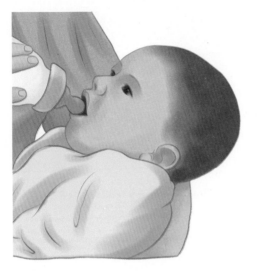

③奶瓶要倾斜着拿，要使奶嘴里充满奶而不是空气。如果奶瓶瘪下去了，可以在宝宝嘴里转动一下奶瓶，让空气再进入瓶内。

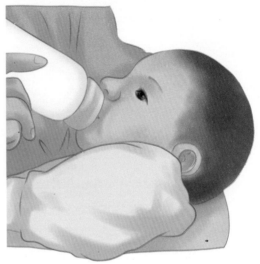

④当宝宝喝完一瓶奶的时候，一定要拿出奶瓶。如果宝宝还想吮吸，可以把你干净的小指放进宝宝嘴里，然后你就会感受到宝宝是否吃饱。

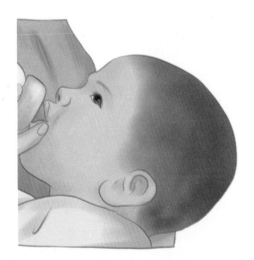

⑤如果宝宝喝完奶后，不让你拿走奶瓶，你可以用小指沿着奶嘴放到宝宝嘴巴里，这样宝宝就会放开奶嘴。

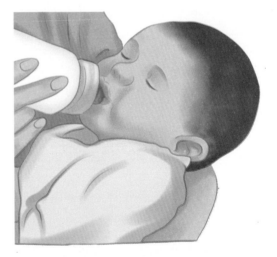

⑥宝宝在最初的一个月里，一天中大部分时间都在睡眠中度过。如果宝宝在喝奶的时候睡着了，可以轻轻转动一下奶嘴，宝宝又会继续吸吮了。

多长时间喂一次奶才科学

分娩之后的最初几周，对妈妈来说，喂奶是一个大问题，很多的新手妈妈都有"多长时间喂一次奶才科学"这样的困惑。

正常来说，宝宝应该养成定时的吃奶习惯，妈妈也要养成在定时时间内给宝宝喂奶的习惯。科学的时间间隔，应该是每3～4小时喂奶一次，这与宝宝一般每次睡眠习惯（一次睡眠长度不超过4个小时）有关。也有的宝宝身体比较健康，而且不容易哭闹，妈妈可以每四个小时左右试着引诱孩子吃奶，当然也可适当延长喂奶的时间，但要注意增加每次喂奶的量。如果两次喂奶时间比较长，在此之间要给孩子喂一些水。

不过建议大多数妈妈，在喂养孩子的时候不要太在意3～4小时这样的数据，要根据自己宝宝的实际情况，按需喂奶。宝宝饿的时候，或者妈妈奶水胀的时候，自然就应该给宝宝喂奶，这就做按需要喂养。妈妈不必担心奶汁太多撑着宝宝，因为奶水的分泌是根据宝宝的需要而来的。检查是否饿，一般会哭闹，口中做出吸吮的动作，如果将手或乳头探到它的脸部，它会左右寻找。不过宝宝如果正在睡觉，妈妈涨奶了，最好不要给宝宝喂奶，如果妈妈觉得难受，可以将奶水挤出来。

按时喂奶与按需喂奶各有优劣，前者可以有助于养成宝宝作息规律，但比较不近人情；后者更容易增进母婴感情，但不利于养成好习惯。一般刚生效来不久的小宝宝，最好采取按需喂养，不当宝宝饿了哭闹的时候，不要拖延喂奶的时间，否则会不利于宝宝消化系统的发育。

另外，新手妈妈还要知道哺乳次数与孩子生长情况的关系。刚出生不久的婴儿，消化系统不健全，以少食多餐为原则，喂奶的次数需要比较频繁，第一周之内一般需要每隔2～3小时就要喂奶一次，白天的次数要更频繁一些，一般需要8次左右。婴儿三个月之后，则可适当延长喂奶时间，以每隔4小时为宜，白天需要喂奶3～4次。

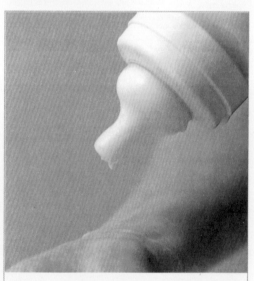

◎采用人工喂养时，喂养前一定要检查奶的温度，可以将奶向腕内侧的皮肤滴几滴，感觉出奶的温度。

喂多少奶最合适

除了喂奶频率的问题，新手妈妈一般还有一个喂奶量的问题。不同年龄段的宝宝喂奶量是不同的。新手妈妈若担心自己奶水不够，孩子吃不饱，可以参考以下一些数据。通常一个月左右的宝宝都是按需喂养的，宝宝能吃多少就喂多少，要相信宝宝的身体本能，吃饱奶的宝宝在两次喂奶之间会很满足、安静，通常会睡3~4个小时，没有吃饱就会哭闹的。

如果采取人工喂养的方式，则最好按照配方奶的说明。

宝宝正是吸收营养物质长身体的时候，多吃些总是没有坏处的，吃多最坏结果也只是溢奶，饿着了却会影响其发育。

喂奶量的多少应以宝宝的年龄为依据				
年龄	小于2个月	2~4个月	4~6个月	6~12个月
喂奶量	体重的1/5	体重的1/6	体重的1/7	体重的1/8

用给新生宝宝喂水吗

宝宝对水的需求，远不如对奶的需要那么大，除非情况特殊，一般是不需要给它喂水的。无论是母乳喂养，还是奶粉喂养，如果宝宝按时间喝奶，在营养和水分的供应上应是足够，理论上3个月以前的宝宝是可以不需要再给他额外喝水的。如果勉强给宝宝喂水，宝宝是无法承受的，因为它的胃中已经充盈了，喂水只会影响它的食欲。但在两种情况下，婴儿是准许被喂水的。

（1）刚出生后。婴儿在出生后要拉墨绿色的胎便，只有胎便拉完之后才可以吃奶，在此之前只能让它喝水。婴儿的胎便中含有较多的胆红素，这种物质会增加肝脏代谢的负担，使婴儿出生后易得新生儿黄疸。喝水则可增进新陈代谢，加快胎便的排泄，吃奶则会影响排便。

（2）天气炎热潮湿致使婴儿脱水和婴儿发烧时。奶水可以满足宝宝的正常生理需求，但是当天气特殊和婴儿体质发生变化时，婴儿体内的水分已不足以满足代谢和蒸腾的需要，水就变成了婴儿的必需品，可以适当补充。

需要指出的是，即使允许给宝宝喂水，水量也不宜太多，不宜太频繁，一点点即可，否则会影响宝宝的胃口。而且宝宝所喝的水，最好是凉开水，冬天则稍微温一点儿，以不冷为宜。

另外，有人认为，两次喂奶中间，可以喂糖水来增加宝宝的营养，还有糖水可以去胎火等说法。其实西医并没有所谓的胎火之说，喝糖水是万万使不得的做法多。糖分过高会导致胀气，宝宝一旦胀气，不但不喝奶，还容易哭闹不止。

婴儿吐奶很正常

吐奶是婴儿在吃固体食物之前常有的现象，具体表现为：宝宝会将胃中的奶水通过嘴排出来，而且量比较多，有时候还会有奶块，有酸味。婴儿吐奶有生理性和病理性之分。正常婴儿，每天都会有1～2次吐奶，消化功能紊乱或消化道梗阻的婴儿，吐奶频率更高。

婴儿之所以会吐奶，是因为它们的胃部和喉部尚没有发育成熟。宝宝吃的奶水，通过食管进入胃内。胃有两个门，入口叫作贲门，它与食管直接相连；出口叫作幽门，与肠道相连。由于宝宝的食管肌肉张力小，容易扩张，同时肠道蠕动慢，因此一方面导致贲门关闭不紧，易被奶汁冲开，另一方面幽门关闭较紧，奶水难以下去。当胃内的奶水过多的时候，就会造成反冲，贲门被打开，奶水倒流回食管，从口腔里出来，形成吐奶。

况且，宝宝的胃呈水平放置，不像之成年人那样垂向下方，因而会造成胃容量小，难以存放更多的食物，也容易造成奶水反冲贲门，造成吐奶。

所以，妈妈看到宝宝吐奶时不要太紧张，这是正常生理反应，偶尔吐一次奶无关大碍。一旦宝宝发生了吐奶，妈妈要尽量避免宝宝将奶水吸进气管，形成呛奶，否则会堵塞气管，影响呼吸，严重时宝宝还会因为缺氧而造成吸入性肺炎，甚至窒息。所以宝宝在吐奶时妈妈还要学会紧急处理。有效的吐奶处理方法有以下几种。

为了避免意外的发生，新手妈妈最好学习一些避免吐奶的方法，如以少量多餐的原则喂养宝宝；喂奶的时候不要太急，中间可稍停片刻；每次喂奶后都让宝宝趴下，轻轻拍打其背部；喂奶完毕不要让宝宝马上平躺，应使其上半身稍稍挺直；喂奶完毕，不要立刻逗弄宝宝，也不要摇晃宝宝，宝宝太激动也会造成吐奶。

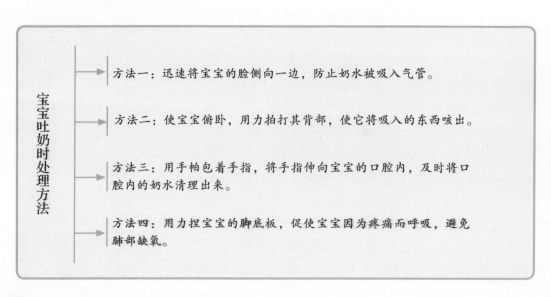

宝宝吐奶时处理方法

方法一：迅速将宝宝的脸侧向一边，防止奶水被吸入气管。

方法二：使宝宝俯卧，用力拍打其背部，使它将吸入的东西咳出。

方法三：用手帕包着手指，将手指伸向宝宝的口腔内，及时将口腔内的奶水清理出来。

方法四：用力捏宝宝的脚底板，促使宝宝因为疼痛而呼吸，避免肺部缺氧。

要注意保证母乳的健康和卫生

母乳既是为孩子提供营养的"粮食供应站"，又是提高孩子防病抗病能力的"保健品"，因此妈妈的职责不仅仅是会科学地喂养孩子，还要做好母乳的"卫兵"，时刻注意保护母乳的健康和卫生。具体来说，尤其要注意以下四方面的问题。

（1）妈妈每天要饮用足够多的白开水。母乳是典型的流质食品，即使在炎热而干燥的环境中，它也能供给婴儿足够的水分，对婴儿进行哺乳其实也可算作一项补水行为。因此，妈妈每天至少要喝1200～1600毫升（约8杯）的白开水，确保自己没有口渴的感觉，这样母体内才有足够多的水分来"制造"奶水。妈妈一旦发现自己排尿少且颜色发黄，就说明体内水分不足了，应立即喝水补水。

（2）新妈妈要确保自己营养的需求，做到营养均衡，做到肉、蛋、奶、鱼、果面面俱到，最好一天吃四餐以上，不要急于恢复身材而缩食。只有首先确保自己营养丰盛，才能为孩子提供更优质的奶水。

（3）妈妈要确保自己身体健康，不劳累，不情绪紧张，否则不但不利于自己身体的健康，也会影响奶水的质量。如正在哺乳的母亲就不宜生气，人体在生气发怒时，可兴奋交感神经系统，使其末梢释放出大量的去甲肾上腺素，同时肾上腺髓质也过量分泌肾上腺素。这两种物质在人体如分泌过多，就会出现心跳加快、血管收缩、血压升高等症状，危害乳母健康。这种毒素还会随着奶水被孩子吸收，影响其心、肝、脾、肾等重要脏器的功能，使孩子的抗病能力下降，消化功能减退，生长发育迟滞，甚至发生各种病变。

（4）如果由于种种原因导致哺乳期的妈妈生病，这时候就要特别注意用药的问题。所谓"是药三分毒"，这些毒素不但会对母体产生影响，而且它滞留在奶水中还会被孩子吸收，也不利于孩子的健康。因此新妈妈一旦生病了切莫自己拿药，要明明白白地告诉医生自己正用母乳喂养孩子，让医生开一些不影响母乳质量的药物。

此外，还要注意一些卫生方面的保护，如勤洗乳房，注意预防乳房皲裂、预防乳腺炎等，确保母乳的健康。

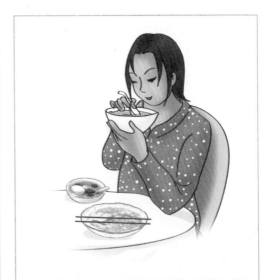

◎新妈妈要确保自己的营养需要，做到营养均衡，这样才能为孩子提供更优质的奶水。

喂奶，增进母婴交流的过程

无论采用母乳喂养，还是采用人工喂养，喂奶的过程都不仅仅是一个纯粹给宝宝体内输入营养的过程，更是一个增进母婴沟通的过程。

婴儿出生一个月左右，视网膜已经形成，但因尚未发育成熟，可见距离不超过40厘米。母亲在哺乳时，总会发现婴儿边吃奶边直视着自己的眼睛，这是婴儿情感发育过程中的视觉需要，也有益于其心理健康发育。对于人工喂养的婴儿，母亲在使用奶瓶喂奶时，更应有这种视觉交流。另外，在哺乳时母婴间的触觉交流为婴儿最初的触觉产生和发展提供条件。婴儿以其最敏感的口角、唇边和脸颊，依偎到温暖的乳房后，能在大脑中产生安全、甜蜜的信息刺激，对智力发育起到催化作用。

因此，即使是人工喂养，妈妈或其他家庭成员在为宝宝喂奶的时候，都要让宝宝感受到爱意，在喂宝宝的同时，多给予宝宝眼神上或者其他肢体语言上的抚慰。如可轻轻摸摸孩子的额头，帮它梳理一下头发。也可在不打搅宝宝吃奶的前提下跟它说说话，夸一夸它。不要以为宝宝搞不懂这些语言的含义，宝宝虽然很小，但它完全可以通过大人动作是否轻柔，语言是否温柔来判断喂奶者的情绪，从而确定自己是否收到关注和喜爱。如果经常给宝宝喂奶的是同一个人，宝宝还会对这个人的声音产生熟悉感和依赖感，进而容易对周围的环境产生熟悉感，在受到外界刺激时反应和缓一些，不会经常因为陌生而吓得哇哇大哭。

对于人工喂养的宝宝，妈妈仍然可以通过肢体的接触来促进母婴情感。在温度适宜的条件下，妈妈可以穿着少一些，如只穿着短袖，或者掀开一部分上衣，让宝宝的身体与自己身体有接触的机会，及早让宝宝熟悉自己的身体，对自己产生亲近感。若是混合喂养的母亲，在用奶瓶喂奶的时候，还可将奶瓶放到自己的胸前，让它感觉奶水好像是从奶瓶中流出来的一样，这样可以有效化解宝宝对奶瓶的抗拒，同样也可起到促进母婴情感的作用。

总之，在喂奶的时候要注意观察宝宝的反应，及时给予眼神或者语言上的沟通，让宝宝感觉到，给自己喂奶的是一个值得信赖的亲人，而不是一个冷冰冰的奶瓶。

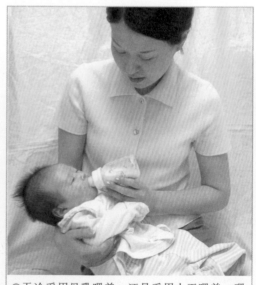

◎无论采用母乳喂养，还是采用人工喂养，喂奶的过程是增进母婴沟通的过程，通过这种肢体的接触可促进母婴情感。

哺乳期用药需谨慎

药品安全问题与身体健康密切相关，每个哺乳期的女人都要意识到这一点。

❶ 用药注意事项

为了宝宝的健康，正在为孩子哺乳的妈妈一旦生病了，就要注意以下几方面的问题。

（1）自己不要随便拿药

日常生活中很多人都有自己去药店拿药的习惯，但哺乳期的女人却不可以这样做。因为有的药副作用比较强，有的药则含有一些有害宝宝成长的成分，妈妈乱拿药用的话，会对宝宝的生长发育构成威胁。

（2）不应随意中断哺乳

有些妈妈意识到药物会通过乳汁进入宝宝体内，为了避免损害宝宝，干脆直接为宝宝暂时戒奶。这样虽然可以降低宝宝对药物的吸收量，但却容易打乱宝宝的生活规律，影响宝宝的健康。

（3）不要滥用中药

通常认为，中药对人体的副作用较小，因而有的乳母生病之后想当然地认为服用中药对宝宝就没有伤害了，其实不然。伤害小不等于没有伤害，所谓是药三分毒，中药中的一些物质通过母乳进入宝宝体内之后，依然会对宝宝身体产生不利影响，况且中药还会引起母乳口感的改变，使婴儿不再喜欢母乳。

（4）可用可不用的药还是不用

一些无关紧要的病，如感冒、腹痛，妈妈通过多喝水、多休息等方式就能痊愈，

最好不再用药，以防影响奶水质量。

哺乳期妇女一旦生病涉及药品，脑海中首先就要考虑下面5个问题。

①这种药会减少奶水分泌吗？

②这种药会对宝宝产生不利影响吗？

③我非得用这种有害的药品吗？有没有其他无害的药可以代替？

④除了用药，还有没有其他更安全的治疗方式？

⑤我生病用药的时候，宝宝是不是必须断奶？

如果乳母能条件反射一样地联想到这几个问题，并采取相应的措施，相信宝宝就不会因为间接吸收药物而影响健康了。

❷ 吃药可以不影响喂奶的方法

方法一：服药的剂量尽可能少，一般以药物剂量的底限为宜。因为一些药物在乳汁中的排泄量是很少的，一般不会损害宝宝的身体，这种情况下不应中断哺乳。

方法二：为了尽可能地减少宝宝对药物的吸收量，妈妈还可错开吃药与喂奶的时间，在喂奶之后立即服药，然后再推迟下次哺乳时间，这样下次哺乳时乳汁中的药物浓度就会降低很多。

方法三：在服药之前，先将乳房中的奶水挤出来冷藏，待宝宝饿的时候再解冻。这种方法虽然比较麻烦，但却可以为孩子争取到更多的健康奶水。

方法四：选择疗效好、半衰期短的药物。这样既可以尽快帮助妈妈恢复健康，

又能降低药物在人体的作用时间，为分泌健康奶水争取时间。

方法五：选择宝宝肠道不易吸收的药物，如庆大霉素、卡那霉素等。即使妈妈服用这类药物的剂量有点儿大，关系也不大，因为宝宝的肠道不吸收，不会伤害健康。

方法六：少用口服类药物。可以选用一些外用药，避免药物进入母亲体内，如妈妈皮肤感染时可以用外用药膏来治疗。

方法七：选用副作用较小的药。如与氧氟沙星、庆大霉素等药物相比，青霉素的作用较小，妈妈患了乳腺炎、产褥热，最好使用青霉素。

❸ 哪些药能用，哪些药不能用

有些药物，乳母是绝对禁止的，有的则不用那么严格，可以少量服用。乳母应该用哪些药物，禁止哪些药物，见下表。

表一：

宜使用药物	作用及用法
抗生素类药物：如青霉素	可以服用。但要提防青霉素引起新生儿过敏反应
止痛药：如对乙酰氨基酚（扑热息痛）、阿司匹林	对乙酰氨基酚（扑热息痛）则可按常规剂量服用。阿司匹林不宜大剂量摄入，否则容易导致婴儿皮肤发生瘀斑和代谢性酸中毒
抗惊厥药：如苯妥英、苯巴比妥	剂量不宜过大，否则容易造成婴儿反应低下和睡眠过多
心血管药物：如地高辛、普萘洛尔（心得安）、肼苯达嗪、α-甲基多巴等	可以按常规剂量服用
抗抑郁药：如丙咪嗪、盐酸阿米替林	可以按常规剂量服用
精神抑制药：如氯丙嗪、其他酚噻嗪类药物	服用剂量不超过每日100毫克

表二：

慎用或禁用使用药物	作用与危害
中药：如雷公藤、蟾蜍类药、罂粟壳、蜈蚣等	容易造成宝宝中毒
抗菌药：如红霉素、四环素、卡那霉素、庆大霉素、磺胺类药物	可能会使宝宝的肝脏受损，发育受到影响
镇静止痛药：如吗啡类、抑制癫痫的药物	容易伤害呼吸中枢
止喘、降压药：如氨茶碱、利舍平（利血平）、阿托品及抗心律失常药	均会对宝宝身体造成不同的伤害
内分泌类药：如避孕药、降糖药、抗甲状腺药等	避孕药会导致母乳分泌不足，影响宝宝生殖器官的发育。降糖药会降低低宝宝血糖。抗甲状腺药会引起幼儿甲状腺肿及甲状腺功能减退

注：
①以上材料均根据最新研究成果。
②乳母在服用慎用或禁用药物时，最好暂停母乳喂养。

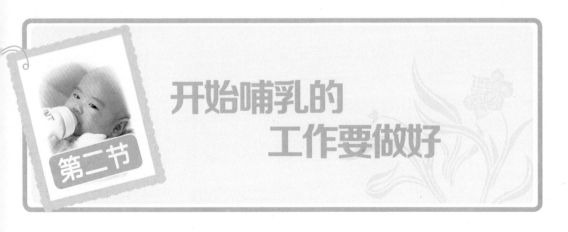

第二节 开始哺乳的工作要做好

最初两天很关键

新妈妈应该在产后前两天尚未涨奶之前就准备好哺乳工作，因为最初两天要做的工作虽然不多，但却很关键。

首先，要检查乳头。有些妈妈的乳头扁平或凹陷，宝宝不容易含住，结果妈妈喂到乳头酸痛，宝宝也吃不饱。怎样判断乳头扁平或凹陷呢？将拇指和食指放在乳晕外围两端，用力往下压，此时乳头应该直立或更加突出，如果乳头变得扁平或者往内缩，那么宝宝可能就不太容易含住。为了更顺利地哺喂母乳，一旦发现可能存在乳头扁平或凹陷，请及时咨询医生。

其次，尝试着让宝宝吸吮。最好是宝宝一出生，妈妈就把宝宝抱到怀中与他进行肌肤接触，同时尝试让它吸吮自己的乳房。拥抱他、让他吸吮这两个动作一个不能少，妈妈的身体越早与孩子接触，母婴之间的沟通就越容易建立起来，而且有助于培养宝宝及时养成科学吸吮的习惯。如果是剖宫产分娩的话，妈妈不方便拥抱，至少也要轻轻抚摸宝宝，将他放到自己的胸前，尝试着让

他含住乳头尽心吸吮。

再次，树立信心。分娩完毕，很多妈妈的乳房还是柔软的，没有涨奶，她们很容易就会想到乳汁不够这个问题，担心自己没法成为一个称职的妈妈。其实这种担心是多余的，除了多胎或其他原因，妈妈的奶水通常都是够用的，而且奶水的分泌还会随着宝宝的需求自然而然地增多，这是非常神奇的。妈妈不必太多担心，否则越担心就越紧张，宝宝就难以吸吮奶水、刺激乳房，结果宝宝也焦虑了，从此拒绝食用母乳，为以后的喂养带来麻烦。

最后，一定要记得让孩子吃初乳。初乳较黏稠，但含有丰富的营养，是宝宝出生后最好的营养品，堪称宝宝的第一剂免疫针，非常珍贵，因此不管量多少都要给孩子吃，新手妈妈不要觉得不好意思。

切忌，在用母乳喂养宝宝之前，千万不要给宝宝喝配方奶或其他饮料，否则不但不利于宝宝健康，还会造成宝宝拒绝母乳的现象，不利于健康发育。

乳头疼痛怎么办

在哺乳时，很多妈妈都会遇到乳头疼痛甚至灼热感的情况，有时候还会出现乳头皲裂的现象。这些都属于正常现象，引起乳头疼痛的最主要原因在于婴儿的吸吮。当婴儿长期只含乳头而未将乳晕含入口腔时，妈妈就会感觉到疼痛。

为了减轻乳头疼痛，妈妈在每次哺乳前，最好用热毛巾对着乳头敷几分钟，同时按摩乳房，刺激排乳反射，这样宝宝就不会因难以吸吮到奶水而过于用力了。

如果已经发生乳头皲裂，除了婴儿吸吮的原因，还有产妇自我保护不当的原因。护理乳房是每个哺乳期妈妈应有的责任，她应该避免自己的乳头过于湿或过于干，当乳头疼痛的时候，更不应该在乳头上涂抹酒精和肥皂，这些都会致使娇嫩的乳头皮肤受到伤害。另外，如果喂奶时间过长的话，超过20分钟，婴儿的唾液长期浸泡乳头，也会造成乳头的皲裂。所以妈妈每次喂奶的时间不要过长，而且也不要让宝宝含着奶头睡觉。

由于乳头疼痛是哺乳期妈妈不可避免的现象，所以产妇在哺乳之前，最好还应该学习一些避免乳头疼痛的办法。

如果乳头疼痛的情况比较严重，如变得红肿，刺痛感明显，或者疼痛得无法忍受，可能是乳房感染了，乳母要及时到医院检查一下，以防发生乳腺炎。

第一次喂奶并非正餐

新手妈妈第一次喂奶，一定不要着急，因为这个过程的主要意义不是在于让宝宝吃到粮食，而是与妈妈进行亲密接触，认识妈妈，形成一个较好的交流氛围。

只要宝宝的身体没有特殊情况，一般刚出生后几分钟，宝宝就应该立刻被抱到妈妈怀里，进行首次吃奶。宝宝与妈妈的姿势，应该是肚子贴着肚子，皮肤贴着皮肤，宝宝的脸贴着妈妈的胸。妈妈这时候的心情应该是很放松，温柔地看着宝宝吃奶。

第一次吃奶并非正餐。大多数宝宝会专注地盯着妈妈的乳房，有的宝宝刚被放到妈妈身边的时候，他还会做出向胸部爬行的姿势，妈妈只需要稍微帮助一下他就能找到自己的目标，这些都是人类的本能反应。尽管他最初也许什么也吸吮不到，但与妈妈这样亲密的接触会对宝宝产生影响。宝宝刚出生时是很紧张的，因为周围的环境他一点也不熟悉，他所熟悉的就是在子宫内吸吮。所以第一次喂奶的主要目的，就是让宝宝任意吸吮，逐渐帮助他适应新环境，妈妈这时千万不可有焦虑、烦躁等不良情绪，否则第一次交流会给宝宝留下不愉快的印象，影响此后喂奶的质量。

当妈妈看到宝宝不停地吸吮，有时候还将自己小手往嘴里放，这说明他是正饿了，妈妈的初乳如果已经分泌出来，就开始真正意义上的正餐了。

第一次成功哺乳

第一次成功哺乳的意义深远，既容易增进母婴之间的沟通，又会使宝宝很快爱上母乳，为之后的喂养提供便利。因此很多新手妈妈在哺乳之前会兴奋不已，同时又会有隐隐的不安。若想一举成功，使自己和宝宝很快建立良好关系，妈妈要从以下方面做起。

第一，一定要自信。很多新妈妈哺乳之前都会紧张，担心宝宝不会吃，担心自己的奶水不够吃，患得患失，将自己搞得紧张兮兮的。这种心态是不该有的，因为你的焦虑会影响到宝宝，宝宝会因为难过而拒绝食用母乳，所以母乳喂养成功与否的关键就在于妈妈是否有个好心态。

第二，妈妈要让宝宝勤吸吮。不管乳房中奶水多少、有没有奶水，经常让宝宝吸吮乳房都能起到刺激乳房分泌的

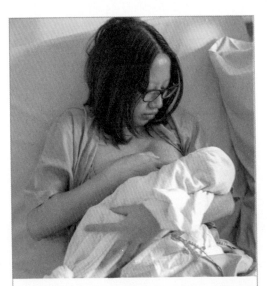

◎乳汁开始分泌后，妈妈就应该让婴儿多吸吮乳房，促进乳汁分泌。

作用，妈妈和宝宝也能在这个过程中学习到更多的经验。所以分娩之后，妈妈要让宝宝频繁地吸吮，做到早吸吮、早开奶、按需哺乳。

第三，母体内要保证水分的充足，多喝豆浆、杏仁粉茶、果汁、原味蔬菜汤、猪蹄黄豆汤、鲫鱼汤等。新手妈妈在喂奶的时候通常会感觉到口渴，这是因为自己体内的水分通过母乳转移到宝宝体内的缘故。所以妈妈要比普通人喝更多的水来满足宝宝的需求。

第四，新手妈妈要保证充足的睡眠。由于宝宝夜里经常需要妈妈的照顾，难免会造成睡眠不足，这样会减少奶水的分泌量，新妈妈在白天的时候要抓紧时间休息，有机会就让家人帮忙带一下孩子。

第五，不要过早让孩子使用奶瓶。与母乳相比，奶嘴更容易让宝宝吸吮到奶水，一旦宝宝发现奶嘴吃奶是轻而易举的，就不愿意再费劲吸吮妈妈的奶头，导致母乳分泌的减少，母乳喂养的失败。因此除非特殊情况，妈妈必须先让宝宝习惯自己的乳头，不要让它过早接触到奶瓶。

第六，在喂奶过程中，要先喂一侧乳房，等完全吸空后再喂另一侧；下次喂奶时轮换一下，这样既能促使乳汁分泌，还能防止两侧乳房大小不均一。宝宝吃完奶后，妈妈要把小婴儿轻轻竖着抱起来，让宝宝的头靠在妈妈的肩上，轻轻拍其背部，使胃内的空气排出，防止溢乳。

喂奶虽然是自然而然的过程，但也蕴

含着很多学问，新手妈妈要有信心、有耐心，坚持科学的喂奶方式，最多只需一周，就能与宝宝达成默契，成功哺乳将成为习惯。

常用喂奶姿势

① 摇篮式

动作要领：妈妈坐好，将宝宝放到自己的大腿上，用手臂弯托住宝宝的头部，使宝宝面向自己侧面躺下，最后将它的小胳膊放到自己胳膊下面。

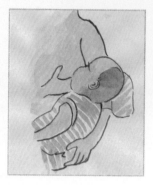

② 坐式

动作要领：妈妈坐好，将宝宝放到自己腿上，用手腕托着宝宝后背，让宝宝的头枕着妈妈胳膊的内侧。妈妈一手托着乳房，将乳头和乳晕送到宝宝嘴里。

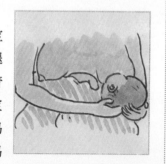

③ 侧卧式

动作要领：妈妈在床上半坐半卧，身体一侧放上枕头，垫到适宜的高度，卧着的一侧抱住宝宝，使宝宝的下肢朝向妈妈身后，小屁股放到枕头上，胸部紧贴着妈妈的胸部，嘴巴和下颌贴住妈妈的乳房。

④ 侧抱式

动作要领：妈妈坐下，将宝宝放到自己胳膊下方，使他面朝自己，双脚伸向妈妈的背后。然后一只手托起宝宝的肩、颈和头部，一只手托住乳房，将乳头和部分乳晕送到宝宝口中。

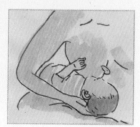

⑤ 足球式

动作要领：让宝宝躺在沙发或床上，然后放在妈妈的手臂下，使他的头部靠近妈妈的胸部。然后妈妈用手指支起宝宝的头部和肩部，在宝宝头下放一个枕头，以使它的嘴能够着妈妈的乳房。

⑥ 交叉式

动过要领：妈妈若让孩子吃左侧乳房，就用左手支撑着乳房，用右手支撑着宝宝的脖子，使宝宝的头靠在妈妈的左前臂上。若让宝宝吃右侧的乳房，则用右手支撑着乳房，用左手支撑着宝宝的脖子，使宝宝的头靠在妈妈的右前臂上。

以上各种方式，妈妈觉得哪个姿势比较舒服就选择哪种方式。注意在哺乳过程中，细心观察孩子的吃奶情况，不要让乳房堵住宝宝的鼻子，否则会影响哺乳进程。

新生儿体态姿势特点

清醒状态下的新生儿总是双拳紧握，四肢屈曲，显出警觉的样子。新生儿神经系统发育尚不完善，对外界刺激的反应缺乏定位性，是泛化的。新妈妈可以尝试一下，用手轻触宝宝身体的任何部位，宝宝反应都是一样的：四肢会突然由屈变直，出现抖动。其实这不过是宝宝对刺激的泛化反应，而非受到惊吓，不必紧张。

新生儿颈、肩、胸、背部肌肉发育尚不完善，不足以支撑脊柱和头部，爸爸妈妈在抱宝宝时千万注意不能竖着抱，必须用手把宝宝的头、背、臀部几点固定好，以免对新生儿脊柱造成损伤。

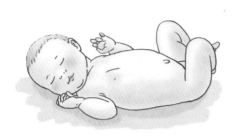

新生儿总是双拳紧握，四肢屈曲。

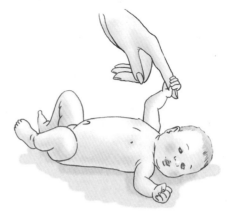

如果你触摸新生儿的手，你会感到宝宝的小手紧握着你的手指头。

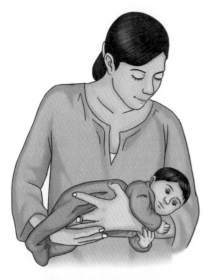

将新生儿面向下抱着。

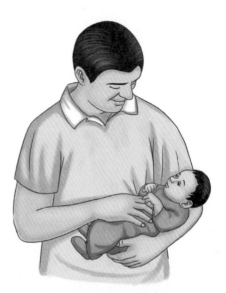

将新生儿抱于手臂中。

如何缓解涨奶

开始哺乳后，妈妈就常体会涨奶的痛苦，那种充盈、肿胀、变硬、疼痛的感觉，会令女人坐卧不安。若这种情况迟迟得不到缓解，涨奶还会导致乳房发炎，所以乳母很有必要学一些缓解涨奶的手段。缓解涨奶痛苦的方法，一般有以下几种。

① 勤哺乳

涨奶是一种乳房内充满了奶水的现象，因此最好的方法就是将多余的奶水排出来。但注意最好少用挤奶的方式排解，因为乳房的奶孔小，难以挤出来。经常给宝宝喂奶就是排解奶汁的好方法，宝宝将乳房吸空了，自然就不涨奶。如果宝宝暂时不想吃奶，也可以让宝宝先吸吮几下乳房，这样容易刺激排乳反射，有助挤奶。

② 热敷

热敷可以促进乳房循环，有助于使阻塞在乳腺中的乳块变得通畅，减轻乳母的憋、胀感。妈妈在热敷的时候，注意不要敷乳头和乳晕，否则容易烫伤皮肤，造成乳头疼痛。

③ 按摩

在热敷的同时，对胀痛的乳房进行按摩，也可促进乳房的血液循环，驱散乳房中的硬块。按摩的方式有很多，如可用双手拖住乳房，缓缓地从乳房底部按摩至乳头，乳汁就被挤出来了，涨奶现象就会减轻。

④ 用温水浸泡乳房

妈妈疼痛厉害时，还可弯腰将乳房浸泡在温水中一会儿，然后再弯腰轻轻地摇动乳房，让乳汁流出来。

⑤ 常洗热水澡

热敷只是促进乳房的血液循环，乳母还可用洗热水澡的方式，通过促进全身血液循环来减轻乳房的胀痛感。在洗澡的同时按摩乳房，效果会更好。

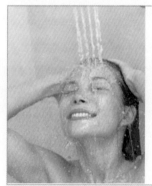

◎当乳房又胀又疼时，不妨先冲个热水澡，一边洗澡一边按摩乳房，可有效促进血液循环，疏通输乳管，缓解涨奶。

⑥ 用吸奶器

人工挤奶比较难，妈妈还可借助吸奶器的作用将过多的乳汁挤出来。还可以刺激乳汁分泌，增加奶量。在使用吸奶器的时候，将漏斗部紧扣在乳头上，来回抽动吸管的手柄，奶汁就被吸出来了。

⑦ 冷敷

冷敷的作用主要在于降低疼痛，它并不能改善乳房的循环速度，所以冷敷的方法最好在奶汁挤出之后再使用。

此外，还可选择戴合适的胸罩、民间偏方等方式来缓解乳房的肿痛。如果乳母的乳房红、肿、热痛等现象，这些方法就难以起作用了，这就需要及时看医生了。

宝宝咬人怎么办

婴儿咬乳是一种自然的行为，当宝宝吃饱的时候，想跟妈妈闹着玩时，到了长牙时期时，都会不经意地将妈妈咬痛。遇到这种情况，妈妈即使很痛，最好也不要惨叫，否则会将宝宝吓得不敢吃母乳。但妈妈也不能任由宝宝这样咬自己，可以试试下列几种方法帮它改正：

① 给宝宝磨牙玩具

宝宝在长牙的时候，很容易做出咬人的举动。妈妈平常可以给宝宝使用磨牙棒、橡胶奶嘴，在喂奶快要结束的时候给宝宝咬着，不过最好在磨牙玩具上抹一点点香油，避免宝宝磨伤牙龈。

② 轻弹宝宝的脸蛋

如果宝宝正在咬乳头，妈妈就用手指轻弹它的脸蛋，宝宝就会因为刺激而松开乳头。即使宝宝一时没有松开，但妈妈经常弹它的脸蛋，宝宝就会明白，咬乳头会让自己的脸蛋受疼，因而也会自觉停止咬人。

③ 将宝宝抱得更紧

妈妈一旦觉得宝宝要咬了，就将它抱得更紧一些，这样乳房就会压迫宝宝的鼻子，它为了能保持呼吸，就自然将嘴巴张开了，不再咬人。妈妈经常做这一套动作，宝宝就会明白，咬乳头会让自己呼吸不畅快，慢慢就会改掉咬人的习惯。

④ 快速拔出乳头

喂奶快要结束时，如果宝宝的嘴稍微有些松开，这就说明它可能要咬乳头玩了，妈妈要及时拔出乳头，不让它养成含乳头玩的习惯。如果乳头拔得不及时，宝宝已经再咬了，妈妈可以把手放在宝宝口中中止它的举动。

⑤ 让宝宝知道你的情绪

宝宝与妈妈之间的沟通是比较容易的，宝宝可以通过妈妈的语气来揣测妈妈的情绪。一旦宝宝做出咬人的动作，妈妈就表现出很生气的样子，可以阴沉着脸，告诉他不要这样，并且做出再咬就不给吃奶的举动，宝宝也会改掉咬人的习惯。

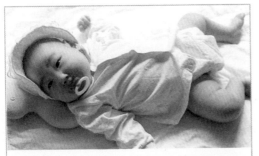

◎有些婴儿从4个多月开始长牙，就喜欢做出咬人的动作，这时父母可以考虑给孩子使用磨牙棒、橡胶奶嘴等，从而分散宝宝的注意力，缓解他的不适。

6 故意不理会它

有的宝宝咬乳头是想跟妈妈闹着玩，如果妈妈忍着痛不理会它，宝宝就会觉得无趣，自然就不咬了。

奶水不够怎么办

奶水少是一个大问题，大人吃不饱会头晕眼花，宝宝吃不饱不但会难受得大哭，还会因为体内水分不足而导致便干，宝宝不舒服了，就容易闹人。更严重的是，奶水少还会直接导致宝宝体内营养成分不足而生长发育慢、停止，影响身体和智力的发育。

解决奶水少的问题，可以从以下几个方面入手。

（1）坚持只用母乳，尽量少用辅助食物，如奶粉、果汁等。生物学上有一种说法叫"用进废退"，即经常使用就会进化，不用废弃就会退化。新妈妈只有坚持用母乳喂养，才会刺激母乳的分泌。

（2）经常换边喂。有的妈妈习惯用一个姿势给孩子哺乳，使得孩子养成每次只吃左边或者只吃右边的习惯。这样一个奶头的乳汁就更不够用了，而且难以刺激另一个乳房乳汁的分泌。正确的做法是，孩子每吃3～5分钟，就为孩子换一个乳头，这样既可以刺激乳房，促进乳汁分泌，确保两只乳房均衡分泌，而且可以提高孩子吸吮的兴趣。一般来说，妈妈每喂一次奶，都要为孩子换2～3次。

（3）鼓励孩子吃奶，尽可能让孩子吃奶的时间长一些，这样做也有助于刺激乳房。很多婴儿正在吃奶的时候可能会慢慢睡着，奶水少的妈妈们，这时候要温柔地将孩子唤醒，然后将乳头放到孩子嘴边，让它继续吸吮。此外，如果时间允许的话，新妈妈就什么也不要做，专门搂着孩子让它吃奶，并做适当的休息，如此也可刺激乳汁的分泌。

（4）不要让孩子养成吸奶瓶的习惯。有的新妈妈经验不足，孩子因为没吃够而哇哇大哭时，将一个奶瓶放到孩子嘴边吸吮，这种坏习惯不但没法填饱孩子的肚子，还失去了刺激乳房分泌的机会，久而久之还会使孩子养成只吸吮奶瓶而不找寻妈妈乳头的习惯。正确的

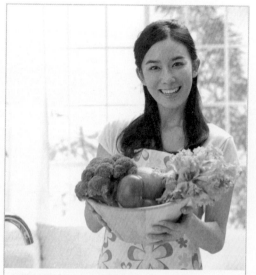

◎新妈妈要多吃营养丰富的天然食物，以补充营养，促进母乳分泌。

做法应该是让孩子吸吮自己的乳头，即使孩子吸吮不出奶水，至少也可刺激乳房，渐渐促进乳汁的分泌。

（5）新妈妈要注意营养均衡，在日常生活中尽量吃各种营养丰富的天然食物，少吃饼干、方便面等营养价值不高的食物，同时注意休息充分，情绪放松，不要有疲劳感，如此也可增强母乳的分泌。

哪些宝宝不宜吃母乳

对宝宝来说，母乳无疑是最好的不可替代的营养品，但是，但并非所有的婴儿都适合母乳喂养。具体来说，当宝宝有以下疾病或症状时，不宜再吃母乳。

① 患有苯丙酮尿症

这种宝宝的主要表现为：婴儿全身有特殊的气味，汗液、尿液有股发霉的味道；皮肤干燥，常伴有湿疹，且全身的皮肤和毛发颜色随着时间的推移会变淡；智力低下，IQ较低，通过脑部CT检查会发现弥漫性脑皮质萎缩，个别婴儿可能会患有癫痫症。苯酮尿症是因为氨基酸代谢异常引起的，这种异常代谢会导致苯丙氨酸无法转化为络氨酸，造成苯丙氨酸在体内的堆积而影响神经的发育。因此一旦确定诊断，患儿就应避免苯丙氨酸饮食的摄入，虽然母乳中苯丙氨酸的含量较牛奶明显为低，但这些婴儿还是最好不吃母乳或仅吃少量母乳为宜，平时应摄入不含苯丙氨酸的特制奶粉或低苯丙氨酸的水解蛋白质，再辅以奶糕及米粉、蔬菜等。

② 患有乳糖不耐受综合征

这种宝宝的主要表现为，喂奶之后立刻出现呕吐、腹泻等症，宝宝从此不喜欢吃奶，而且情绪很不安，严重时会出现黄疸、肝脾肿大等症，并伴随有营养不良，身体发育受阻，甚至会出现新生儿白内障的情况。乳糖不耐受综合征是因为婴儿体内缺乏乳糖酶而造成的，乳糖酶缺失，则乳糖就难以为机体消化吸收，乳糖代谢不完全的产物是一些有毒的物质，这些物质聚集在体内，就会影响神经中枢的发育，造成婴儿智力低下、白内障等。母乳中的乳糖含量较高，患有乳糖不耐受综合征的婴儿若采用母乳的喂养方式，则会增加婴儿体内乳糖的含量，婴儿的机体更难以吸收，腹泻更严重。长期腹泻不仅直接影响到婴儿的生长发育，而且可造成免疫力的低下引发反复感染，对于这部分患特殊疾病的婴儿也应暂停母乳或其他奶制品的喂养而代之以不含乳糖的配方奶粉。

③ 其他疾病患者

婴儿患其他疾病时，要不要停喂母乳，需视情况而定；至于患有某些疾病的母亲，如肺结核、精神病、恶性肿瘤等，她们的婴儿也不宜吃母乳。

当然，不宜母乳喂养的婴儿在临床只是极个别的现象，对于绝大部分正常的婴儿来说，还是应该提倡母乳喂养为主。

人工喂养的正确喂奶次数和喂奶量

宝宝喝多少奶才健康？这是每对初为父母的人都会发出的疑问，人工喂养的父母更担心宝宝的健康问题，所以每次给宝宝喂多少奶、一天喂几次就成了一个迫切需要解答的问题。

① 正确的喂奶量

宝宝需要吃多少奶粉与宝宝的自身情况有关，每个宝宝的体重、生长速度、新陈代谢情况及胃口都是不同的，初为父母者在学习别人育儿经验时，不要以人家宝宝的需求来衡量自己的宝宝。宝宝应喂奶多少，总的指导原则是宝宝需要多少，就给它喂多少，即按需喂养原则。需要注意的是，由于人工喂奶的宝宝比母乳喂养的宝宝相比，还需要额外喂一些水，所以当人工喂养的宝宝哭闹时，妈妈要注意观察其症状，学会鉴别宝宝是饿了还是渴了，从而决定是喂水还是喂奶，而不要一看宝宝哭了就认为它需要奶水了而冲泡奶粉，加重宝宝的消化负担。

新手父母若没有经验，难以把握按需喂养度，还可参照以下规律。

（1）按体重

即宝宝每天需求多少奶粉，要根据它现在的体重情况，以每千克每天喂125～150毫升为宜。如一个4千克的宝宝，每天需要的奶粉量为500～600毫升奶粉。

（2）按宝宝的年龄

有的宝宝虽然体重已经够了，但却不能吃太多的奶，如有的新生儿一出生就重4千克，但它的消化功能还很弱，并不能吃500～600毫升那么多奶，这时候还可通过宝宝的年龄来衡量，宝宝年龄与所需奶粉多少见下表。

年龄	每次所需奶粉（毫升）
新生儿	30～60
1～2月	90～120
2～6月	120～180
6～12月	180～240

② 正确的喂奶次数

至于每天所需要喂奶的次数，这是不固定的，每个父母可根据孩子的实际需要来满足。喂养次数的总原则，应是少吃多餐，即次数可以多，每次喂的奶粉少一点。这是因为，宝宝的消化系统尚不完善，对食物的消化吸收能力有限，一次如果喂太多会加重它的肠道负担，引起腹泻，而且还会引起婴儿吐奶，造成奶粉的浪费。

（1）定时给宝宝喂奶

与母乳喂养的宝宝相比，人工喂养的宝宝更需要增强喂养的科学性，让宝宝身体接受更合理的营养物质搭配，这就要考虑制定喂奶时间的问题。

（2）喂奶时间的定制有两种方法

第一种：按需定制。只要宝宝饿了，就给喂奶。即宝宝什么时间需要喂奶了，不管白天还是凌晨三点，妈妈都要满足宝宝对奶的需求，及时冲泡好奶粉，不要让宝宝饿着。按需定制最大的优点是使宝宝感到满意，及时满足宝宝身体的需要。这种方法比较适合一两个月内的婴儿。但这种方法的缺点也很明显，很不规律，家人不管正在忙什么，宝宝只要需要了，立即就要给予满足，新手妈妈可能一下子难以应付。

第二种：定时喂奶。根据时间规律来确定宝宝的喂奶量，有助于帮助宝宝建立起作息规律，因此有的父母特意为孩子制定了喂奶时间。宝宝喂奶的时间间隔，一般以4小时一次为宜，但考虑到宝宝的消化能力，最好采取少吃多餐制，每3个小时给宝宝喂一次奶。为了避免晚上孩子哭闹，新手妈妈最好在晚上7~10点给宝宝喂奶一次，临睡前再喂一次，这样晚上只需起床给孩子喂奶一次就可以了，保证充足的睡眠。

按时定制喂奶时间应该严格，如果宝宝在需要喂奶的时候睡着了，妈妈要慢慢

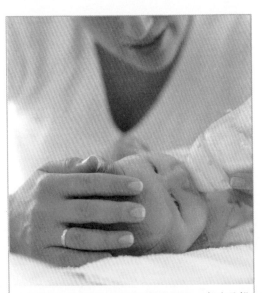

◎根据时间规律来确定宝宝的喂奶量，有助于帮助宝宝建立起作息规律，考虑到宝宝的消化能力，最好采取少吃多餐制。

将宝宝叫醒，确保宝宝养成科学的生物钟。注意尽量让宝宝在吃奶时保持清醒，如可以轻轻跟它说话，摸摸它的脸颊，不要让宝宝在打瞌睡的时候喂奶，否则会影响其消化。

按需喂奶和定时喂奶这两种方式各有利弊，大多数父母会综合考虑其利弊，将宝宝满意和作息规律之间平衡一下，选择半按需喂奶半定时喂奶的方式，每天晚上按时喂奶，只在白天根据宝宝的需要喂奶，这样也是比较科学的。

怎样判断婴儿是否吃饱了

对于孩子是否吃饱，母亲可以从几方面观察。

1.用婴儿体重增加的情况和日常行为来判断宝宝是否吃饱是比较可靠的。如果宝宝清醒时精神好、情绪愉快，体重逐日增加，说明宝宝吃饱了；如果宝宝体重长时间增长缓慢，并且排除了患有某种疾病的可能，则说明通常认为宝宝吃饱的时候他并没有吃饱。

2.如果婴儿吃奶时很费劲儿，吮吸不久便睡着了，睡不到1~2小时又醒来哭闹，或有时猛吸一阵，就把奶头吐出来哭闹，这都是宝宝吃不饱的表现。

3.宝宝吃过奶后能安静地睡觉，直到下次吃奶前才有些哭闹，是宝宝吃饱的表现。

4.大便不正常，出现便秘和腹泻。正常大便应为黄色软膏状。喂奶不足时，婴儿的大便一额可能出现秘结、稀薄，发绿或次数增多而每次排出量少，这是宝宝吃不饱的表现。

人工喂养须知

消毒奶瓶的方法

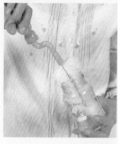

①为了彻底清除奶瓶内的残渣，必须用洗涤剂和刷子彻底地清洗每个部位。

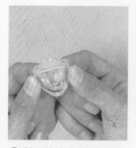

②利用洗涤剂和小刷子擦拭奶嘴外侧，然后翻过来清洗内侧。最后用流动的水充分地冲洗奶瓶和奶嘴。此时，如果用凉水冲洗，就能彻底消除奶粉残渣和洗涤液成分。

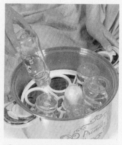

③在奶瓶消毒器内倒入凉水，然后把擦干净的奶瓶倒挂在消毒器上面，同时把奶嘴和瓶盖也放入消毒器内。

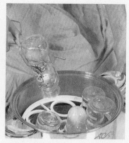

④用100℃以上的开水消毒5分钟左右，然后用消毒钳子拿出奶瓶和奶嘴。

冲奶粉的方法

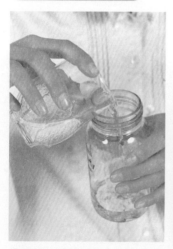

①在冲奶粉之前，应该准备好开水。把温度降低到50℃左右（滴在手背时会感觉到温热），然后按照奶瓶上面的刻度倒入一定量的开水。

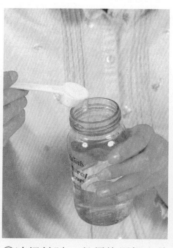

②冲奶粉时，必须使用规定的勺子。用奶粉勺正确地控制奶粉量。

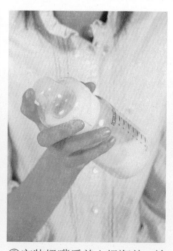

③安装奶嘴后盖上奶瓶盖，并上下充分地摇晃。牛奶很容易发霉，因此不能在常温下保存。一般应放在冰箱内保管，然后加热后食用。

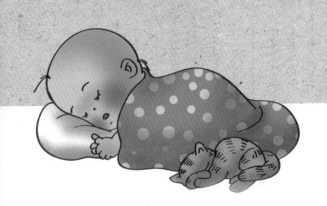

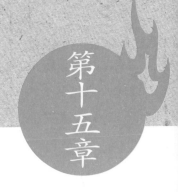

第十五章

新生儿的护理

●宝宝刚刚出生，作为新生儿的爸爸妈妈可能就是第一次带孩子，什么都不会。这时父母应多多学习，并密切关注宝宝的需求，以充分了解和掌握照顾小宝宝的技巧。

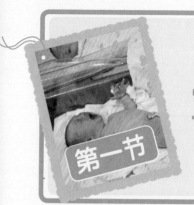

宝宝出生后的护理

第一节

成为称职的妈妈并不难

宝宝出生后，很多新手妈妈难免手忙脚乱，不知道怎样技巧地呵护它。如果新手爸妈没有参加过新生儿父母学习班，那么出生后在医院里待一段时间，初为父母者可在医务人员的指导下学习照顾宝宝的衣食住行，有的医院还会组织一些短期的护理婴儿培训班，这就为父母提供了更多的学习机会。

要成为一个称职的妈妈并不难，妈妈只要知道哪些是照顾宝宝的要点，需要哪

◎要成为一个称职的妈妈并不难，妈妈只要满怀爱心，多学习就很快能上手了。

些步骤，然后对宝宝满怀爱心，在熟悉宝宝的过程中慢慢了解它的习性爱好，加上母婴之间天然的沟通力，这样综合起来妈妈很快就能上手了。

不过要注意的是，有的父母学习力比较强，动手能力却有些差，在听医务人员介绍的时候，能很快记住要点及注意事项，但在真正面对自己宝宝的时候，可能太过担心，在护理的时候就有点力不从心。所以对新手父母来说，学到护理知识并不是最重要的，重要的是要明确眼前的问题，要从婴儿的实际需要出发，切切实实满足宝宝的每一个要求。

初为人父人母，心情可能都比较的复杂，父母会因为一个小生命来到身边而开心激动，但又会因为自己没有养育孩子的经验而担心是不是能把孩子照顾好，其实，新手爸妈只要多听听医生的话，多请教有经验的长辈，照顾一个新生宝宝还是不难的，只是需要爸妈们多费心费神，多点耐心，多点关心，多动动脑就可以了。

出生当天的婴儿及第1周新生宝宝什么样

出生当天的婴儿，如果身体健康无碍的话，一般会有这些特征：

皮肤鲜嫩呈粉红色；

大声啼哭，四肢能够自由活动；

24小时之内会排出砖红色的尿液；

24小时之内会排出墨绿色的胎便；

宝宝的头呈明显的椭圆形；

天冷时，宝宝手指或脚趾可能发紫；

男宝宝的生殖器可能有些奇怪，偶尔包皮会包住部分阴茎；

出生后1小时，宝宝的体温可能下降2℃，然后逐渐回升并稳定在36～37℃之间；

体重3～3.5千克；

身高50厘米左右；

……

这些特征，是初为父母者肉眼能看见的。为了进一步了解宝宝的健康状况，医生通常还会对宝宝做一个全身检查，健康的宝宝通常有这些生理特征(见下表)。

项目	特征
呼吸	每分钟40～50次
脉搏	每分钟120～140次
视觉	对光照有反应，满月之后目光会追随吸引物
听觉	暂时没有听觉，出生后3～7天听觉有反应，听到响动会眨眼睛
触觉	对冷热感觉明显，痛觉较轻，一般给妈妈捏一下不会哭
活动情况	刚出生后不久就有吸吮、伸舌、觅食、拥抱等活动
血液	红细胞数：（5.0～7.0）×10^{12}/升。血红蛋白量：150～230克/升。白细胞数：（10～20）×10^{9}/升。血小板数：为（150～250）×10^{9}/升。血容量：约占体重的10%，平均300毫升。

自己宝宝是否健康，新手父母可根据上面的各个特征逐一对照，一旦发现异常，立刻咨询医务人员。

第1周的宝宝，由于太小的缘故，生命活动很少，除了吃奶、哭泣及不高兴地乱动弹，就是在睡觉，基本上整天都在鼾睡，平均每天睡觉20个小时以上。宝宝可能一天吃奶无数次，新手父母尽量不要干涉，它什么时候想吃就给它吃，以吃饱为宜。这一段时间，宝宝的体重会有所增长，但与出生前相比却不会重很多，因为此时母乳的分泌尚不足，宝宝的吸吮能力还不强。

在这1周，宝宝会表现出很多令父母感动的本领。如它出生不久就会吸吮，就懂得在妈妈的胸前探索乳头，这些都是人类的本能反应，也属于新生儿固有的反射。另外，宝宝还有一定的感觉能力，比如知道什么是热，什么是冷，冷热不舒服的时候会以哭的方式向父母传达信息。

第1周新生宝宝护理要点

在宝宝出生后的第1周，新手妈妈要学会正确处理以下四件大事，帮助宝宝顺利度过人生第1周。

① 帮助宝宝吃奶

虽然第1周妈妈的乳汁分泌并不多，但这也是学习哺乳的好时机。新手妈妈要注意，在给宝宝喂奶的时候一定不要使它只含住乳头，否则不但难以吸吮到乳汁，还会给自己造成痛苦，很容易导致母乳喂养的失败，不利于宝宝的健康发育。所以在第1周，新手妈妈可以什么事都不做，但却一定要掌握住哺乳的正确方法。

② 护理好脐带

新生儿的脐带切断后，脐带残端会逐渐干枯变细而成为黑色，一般在出生后4～7天内脱落，脐带结扎剪断部位容易感染，在此期间，新手妈妈要帮宝宝做好清洁工作，防止感染。

③ 及时给宝宝换洗尿布

由于宝宝每天都吃很多奶，所以每天大小便次数可能很多，新手父母要记得经常给宝宝更换尿布，避免得尿布疹。

④ 注意新生儿黄疸

很多宝宝出生后两三天就会得新生儿黄疸，全身发黄，一般一周之后会消除，新手父母要注意观察宝宝全身症候，看宝宝是否有精神萎靡、嗜睡、吮乳困难、惊惕不安、两目斜视、四肢强直或抽搐等症，密切配合医生的指示，观察宝宝心率、心音、贫血程度及肝脏大小变化，一旦发现有异常立刻咨询医生，避免出现重症黄疸或病理性黄疸。

一般宝宝在第1周的时候不会生病，除非先天性的，新手父母只要让宝宝吃好、睡好，不热着、不冻着，宝宝这一周是不会给大家添太大麻烦的。

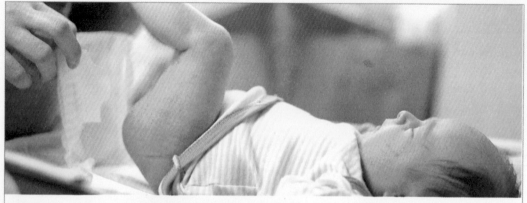

◎宝宝出生一周以后，新手妈妈要帮助宝宝吃奶、护理好脐带、及时给宝宝换洗尿布、注意新生儿黄疸四件大事。

第2周新生宝宝什么样

在第2周的时候，宝宝最大的特点就是出现了所谓的"生理性体重下降"，即体重会出现暂时下降的情况，一般比出生时会下降300～400克。这是因为，宝宝这一段时间吃奶量仍然很少，加上尿液和胎便的不断排出，皮肤的出汗，开始尝试用肺部呼吸，等等这些生命活动都需要消耗能量。但不久，随着吃奶量的增加，宝宝的体重会稳步回升。

这一周的宝宝，除了吸吮本领得到加强，另一个可喜的变化是，它努力让自己适应这个崭新的时候。如听到突如其来的声响时，处于保护自我的需要，它会本能地将四肢向胸前抱拢，做出随时保护自己的样子。如果妈妈将它抱在床上，还会惊奇地发现它那尚无力量的双腿，竟然努力做出向前迈步的样子。虽然这些只是宝宝无意识的活动，但总体来说，它至少表面已经做出了看起来让人放心的举动。另外，当爸爸妈妈叫它的时候或者发出声响的时候，它虽然不知那是何意味，但已经能够扭转一下眼睛做出反应了，说明这时候它的听觉和视觉与第1周相比已经有了明显的进步。

有的宝宝可能会在呼吸的时候发出呼哧呼哧的声音，妈妈不必担心宝宝感冒了，这可能是因为衣物上棉绒或者灰尘阻塞了宝宝的鼻腔和上呼吸道，小家伙正努力地学习呼吸，妈妈只需温柔地用小棉签将它的鼻子给清理干净就行了。

在宝宝适应环境的过程中，妈妈会发现，与第1周相比，宝宝哭闹的次数有明显增加，天黑的时候慢慢学会闹人了，但这也正说明宝宝意识到这是一个与母体完全不同的世界，它会因为不熟悉而害怕。妈妈没事的时候要多将宝宝抱在怀里，给它温柔地说话，或者给它吃奶，听自己的心跳声，逐渐让宝宝对自己建立起信赖感。

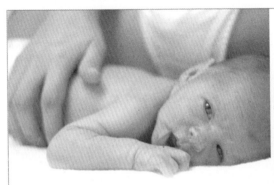
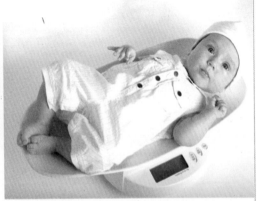

◎在第2周的时候，宝宝的体重会出现暂时下降的情况，这都是正常的，宝宝还在慢慢熟悉一个与母体完全不同的世界。

第2周新生宝宝护理要点

从整体上来看，就护理要点这方面来说，第2周宝宝与第1周宝宝的区别并不大，因为这两周的新生宝宝生命活动是相似的。

脐带护理仍然是这周的重点。多数宝宝的脐带可能已经自然脱落，但也有一部分宝宝可能还没有，正处于脐带脱落的关键时机，新手妈妈要按照正确的处理方法，帮助宝宝渡过这一难关。

对于脐带已经脱落的宝宝，新手父母就可以着手给宝宝洗澡了。宝宝洗澡与成年人不同，它身体的裸露面积比较大，容易受凉，所以父母在给它洗澡的时候，动作一定要快，且不要让宝宝感到不适，逐渐让它养成洗澡的习惯，避免出现各种皮肤问题。万一宝宝有尿布疹、湿疹、褶皱处糜烂、乳痂等皮肤刺激问题，父母要及时采取措施，不要让宝宝感觉到不适或疼痛感，否则会影响宝宝的吃奶和休息，进而影响生长发育。

洗澡完毕，新手妈妈还要注意检查宝宝的指甲，因为新生儿的指甲很长，在乱动乱踢的过程中很容易抓伤自己。妈妈除了要学会避免宝宝抓伤自己，还要有技巧地帮宝宝修剪一下指甲。

还有一个重大问题。如果宝宝这时候已经出院回家，父母记得不要让宝宝一个人睡觉，最好旁边有人看着；也不要让宝宝跟爸爸妈妈一起睡在大人的床上。因为这时候的新生儿还不会自己翻身，很容易发生呼吸不畅、窒息等危险情况。

除了以上基本护理，新手父母在第1周的护理习惯也不能丢，依旧要给宝宝以正确的方式喂奶，依旧经常给它换洗尿布，这些好习惯一直要坚持到宝宝能自行解决为止。

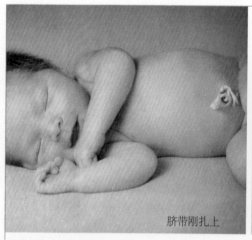

脐带刚扎上

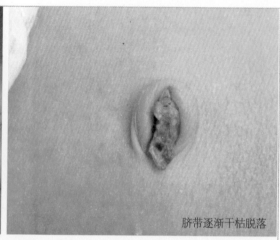

脐带逐渐干枯脱落

◎宝宝的脐带脱落前或刚脱落脐窝还没干燥时，一定要保证脐带和脐窝的干燥，因为即将脱落的脐带是一种坏死组织，很容易感染上细菌。

第3周新生宝宝什么样

宝宝长到第三周的时候，会表现出更令父母惊奇的本领，父母也从这个时候开始会真正感到为人父母的自豪。

这个时候的宝宝已经建立起完备的反射。如当妈妈将手指头伸给它时，它会伸出自己的小手，将妈妈的手指头牢牢地握在手心中。如果妈妈硬要撤离的话，它甚至会用尽全身力气拉住妈妈的手，这种依依不舍的举动是多么令人欣慰呀！不只是这一点，当妈妈把他（她）抱在胸前，准备喂奶的时候，或是宝宝因饥饿啼哭时，他（她）都会把头左右摇摆，张开小嘴，拱来拱去地找妈妈的乳头，只要妈妈将乳房送到它嘴边，它会熟练地按照正确的哺乳方式含住妈妈的乳晕和乳头，吸吮得十分有力。如果妈妈凑上去看宝宝的吃奶情

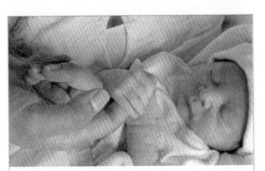

◎婴儿进入第三周的时候，开始建立完备的反射。当妈妈将手指头伸给他时，宝宝会将妈妈的手指头抓住。

况，到一定距离时宝宝就会不由自主地向妈妈眨眨眼。

虽然以上的活动只是人的本能反应，宝宝还意识不到自己做了什么，但若妈妈长时间注视它并亲切地叫它的话，宝宝还

是有点知觉的，至少它会觉得很舒服。如果妈妈在宝宝吃奶之后逗它玩一会儿，或者给它的小身体按摩一会儿，它也会很享受地接受，乖乖地任凭妈妈摆弄。

在这一周，宝宝全身的肌肉已经有了一点点力量了，妈妈可以让它趴在床上一会儿，借以锻炼宝宝腹部的肌肉力量。她可能还会惊奇地发现，宝宝的颈部肌肉虽然还很弱，但宝宝已经努力做出抬头的姿势了，若将一个玩具放在它头部两侧摇摆，宝宝的头部可能还会跟着玩具的摆动而左扭扭、右扭扭，显出很好奇的样子。

除了身体有了明显的发育，这一周宝宝脑部发育也有了较大的进步，个别宝宝可能还会慢慢养成自己的性格特点，有的好哭好动，不易照料；有的文静乖巧，较少哭闹，特别省心省事，这是由宝宝不同的神经类型和气质类型所决定的。不管这时候的宝宝是否容易照顾，父母都要努力适应它，不要让宝宝感觉到委屈，要尊重宝宝的个性，让它快乐健康地成长。

需要说明的是，这一周的宝宝可能会更闹人，一小部分宝宝可能还会不定期地发出尖锐的啼哭声，看起来非常痛苦，爸爸妈妈怎样哄也不行。出现这种情况，宝宝很可能腹痛了。爸爸妈妈也不要太担心，这种小儿腹痛是功能性的，医生也没有更好的治疗办法。爸爸妈妈只有通过按摩或不断转移宝宝注意力的方法减轻宝宝的痛苦，等宝宝长大一些，腹痛的情况就会慢慢消失了。

第3周新生宝宝护理要点

第三周的宝宝生长速度迅猛，几乎每天都要增长30克左右，如果您细心的话，甚至可以看到宝宝每天都在长大。如果宝宝偶尔几天长得慢些也没关系，在后面一段时间里宝宝会很快补上来的。

宝宝此时已经呈现出自己的性格特点，神奇的宝宝现在已经能够识别妈妈的面孔，喜欢听到妈妈悦耳的声音，可以和妈妈做眼神的交流啦。所以从这周开始，父母护理工作的重心，已不仅仅在于宝宝身体，还要注意关心宝宝的精神生活。不管宝宝在玩还是在哭，爸爸妈妈都要耐心地哄它，跟它说话，有机会就抱抱它，任何时候都不要让宝宝觉察到你的不良情绪。虽然这时候宝宝还不能表达，但它已经具备了感知能力，它已经模模糊糊地知道通过父母的一言一行来判断外界的情况。为了增强宝宝的安全感，父母应有尽可能多地给予它爱心，增强它对成人的依赖感。

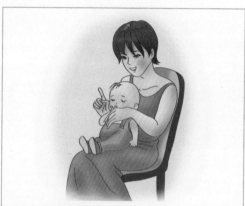

◎第三周的婴儿已经具备感知能力，父母要多与婴儿沟通，给他安全感。

从这一周开始，宝宝已经可以使用安慰奶嘴了。安慰奶嘴的作用一方面是为了满足宝宝吸吮的需要，另一方面，则是避免危险的发生。美国一项调查显示，睡觉时用安全奶嘴的宝宝比不用的宝宝发生新生儿猝死率更低，这很可能是因为宝宝睡醒之后找不到可吸吮的东西而东翻西翻结果导致了窒息。为了检查宝宝是否有吸吮的爱好，妈妈可将它自己的手指放到嘴边，观察宝宝的反应，然后决定是否给宝宝准备安慰奶嘴。

第三周的宝宝，因为亲子沟通的需要，会经常被大人抱在怀中。父母在抱的时候要注意安全，一定要拖住它的颈部和腰部肌肉，避免发生意外，并且这种抱的方式要一直持续到宝宝能完全运用肌肉的力量支撑起自己的身体为止。

另外，新妈妈在此期间应多吃富含卵磷脂的食物。这是因为人体脑细胞约有150亿个，其中70％早在母体中就已经形成。而在婴儿出生后的三个月里是大脑发育的又一高峰期，所以新妈妈多食用富含卵磷脂的食物，如鸡蛋、大豆、鱼头、芝麻、蘑菇、山药、动物肝脏等，分泌出的乳汁中卵磷脂的含量高，就有助于促进宝宝大脑发育。

至于个别宝宝的腹痛问题，父母可参照本书新生儿腹痛的相关章节，学会一些缓解宝宝痛苦的方法。另外，前两周宝宝所需要的护理，除了脐带和黄疸的问题，其他仍需要继续使用。

第4周新生宝宝什么样

第4周的宝宝，除了少数喜欢闹人的宝宝，大部分宝宝已基本上养成自己的进食和睡眠规律，大小便的次数、形状、颜色也已经比较规律。如果宝宝身体不出特别情况的话，从这一周开始，宝宝的身体将会飞速生长发育，体重增长速度将会大大提高。

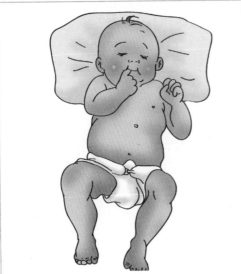

◎第四周的婴儿开始养成自己的进食和睡眠规律，生长发育速度加快。

最让人感觉到温馨的是，这一周的宝宝已经对妈妈有了认识，对妈妈的感情会比较深。当宝宝不在身边的时候，宝宝可能会哭闹，一旦听到妈妈的声音或闻到妈妈的气味，宝宝就会很兴奋。如果妈妈叫它的话，它还会高兴地扭过头去探寻妈妈的声音所在处。这说明宝宝的大脑已经有了一定的记忆功能，认得日夜陪伴自己的妈妈。这时候如果妈妈将胎教时给宝宝讲过的故事、放过的音乐给宝宝听，宝宝会有明显的反应。

宝宝的身体在这一阶段也日益健壮了，它可以用自己的小腹支撑着自己趴在床上或者大人的胸前，也可以动用颈部肌肉的力量稍稍抬一会儿头，或者好奇地东张西望一番。与上身肢体动作相呼应的是，宝宝的胳膊和腿部也慢慢有意识地运动了，这说明它已经慢慢在学怎样控制自己的肌肉。

宝宝的视觉和听觉在这一周会有明显的进步。当它听到什么声响时，能判断出声响的来源，并将自己的头扭向声响所在的方向。如果声响在50厘米以内的话，宝宝还能看清楚究竟是什么东西在响。妈妈可以运用宝宝的这个特点，在它的旁边放置不同颜色、不同图案、能发出不同声响的玩具，时时逗弄它，培养它对声音、形状、颜色等方面的认识。

宝宝的睡眠开始有规律，晚上睡眠时间可延长至4～5个半小时，睡眠时要观察小儿的姿势是否正确，一般吃饱后夜里尽量不要再喂，一般不尿也就不要换尿布，任其熟睡至天亮，宝宝盖的被要轻软、温暖、舒适，不宜太多。

另外，个别宝宝已经表现出想说话的冲动，口中能发出一些"哦哦""哼哼""嘎嘎"之类的单音节，妈妈要多鼓励它，平常多以高音调、拉长音的方式跟它讲话——不知什么原因，全世界的宝宝都喜欢大人以这种语调的方式给它们交流。

第4周新生宝宝护理要点

宝宝长到4周大的时候，已经没有什么特别要护理的了，基本的护理方式父母已经在前三周学会，以后只要正确坚持就行了。

只有一点需要特别注意，宝宝虽然已经长大了一点儿，但调节自身体温的能力还不强，外界过于寒冷或者闷热时，宝宝仍然无法将自己的体温与周围的温度协调起来，因此容易受凉或发热，所以当天凉的时候，父母要及时将宝宝的手脚盖好，天热的时候，自觉给宝宝除去衣物。如果父母尚不知道怎样判断宝宝是热了还是冷了，可以根据宝宝哭的时候有什么具体表现来判断。一般宝宝冷的时候，它的身体会不喜欢动，手有些凉，哭声也比较低沉；相反如果它热了，它会大声地哭，四肢乱动好像要蹬走身上的衣物，神情也很不安，妈妈若用手摸一下它的脖子，可能会发现宝宝出汗了，需要及时减少其衣被。

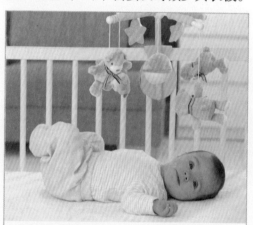

◎第4周的宝宝，视觉和听觉有了明显进步。这时在他身边放置不同颜色、不同图案的玩具，能培养宝宝对声音、形状、颜色等方面的认识。

妈妈可以为宝宝选择保温性好的织品，以毛织品为最、棉织品其次。透气性好的织品可以把皮肤排出的汗液和污气散发出去，使皮肤保持干燥，并调节体温。一般毛、绵、纤维吸湿性好，并能较快散发，使织品保持干燥，有利于皮肤的清洁。

从这一周开始，父母已经不必特别注意吃喝拉撒睡这些基本的护理了，而要将重心转移到培养和锻炼孩子能力方面。这一阶段的宝宝仍然要以感知觉的培养为重点，父母尽可能提供触觉的、听觉的、视觉的综合刺激，为宝宝的大脑提供必要的刺激。如，为了锻炼它的视觉，可在它视力范围之内放一些颜色鲜明、图案简单的图画，然后温柔地告诉它这是什么。也可拿一些能发出悦耳声响的小玩具在它旁边晃动，鼓励宝宝去探寻或者去拿，训练宝宝的反应能力。

在这一阶段，宝宝的肢体运动能力仍然是重要成长指标，也是培养的重点。这个阶段的宝宝四肢会伸展，出现一些特定的肢体反射运动，手有抓握的能力。父母可以将玩具或自己的手指放到宝宝手中，当它紧紧抓起的时候要及时给予表扬，这样不但可以锻炼宝宝手臂肌肉的能力，也可增强亲子沟通，为进一步的教育打下基础。

语言能力也是这一阶段的培养重点，这个阶段的宝宝喜欢听到爸爸妈妈和他说话，父母应该对宝宝多说话、多微笑，营造良好的语音氛围。

哪些新生宝宝要特别加强护理

一些特殊的新生儿因为本身有生理缺陷或病理变化，或者妈妈在怀孕的时候有高危因素（如母亲患重病）时，它们比一般的新生儿的适应能力会更差一些，为了避免这些宝宝将来出现适应能力低下、智力发育迟缓等情况，医务人员或新手父母必须要对它们特别加强护理。常见的特殊新生儿有以下五种。

第一种需要特别护理的是早产儿。早产儿的标准是，在母亲体内不足37周（即小于259天）婴儿。这种婴儿有免疫功能低下、体温调节困难、全身脏器的发育不够成熟等问题，需要精心护理。

第二种需要护理的是低体重儿，即出生时体重在2.5千克以下的婴儿。这种婴儿多发育迟缓，呼吸机能和代谢机能都比较弱，保温能力很差，容易感染疾病，出现死亡。即便存活，也很可能因护理不好导致智力障碍，所以对护理要求也很苛刻。

第三种需要护理的是过期产儿，即在母亲体内待的时间超过了42周的婴儿。这种婴儿由于在母体内待的时间过长，胎盘会出现钙化，梗塞区增多，容易缺氧，所以出生后立刻要进行气管插管，及时清理胎便，预防感染和胎盘功能不全综合征。

第四种需要特别护理的是小样儿，即出生体重比同龄正常体重低25％的婴儿，这种婴儿容易发生低体温、红细胞增多症、低血糖、宫内感染等异常状况，护理不佳还可能造成发育迟缓甚至早夭。

第五种需要特别护理的是巨大儿，即体重等于或大于4000克的婴儿。这种婴儿容易发生低血糖、红细胞增多症、高胆红素血症等状况，护理不当的话，成年后患肥胖症、糖尿病、高血压的概率也较大。

另外，其他在分娩过程中出现异常的婴儿，如呼吸暂停、颅内出血等不正常生产的婴儿，都需要特别护理。

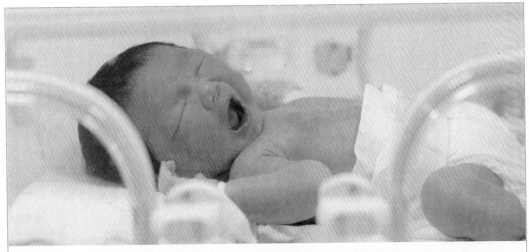

◎对于早产儿、低体重儿、过产期儿等特殊儿童，出生后，医务人员和父母都需要加强对他们的特别护理。

新生宝宝常见症状

婴儿不会说话，即使哪里病痛或不舒服父母也无法得知，父母有必要了解一下婴儿不舒服时的常见症状，然后决定是否就医。

婴儿常见症状有以下几种。

❶ 哭闹

哭闹是宝宝表达不舒服的最常见方法，排除吃、喝、拉等基本需求后，若宝宝依然哭闹，就要考虑宝宝是否生病了。下表有助于父母了解宝宝的健康状况。

哭闹时表现	可能疾病
持续哭闹，精神萎靡，触及某处后哭闹加重	可能是皮肤病，妈妈要及时检查宝宝臀部、颈下、腋下皮肤皱褶处等地方是否有皮肤异常，如糜烂、流脓等
持续哭闹，无精打采，精神差	可能是发热了。妈妈最好为宝宝量一下宝宝的体温看宝宝是否发热
持续哭闹，哭声微弱，呼吸急促	可能是肺炎，若宝宝同时有吐白沫的症状则患肺炎的概率更大，要及时送去就医
突然哭闹，哭声尖锐，眼神呆滞	可能是宝宝脑部有疾，父母要及时将宝宝送到医院做全面检查
哭闹剧烈，哭声响亮，时哭时停，伴有食欲不振、呕吐、大便出血等症	可能是危险的肠胃疾病，要立即送去就医，否则宝宝有生病危险

❷ 吃奶异常

在宝宝吃奶比较规律的情况下，有一段时间宝宝突然出现没有胃口并且哭闹不停时，可能是身体不舒服的表现。如果宝宝只是偶尔不好好吃奶的话，则不必担心，可能是宝宝不饿或没心情。

❸ 大便异常

正常新生儿的大便，除了前几天的胎便为墨绿色外，平常应为黄色的稀糊状，若大便出现干燥、有臭味、便稀或次数不正常等问题，可能是消化不良。若宝宝同时情绪不良，就可能是腹泻，需要就医。

❹ 情绪异常

正常的新生儿，除了吃喝拉撒睡及偶尔的撒娇，情绪基本算不错。若长时间哭闹或哼哼叽叽让大人没法照顾、没有精神、不肯玩耍，可能是某种疾病的前兆，妈妈要注意观察宝宝身体是否有异常。

❺ 其他异常

若宝宝出现体温在37.5°C以上、呼吸困难、呼吸暂停、嗜睡、连续两次不肯吃奶、身体出现红疹子或青肿、多次连续呕吐或呕吐物中有血和咖啡渣样的东西、两眼直视或目光呆滞等异常状况时，父母也要立刻抱去就医。

新手爸妈在照顾宝宝的时候一定要细心，要及时发现宝宝的异常情况，以免延误疾病的治疗。

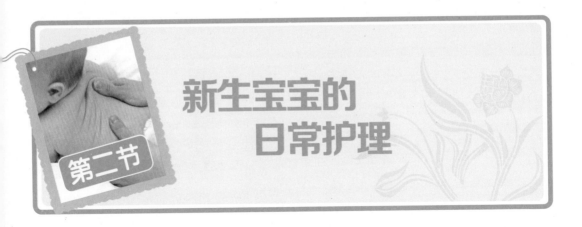

新生宝宝的日常护理

第二节

如何让宝宝舒适起来

对宝宝来说，舒适的生活应该包括合适的衣物、温暖的房间、良好的睡眠以及每天适当的运动量。

合适的衣物是指衣物的增添要以宝宝感到舒适为宜，不要穿太少，也不要穿太多。宝宝所穿的衣服应为棉质的、宽松的，一方面可以帮助宝宝吸汗透气，另一方面又有助于宝宝自由活动。

温暖的房间是指，父母要为宝宝打造一个温度、湿度相对恒定的育婴房。因为新生宝宝的温度调节机制还没有发育成熟，身体还不会自动调温，所以室内温度要恒定，最好维持在20～21°C之间。相对湿度则最好保持在50%之间。

良好的睡眠是指，父母要为小宝宝提供一个相对安静的生活环境，保证宝宝能够安然入眠，从而促进其发育。

每天适当的运动量是指，当室内外温度接近时，父母要多抱宝宝出去散散步，让宝宝开阔一下视野，这样有助于提高宝宝的情绪。但要记得不要将宝宝带到人流量大的地方，它较弱的体质可能无法抵抗各种感染，况且人流量大的地方噪音通常也比较大，宝宝不愿意玩耍。

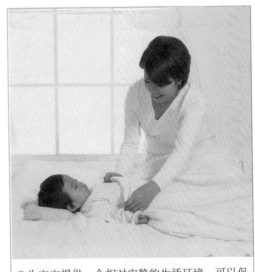

◎为宝宝提供一个相对安静的生活环境，可以保证宝宝能够安然入睡，从而促进其发育。

如何抱起宝宝

当宝宝躺得时间太久，或者哪里不舒服的时候，就喜欢被大人抱着。抱着宝宝活动，还可以增加父母与宝宝的亲密度，同时对宝宝的大脑发育也很有好处。由于新生宝宝脊柱发育还不够好，头部肌肉力量又很小，所以父母在抱起孩子的时候，既要考虑到舒适度的因素，又要考虑到安全的因素。

在抱新生宝宝的时候，父母需要用自己的一只手放到宝宝头部下面，另一只拖着宝宝背部和臀部，然后将宝宝托在怀中。若抱着孩子走动，那么自己还要先做好支起身体的准备，将宝宝向自己身体靠近，完成"亲密接触"的动作。为了让宝宝躺得更舒服，通常父母拖宝宝头的那只

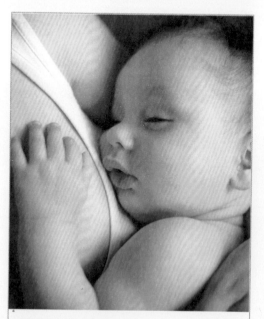

◎抱孩子也是一项大学问，宝宝喜欢哪种抱法，父母就用哪种抱法抱他，科学的抱法会让自己和宝宝的关系更融洽一些。

手要抬得稍高一些，让宝宝枕着自己的肘部，这样既便于宝宝看清爸爸妈妈的脸，又能开阔视野。

当宝宝对这个姿势乏味了，或者爸爸妈妈胳膊有些酸了，还可换另一种方式抱起宝宝。最初姿势与前一种办法相同，也是一只手托着宝宝的头部，另一只手拖着宝宝的肩和臀部，然后将宝宝竖着放到胸前，使它的头部紧靠着父母的胸部或肩膀靠下一点地方。抱好后的姿势，应该是宝宝趴在胸部或肩膀靠下一点，父母一手拖着它的小屁屁，一手扶着其后脖颈，且前臂轻压宝宝身体。这样抱的好处在于，可以让宝宝听到父母的心跳声，增进彼此感情，尤其当宝宝听到妈妈的心跳声时，那种熟悉的感觉会让宝宝心里踏实很多。当宝宝哭闹的时候，妈妈以这种方式抱宝宝并且轻轻安慰它，效果很好。

当宝宝腹痛的时候，父母也可将宝宝反过来抱起来，让宝宝的头背向自己，使它的头部支在父母的一个肘关节上，然后再从宝宝身后两腿之间伸出另一只手，放到宝宝的腹部拖着。这种姿势主要起到按摩小腹的作用，在宝宝无缘无故哭闹时比较有效，有时候宝宝还会舒服地吭哧吭哧发出怪叫呢！

由此可见，抱孩子也是一项大学问，宝宝喜欢哪种抱法，父母就用哪种抱法抱它，科学的抱法会让自己和宝宝的关系更融洽一些。

新生儿也需要活动

宝宝的运动能力始于胎儿时期，在新生儿期也表现出很复杂的运动能力，这时父母应该给孩子足够的活动空间，给孩子进行适当的体格锻炼，才能促进宝宝情绪更加活跃，身体更强健。

由于此时宝宝尚不会调节自己的体温，难以适应外面的温度，因此还没满月的宝宝，妈妈最好不要用小车推着它到室外活动，让它在室内、床上做一些活动也是可以的。新生宝宝可以参加的活动有：

① 婴儿游泳

由于潜水反射的缘故，刚生下来的小宝宝都会游泳，父母可以为宝宝报一个这样的游泳班，每周让宝宝游泳一两次。在游泳的时候，水的浮力和水波的拍打，会对宝宝的皮肤、骨骼、肌肉有一定的按摩刺激作用，对宝宝的心脏和血管也有一定的锻炼作用，久而久之，宝宝身体的柔韧性、灵活性均会得到一定程度的加强，反应能力也会得到提升，有助于促进宝宝多方面的发育。

② 健身操

宝宝自己当然不会做健身操，需要爸爸妈妈的帮忙。如每天父母可为宝宝放一些它喜欢听的音乐（胎教时用的音乐即可），然后伴着音乐节奏，父母轻轻地对宝宝的肌肉、关节进行拍打，或者拉拉它的小胳膊、小腿，如此不但可以加强宝宝体内的血液循环，而且还能让宝宝的体格

得到良好的发育。

③ 抚触

宝宝刚出生后不久就已经有了触觉，当父母用手轻轻触摸宝宝的时候，不但能增强彼此的感情，皮肤的刺激还会让宝宝的各种感受器增强，这对宝宝的智力发育有一定的好处。父母若能经常按摩、抚触宝宝的腹部，还能起到促进宝宝消化的作用，有助于增强宝宝食欲，让宝宝生长得更强壮。

此外，父母还可逗宝宝，让它自己随意地乱动弹。

上述几种健身活动不但有助于提升宝宝肌肉的力量，而且可以促进宝宝神经系统和免疫系统更健全地发育，适合父母帮它经常做。

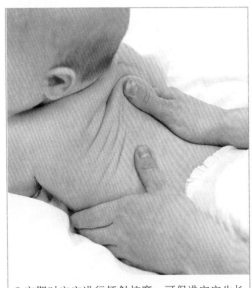

◎定期对宝宝进行抚触按摩，可促进宝宝生长发育。

婴儿抚触方法

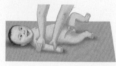
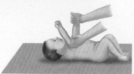
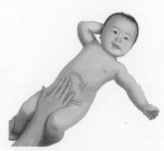
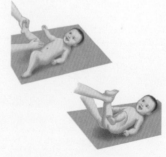

①让宝宝上肢自然伸直，妈妈左手握住宝宝的手指，右手轻轻环在宝宝手臂上，从手腕一直抚触至肩部，再由肩部回到腕关节为一个完整过程，重复4~5次。另一侧操作相同。

②以宝宝肚脐为中心，用手掌沿顺时针方向，呈圆形轻轻地抚触6~8次。这项体操可以增加宝宝肠蠕动，使宝宝排气通畅，还可以锻炼宝宝的腹部肌肉。

③妈妈握住宝宝的踝部，使宝宝腿伸直，用手掌从踝部内侧开始向大腿根部方向按摩4~5次。然后换另一只手握住同一脚踝，对下肢的外侧从踝部至臀部按摩4~5次。另一侧下肢做法相同。随着月龄的增加，抚触力度可以适当增加。

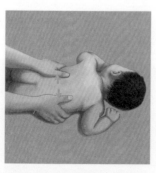
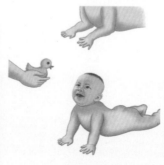
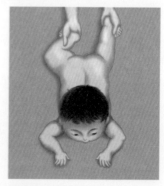

④让宝宝呈左侧卧位，妈妈用拇指和食指沿脊柱两侧由臀部向上至颈部轻轻对捏12~15处，此时宝宝的身体会反射性的弯曲，脊柱呈弓状。另一侧抚触方法一致。这可以锻炼背部肌肉。

⑤此动作要在宝宝出现脊柱反射后才能做。让宝宝呈俯卧位，并将两胳膊肘屈曲放好，用带声响的玩具来吸引宝宝的注意力，然后将玩具逐渐抬高，宝宝就会将胳膊伸直，抬起头及上身。

⑥此节要在上述5节体操都做完后再开始做。让宝宝单侧膝关节弯曲，然后妈妈用手贴脚心握住宝宝的脚轻轻向前方推，宝宝会反射性地伸直膝关节及髋关节，这可以帮助宝宝熟悉爬的动作。另一侧方法相同，左右交替各做4~5次。

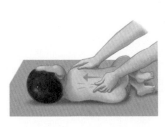
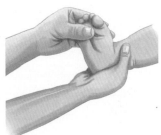
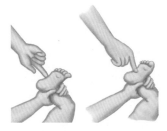

⑦妈妈沿着宝宝的肩向臀的方向用两手背从上到下轻轻抚触，然后再反方向由臀部向肩部抚触，连续做4~5次，这节操可使背部肌肉强健。

⑧让宝宝呈仰卧位，妈妈一只手握住宝宝的脚，另一只手用拇指由足尖向脚趾关节方向揉捏脚趾，然后再揉脚踝周围，这样反复4~5次。另一侧方法相同。

⑨让宝宝呈仰卧位，将宝宝膝关节弯曲，用食指按压脚心，脚趾会反射性的屈向脚心；然后沿着足外侧缘从脚趾根部往脚跟方向刮划。宝宝的脚趾会反射性的向足背方向屈曲。这样左右脚各做4~5次。

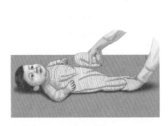
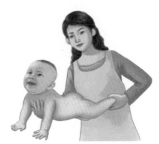
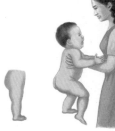

⑩让宝宝两脚并拢，妈妈一只手握住宝宝的两脚，轻轻地使宝宝的腿伸直，另一只手托住宝宝的腰部，慢慢向上推宝宝的双脚，这样反复推拉伸屈双腿6~7次。

⑪让宝宝呈俯卧位，妈妈用一只手轻轻托住宝宝的胸部，使宝宝像在空中爬行一样。在宝宝将头向后仰的同时，用另一只手握住宝宝的两脚，使腿伸直与脊柱成一条直线，如此重复1~2次。

⑫妈妈双手放在宝宝腋下托起宝宝，使宝宝的膝关节略微弯曲的站立。当宝宝脚底着地时，就会伸直膝关节想要站立，如果支撑力度把握适当，宝宝能站立两三秒钟。如此反复6~8次，宝宝站立的时间会慢慢变长。

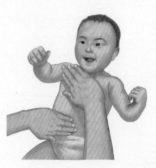 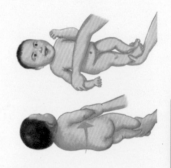 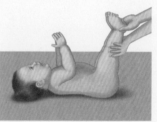

⑬妈妈将两手掌放在宝宝胸部两侧，呈螺旋状抚触到腋下，重复做4~5次。然后再用双手从背后将宝宝轻轻抬起3~4厘米，促使婴儿做深呼吸，反复做4~5次。

⑭妈妈用左手握住宝宝两脚，右手握住宝宝的右手，慢慢让宝宝向左侧翻身。向右侧的翻身动作与此相同。开始做1次，以后可以做2次。

⑮妈妈一只手握住宝宝的脚，另一只手握住宝宝小腿，由脚开始逐渐向上抚触到臀部，重复做4~6次，另一侧相同。

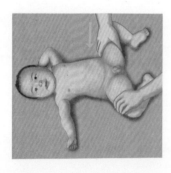 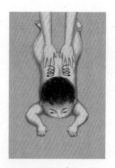 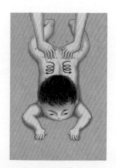

（图A） （图B）

⑯妈妈用两手分别握住宝宝两侧大腿根部，将宝宝两腿轻轻分开，然后左右同时由膝上方向大腿根部抚触，重复做4~6次。第15节和第16节做完后再按图将第3节和第8节做4~6次。

⑰妈妈将两侧手掌置于宝宝臀部（如图A），或者妈妈两手四指并拢，放在宝宝的脊柱两侧（如图B），从宝宝臀部开始沿背柱呈螺旋状向上抚触到肩部，重复做4~6 次。在宝宝的头还不能抬起时，不能进行这项按摩。

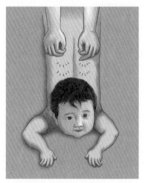

⑱妈妈用手沿脊柱自下而上指弹拨脊柱两侧的肌肉，两手同时进行，反复做4~6次。按照第17、18、19节做完后，再用两手掌沿脊柱两侧，自下而上轻轻抚触4~5次。

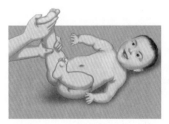

⑲妈妈一只手握住婴儿一侧膝盖处使脚固定，另一只手拇指和食指捏住脚背及脚掌，从脚尖向脚跟方向抚触，重复做4~8次。另一侧相同。

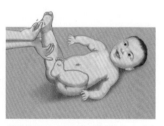

⑳妈妈一只手握住婴儿一侧膝盖处使脚固定，用另一只手示指轻轻弹扣宝宝脚心，重复做4~6次。另一侧相同。

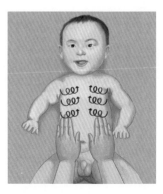

㉑妈妈两只手4指并拢，放在宝宝腋前线处，从胸廓的侧面沿肋骨由外侧向内侧呈螺旋状轻轻按揉，直至胸骨。从第9肋抚触到第4肋，反复进行4~6次。

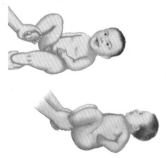

㉒妈妈双手握住宝宝脚踝，让宝宝像在踏步走一样左右腿交替进行膝关节的屈伸运动，开始慢些，逐渐加快，重复做6~8次。然后将宝宝两腿合拢伸直，再向上弯曲膝盖使大腿正面贴到腹部，重复做6~8次。

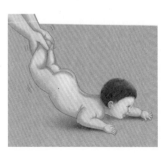

㉓让宝宝趴着，妈妈双手紧紧抓住宝宝脚踝，慢慢向上提起，使宝宝背部弯曲呈弓形，重复4~6次。这节操要在宝宝趴着能抬起头来时再做。

如何给婴儿洗澡

新生儿皮肤娇嫩，易受汗液、大小便、灰尘、奶汁的刺激而发生炎症等，加上胎脂的侵扰，更易招致细菌入侵，导致全身感染，为新生儿洗澡、清洁皮肤也成了护理宝宝的一项重要课程。

大部分宝宝都是比较喜欢洗澡的，因为水中的感觉会让包裹了一天的宝宝感到浑身放松，而且与水嬉戏还会让宝宝感到很好玩。但也有一部分宝宝不喜欢这个过程，每次洗澡都要哼哼叽叽或大哭大闹。对于抗拒洗澡的宝宝，可能是初次洗澡经历不太愉快，妈妈最好陪着它一起洗，或者妈妈先洗，然后做出喂奶的姿势，在宝宝专心吃奶的时候，慢慢给它洗澡。新生宝宝洗澡不必太勤，父母没有必要天天给宝宝洗澡，一般夏天可以隔一天洗一次，天凉的话可以一周洗两次。因为宝宝还没有脏到每天必须洗澡的地步，妈妈只要在每次换尿布的时候给宝宝洗洗阴部、洗洗小屁股就行了。

① 洗澡水

为宝宝准备洗澡水，应注意两个方面的问题：

第一，洗澡水中可以放什么？

成年人洗澡比较讲究，会在洗澡水中放花瓣、沐浴乳、花露水等物质，因此妈妈在为宝宝洗澡的时候，也不免会想到这个问题。

总体来说，宝宝的洗澡水中最好什么也不放，清水洗澡对宝宝来说是最合适的，洗澡水中若加入不当的物质，可能会刺激宝宝娇嫩的皮肤。但是到了夏天的时候，宝宝的皮肤容易有生痱子、招惹蚊虫的麻烦，所以在夏季洗澡时，洗澡水中可以适当放一些刺激性较小的花露水。

第二，洗澡水的水温多高才合适？

与成年人相比，宝宝的体质属于"热体"。也就是说，成年人洗澡时用的水温会更高一些，成年人觉得水是温的，宝宝感觉就是热的。新手妈妈不明白这个道理，如果用手试一下感觉温了，将宝宝放进去，她很可能就会发现宝宝很烦躁，不可配合洗澡。

宝宝的皮肤细嫩，稍微热一点的水就接受不了，所以宝宝洗澡都不喜欢太热的，洗澡水温在38～41℃之间即可，

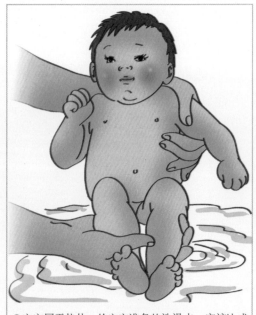

◎宝宝属于热体，给宝宝准备的洗澡水，应该比成年人用的温度稍低一点儿。

最好每次给宝宝放水的时候用水温表测一下。妈妈若嫌每次用温度计麻烦的话，可以用自己的手背或肘部试水温，以不烫为宜。

另外注意，在水温满足条件的情况下，宝宝对室温也有一定的要求，一般应控制在26~28℃，且洗澡时间不宜太长，10分钟之内结束即可；防止洗澡时间太长造成水温降低、宝宝受凉。

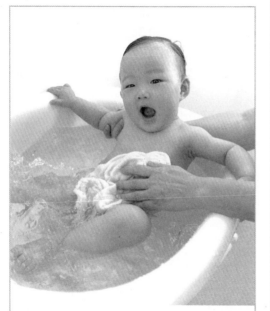

◎在水温满足条件的情况下，室温一般应控制在26~2℃，且洗澡时间不宜太长，10分钟之内结束即可；防止洗澡时间太长造成水温降低、宝宝受凉。

❷ 洗澡

新生儿生后1~2天父母就可以帮它洗澡了。在洗澡之前，父母要做好准备工作，将消毒脐带用物、预换的婴儿衣物、尿片、小毛巾、宝宝浴盆、宝宝浴巾等必需品准备妥当，调好水温。为了避免妈妈在洗澡的时候擦伤宝宝，洗澡之前妈妈最好检查一下自己的手指甲，不要太长，边缘要平滑。

洗澡的时候，先将宝宝赤裸或包在一块大毛巾上，然后将宝宝仰卧在妈妈的左侧大腿上，开始洗澡。先洗脸部，妈妈们用一只手托住宝宝的头部，另一只手用沾湿的小毛巾一角轻轻擦拭宝宝的眼睛。重复同样的步骤，清洁宝宝的鼻子、嘴巴和整个脸部。接下来洗头发，妈妈用左手托住宝宝的头部和颈部，手指轻按在宝宝的外耳道口上，右手用小毛巾沾水让头发湿润，涂上温和低敏的洗发沐浴露，轻轻按摩揉洗；洗完后立刻用温水冲干净，再用毛巾擦干头发。最后给宝宝洗身体，轻轻去掉浴巾，让宝宝半坐半躺在水中，抹上沐浴露，轻轻揉搓起泡，先洗宝宝的颈部和上半身，洗的时候注意顺序，应依次洗颈部、腋下、前胸、后背、双臂和双手，洗净后擦干。之后，用干净的大毛巾将宝宝的上半身裹好，开始洗下半身。妈妈让宝宝卧在自己的左手臂上，头靠着自己的左胸，用左手勾住宝宝的大腿和腹部，然后依次清洗宝宝的会阴部、腹股沟处、臀部、双腿和双脚，洗完后擦干。注意洗男宝宝时，要轻轻上翻宝宝的包皮，用水洗去积垢；洗女宝宝时，应先将宝宝的大阴唇轻轻分开，用水清洗，避免粘连。宝宝使用的洗发水和浴液一定要温和低泡，不含皂质和羊毛脂，以免伤害宝宝的皮肤。

洗完之后，可在宝宝的皮肤上涂抹一些婴儿润肤油或扑上一层薄薄的爽身粉。最后，将洗澡完毕的宝宝穿好衣服，放在包裹里包好。

新生儿洗澡指南

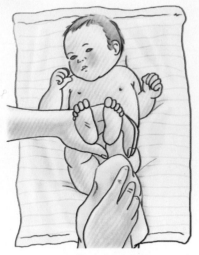

①解下宝宝的尿布，然后清洗宝宝的臀部。先用尿布的边角，然后用浸湿的棉布（从前向后擦）；给宝宝洗澡前要好好地清洗他的臀部，以免弄脏洗澡水。

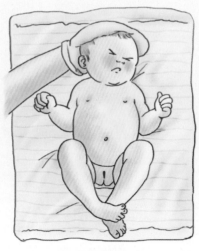

②现在给宝宝涂沐浴液，先涂身体，然后是头发。建议你开始时用浴用手套（柔软、防滑）。当你熟练后，可以直接给宝宝涂沐浴液。不要怕给宝宝的头涂沐浴液，囟门没那么脆弱，它能承受正常的压力。

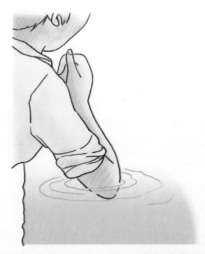

③将宝宝放入水中之前，请先洗净你沾满沐浴液的双手，用胳膊肘（皮肤的敏感处）测试水温。这样的测试并非没有用，它可以避免将宝宝放入过冷或过热的水中。

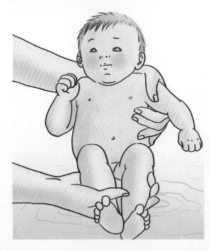

④将左手放在宝宝的脖子后，右手放在宝宝的脚踝处，抱起宝宝，然后把宝宝轻轻放入水中。如果宝宝有些紧张（通常每次更换位置时，宝宝都会出现紧张的情绪），可以和宝宝讲话，轻柔的话语和动作能让宝宝很快的平静下来。

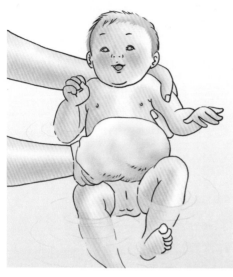

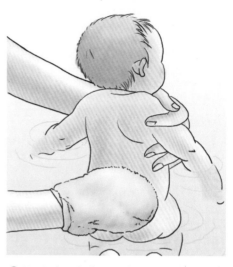

⑤现在，用左手紧紧抱住孩子，用右手为他清洗，不要忘记头发和耳朵后部。将头发和耳朵后部放入手中片刻。当你觉得你已经习惯了抱住在水中的宝宝，而且他已经喜欢上洗澡时，就可以让宝宝在水中嬉戏一会儿。

⑥几天后，当你可以很熟练地抱住在水中的宝宝时，你可以让宝宝腹部贴在水中——宝宝通常都喜欢这种姿势。

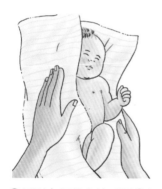

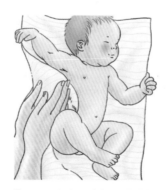

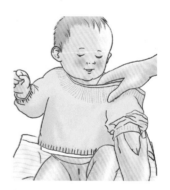

⑦用刚介绍的方法（图④）将宝宝从水中抱出，并把宝宝放在浴巾上。从头发开始，仔细将宝宝擦干，注意仔细擦干有褶皱的皮肤，尤其是胳膊下、腹股沟、大腿和膝盖等处的皮肤。

⑧可以通过无摩擦的轻拍宝宝的皮肤来使宝宝的皮肤变干。然后宝宝会为自己变干净了而感到高兴，可以让宝宝赤身随意动动。这也是给宝宝做抚触或让宝宝做"体操"的好时机。

⑨宝宝准备穿衣服了：先给宝宝穿上棉质长袖衫，然后是羊毛的。如果你用的是连体衣代替长袖衫，则要先固定好宝宝的尿布，然后再给宝宝穿上连体衣。最后，让宝宝趴着系上长袖衫背后的带子。

　　与在广告中所知道的婴儿用品不同，新生儿通常不需要任何洗液、油性用品和粉。如果宝宝皮肤非常干燥，可以在干燥部位只用少量的不含香料的婴儿洗液。不要给宝宝用非婴儿专用皮肤护理用品，因为它们通常含有刺激婴儿皮肤的香料和化学物质。也不要使用油性物质，因为它的渗透性和润滑效果不如婴儿洗液。如果仍然干燥，可能是你给宝宝洗澡太多。

该如何包裹婴儿

依照传统，宝宝一出生，家人就用一个小包裹将宝宝抱得严严实实的，有的父母还在包裹上面捆一个绳子，以为这样有助于帮宝宝伸直双腿，不会形成罗圈腿。

实际上，这种包裹婴儿的方法对婴儿的生长发育造成很坏的影响，如被包得很严实的宝宝，手脚不能动弹，限制了它运动技能的发育，影响大脑的发育。若包得太紧，使得宝宝的下肢被强行伸直、并拢，这样就人为地拉伸了宝宝的股骨头，造成髋关节脱位。更何况，宝宝在妈妈肚子里还能自由的运动，出生后反而被包得限制了自由，宝宝不但会很不习惯，还会增加对这个世界的恐惧感。

正确的包法要以维持宝宝自然体型为原则，宝宝的上肢，应是"W"形，腹部，应是鼓形，下肢则是"M"形。所以在包裹孩子的时候，应该是：首先让宝宝双腿自然岔开，像青蛙腿那样髋外展、外旋而非强制性地让她伸直并拢。然后，宝宝的小屁屁下面放好尿不湿。最后，用一个毛毯，松松地将宝宝裹好，松紧度要能确保宝宝120°～140°的活动度，只要包裹不散开就好。为了防止宝宝着凉，最好还要先给宝宝穿上纯棉内衣，再放尿不湿、裹毛毯。若不是抱在怀中而是躺在床上的话，上面再给宝宝加一层薄薄的棉被。

另外需要注意的是，即使宝宝被包裹得很舒适，可以随意活动，家人也要时刻检查包裹，常常打开看看，因为包裹里毕竟通气不好，宝宝容易患尿布疹、脐炎、皮肤感染、褶皱处糜烂等皮肤疾病。

脐带的清理

脐带的清理，要根据情况有针对性地处理。

如果脐带结扎不紧，或者结扎时用的线很粗，宝宝的脐带就容易出血。除了请医生用细线为宝宝结扎，妈妈在清理的时候，可先用酒精棉仔细为脐带及周围的皮肤消毒，然后用棉签蘸一点点许紫药水涂到脐窝里即可。

如果脐部的分泌物比较多，妈妈要注意仔细清洗脐带根部。有时候及时宝宝的脐带表面看起来已经很干净了，脐窝内部可能还积有脓液，妈妈不要仅在脐带表面擦拭，要一手提起脐带的结扎线，一手用酒精棉擦拭脐窝和脐带之间的部分，避免分泌物粘连。

宝宝的脐带脱落后脐部如果出现渗液，妈妈要每天用酒精棉擦洗脐部1～2次，直到脐部彻底干燥。如果渗液有臭味，或者脐部周围红肿，妈妈需请医生处理。

如果宝宝的脐部突出，用手轻轻按压才会平，这是脐疝，不需要特别护理。妈妈只需减少宝宝的哭闹，促进脐疝愈合监会就可以了。若3个月之后宝宝脐部没有恢复的迹象，妈妈要及时请医生诊治。

无论遇到以上哪种情况，妈妈都要每天坚持为宝宝清理脐带，直到脐带自然脱落、脐部无任何分泌物为止。与此同时，妈妈每天为宝宝换尿布的时候，还要注意确保脐部不会被尿液浸湿，避免出现感染。

宝宝常见的皮肤问题

宝宝的皮肤无论在功能或结构上，都比成年人脆弱的人，当它受到不经意的抓挠，或者流汗，或者用了不适合的护肤品之后，都会刺激到皮肤，为细菌、病毒提供了感染的机会。因此，宝宝的皮肤一旦受到不良刺激，妈妈要学会帮宝宝处理，缓解它的痛苦。

宝宝常见的皮肤问题包括尿布疹、湿疹、褶皱处糜烂、乳痂等。

尿布疹是因为宝宝经常垫尿布而导致的病症，常表现为臀红、皮肤上有红色斑点状疹子，甚至溃烂流水。处理尿布疹的最简单方法就是及时更换尿布，并用温水洗宝宝的小屁屁，然后涂抹专用的护臀膏。当尿布疹比较严重的时候，妈妈最好暂时不要给宝宝垫尿布，要让宝宝的小屁屁尽可能长地裸露在空气中以确保皮肤的干爽。

新生儿，特别是人工喂养者，易在面部、颈部、四肢，甚至是全身出现颗粒状红色丘疹，表面伴有渗液，即为新生儿湿疹。湿疹又称"奶癣"，常表现为：头面部皮肤患处有逐渐增多的红色疹点或红斑，有时甚至融合成片，并伴有流水、糜烂、瘙痒等症。引起湿疹的原因有很多，食物、寒冷、湿热、布料、外用药物等因素均可能会引起湿疹。所以在护理时，乳母最好少吃容易引起过敏的食物，如鱼、虾、蟹等海鲜品，多给宝宝吃清淡和富含维生素的食物，同时注意每天用温水给宝宝洗脸，洗后在宝宝的脸部涂抹奶癣药膏或止敏药物。湿疹十分瘙痒，通常宝宝会用手抓湿疹的部位，妈妈还要记得剪短宝宝的指甲以防抓破后进一步感染。

褶皱处糜烂多发生于宝宝身体的褶皱处，如颈部、腋窝、腹股沟、臀缝、四肢关节的曲面等，这些部位透气性较差，容易积汗潮湿，皮肤之间互相摩擦，容易引起局部充血、糜烂，甚至渗液或化脓感染。护理这样的宝宝，首先要保持褶皱处皮肤的清洁干爽，勤给宝宝洗澡，洗后用干毛巾将褶皱处的水分吸干，然后在褶皱处扑以适量爽身粉。若糜烂处有皮肤脱落的迹象，妈妈最好还在小范围涂抹适量2%~3%的紫药水。

乳痂是生长在宝宝头上、脸上和脖子等处很厚而又油腻的痂。在处理这种皮肤疾病时，妈妈要常用棉球蘸上婴儿油涂抹痂块，然后再梳子轻轻剥落，最后用肥皂水洗净即可。但轻微的乳痂不必特别处理，不久会自然痊愈，即使较厚的乳痂，也不要强制性地为宝宝清除，否则可能会损伤头皮引起感染。若乳痂很厚，还可找医生处理。

给宝宝准备一个橡皮奶嘴

宝宝在半岁之前，吸吮渴望最强，除了吸吮奶水，一切有助于它吸吮的事物它可能都想拿来吸吮，这时候，妈妈就可以递给宝宝一个橡皮奶嘴，满足宝宝的吸吮需求。

研究表明，吸吮奶嘴对宝宝来说可以安抚某种不明确的不舒适感。每当宝宝用嘴四处寻找或试图吮吸拇指、手腕或任何其他能得到的东西时，妈妈就可将橡皮奶嘴递给他，让宝宝暂时安静下来。当宝宝腹痛哭闹的时候，还有转移注意力，解除宝宝部分疼痛的作用。因此，对宝宝来说，橡皮奶嘴其实就是一个亲密的玩具。

表面看来，吸吮橡皮奶嘴与吸吮宝宝的手指没什么区别，其实不然。宝宝的手指上容易沾染细菌，宝宝吸吮手指就容易得各种肠道疾病，况且吸吮手指很容易养成宝宝吸吮手指的习惯，不但不卫生，还会影响口型。橡皮奶嘴是一个没有洞孔的

奶嘴，底部有一个塑料圆盘，宝宝在吸吮的时候不会将奶头吸进嘴里。圆盘下还有一个塑料环，宝宝可以很容易就拿住。与手指相比，橡皮奶嘴是爸爸妈妈可以控制的，宝宝每用一次都可帮它消消毒，而不像手指那样宝宝自己随时就放进去了。而且橡皮奶嘴在外形上与乳头也很接近，不会影响宝宝的口型。

一般的宝宝，如果已经习惯了吸吮自己的手指，就不太容易接受橡皮奶嘴。妈妈若打算让宝宝吸吮橡皮奶嘴的话，最好在宝宝出生后几天或几周内就给它，这样宝宝过了吸吮期之后，妈妈就很容易控制宝宝不再吸吮，而且宝宝也不会养成吸吮手指的习惯。所以总体来说，吸吮橡皮奶嘴对宝宝还是有好处的。

到宝宝3～4个月的时候，吸吮需求不那么强烈了，大多数婴儿会慢慢吐出橡皮奶嘴，妈妈就可以乘机让宝宝慢慢养成放弃橡皮奶嘴的习惯。有的宝宝可能五六个月大甚至更大的时候，仍然喜欢吸吮橡皮奶嘴，并且没有橡皮奶嘴就睡不安稳，妈妈最好满足宝宝需求，不要强制性地让宝宝断绝，等孩子足够大的时候，它会自动放弃的。

需要注意的是，宝宝长牙的时候，妈妈要时刻注意宝宝有没有将橡皮奶嘴咬破，一旦奶嘴破了，要及时更换新的，避免宝宝嚼碎咽下去。还有，不要让宝宝含着橡皮奶嘴睡着，妈妈最好在宝宝昏昏欲睡或刚睡着时给它拿走。

橡皮奶嘴对宝宝的好处
- 平静宝宝的情绪
- 转移注意力
- 解除宝宝部分疼痛

更换尿布

有数据显示，从婴儿出生到它自己能够找厕所，每个宝宝至少要更换5000块尿布，且宝宝吃奶越频繁，尿布的更换频率也就越频繁。所以对每个增添了小生命的家庭来说，更换尿布绝对是一个大工程，每个家庭成员最好都要熟练掌握更换尿布的技巧。

更换尿布并非简单地将脏尿布换成干尿布的动作过程。在这个过程中，宝宝会感觉到父母的触摸，听到父母的声音，看到父母的表情，察觉到父母的态度。一旦宝宝感受到父母对更换尿布这件事是厌恶的，那么每次更换尿布的时候它就会不高兴，不肯合作，既加大了更换尿布的难度，还弄得大家都不痛快。

相反，在每次换尿布的时候父母都与宝宝进行认真的交流，脸上时刻都保持着微笑，说着激动或者可爱的语调，宝宝就会从大人的脸上看到喜悦。虽然这时候宝宝自己的小屁屁仍然感到不适，但它心理上已经得到了满足。久而久之，宝宝的心理就会慢慢期待得到一块更干爽的尿布，在父母更换尿布时很配合，而不是一弄脏尿布就哇哇大哭。

在更换技巧方面，新手妈妈可以参考以下步骤。

（1）拿好准备物品：一块或两块干净的尿布；婴儿湿纸巾或湿毛巾、药棉、温水、护臀霜，一身干净的衣服；一处安全可供换尿布的地方。

（2）洗净并擦干自己的双手。

（3）把宝宝放到安全的地方，揭开宝宝的尿布。

（4）握住宝宝的脚踝，将他的腿、小屁股抬高。但先不要将尿布取下来，而是用脏尿布干净的一面来擦掉宝宝屁股和身上的大便。擦干净后，先将脏尿布放在一旁。

（5）再用湿纸巾将宝宝的阴部擦干净，再将宝宝的小屁股擦干净。

（6）将新的尿布垫在婴儿的臀部下，并把带子捆绑好。如果你的宝宝还很小，那么可能你需要将尿布上部分折叠起来，腾出一些空间，可把尿布包得紧些。

（7）将脏尿布向内侧卷起，扔到垃圾桶，给宝宝换好衣服，洗净自己的手。

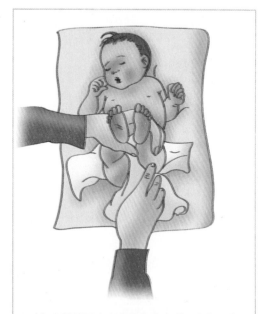

◎对每个增添了小生命的家庭来说，更换尿布绝对是一个大工程，每个家庭成员最好都要熟练掌握更换尿布的技巧。

给宝宝穿衣是一门大学问

宝宝的皮肤比较娇嫩，身体很柔软，容易受到这样或那样的刺激，怎样为宝宝挑选合适的衣服、怎么给他穿衣服就成了一个很大难题。新手父母要掌握一定的挑衣技巧和穿衣技巧。

① 宝宝喜欢什么样的衣服

一般来说，宝宝的衣服要遵循下面几个原则。

（1）款式应简单宽松

婴儿衣服上面最好不要有花边、纽扣、拉链等装饰，这些东西会在宝宝乱踢乱蹬的时候划伤宝宝。衣服的款式应越简单越好，一般的上衣、裤子，或从侧面解开的"和尚服"，或者连体衣，对宝宝来说都是比较经典的选择。

宽松的衣服是指，宝宝穿上这样的衣服之后四肢活动起来比较方便，不会因为过紧而影响血液循环。但要注意，宽松不等于胖大，以宽出五六厘米为宜，否则太宽大的衣服容易折在一起，宝宝也会觉得不舒服。

另外还要注意一点，宝宝的衣服最好不要有衣领，因为宝宝的脖子比较短，它娇嫩的皮肤很容易被领子摩擦而损伤。

（2）材质要选棉质品

棉质衣服不但容易洗涤，而且很柔软，具有较好的吸汗性、透气性和保暖性，是最适合宝宝使用的材质。这样即使宝宝热了出汗，衣服也会很快将宝宝的汗液吸走，避免汗液刺激宝宝娇嫩的皮肤。

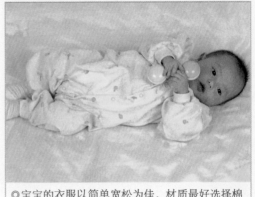

◎宝宝的衣服以简单宽松为佳，材质最好选择棉织品。

即使宝宝冷了，柔软的棉质衣服还会紧贴着宝宝的皮肤，不让冷风穿过。经常穿着棉质衣服还有助于增强皮肤的透气性，不会让宝宝感到憋闷。

（3）颜色要素淡

宝宝的衣服，颜色越淡越好，如米色、粉色、白色等，不要选择大红大绿等比较深的颜色，最好也不要有花色。颜色越淡，说明衣服上所用的染料越少，对宝宝皮肤的刺激性也就越小，相反，颜色越深，说明染料越有刺激性，对宝宝的皮肤也就越不利。

妈妈如果想让宝宝穿得可爱一些，可以选择一些花色比较柔和、比较浅且不含染料的衣服，减少对宝宝的皮肤的刺激。

小贴士

妈妈在为宝宝选衣服的时候还要注意做工问题，如衣服的腋下、手腕等处要尽可能柔软，袖口和裤腰的松紧度要比较宽松，这些细节问题要把握好。

2 宝宝也要穿内衣

不给宝宝穿内衣是父辈们的做法，其实宝宝是需要穿内衣的。因为宝宝刚出生时就有了冷暖的感觉，很容易怕冷，而内衣有保暖功效，即使宝宝受热出汗，内衣也可起到吸汗的作用，不至于让宝宝娇嫩的皮肤受到刺激。况且研究还发现，宝宝如果穿内衣的话，就不用总担心受凉而用包裹了，这样宝宝的四肢就可以得到自由的运动，有助于促进宝宝全身血液循环和大脑运动机能的发育。

内衣裤最好选购棉布质地的，服式宽松舒适。穿衣服时不要用长带子绕胸背捆缚，也不要穿很紧的松紧带裤子，以免穿着不当，阻碍胸部发育。

内衣通常是套头装的，需要宝宝的头钻过领口。宝宝可能会不喜欢这个过程，所以与穿一般的衣服相比，大人不但要准备更多的娱乐节目转移宝宝的注意力，还要让宝宝感到更多的关爱。如在穿衣之前可以轻轻用手抚摸一下它的额头或小肚子，也可拉拉宝宝的小手做一下运动操，等等。

等宝宝情绪好的时候，大人将套头装的领口拉宽，将领口的后部对着宝宝的头顶处，趁宝宝不注意，快速穿过宝宝的头顶。注意尽量不要让内衣与宝宝的脸部发生摩擦，也不要碰着宝宝的鼻子和耳朵，否则宝宝可能一下子就哭闹起来。

宝宝的头部穿好之后，大人不要立刻给宝宝穿袖子，应让宝宝休息几秒钟，趁机逗逗它。在给宝宝穿袖子的时候，应穿完一只再穿另一支，不要同时进行。为了

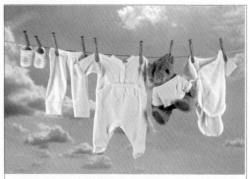

◎不给宝宝穿内衣是父辈们的做法，其实宝宝是需要穿内衣的，内衣具有保暖吸汗的作用，也不至于让宝宝娇嫩的皮肤受到刺激。

避免弄伤宝宝，大人可一手握着宝宝的腕部慢慢往袖口引导，注意稍稍弯曲宝宝的肘关节，另一支则通过袖口将宝宝的胳膊轻轻往外拉。

两只袖子穿好后，如果宝宝没有哭闹的话，大人要及时给予表扬，让宝宝明白穿套头装就是应该这样的，它刚才的表现很棒，最后再将宝宝的衣服给拉平整。

总之，为宝宝穿内衣的原则是让宝宝开心，不要让它觉得套头是一件很苦痛的事，否则以后每次穿内衣宝宝都会很不配合。

3 几种衣服的穿法

宝宝总的穿衣原则是先上后下，先穿上衣，再穿裤子。

在穿上衣时，父母可将衣服平放在床上，让宝宝躺在衣服上，然后轻轻抬起宝宝的一只胳膊，使之伸入袖筒，然后再用同样的动作将宝宝的另一只胳膊放进袖筒。注意在抬胳膊的时候，可先将宝宝的肘关节稍微弯曲一下，然后再放小手进去，并且自己一只手从前面袖口拉，一只手将宝宝的胳膊往袖口送。胳膊装进袖筒

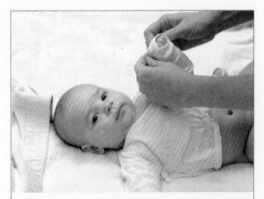

◎给宝宝穿衣的总原则是先上后下，先穿上衣，再穿裤子。

之后，将宝宝的衣服拉平整，扣上扣子就行了。

在穿裤子的时候，先让宝宝平躺，将它的双脚放进裤腿，然后从裤脚处伸出自己的手，将宝宝的小脚拉下去，同时将宝宝的裤子向上提即可。注意不要提得超过了脐部，也不要距离脐带太近，否则容易与脐部产生摩擦。

很多父母还喜欢让自己的宝宝穿上连体衣，因为连体衣的特点是宽松、活泼、简单，可便于宝宝的活动，换洗尿布也相对容易一些，是婴儿时期和学步时期的理想选择。

在为宝宝穿连体衣之前，大人要先将连体衣放在床上，把所有的扣子都解开，然后将宝宝放在衣服上，分别将宝宝的两条腿穿进去，将尿布附近的扣子扣好。接着再穿上衣，大人先用一只手伸进袖口，另一只手将宝宝的胳膊送进去，两手相结合将宝宝的手从袖口掏出来，然后再用同样的方法，稍微弯曲一下宝宝的肘关节，将另一只从袖口处掏出来，最后扣好扣子，将衣服弄平整即可。

给宝宝穿衣服的注意事项

1.挑选衣服的时候，要以穿脱容易为原则。领口宽大，或者有按扣最好；胸部有按扣或者拉链，方便穿脱和换尿布；袖子宽大，带子越少越好；最好是棉质的布料。

2.必要时才换衣服。如果是宝宝经常吐奶，可以给他套围兜，或是用湿毛巾在脏的地方做局部清理。

3.在平坦的地方换衣服，如换尿布的台子、床上或者婴儿床垫上，并准备一些娱乐宝宝的玩具。

4.把衣服套到宝宝的头上之前，用手拉开领口，避免衣领车道宝宝的耳朵、鼻子。

5.先用手将袖口打开，伸入袖子由里头将宝宝的小手拉出袖外。

6.拉拉链的时候，将衣服稍微拉开，以防拉链夹住宝宝的皮肤。

7.夏天要给宝宝穿得少一些，但要注意脚心的保温，最好给宝宝穿个薄袜子，因为宝宝的脚心于大人不一样，对于温度十分敏感。如果着了凉，就会神经反射性地引起呼吸道痉挛，诱发伤风感冒，甚至支气管炎。

❹ 夏季天气太热可以穿肚兜

用手帕或棉布做几个"肚兜"，将正方形的手帕或棉布的一个角向下折叠10厘米左右，缝好固定，在折叠处一端缝上带子固定，另一端缝上一个"扣鼻"，可将带子绕过婴儿的颈部，穿入扣鼻中，打结固定。然后，在手帕或方布的两边的2个角上按婴儿的胖瘦缝上一条合适的带子，就可使肚兜将婴儿的肚子保护起来。使用着种肚兜既凉爽又方便，并可保护婴儿的胸腹部不受凉。

宝宝衣物清洁是大学问

宝宝衣物的清洁是一个大学问，新生儿的皮肤娇嫩，如果不注意对衣物的清洁与保存，很可能也会对宝宝的皮肤产生刺激，产生发痒、红疹等皮肤疾病。在宝宝衣服的清洁上，新手父母要牢记这几个原则。

❶ 宝宝的衣服要单独洗

大人活动范围大，衣服上会沾很多细菌，如果将宝宝的衣服与大人的衣服一起洗，这些细菌会被转移到宝宝身上，对宝宝的皮肤产生刺激，产生各种皮肤病，家中若有女婴的话，可能还会导致婴儿阴道炎。

建议在为宝宝洗衣服的时候，要将宝宝的衣服放到一个专门的盆子里，并且用手洗。不要用洗衣机，洗衣机上同样会沾染很多细菌。

❷ 用婴儿专用洗涤剂

一般洗衣时所用到的洗衣粉、肥皂都不适于给宝宝洗衣服，它们碱性太大，容易对宝宝的肌肤产生刺激。除菌剂、漂白剂也不能用，它们虽然杀菌能力比较强，但也可能会伤害宝宝的皮肤。给宝宝洗衣服应选择婴儿专用洗涤剂或pH值为中性的洗衣液，超市里很有多婴幼儿衣物专用洗剂，家长不要因为贵而放弃。

❸ 清洗不能马虎

在清洗宝宝衣物的时候，无论使用了刺激性多么小的洗剂，都要用清水反复过洗两三遍，避免清洁剂残留，否则也不利于宝宝的健康。

为了促使洗剂的彻底溶解，妈妈在洗衣服的时候，最好先放水，再加入洗剂，最后放衣服，不要将洗剂直接放到宝宝的衣服上，否则衣服上容易有残留的洗剂，容易导致清洗的不彻底。

若宝宝的衣服上有奶渍、口水渍、果汁、大便等难以清洗的东西，妈妈在洗过之后，还要用白醋、小苏打粉等再清洗一遍，这样去污和消毒更彻底。

❹ 不可忽视晾晒与保存

宝宝的衣服洗净之后要放到阳光充足的地方充分晒干，借助太阳光为衣服彻底消毒。如果天气不太好，衣服被晾干后不能直接给宝宝穿上，要用熨斗熨一下，给衣服消消毒。

如果到了换季的时候，宝宝洗净的衣服最好单独放，不要与大人的放在一起，也不要与樟脑丸放在一起，这些都可能会对宝宝的皮肤产生刺激。

❺ 新买的衣服不要立即穿

很多厂家为了增加衣服的美感，所卖的衣服上通常有化学残留物或其他赃物，所以给宝宝新买的衣服，要彻底清洗之后才能给宝宝穿。

总之，宝宝肌肤娇嫩，容易引发或大或小的皮肤问题，家长不能忽视衣服的清洁工作。